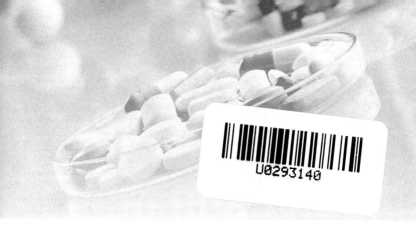

U0293140

常见病联合用药手册

涂　宏　刘丽英　编著

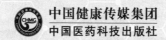

中国健康传媒集团

中国医药科技出版社

内 容 提 要

　　本书共 18 章，主要内容包括联合用药原则、指征及注意事项等的概述，感冒和各系统（科）常见病的病因、症状、用药方案、联合用药及相应疾病的生活管理、用药建议和涉及药品的适应证、禁忌证等提示。内容丰富实用，切合临床实际。

　　本书可供医院如临床医师、药师、护士等人员，药品经营单位如药品批发、药店等人员，以及相关专业师生等参考使用。

图书在版编目（CIP）数据

　　常见病联合用药手册 / 涂宏，刘丽英编著. —北京：中国医药科技出版社，2021.5（2024.12 重印）

　　ISBN 978-7-5214-2484-3

　　Ⅰ．①常…　　Ⅱ．①涂…②刘…　　Ⅲ．①常见病–投药法–手册　　Ⅳ．①R452–62

　　中国版本图书馆 CIP 数据核字（2021）第 093334 号

责任编辑　于海平　　汪心淼
美术编辑　陈君杞
版式设计　易维鑫

出版　　**中国健康传媒集团 | 中国医药科技出版社**
地址　　北京市海淀区文慧园北路甲 22 号
邮编　　100082
电话　　发行：010–62227427　　邮购：010–62236938
网址　　www.cmstp.com
规格　　889×1194mm　¹⁄₃₂
印张　　17 ½
字数　　682 千字
版次　　2021 年 5 月第 1 版
印次　　2024 年 12 月第 6 次印刷
印刷　　北京盛通印刷股份有限公司
经销　　全国各地新华书店
书号　　ISBN 978-7-5214-2484-3
定价　　**68.00** 元

获取新书信息、投稿、为图书纠错，请扫码联系我们。

前　言

　　疾病治疗是指干预或改变疾病状态的过程。联合用药是临床治疗手段之一，临床实践证明，当多种疾病交叉或混合病原体感染及出现并发症时，需要采取多种药联合治疗（如西药与西药、中药与西药、内服药与外用药、注射药与口服药交叉用药与序贯用药等）和其他综合治疗（如化疗与放疗、手术与理疗、对症治疗用药与病因治疗用药、支持治疗用药与基础治疗用药等），才能更有效治疗和控制疾病。因此联合用药已在临床上广泛开展，且在临床上取得可喜成果，已成为临床用药治疗的重要手段之一。本书主要以最新的中国有关疾病的临床应用指南（如 2018年版《国家基本药物临床应用指南（化学药品和生物制品）》）、临床诊疗指南（如卫生部临床诊疗指南 50 册 – 临床诊疗指南）和有关疾病专家共识（如中国内科疾病防治指南、专家共识要点汇编）等有关资料为依据，结合多年的工作经验编写而成。

　　全书共 18 章，第一章为联合用药总论，分述了联合用药定义、目的、基础和前提、原则及其注意事项等；第二章抗菌药物的用药及联合用药，重点介绍了临床常见抗菌药物的联合应用、常见病原菌联合用药和常见病原菌感染引起的疾病的用药与联合用药；第三至十八章分别介绍了感冒、呼吸系统、耳鼻咽喉科、口腔科、眼科、消化系统、泌尿系统、妇科、内分泌和代谢系统、心血管系统、风湿免疫系统、血液系统、神经系统、骨骼系统、皮肤科、肿瘤科等常见病的病因、症状、用药方案、联合用药及提示，提示中包括相应疾病的生活管理、用药建议及所涉及药品的适应证、禁忌等。各章最后还有药店人员常推荐的相关联合用药方案，可供参考。

　　本书中的"联合用药"，是针对该疾病的联合用药方案的部分方案，也只是有关联合用药的建议；"联合用药"中，凡注射剂联用时、凡中西药联用时以及与必须单独使用的药品联用时（包括联用药物相互有拮抗作用时）等，其联用方案中的药品均应独立、分时或序贯进行使用；由于病情不一、个体差异、细菌耐药性及病毒的变异性等不确定因素，故书中"联合用药"中涉及的用药方案仅供参考。

本书可供医院如临床医师、药师、护士等人员，药品经营单位如药品批发、药店等人员参考使用。

由于受编者水平所限，书中难免有不妥之处，希望读者在使用过程中提出宝贵意见，以便修订完善。

编　者

2021 年 4 月

目录

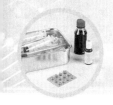

第一章

联合用药总论

联合用药已成为临床用药的重要趋势，本书所说的"联合用药"主要是指"西药与西药联用""中成药与西药联用""中成药与中成药联用""抗生素与抗生素联用"及少数"中药饮片之间联用"和"中药饮片与其他药品联用"等。

两千年前我国就开始了中药的联合使用。我国中医药已有几千年的历史，将多味中药饮片，甚至几十味中药饮片组合在一起的中药处方，就是中药与中药联用的典范。方药讲究的"君臣佐使"和"十八反""十九畏"，是中医药联合用药的原则和注意事项；近在几百年前，我国就开始兴起中西医结合用药治疗，并已取得可喜成果。现在，"联合用药"已成为常态，特别是对抗生素的耐药、对病毒的变异及其他难治疾病可初见成效。目前，在临床医疗中，已将联合用药作为一项重要的治疗方法，予以广泛运用，并已发展成为现代药物治疗学的重要组成部分。

一、联合用药的定义

联合用药是指为了达到治疗目的而采用的两种或两种以上药物同时，或先后，或交替，或序贯地通过不同的给药途径应用。其目的主要为提高疗效和（或）降低不良反应，减轻药物的毒副作用，避免或延迟或减少耐药性的发生，以及产生 1 加 1 大于 2 的效果。但是有时也可能产生相反的结果，达不到治疗目的。

二、联合用药的主要目的

1. 充分发挥药物的协同治疗作用以提高疗效。

2. 避免，或延迟，或减少耐药性的发生。

3. 联合用药可最大限度地发挥各药物的作用，或促进一个药或各个药的效力的充分发挥，进而减少一个或多个药物的剂量，从而减少毒副反应。

4. 某些抗菌药物联用可以扩大抗菌谱及抗菌效果。

5. 针对个体的病种、病因、病症及其并发症进行联合用药,达到全面有效治疗。

三、联合用药可能发生的作用

联合用药会在体内或体外发生相互作用。联合用药在体内发生的相互作用,主要发生在药动学和药效学的环节上;在体外发生的相互作用是物理性或化学性的相互作用,被列为药物配伍禁忌。

1. 药物在体内的药动学相互作用、相互影响

(1)吸收:药物通过不同途径进入血液循环的过程称为吸收,最常用是口服给药途径。①在不同 pH 中药物相互作用影响药物吸收。酸性药物在酸性环境以及碱性药物在碱性环境下易被吸收;相反,酸性药物在碱性环境或碱性药物在酸性环境下不易被吸收。如服用保泰松、水杨酸类药时,若同时服用抗酸药如碳酸氢钠等或抑制胃酸分泌的药物如质子泵抑制剂奥美拉唑等,将减少保泰松、水杨酸类药物的吸收。②胃肠的排空时间影响药物吸收。如先服甲氧氯普胺(胃复安)、多潘利酮(吗丁啉)或泻药,待胃肠排空后再服其他药,因是空腹,则吸收速度快;若与其他药同时服用,因胃肠排空加快,则可减少同服用的药物吸收时间;抗胆碱药(如阿托品、颠茄、丙胺太林等)因能使胃肠排空时间延缓,则可增加同服用的药物吸收时间。③药物之间的物化反应影响药物疗效。如四环素、异烟肼、喹诺酮类抗菌药物与含 Fe^{2+}、Ca^{2+}、Mg^{2+}、Zn^{2+}、Al^{3+}、Bi^{3+} 等重金属离子的药物同时服用时,易产生络合作用,形成络合物,影响各自的吸收。④肠吸收功能的影响。如环磷酰胺、长春碱以及对氨基水杨酸、新霉素等能破坏肠壁黏膜,可使吸收不良。当环磷酰胺等药与地高辛同服时,地高辛吸收减少。⑤抗生素抑制肠道菌群影响吸收。如地高辛能被肠道菌群大量代谢灭活,当同时服用能抑制肠道菌群的抗生素(红霉素、新霉素等)时,可使地高辛血浆浓度大大增加;氨甲蝶呤被肠道内正常菌丛代谢,减低毒性后才被吸收,当同时服用能抑制肠道菌群的抗生素(红霉素、新霉素等)时,可能造成患者的氨甲蝶呤中毒。

(2)分布:药物被吸收后,经血液转运到组织器官的过程中会发生相互作用,影响药物在各器官的分布量。两种药物竞争性与血浆蛋白结

合，结合力弱的药物则游离型浓度增大，疗效增强。如阿司匹林、依他尼酸、水合氯醛等，与口服降血糖药（如二甲双胍、阿卡波糖）、香豆素类抗凝药、抗肿瘤药等合用时，因置换反应，前三者可置换出后三者的结合蛋白，使后三者的游离型药物增加，血浆药物浓度升高（可能分别产生出血及低血糖反应）。

（3）代谢：吸收后的药物在体内的代谢，主要通过氧化、还原、水解及结合等方式，其过程多涉及一定的药酶系统作用（肝药酶）。肝药酶分为酶促（药酶诱导）作用和酶抑（药酶抑制）作用。①肝药酶诱导剂：凡能诱导药酶活性增加或加速药酶合成的药物称为药酶诱导剂，常有苯巴比妥、水合氯醛、苯妥英钠、利福平、卡马西平、扑米酮、螺内酯、灰黄霉素、尼可刹米。它们可促进地高辛代谢，降低血药浓度。②肝药酶抑制剂：可以使 CYP450 酶的代谢活性降低，使得底物代谢变慢、血药浓度上升，并导致在体内蓄积的一类药物（或食物）。如唑类抗真菌药（氟康唑、伊曲康唑、酮康唑、伏立康唑）、大环内酯及喹诺酮及氯霉素类抗生素、非选择性的肝药酶抑制剂（西咪替丁等）及其他类（异烟肼、胺碘酮、环孢素、葡萄柚汁、氟伏沙明等）等。肝药酶抑制剂如保泰松、西咪替丁等则可抑制地高辛代谢，使其血药浓度升高。

（4）排泄：药物相互作用在排泄方面主要表现在干扰药物从肾小管的分泌、改变药物从肾小管的重吸收和影响体内的电解质平衡，导致某些药物的排泄增加或减缓。①碱化尿液能加速酸性药物自肾排泄，减慢碱性药物自肾排泄。反之，酸化尿液可促进碱性药物的排泄。如苯巴比妥过量中毒时，可用碳酸氢钠碱化尿液，减少重吸收，促进苯巴比妥的排泄而解毒。②两种酸性药物合用（或两种碱性药物合用）时，可相互竞争酸性（或碱性）载体，如丙磺舒、阿司匹林、吲哚美辛、磺胺类药与青霉素同用时，互相竞争肾小管上的酸性转运系统，使青霉素的经肾排泄过程延缓，其治疗作用得到延长。

2. 药物在体内的药效学相互作用、相互影响

（1）协同增效作用：又称增效，即两药联合应用所显示的效应明显超过两者之和。如磺胺甲噁唑与甲氧苄啶合用（SMZ＋TMP），其抗菌作用增加 10 倍由抑菌变成杀菌；青霉素和庆大霉素联用、异烟肼和利福平联用都表现为治疗增效。

（2）协同相加作用：相加是指两种性质相同的药物联合应用所产

生的效应相等或接近两药分别应用所产生的效应之和。如阿司匹林与对乙酰氨基酚合用可使解热、镇痛作用相加；具有中枢神经系统抑制作用的药物如巴比妥类药物，加少量酒即可引起昏睡，致使药理作用相加。

（3）拮抗相减作用：即两药联合应用所产生的效应小于单独应用一种药物的效应。如维生素 K、利福平与华法林钠片合用能减弱抗凝作用；维生素 B_6 能降低左旋多巴的疗效。

（4）拮抗抵消作用：即两药合用时的作用完全消失。如利福平、氯霉素均可使喹诺酮类药的作用降低，使萘啶酸和氟哌酸的作用完全消失，使氟嗪酸和环丙氟哌酸的作用部分抵消；普萘洛尔与硝酸酯可抵消或减少各自的不良反应（疗效协同）。

3. 药物在体外的药剂学相互作用、相互影响

药物在体外尚未进入机体以前，药物相互间发生化学性或物理性相互作用称为配伍禁忌。

（1）相互作用产生沉淀或析出结晶，如注射用灯盏花素与氨基糖苷类药物（如硫酸庆大霉素）反应产生沉淀（注射用灯盏花素不得与 pH 低于 4.2 的输液或药物合用）；盐酸氯丙嗪（酸性药物）与磺胺嘧啶钠（碱性药物）混合于输液中能析出沉淀；20%磺胺嘧啶钠注射液（pH 为 9.5～11）加入 10%的葡萄糖注射液（pH 为 3.2～5.5）中，由于 pH 的改变，可使磺胺嘧啶微结晶析出。

（2）药物与容器的相互作用：如 PVC 塑料对地西泮、利多卡因、硫喷妥钠、某些吩噻嗪类、胰岛素和华法林等产生吸附影响；盐酸阿霉素注射液遇注射针头易出现沉淀或变色；乙环氧啶、胺苯吖啶与塑料一次性注射器易发生反应。

（3）相互作用引起失效或效价损失：如氨苄西林在含乳酸根的复方氯化钠注射液中，由于乳酸根可加速氨苄西林的水解，4 小时效价损失20%；维生素 C（pH 为 5.8～6.9）与偏碱性的氨茶碱（pH 为 9.0～9.5）溶液混合时，外观无变化，但效价降低；青霉素 G 与庆大霉素加入大输液中缓慢滴注，药物在水溶液中时间过长易水解失效；胃动力药（多潘立酮、西沙必利）与抗胆碱药合用，作用相互抵消。

四、联合用药的基础和前提

1. 联合用药的基础：必须是合理用药、对症用药、药物之间作用应为协同或相加等。

2. 联合用药的前提主要为：①使用单种药物无法很好地控制疾病，需采用协同作用的联合用药，增加药物的疗效；②为了减轻某些药物的不良反应；③需长时间用药的易产生耐药性的顽固感染治疗。

五、联合用药的原则

（一）总原则

1. 符合安全性、有效性、经济性的合理用药原则。

2. 发挥协同作用，增加疗效，避免配伍禁忌，减少毒性和耐药性。

（二）西药联合用药的原则

1. 必须有符合合理用药的安全、有效、经济、方便适用等要素和药物治疗的科学性、个体化性、最佳性等基本原则。

2. 有明确的联合用药指征。

3. 先以两种药物联用，然后三种药物联用，必须时才三种以上药物联用。

4. 联合应用要有针对性，包括对病因、病症、预防、支持及基础等治疗，所选择的联合用药方案中的每种药均应有所依据，符合治疗目标。

5. 联合用药要权衡利弊和统筹兼顾，既要考虑相互作用对药效的影响，又要考虑个体差异和不良反应。应选用具有协同增效或协同相加作用的药物联合应用，避免具有相互拮抗作用的药物联合使用，毒性相同或相似的药物不宜联合应用。

6. 联合用药方案要先从最小剂量开始，从两个品种开始，从先后序贯或交叉使用开始，达到最佳适用剂量方案。

（三）中成药联合用药的原则

1. 中成药的联合使用

（1）对复杂难治疾病必须要采取两种或两种以上不同药物治疗时，可以联合应用多种中成药。

（2）中成药的联合应用，应遵循药效互补、增效及减毒等原则，达到辨证治疗目的。

（3）不同功能药物同时或先后应用，功能相同或基本相同的中成药原则上不宜叠加使用，避免产生相反的结果。

（4）中成药成分复杂，多品种联用，务必注意各种药味是否重复、新组合成员之间的配伍禁忌，特别是药性峻烈的或含毒性成分的药物应避免过量或重复使用，防止产生拮抗作用和中毒事故。

（5）根据病证可采用中成药的内服、注射、外用等联合运用。

2. 中药注射剂的联合使用

（1）中药注射剂联合使用需符合合理使用中药注射剂的原则和联合用药的总原则。

（2）应遵循主治功效互补及增效减毒原则。

（3）符合中医传统配伍理论的要求，无配伍禁忌。

（4）谨慎考虑中药注射剂的间隔时间以及药物相互作用。

（5）同时使用两种及以上中药注射剂，严禁混合配伍，应分开使用。

（6）中药注射剂不宜两个或两个以上同时共用一条通道。

（7）对多成分中药注射剂和复合中药注射剂（特别是中西药复合注射剂）与其他中药注射剂联用时更要慎重，没有临床试验依据尽量不采用联合使用，必须联用时应加强关注和监测。

（四）中成药与西药联合用药的原则

1. 中成药与西药的联合使用

（1）需符合合理使用中成药与西药原则和联合用药的总原则。

（2）制定用药方案时，考虑轻重缓急、个性情况，确定各药物的主辅地位和给药方式、时间、途径。

（3）中成药与西药如无明确禁忌，可以联合应用，当药物相互作用不明确、给药途径相同的，应分开使用。

（4）应避免作用或副作用相似的中西药联合使用，也应避免中西药之间有配伍禁忌的联合使用。

（5）中西药物联用应尽可能选择不同的给药途径。

2. 中西药注射剂的联合使用

（1）需符合合理注射剂使用原则和中成药与西药的联合使用原则及联合用药的总原则。

（2）应根据中西医诊断和各自的用药原则选药，充分考虑药物之间的相互作用。

（3）中西药注射剂联用，尽可能选择不同的给药途径，必须同一途径用药时，必须将中西药独立、中间用适当的溶媒液体分隔两种注射药物、分开时段使用。

（4）中西药注射剂联用必须同一时间用药时，必须将中西药采取不同的途径使用。

（5）谨慎考虑两种注射剂的使用间隔时间以及药物相互作用，严禁混合配伍。

（五）抗菌药物联合用药的原则

1. 必须符合用药的原则和用药目的，达到必要性、合理性和安全性要求。如对症用药、增加疗效、减少不良反应及耐药性等。

2. 单一药不可治疗或效果不良的复杂严重感染或混合性病原体感染疾病及严重耐药的感染。

3. 需长疗程和多疗程，因用药时间长易产生耐药以及引起二重感染，应用不同抗菌机制的药物联合使用。

4. 要有明确联合用药指征，通常采用 2 种药物联合，3 种及 3 种以上药物联合仅适用于个别情况，有时可交替使用或先后序贯使用。如结核病的治疗。

5. 联合应用中所选择的每种抗菌药均应有所依据，要有针对性。在病原菌未明的严重感染，紧急时可先依临床经验扩大抗菌谱，选择联合用药品种，待细菌培养结果出来后再调整。

6. 选药时要考虑药物相互作用对药动学和药效学的影响，选用具有协同或相加作用的药物联合，功能相同或相似和毒性与不良反应相同或相似的药物不宜联合应用。如青霉素类、头孢菌素类等其他 β-内酰胺类与氨基糖苷类联合。

7. 毒性较大的抗菌药物，联合用药时剂量可适当减少，但至少必须有同效。如两性霉素 B 与氟胞嘧啶联合治疗隐球菌脑膜炎时，前者的剂量可适当减少，以减少其毒性反应。

8. 联合用药中至少有一种对致病菌有明显的抗菌活性，其余的不应有明显的耐药性。

9. 联合用药时一般各药不要超出原最大剂量，在不影响疗效情况下，尽可能将各药剂量适当减少。

六、联合用药的注意事项

联合用药主要目的是增加疗效、减少毒性，必须要考虑药物之间相互作用情况，要分析药物的配伍问题。很多药物配伍可使药物的治疗作用减弱；也有很多药物配伍使毒副作用增强、增加，或增强严重不良反应；还有些药物配伍使治疗作用增强，超出剂量范围，如降压过度引起患者血压过低而致晕厥等。所以，药物间相互作用、药物的配伍禁忌是联合用药主要的注意事项之一。务必要注意药物间相互作用、药物配伍的不良后果，才能使联合用药更合理、更科学。另外，药剂学与药物剂型、依从性、特殊人群及用药个体化和复方制剂的使用等也是不可忽略的因素。

（一）注意配伍禁忌

药物在体外配伍可能直接发生物理性的或化学性的反应而影响药物疗效或使用。特别是在静脉滴注时尤应注意配伍禁忌。要尽量避免药物配伍禁忌，减少不良反应。

1. 中药配伍禁忌　有十八反（甘草反甘遂、大戟、海藻、芫花；乌头反贝母、瓜蒌、半夏、白蔹、白及；藜芦反人参、沙参、丹参、玄参、细辛、芍药）；十九畏（硫黄畏朴硝，水银畏砒霜，狼毒畏密陀僧，巴豆畏牵牛，丁香畏郁金，川乌、草乌畏犀角，牙硝畏三棱，官桂畏石脂，人参畏五灵脂）。如含有附子中成药（如附子理中丸、桂附理中丸、桂附地黄丸、参桂理中丸、乌梅丸、金匮肾气丸等）与含有半夏中成药（如藿香正气颗粒、参苏片、复方半夏片、香砂六君丸、杏苏二陈丸等），这两类药合用时违反了"半蒌贝蔹及攻乌"即附子与半夏是配伍禁忌，可能产生不良反应或副作用；"牛黄清火丸"中含丁香，"活血通脉片"含"郁金"，这两类药合用时违反了"丁香莫与郁金见"即丁香与郁金是配伍禁忌可能产生不良反应或副作用。

2. 西药配伍禁忌　西药联合用药有禁忌原因主要是药物之间的物理、化学、药理作用及药物在体内的反应等。如 β-内酰胺类药物不可与酸性或碱性药物配伍。如氨基糖苷类、氨基酸、红霉素类、林可霉素类、维生素 C、碳酸氢钠、氨茶碱、谷氨酸钠等。因此，输液时只能用生理盐水溶解药物，不能用葡萄糖注射液溶解；阿司匹林与糖皮质激素合用可能使胃肠道出血加剧；巴比妥类、苯妥英或卡马西平与多西环素同用时，上述药物可由于诱导微粒体酶的活性致多西环素血药浓度降低，因此须调整多西环素的剂量。

3. 中西药合用配伍禁忌　由于有些中药的成分和分子结构不明，考虑中西药之间的理化作用、药理作用更复杂，更要慎重联合用药。如含有机酸的常用中药如金银花、山茱萸、女贞子、当归、丹参、青皮、缬草、五味子、白芍、四季青、马齿苋、乌梅、山楂、陈皮、枳实、木瓜、五倍子及中成药如五味子冲剂、女贞子糖浆、冰霜梅苏丸、安神补心丸、地黄丸类方、山楂丸、乌梅丸、磨积散、二至丸、保和丸、玉泉丸、脑立宝丸、金银花颗粒、当归丸、丹参滴丸等，不宜与碱性西药如苏打片、碳酸氢钠片、碳酸氢铵、氢氧化铝片、胃舒平、硫糖铝、氨茶碱等联用（因酸碱中和形成沉淀）；也不宜与磺胺类、乙酰化物药配伍（易析出结晶）；也不宜与氨基糖苷类、大环内酯类抗生素配伍（抗菌活性减低）；也不宜与呋喃妥因、利福平、阿司匹林、吲哚美辛等联用（加重对肾脏的毒性）。又如含苷类的中药如（人参、桃仁、北五加皮等）及其制剂（如人参养荣丸、礞石滚痰丸、通宣理肺丸、桑菊感冒片、清气化痰丸、麝香保心丸等）与酸性西药如维生素 C、可待因、强心苷、降糖药同用，会使苷类分解，药效降低或加重麻醉，抑制呼吸或药效累加，增加毒性或使血糖升高。再如含有颠茄类生物碱的中药不能与强心苷同服，因前者使胃排空及胃肠蠕动减慢，增加了后者的吸收，易致强心苷中毒。

（二）注意药物间相互作用

药物相互作用可能有三种作用方式：药物在体外相互作用；药物在药代动力学方面相互作用；药物在药效学方面相互作用。合理的药物配伍可提高对疾病的治疗效果，反之会造成严重的后果，务必高度重视。

1. 药物间相互作用影响药动学，如影响吸收、分布、转化、排泄等。如三唑仑与抗高血压药和利尿降压药合用，可使降压作用增强；与西咪替丁、红霉素合用，可抑制三唑仑在肝脏的代谢，引起血药浓度升高，必要时减少药量；与扑米酮合用由于减慢后者代谢，需调整扑米酮的用量；与左旋多巴合用时，可降低后者的疗效；与地高辛合用，可增加地高辛血药浓度而致中毒。近几年来，许多抗过敏药如特非那定、阿司咪唑等，与咪唑类抗真菌药、大环内酯类抗生素（红霉素等）并用后发生严重的心脏毒性，少数人甚至致死。

2. 药物间相互作用影响药效学：药物在体内的药效学相互作用、相互影响表现在拮抗或协同等方面。例如利尿酸、呋塞米不宜与氨基糖苷类抗生素合用，合用后耳聋的发生率明显增加；强心苷类药与噻嗪类利尿药合用，会引起钾耗竭；磺胺甲噁唑加甲氧苄啶合用时作用于不同的靶位，产生协同作用。

（三）注意药剂学关于药物剂型使用

药物剂型有不同分类方法，仅按给药途径就约有三十多种，不同剂型有相应的使用方法和注意事项，剂型可直接影响药效，需适合临床最佳给药方式。

1. 同一药物可有不同剂型，用于不同给药途径。

2. 不同给药途径，药物的吸收速度不同，如静脉注射＞肌内注射＞皮下注射＞口服＞肛门＞皮肤。

3. 不同种类药和同一药物的不同剂型，其剂量不同，释放速度不同，维持时间长短不同。

4. 一般缓释制剂可维持有效血药浓度在 24 小时左右；控释制剂可以匀速释放，匀速吸收，达到均恒治疗。服药时间宜固定。

5. 不同剂型有不同的使用方法和注意事项。如：①缓、控释制剂除另有规定外，一般应整片或整丸吞服，严禁嚼碎和击碎分次服用。②滴眼剂将药液从眼角侧滴入眼袋内，一次 1～2 滴；滴药时应距眼睑 2～3cm，勿使滴管口触及眼睑或睫毛，以免污染；左眼病较轻，应先左后右，以免交叉感染；若同时使用 2 种药液，宜间隔 10 分钟；白天宜用滴眼剂滴眼，反复多次，临睡前应用眼膏剂涂敷。③应用阴道栓时洗净双手、置入栓剂后患者应合拢双腿，保持仰卧姿势约 20 分钟；在给药后 1～2 小时内尽量不排尿；应于睡前给药；月经期停用。④气雾剂：尽量将痰液咳出，口腔内的食物咽下后使用，用前将气雾剂摇匀、屏住呼吸 10～15 秒，后用鼻子呼气，含激素类制剂用温水漱口。⑤透皮贴剂贴于皮肤上，按压边缘与皮肤贴紧，不宜热敷；皮肤有破损、溃烂、渗出、红肿的部位不要贴敷。

（四）注意依从性、特殊人群及用药个体化

1. 规定好正确服用时间，注意各药物单独、分时、交叉、先后、序贯等用药方式。

2. 联合用药均应按要求定期同时监测，及时调整药物和剂量。

3. 了解患者的特殊情况和个体差异，达到个体化和特殊化的联合用药（特殊人群包括老年人、婴幼儿、孕妇、哺乳期妇女、多病者、体弱者、过敏体质者及肝肾功能不全等患者）。

4. 对这些特殊人群，除需要注意药物的不良反应、用药禁忌、用药剂量外，特别是要注意药物联用时的药物相互作用，把握好联用药独立、分时服用时间及服用剂量（尤其是老年人疾病较多、服药种类多，出现药物不良的相互作用问题也多），达到用药个体化。

（五）注意复方制剂的使用

目前，很多成熟的联合用药已被厂家制成一个制剂，对一般患者需要联合用药时首先考虑使用复方制剂，因为复方制剂是经过严格临床验证的，比较安全有效，同时更方便。但要注意，应了解说明书中药物成分与含量，既要避免重复或过量使用，同时要考虑特殊人群的用药个体化，注意其用药剂量是否适宜和不良反应情况，必要时可换成其他联合用药。

七、联合用药存在的问题

联合用药较复杂，目前在临床应用上存在许多问题和困难。

1. 需要有各种疾病的治疗药物联合用药的更广泛、更具体的明确规定。

2. 需要有分门别类的统一的联合用药标准。

3. 老年人可能每天用药种类多（最多的一天用药可达 10 多种），很难掌控。

4. 医院分科较细，一位患者可能多科室诊疗，医生之间缺乏沟通，既谈不到疗效与联合用药，更忽视了配伍禁忌等问题。

5. 细菌的耐药给抗生素之间、抗生素和其他药物的联合运用带来不可确定性。

6. 病毒的变异性给药物之间联合运用带来不能及时性治疗。

7. 中药与西药的相互作用更复杂。

8. 联合用药的实践多于理论，而且缺乏大数据。

八、联合用药的意义和前景

药物在体内会发生相互影响、相互作用。合理地多种药物联合使用，可以达到多种效益：如协同作用，增强疗效、降低毒性；减少副作用；.延缓和降低耐药性的产生；混合抗感染，缩短疗程，减少用量，提高治愈率等。实践中，合理的联合用药，比单用药物有不可比拟的优越性。既可发挥协同作用，标本兼治，降低耐药性，提高生物利用度，促进吸收提高疗效，又可降低不良反应，减少药源性疾病。特别是合理的联合用药在抗肿瘤、抗结核、抗艾滋病、抗"非典"、抗"埃博拉"及 "抗新冠病毒肺炎（COVID-19）"的治疗过程中起到突出作用。合理的联合用药已成为临床用药治疗的必要手段。

当今，联合用药在全世界范围内都已得到了广泛的认可，已成为临床用药一个重要趋势，已经发展成为现代药物治疗学的重要组成部分。如病原体混合感染、高血压、糖尿病、结核病、肿瘤等疾病的治疗，均有统一的联合用药指南和共识。

目前，各国大制药企业的研发部门，将"联合用药"作为研发的重要课题之一；现在，市场上已出现许多各种各样的复合制剂，既方便，又有效，还很安全。"联合用药"具有重要意义和深厚的潜力，未来必将覆盖临床用药各领域，特别适用于治疗各种严重疾病和各种疑难杂症。

参考文献

[1] 曹俊岭，李国辉. 中成药与西药临床合理联用研究［M］. 北京：北京科学技术出版社，2017.

[2] 王乃平. 药理学［M］. 上海：上海科学技术出版社，2016.

[3] 董志. 药理学学习指南［M］. 北京：人民卫生出版社，2012.

[4] 杨宝峰. 药理学［M］. 第 8 版. 北京：人民卫生出版社，2013.

[5] 贾公孚，谢惠民. 临床药物新用联用大全［M］. 北京：人民卫生出版社，2001.

[6] 李亚萍，阎留玉，李莉娅. 中西药的联合应用中国药物与临床［J］. 中国药物与临床，2002，2（6）：415-416.

[7] 谢雁鸣，王连心，王永炎. 临床联用药机制研究的探讨［J］. 中国中药杂

志，2014，39（18）：3424-3425.

[8] 万多祥. 中西药联用协同增效常用典型实例的药理机理探析 [J]. 时珍国医国药，2007，18（4）：995.

[9] 侯连兵. 联合用药禁忌 [M]. 北京：人民军医出版社，2013.

[10] 鲍德国. 联合用药的注意事项 [J]. 全科医学临床与教育，2007，5（3）：178-179.

[11] 于俊华，崔传祥，张家国. 中西药合用的配伍禁忌 [J]. 中医药研究，1997，13（4）：201.

[12] 李中东，施孝金，钟明康. 抗菌药的常见药物相互作用 [J]. 中国抗感染化疗杂志，2003，3（1）：51-53.

[13] 邬占慧. 浅议中西药联合用药的注意事项 [J]. 中国医药指南，2011（8）：201.

[14] 周虹. 450种中西药注射剂配伍应用检索表 [M]. 北京：中国医药科技出版社，2020.

[15] 孙淑娟，袭燕. 抗菌药物治疗学 [M]. 北京：人民卫生出版社，2008.

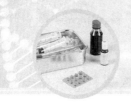

第二章

抗菌药物的用药及联合用药

第一节 概 述

(一)常用抗菌药物分类

常用的抗菌药物一般可分为：①β-内酰胺类，如青霉素及其衍生物、头孢菌素、单酰胺环类、碳青霉烯类和青霉烯类酶抑制剂等；②大环内酯类，如红霉素、罗红霉素、阿奇霉素、克拉霉素。可替代 β-内酰胺类和用于支原体和衣原体感染。③氨基糖苷类，如链霉素、庆大霉素、卡那霉素、丁胺卡那霉素等。④四环素类，如包括四环素、土霉素、多西环素等（基本不用）。⑤喹诺酮类，如诺氟沙星、氧氟沙星、左氧氟沙星等（广用）。⑥磺胺类，如复方新诺明等。⑦硝基咪唑类，如甲硝唑、替硝唑、奥硝唑等。⑧抗肿瘤抗生素，如丝裂霉素、放线菌素 D、博莱霉素、阿霉素等。⑨抗真菌抗生素，如两性霉素 B、氟康唑、伊曲康唑及氟胞嘧啶等。⑩抗结核菌类抗生素，如利福平、异烟肼、吡嗪酰胺等。⑪其他类，如林可霉素类、多肽类、糖肽类等。

(二)抗菌药物联合用药的意义

抗菌药物在临床中是最为广泛应用的药物，主要用于感染性疾病。目前两种或两种以上药物同时或先后使用，已成为抗感染中常采用的联合用药措施。联合用药时会出现药物之间的相互作用，其结果为无关、相加、协同、拮抗等。合理的抗菌药联合应用可产生协同作用或相加作用：①发挥药物的协同抗菌作用，以提高疗效；②延迟或减少耐药菌的出现；③联合用药可扩大抗菌范围，适合混合感染或不能作细菌学诊断的病例；④联合用药可减少个别药剂量，从而减少毒副反应。

(三)抗菌药物联合用药的目的

扩大抗菌谱、协同抗菌、提高疗效、减少或延缓耐药性产生、减少毒性和不良反应。

（四）抗菌药物联合用药的管理规定

①非感染性疾病不需使用抗菌药；②单一药物可有效治疗的感染不需联合用药；③联合用药宜选用具有协同或相加作用的药物；④联合用药通常采用 2 种药物联合，3 种及 3 种以上药物联合仅适用于个别情况；⑤必须注意联合用药后药物不良反应会增多。

（五）抗菌药物联合用药的指征

1. 致病菌尚未查明的急性感染、严重感染，包括免疫缺陷者的严重感染。

2. 单一抗菌药物不能控制的需氧菌及厌氧菌混合感染、2 种或 2 种以上病原菌同时感染。如严重的创伤、烧伤；肠穿孔后腹膜炎引起需氧菌及厌氧菌混合感染；感染性心内膜炎、败血症等重症感染等。

3. 单一抗菌药物不能有效控制的感染性心内膜炎或败血症等重症感染。

4. 需长疗程治疗的较长期用药者，但病原菌易对某些抗菌药物产生耐药性的感染，如结核病、深部真菌病、梅毒、慢性尿路感染等。

5. 由于药物协同抗菌作用，联合用药时应将毒性大的抗菌药物剂量减少，如两性霉素 B 与氟胞嘧啶联合治疗隐球菌脑膜炎时，前者的剂量可适当减少，从而减少其毒性反应。联合用药时宜选用具有协同或相加抗菌作用的药物联合，如青霉素类、头孢菌素类其他 β - 内酰胺类与氨基糖苷类联合，两性霉素 B 与氟胞嘧啶联合。

6. 抑制水解酶的菌种感染。

7. 一般抗生素不易渗入部位的感染，如脑膜炎、骨髓炎等。

（六）抗菌药物联合用药应具备的条件

1. 两种抗菌药物中至少有一种对病原菌具有相当的抗菌活性，另一种不宜为对病原菌高度耐药。

2. 病原菌对两种抗菌药物无交叉耐药性，体外实验显示两者均呈协同或累加作用。

3. 两者有相似的药代动力学特性。

4. 抗菌谱较广的抗菌药物，能覆盖可能的病原菌，而且这几种抗菌药物应具有协同抗菌作用。

（七）抗菌药物联合用药的原则

详见第一章"五、联合用药原则（五）抗菌药物联合用药的原则"。

（八）抗菌药物联合用药的注意事项

1. 抗菌药物联合用药必须符合合理用药的基本原则和抗菌药物使用管理要求，不可滥用抗菌药物。

2. 抗菌药物联合用药必须符合联合用药的目的、原则、指征和条件。避免不合理的联合用药。

3. 选择联合用药品种时，一定要清楚所联用药物的各药物性质，不仅要考虑联合用药的协同和累加作用，更要注意抗菌药的配伍禁忌和药效学中的互斥作用，全面权衡，务必达到 1+1>2。

4. 临床应用时，从两药开始，从小剂量开始，必要时才使用三联、四联用药。

5. 注意抗菌药物的药代动力学和药效学间的关系。要以抗菌药物的最低抑菌浓度或最低杀菌浓度（MBC）达到抗生素后效应（PAE）最大化。

6. 抗菌药物联用要考虑个体差异以及长期大剂量使用等问题，警惕毒副作用和不良反应增加及二重感染。

第二节　抗菌药物的作用机制

1. 第 1 类（A）：繁殖期杀菌药，如 β-内酰胺类（青霉素类、头孢菌素类、头霉素类、硫霉素类等）、万古霉素类。此类抗生素可抑制细菌细胞壁的合成，具有强大的杀菌效力。其作用机制是干扰敏感菌细胞壁的主要成分黏肽的合成，造成细胞壁缺损，失去渗透屏障作用而使细胞死亡。因为处于繁殖期的细菌其细胞壁的"黏肽"合成十分旺盛，因而第 1 类抗生素可显示出强大的杀菌效力。

2. 第 2 类（B）：静止期杀菌药，如氨基糖苷类、喹诺酮类、杆菌肽类、多黏菌素等，对静止期细菌有较强的杀灭作用；多黏菌素、喹诺酮类对静止期和繁殖期细菌都有杀灭作用。此类抗生素主要影响细菌蛋白质的合成。

3. 第 3 类（C）：快效抑菌药，如氯霉素类、大环内酯类（红霉素等）、四环素类、林可霉素。此类抗生素能快速抑制细菌蛋白质的合成，从而抑制细菌的生长繁殖。

4. 第 4 类(D)：慢效抑菌药，如甲氧苄啶(TMP)、二甲氧苄啶(DVD)、磺胺类、环丝氨酸等。其主要作用机制是抑制叶酸转化，间接抑制蛋白质合成而起抑菌作用，其作用较第 3 类药物慢。

第三节　抗菌药物联合用药的相互作用

1. 第 1（A）类（繁殖）＋ 第 2（B）类（静止），产生协同作用，即作用加强。

2. 第 1（A）类（繁殖）＋ 第 3（C）类（快抑），产生拮抗作用，即效果降低。

3. 第 2（B）类（静止）＋ 第 4（D）类（慢抑），产生协同作用或无关。

4. 第 3（C）类（快抑）＋ 第 4（D）类（慢抑），产生相加（累加）作用，即作用互补。

5. 第 2（B）类（静止）＋ 第 3（C）类（快抑），产生相加（累加）或协同作用。

6. 第 1（A）类（繁殖）＋ 第 4（D）类（慢抑），产生无关或相加作用。

第四节　临床常见抗菌药物的联合用药

由于病毒的变异性和细菌的耐药性及理论与实践的差距，以下内容可供临床参考。

一、β-内酰胺类抗菌药物的联合用药

（一）协同作用

1. β-内酰胺类抗菌药物包括青霉素类、头孢菌素类及非典型 β-内酰胺类，其化学结构中均含有 β-内酰胺环。临床中常采用：β-内酰胺类＋氨基糖苷类；β-内酰胺类＋大环内酯类；临床中也有采用两种 β-内酰胺类联用，常见 β-内酰胺类药物与 β-内酰胺酶抑制剂配伍获得协同作用。如氨苄西林钠＋舒巴坦钠、阿莫西林＋克拉维酸钾、氨苄西林＋舒巴坦甲苯磺酸盐。

2. 不同 β-内酰胺类抗菌药物作用于不同的靶位，但两种 β-内酰胺类抗菌药物联用必须慎重。理论与实践结果不完全一致。如头孢西丁与羧苄西林、氨曲南等发生拮抗作用，而且不良反应的发生概率增大。

3. β-内酰胺类与氨基糖苷类联合属于繁殖期杀菌药与静止期杀菌药配伍，常获得协同作用。β-内酰胺类为繁殖期杀菌药，氨基糖苷类为静止期杀菌药两者联用产生协同作用，如青霉素＋链霉素（链球菌和肠球菌感染）。

4. β-内酰胺类（繁殖期杀菌药）与大环内酯类（快效抑菌药）联合，理论上应出现拮抗作用。但临床中，将 β-内酰胺类＋大环内酯类用于经验性治疗社区获得性肺炎（CAP）；阿莫西林加铋剂或质子泵加克拉霉素三联根除 Hp 治疗效果较好；头孢哌酮舒巴坦联合克拉霉素治疗慢性阻塞性肺疾病（COPD）合并下呼吸道感染有效。

5. 头孢他啶与万古霉素联用，不仅无拮抗作用，还有较强的相加作用，无不良反应，对治疗 G^+ 菌和 G^- 菌混合感染有良效；头孢吡肟与万古霉素联用对金黄色葡萄球菌（包括 MRSA）和表皮葡萄球菌有显著的体外抗菌协同作用。

6. 头孢拉定和头孢氨苄等与新霉素、庆大霉素、喹诺酮类、硫酸黏杆菌素配伍疗效增强；与美西林联合应用，对大肠埃希菌、沙门菌属等革兰阴性杆菌具协同作用。

7. 青霉素类如青霉素钠或钾盐、氨苄西林类、阿莫西林类等与喹诺酮类、氨基糖苷类（庆大霉素除外）、多黏菌类等联用效果增强；克拉维酸可增强青霉素类对产 β-内酰胺酶细菌的抗菌活性；氨基糖苷类抗生素在亚抑菌浓度时，一般可增强青霉素类对粪肠球菌的体外杀菌作用。

（二）拮抗作用

1. β-内酰胺类药物不可与酸性或碱性药物联用。例如，不可与氨基糖苷类、氨基酸、红霉素、林可霉素类、维生素 C、碳酸氢钠、氨茶碱、谷氨酸钠、肝素联用；不宜与大环内酯类、四环素类、氯霉素、磺胺类及葡萄糖注射液等联用；不可与含醇的药物（如氢化可的松）等联用；β-内酰胺类药物与丙磺舒合用，可使前者在肾小管的分泌减少、血药浓度增加、作用时间延长。因此，二者合用时，应注意减少前者的用药剂量。

2. 头孢他啶与下列药物有配伍禁忌：硫酸阿米卡星、庆大霉素、卡那霉素、妥布霉素、新霉素、盐酸金霉素、盐酸四环素、盐酸土霉素、黏菌素甲磺酸钠、硫酸多黏菌素 B、葡萄糖酸红霉素、乳糖酸红霉素、林可霉素、磺胺异噁唑、氨茶碱、可溶性巴比妥类、氯化钙、葡萄糖酸钙、盐酸苯海拉明和其他抗组胺药、利多卡因、去甲肾上腺素、间羟胺、哌甲酯、琥珀胆碱等。偶亦可能与下列药物发生配伍禁忌：青霉素、甲氧西林、琥珀酸氢化可的松、苯妥英钠、丙氯拉嗪、B 族维生素和维生素 C、水解蛋白。

3. 第一代头孢菌素注射剂与氨基糖苷类合用可能加重前者的肾毒性，应注意监测肾功能；头孢哌酮可导致低凝血酶原血症或出血（合用维生素 K 可预防出血）。

4. 大量文献报道，关于头孢哌酮钠与多种喹诺酮类抗生素如左氧氟沙星、氟罗沙星、培氟沙星、乳酸环丙沙星、硫酸奈替米星氯化钠注射液及氧氟沙星等有配伍禁忌；头孢哌酮钠与西索米星、阿米卡星、庆大霉素、卡那霉素有配伍禁忌，不宜联用；头孢哌酮钠与多西环素存在配伍禁忌；头孢哌酮钠与苯海拉明存在配伍禁忌，不宜联用；头孢菌素类抗生素可使乙醇氧化被抑制，发生双硫醒样反应，又称戒酒硫样反应。

5. 青霉素类如青霉素钠不宜与氯霉素、红霉素、四环素类、磺胺类药物合用；丙磺舒、阿司匹林、吲哚美辛、保泰松和磺胺药可减少青霉素的肾小管分泌而延长青霉素钠的血清半衰期；青霉素可增强华法林的抗凝作用；青霉素钠与重金属，特别是铜、锌、汞呈配伍禁忌；青霉素静脉输液中加入头孢噻吩、林可霉素、四环素、万古霉素、琥乙红霉素、两性霉素 B、去甲肾上腺素、间羟胺、苯妥英钠、盐酸羟嗪、丙氯拉嗪、异丙嗪、B 族维生素、维生素 C 等后会出现浑浊；青霉素钠与氨基糖苷类抗生素同瓶滴注可导致两者抗菌活性降低，因此不能置同一容器内给药。青霉素不可与同类抗生素联用，但作用不同的同类药可试合用。

二、大环内酯类抗菌药物的联合用药

（一）协同作用

1. 大环内酯类如罗红霉素、硫氰酸红霉素、替米考星、阿奇霉素等与新霉素、庆大霉素、氟苯尼考等联用可增强疗效。

2. 大环内酯类与氨基糖苷类联用，有累加协同作用

3. 与碱性物质联用可增强稳定性、增强疗效。

4. 头孢菌素＋阿奇霉素用于社区获得性肺炎。

5. 红霉素＋其他抗生素，治疗严重葡萄球菌感染败血症。

6. 克拉霉素＋奥美拉唑＋替硝唑合用安全有效（三联疗法）；兰索拉唑与克拉霉素合用，能使兰索拉唑生物利用度增加，血药浓度升高，作用增强，有利于对幽门螺旋杆菌的根除。

7. 利托那韦常与克拉霉素合用治疗 HIV 感染，呈协同作用。据报道，利托那韦增加克拉霉素 AUC 达 77%，如果肌酸酐廓清率为 30～60ml/min 的患者，克拉霉素剂量要降低 5%。

（二）拮抗作用

1. 大环内酯类（如罗红霉素、硫氰酸红霉素、替米考星、阿奇霉素）不可与 β-内酰胺类（头孢菌素类、青霉素类等）、卡那霉素、磺胺类、林可霉素、克林霉素、氯霉素、四环素等联用。

2. 大环内酯类的红霉素、罗红霉素、克拉霉素，氟喹诺酮类的依诺沙星、环丙沙星、氧氟沙星、左氧氟沙星，克林霉素、林可霉素等可降低茶碱清除率，增高其血药浓度，尤以红霉素和依诺沙星为著，当茶碱与上述药物伍用时，应适当减量。

3. 红霉素可抑制卡马西平和丙戊酸等抗癫痫药的代谢，导致其血药浓度增高而发生毒性反应。与芬太尼合用可抑制后者的代谢，延长其作用时间。与阿司咪唑或特非那定等抗组胺药合用可增加心脏毒性，与环孢素合用可使后者血药浓度增加而产生肾毒性。

4. 红霉素与洛伐他汀合用时可抑制其代谢而使血浓度上升，可能引起横纹肌溶解；与咪达唑仑或三唑仑合用时可减少二者的清除而增强其作用。

5. 大环内酯类药物与维生素 C、阿司匹林、氨茶碱联合应用有拮抗作用。

6. 红霉素与洁霉素合用，因作用机制近似会相互竞争结合部位（50S 亚基），易发生拮抗作用；红霉素眼药对氯霉素类和林可霉素类的效应有拮抗作用，不宜同用。

7. 红霉素不能与莫能菌素、盐霉素等抗球虫类药合用。

8. 罗红霉素不可与麦角胺、二氢麦角胺、溴隐亭、特非那定、酮康唑及西沙必利配伍。

9. 红霉素与地高辛均有胃肠道副作用，红霉素可使少数患者的地高辛浓度增加 1 倍，具有诱发心律不齐的潜在性；红霉素与双异丙吡胺有可能致命的相互作用。

10. 红霉素对氯霉素和林可霉素类具有拮抗作用；可阻挠性激素类的肠肝循环，与口服避孕药合用可使之降效；与其他肝毒性药物合用可能增强肝毒性；大剂量红霉素与耳毒性药物合用，尤其对肾功能不全患者可能增加耳毒性。

三、氨基糖苷类抗菌药物的联合用药

（一）协同作用

1. 氨基糖苷类（静止期杀菌药）如硫酸新霉素、庆大霉素、卡那霉素、链霉素与繁殖期杀菌药如青霉素类、头孢菌素类联用可有协同作用；与快效抑菌药如氯霉素类、大环内酯类（红霉素）、四环素类、多西环素、林可霉素类等联用可有相加（累加）或协同作用；与慢效抑菌药 TMP 等联用可有协同作用或无关。

2. 氨基糖苷类＋头孢菌素（头孢唑啉、头孢呋肟等）对肠球菌属肠杆菌感染和肺炎克雷白菌感染有效。

3. 链霉素等氨基糖苷类＋四环素、链霉素＋米诺环素可用于布氏杆菌病。

4. 氨基糖苷类＋哌拉西林、氨基糖苷类＋头孢他啶或头孢哌酮、氨基糖苷类＋亚胺培兰（适用于严重感染患者）等对铜绿假单胞菌感染有效。

5. 链霉素＋青霉素对草绿色链球菌性心内膜炎和肠球菌感染有效；对于治疗肺部的细菌感染疗效很显著。

6. 链霉素＋红霉素对猪链球菌病有较好的疗效。

7. 链霉素＋万古霉素（对肠球菌）或异烟肼（对结核杆菌）合用有协同作用。

8. 氨苄西林（或青霉素）＋庆大霉素对李斯特菌属感染有效。青霉素过敏者可选用 SMZ/TMP。

（二）拮抗作用

1. 氨基糖苷类不宜与碱性药物（如碳酸氢钠、氨茶碱等）、硼砂等合用（抗菌效能可增加，但同时毒性也相应增加），不宜与维生素 C、维生素 B 合用（疗效减弱），不宜与头孢菌素类、万古霉素、多黏菌素等合用（毒性增加）；氨基糖苷类抗生素与强利尿药（如呋塞米、呋喃苯酸、利尿酸等）联用，能加强氨基糖苷类抗生素的耳毒性副作用，可致严重暂时性或永久性耳聋；氨基糖苷类与 β 内酰胺类（头孢菌素类与青霉素类）混合时可导致相互失活，本品与上述抗生素联合应用时必须分瓶滴注，本品亦不宜与其他药物同瓶滴注。

2. 许多氨基糖苷类抗生素与含钙中药如龙骨、牡蛎、海螵蛸、鹿角、枸杞等联用，能与中药中的钙离子结合，使耳毒性增强；与五味子、乌梅、山楂、金银花等酸性中药联用减少吸收，减低疗效；Ca^{2+}、Mg^{2+}、Na^+、NH_4^+、K^+ 等阳离子可抑制氨基糖苷类的抗菌活性，做药敏测定试验时应注意培养基中的阳离子浓度。

3. 氨基糖苷类如链霉素与神经肌肉阻滞药合用，可加重神经肌肉阻滞作用；链霉素与卷曲霉素、顺铂、依他尼酸、呋塞米或万古霉素（或去甲万古霉素）等合用，或先后连续局部或全身应用，可能增加耳毒性与肾毒性；链霉素与头孢噻吩局部或全身合用可能增加肾毒性。庆大霉素与卷曲霉素、顺铂、依他尼酸、呋塞米或万古霉素等合用或先后连续应用，可增加耳毒性与肾毒性的可能性；与头孢噻吩合用可能增加肾毒性；与多黏菌素类合用或先后连续应用，可增加肾毒性和神经肌肉阻滞作用。

4. 庆大霉素与卷曲霉素、顺铂、依他尼酸、呋塞米或万古霉素等合用或先后连续应用，可增加耳毒性与肾毒性的可能性；与头孢噻吩合用可能增加肾毒性；与多黏菌素类合用或先后连续应用，可增加肾毒性和神经肌肉阻滞作用；与头孢噻吩或头孢唑林局部或全身合用，可能增加肾毒性；与多黏菌素类注射剂合用，或先后连续局部或全身应用，可增加肾毒性和神经肌肉阻滞作用；硫酸庆大霉素与其他氨基糖苷类、第一代头孢类合用或先后连续局部或全身应用，可能增加其产生耳毒性、肾毒性及神经肌肉阻滞作用的可能性；与神经肌肉阻滞剂合用，可加重神经肌肉阻滞作用，导致肌肉软弱、呼吸抑制等症状。

5. 庆大霉素与氢化可的松注射液会发生沉淀，不宜联用。

四、四环素类抗菌药物的联合用药

（一）协同作用

1. 四环素类如多西环素、金霉素、土霉素、四环素与同类之间或泰乐菌素、TMP 等联用可增强疗效。

2. 四环素类与甲氧嘧啶等抗菌增效剂、硫酸钠（1:1）同时给药分别有明显增效和促进四环素类吸收作用。

3. 红霉素与四环素联合用药呈协同作用。

4. 四环素类与酸性药如维生素 C 合用,可促进四环素类药物的吸收。

5. 氯化铵可使尿酸化,增强四环素类在泌尿系统的抗菌作用。

6. 清肺汤、竹叶石膏汤、竹茹温阴汤、六味地黄汤等与四环素类联用可提高对肺内感染的疗效,并可减轻其毒副作用;含人参、柴胡、甘草、黄连、葛根、黄柏等的中药制剂与四环素类联用可提高疗效,降低毒副作用。

（二）拮抗作用

1. 四环素类如多西环素、金霉素、土霉素、四环素等与制酸药如碳酸氢钠、氨茶碱等同用时,由于胃内 pH 增高,可使四环素类吸收减少。

2. 四环素类如四环素与含钙、镁、铁等金属离子的药物（如石类、壳贝类、骨类、矾类、脂类等,含碱类、含鞣质的中成药,含消化酶的中药如神曲、麦芽、豆豉等,含碱性成分较多的中药如硼砂等）联用,可形成不溶性络合物,使四环素类口服后吸收减少。

3. 四环素类与二价和三价阳离子可形成不吸收的络合物。

4. 四环素类是快效抑菌药物,与繁殖期杀菌药如 β-内酰胺类（青霉素类、头孢菌素类、头霉素类、硫霉素类等）、万古霉素类联用时可使 β-内酰胺类游离出来而降低疗效,产生拮抗作用,宜避免同用。

5. 四环素类与氨基糖苷类抗生素合用,会加重耳毒性。

6. 四环素类与有肝毒性的药物如红霉素、利福平、氯丙嗪、地西泮、保泰松、口服降糖药等合用,可被四环素类药物干扰,增加肝毒性反应。

7. 土霉素与强利尿药如呋塞米等同用可使肾功能损害加重。

五、喹诺酮类抗菌药物的联合用药

（一）协同作用

1. 喹诺酮类如诺氟沙星、环丙沙星、恩诺沙星、左旋氧氟沙星、培氟沙星、二氟沙星、达诺沙星等与青霉素类、头孢氨苄、头孢拉定、氨苄西林、链霉素、新霉素等联用增强疗效。如环丙沙星＋氨苄西林对金黄色葡萄球菌表现为相加作用。

2. 喹诺酮类与氨基糖苷类抗生素（如阿米卡星、新霉素、卡那霉素、核糖霉素、庆大霉素等）联用,均对革兰阴性菌有良好抗菌活性。

3. 喹诺酮类与磺胺嘧啶合用,由于磺胺嘧啶能改善细胞膜的通透性,可明显增加环丙沙星对铜绿假单胞菌、金黄色葡萄球菌、链球菌、禽大肠杆菌 O2、鸡白痢沙门菌的作用。

（二）拮抗作用

1. 喹诺酮类如诺氟沙星、环丙沙星、恩诺沙星、左旋氧氟沙星、培氟沙星、二氟沙星、达诺沙星不宜与四环素类、氟苯尼考、呋喃类、氨茶碱、金属阳离子（Ca^{2+}、Mg^{2+}、Fe^{2+}、Zn^{2+}、Al^{3+}、Bi^{3+}）联用。

2. 氟喹诺酮类药物不宜与利福平、氯霉素类、大环内酯类（如克拉霉素、螺旋霉素、阿奇霉素、红霉素等）、硝基呋喃类、万古霉素、抗真菌药物伊曲康唑联用。

3. 利福平（RNA 合成抑制药）、氯霉素和甲砜霉素及氟苯尼考（蛋白质合成抑制药）均可使喹诺酮类药物的作用降低。

4. 碱性药物、抗胆碱药物、H_2 受体阻滞剂均可降低胃液酸度而使喹诺酮类药物的吸收减少，应避免同服。

5. 氟喹诺酮类抑制茶碱的代谢，与茶碱联合应用时，使茶碱的血药浓度升高，可出现茶碱的毒性反应，应予注意。

6. 丙磺舒能通过阻断肾小管分泌而与某些喹诺酮类药物发生相互作用，延迟后者的消除。喹诺酮类与苯妥英钠联用，通过抑制肝药酶，使苯妥英血药浓度升高，毒性增加。

六、氯霉素类抗菌药物的联合用药

（一）协同作用

1. 可与氯霉素类联用的药物：珍珠层粉与氯霉素类联用可增加镇痛效果，并有保护肝功能的作用。青木香可使氯霉素类所致细胞免疫抑制恢复正常，增强免疫功能。

2. 氯霉素类如氟苯尼考与多西环素、新霉素、硫酸黏杆菌素等联用疗效增强。

3. 氯霉素类常与氨基糖苷类抗生素合用治疗厌氧菌心内膜炎、败血症或脑膜炎等严重感染。

4. 快效抑菌药氯霉素类与慢效抑菌药磺胺类联用有协同作用。

5. 氯霉素类（氯霉素、甲砜霉素、氟甲砜霉素、氟苯尼考）与四环素、土霉素、多西环素、新霉素、硫酸黏杆菌素联用疗效增强（阻碍蛋白质合成）。

6. 氯霉素类与某些骨髓抑制药（秋水仙碱、羟布宗、保泰松和青霉胺等）合用可增加这些药物的骨髓抑制作用。

（二）拮抗作用

1. 氯霉素类对肝脏微粒体的药物代谢酶有抑制作用，能影响其他药物的药效，如显著延长动物的戊巴比妥钠麻醉时间等。

2. 不能与氯霉素类配伍的药物：氯霉素类与链霉素、头孢菌素类药物联用有拮抗作用；苯巴比妥、利福平、碱性药物、氢氧化铝等能降低氯霉素类的疗效；氯霉素类可降低环磷酰胺的疗效；氯霉素类可使甲氨蝶呤的毒性反应增强；氯霉素类与口服降糖药联用，可增强降血糖作用，易发生低血糖反应。

3. 与林可霉素类、大环内酯类药合用有相互拮抗作用（可替代或阻止氯霉素类与细菌核糖体的 50S 亚基相结合）；与维生素 B_6 合用可拮抗维生素 B_6，使机体对维生素 B_6 的需要量增加；与铁剂、叶酸和维生素 B_{12} 合用可拮抗这些药的造血作用；不能与青霉素类药物同用，氯霉素是抑制蛋白质合成的抑菌剂，对青霉素类杀菌剂的杀菌效果有干扰作用。

4. 氯霉素与某些抑制骨髓的药物如秋水仙碱、保泰松和青霉胺等同用，可增加毒性。

5. 氯霉素注射剂，遇强碱性及强酸性溶液，易被破坏失效。

七、磺胺类抗菌药物的联合用药

（一）协同作用

1. 磺胺类药物［临床仅磺胺嘧啶（SD）、磺胺异噁唑（SIZ）、磺胺甲噁唑（SMZ）、磺胺醋酰（SA）、磺胺二甲嘧啶钠（SM2）等五种］和抗菌增效剂甲氧苄啶（TMP）二者合用，抗菌作用增强数倍至数十倍。如 SMZ 常与 TMP 按 5:1 比例，制成复方新诺明片，抗菌作用可增数倍到数十倍。

2. 磺胺类为慢效抑菌药，与快效抑菌药（如氯霉素等）、新霉素、庆大霉素、卡那霉素联用时有相加作用，疗效增强（或无关）。

3. 磺胺类为慢效抑菌药与静止期杀菌药（氨基糖苷类、喹诺酮类、杆菌肽类、多黏菌素）联用对静止期细菌有较强的杀灭作用。

4. 磺胺类与繁殖期杀菌药（β-内酰胺类如青霉素类、头孢菌素类、头霉素类、硫霉素类等）或万古霉素类（也属繁殖期杀菌药）联用可产生无关或相加作用。

（二）拮抗作用

1. 磺胺类如磺胺嘧啶、磺胺二甲嘧啶、磺胺甲噁唑、磺胺对甲氧嘧啶、磺胺间甲氧嘧啶、磺胺噻唑不宜与青霉素类、头孢菌素类、氯霉素类、罗红霉素等联用。

2. 磺胺嘧啶不宜与阿米卡星、头孢菌素类、氨基糖苷类、利卡多因、林可霉素、普鲁卡因、四环素类、青霉素类、红霉素等联用。

3. 磺胺类勿与酸性药物同服：一些酸性药物如盐酸氯丙嗪、盐酸金霉素、维生素 C、氯化铵、胃蛋白酶合剂、吐根合剂等，不宜与磺胺类药物合用。

4. 磺胺类特别是复方增效磺胺制剂，液体呈现碱性，不能与多种药物如青霉素、四环素类、碳酸氢钠、氯化钙、氯丙嗪、维生素 C、维生素 B_1、复方氯化钠溶液等配伍，须单独使用。

5. 磺胺类特别是复方磺胺甲噁唑：①与尿碱化药合用，可增加本品在碱性尿中的溶解度，使排泄增多。②不能与对氨基苯甲酸合用，对氨基苯甲酸可代替本品被细菌摄取，两者相互拮抗。③与骨髓抑制药合用，可能增强此类药物对造血系统产生的不良反应，如白细胞、血小板减少等，如确有指征需两药同用时，应严密观察可能发生的毒性反应。④与溶栓药物合用时，可能增大其潜在的毒性作用。⑤与肝毒性药物合用时，可能引起肝毒性发生率的增高。对此类患者尤其是用药时间较长及以往有肝病史者应监测肝功能。⑥与光敏药物合用时，可能发生光敏作用的相加作用。⑦接受本品治疗者对维生素 K 的需要量增加。⑧不宜与乌洛托品合用，因乌洛托品在酸性尿中可分解产生甲醛，后者可与本品形成不溶性沉淀物，使发生结晶尿的危险性增加。⑨避免与青霉素类药物合用，因为本品有可能干扰青霉素类药物的杀菌作用。

6. 磺胺类药物可引起肠道菌群失调，维生素 B 和维生素 K 的合成和吸收减少，此时宜补充相应的维生素。

八、洁霉素类抗菌药物的联合用药

（一）协同作用

1. 洁霉素类（快效抑菌药）如林可霉素、克林霉素与庆大霉素、新霉素、壮观霉素联用疗效增强。

2. 洁霉素类如盐酸林可霉素（盐酸洁霉素）、盐酸克林霉素（盐酸氯洁霉素）与氨基糖苷类联用有协同作用。

3. 洁霉素类如林可霉素、克林霉素与甲硝唑等联用疗效增强。

4. 洁霉素类如林可霉素、克林霉素可增强吸入性麻醉药的神经肌肉阻滞现象，导致骨骼肌软弱和呼吸抑制或麻痹（呼吸暂停），在手术中或术后合用时应注意。

5. 林可霉素利多卡因凝胶制剂（由每克含林可霉素 5mg＋利多卡因 4mg 制成复方制剂)用于轻度烧伤、创伤及蚊虫叮咬引起的各种皮肤感染。

（二）拮抗作用

1. 洁霉素类如林可霉素、克林霉素不宜与青霉素类、头孢菌素类及维生素 B、维生素 C 等联用，会降低疗效。

2. 洁霉素类如林可霉素、克林霉素不宜与抗蠕动止泻药、含白陶土止泻药合用。

3. 洁霉素类如林可霉素、克林霉素可增强神经肌肉阻滞药的作用，两者应避免合用，与其他具有此种效应的药物如氨基糖苷类和多肽类等合用时应予注意。

4. 洁霉素类如林可霉素、克林霉素不宜加入组分复杂的输液中，以免发生配伍禁忌。如与新生霉素、卡那霉素在同瓶静脉滴注时有配伍禁忌。

5. 林可霉素与氯霉素类或红霉素类之间常呈拮抗作用，不宜合用。与新生霉素、卡那霉素在同瓶静脉滴注时有配伍禁忌。

九、多黏菌素类抗菌药物的联合用药

（一）协同作用

1. 多黏菌素类（静止期杀菌药）如硫酸黏杆菌素等与多西环素、氟苯尼考、头孢氨苄、罗红霉素、替米考星、喹诺酮类等联用可增强疗效。

2. 多黏菌素类（静止期杀菌药）如多黏菌素 B 和多黏菌素 E（即硫酸黏杆菌素即黏菌素）与磺胺类药物、利福平、半合成青霉素等联用，可增强多黏菌素类对大肠埃希菌、肠杆菌属、肺炎杆菌、铜绿假单胞菌等的抗菌作用，用于治疗严重耐药革兰阴性菌感染，效果优于单独应用。

3. 硫酸黏杆菌素能增强两性霉素 B 对球孢子菌等的抗菌作用。

4. 以多黏菌素类抗菌药物为基础与其他抗菌药物联合应用治疗

MDR 鲍曼不动杆菌（MDR A.baumannii）感染具有协同效果：如多黏菌素 E（colistin）+大剂量舒巴坦（n=93）、colistin+替加环素（n=43）和 colistin+碳青霉烯等已有临床应用报告，并且后两个方案可明显降低 MDR 革兰阴性菌感染的死亡率；体外研究报道 colistin+多尼培南、colistin+舒巴坦和 colistin+多尼培南+舒巴坦组合后 Δlog10CFU/ml 分别为−3.22、3.95 和−4.48，可见 colistin+多尼培南组合可提高杀菌效能，而三药联用杀菌效能最大；也有体外研究报道 colistin+头孢哌酮/舒巴坦和 colistin+哌拉西林/三唑巴坦组合方案。

（二）拮抗作用

1. 多黏菌素类如多黏菌素 E（硫酸黏杆菌素）与阿托品、先锋霉素 1、新霉素、庆大霉素联用时毒性增强。

2. 多黏菌素类如多黏菌素 B 不应与其他有肾毒性或神经肌肉阻滞作用的药物联合应用，以免发生意外。如不应与骨骼肌松弛剂、氨基糖苷类抗生素、肌肉松弛作用明显的麻醉药（如恩氟烷）等合用。

3. 多黏菌素与磺胺嘧啶钠、碳酸氢钠、氢化可的松、细胞色素 C 及氯霉素有配伍禁忌。

4. 同时应用多黏菌素和头孢噻吩易发生肾毒性。

5. 多黏菌素不宜与其他肾毒性的药物合用。

第五节　常见病原菌感染的联合用药

（一）葡萄球菌（革兰阳性球菌）感染

1. 耐酶青霉素（如青霉素、苯唑西林、氯唑西林等）+氨基糖苷类（如庆大霉素、阿米卡星、奈替米星）。

2. 第一代头孢菌素（如头孢氨苄、头孢羟氨苄、头孢拉定）+氨基糖苷类（如庆大霉素、阿米卡星、奈替米星）。

3. 万古霉素或去甲万古霉素+氨基糖苷类（如庆大霉素、阿米卡星、奈替米星）或磷霉素或利福平或复方磺胺甲噁唑或头孢吡肟。

4. 万古霉素或去甲万古霉素+磷霉素钠+利福霉素类（如利福平）。

5. 磷霉素钠+氨基糖苷类（如庆大霉素、阿米卡星、奈替米星）。

6. 磷霉素钠+耐酶青霉素（如苯唑西林、氯唑西林）；磷霉素+头孢美唑或氟氧头孢。

7. 庆大霉素＋红霉素或氯霉素。

8. 头孢噻吩或万古霉素＋利福平。

9. 也有主张以红霉素或先锋霉素或庆大霉素为基础联合应用其他抗生素。如红霉素＋利福平或杆菌肽；先锋霉素＋庆大霉素或卡那霉素；先锋霉素＋万古霉素或杆菌肽；红霉素＋氯霉素或＋庆大霉素或卡那霉素。

（二）金黄色葡萄球菌（革兰阳性球菌）感染

1. β-内酰胺类抗生素＋β-内酰胺酶抑制剂。

2. 第一代或第二代头孢菌素＋氨基糖苷类（庆大霉素或卡那霉素）。

3. 红霉素或克林霉素＋庆大霉素。

4. 耐酶半合成青霉素＋利福平或氨基糖苷类或头孢菌素类。

5. 去甲万古霉素（万古霉素）＋利福平或红霉素或氯霉素或新青霉素或头孢菌素。

6. 红霉素＋氯霉素或氨基糖苷类或头孢菌素或利福平。

7. 头孢吡肟＋万古霉素（治疗严重的葡萄球菌感染）。

8. 头孢噻肟钠他唑巴坦钠复方制剂：头孢噻肟钠＋他唑巴坦（8:1 联用治疗金黄色葡萄球菌感染）。

9. 青霉素 G＋美洛西林。

10. 磷霉素钠＋去甲万古霉素（或万古霉素、替考拉宁、夫地西酸）＋利福平。

11. 注射用磷霉素钠与 β-内酰胺类抗生素合用对金黄色葡萄球菌（包括甲氧西林耐药的金黄色葡萄球菌）具有协同作用。

（三）肠球菌属感染

1. 青霉素或氨苄西林或甲氨苄西林＋氨基糖苷类如庆大霉素或万古霉素。

2. 头孢曲松或头孢噻肟＋氨基糖苷类或环丙沙星。

3. 糖肽类抗生素＋氟喹诺酮。

4. 替考拉宁＋氨基糖苷类或环丙沙星。

5. 氟喹诺酮、氯霉素＋四环素等不同形式的联用。

6. 万古霉素＋链霉素或庆大霉素。

（四）链球菌感染

1. 青霉素类＋氨基糖苷类（如青霉素）＋链霉素（或庆大霉素）。

2. 大剂量阿莫西林＋酶抑制剂。

3. 万古霉素＋氨基糖苷类（严重感染）。

4. 青霉素＋第三代头孢菌素＋万古霉素。

5. 头孢菌素类＋万古霉素或（和）＋利福平（青霉素耐药株引起的脑膜炎）。

6. 大剂量的阿莫西林＋克拉维酸（中耳炎）。

7. β-内酰胺类＋大环内酯类或喹诺酮类。

（五）结核杆菌感染

1. 利福平＋异烟肼＋吡嗪酰胺＋乙胺丁醇＋链霉素。

2. 利福平＋异烟肼＋吡嗪酰胺＋乙胺丁醇。

3. 利福平＋异烟肼＋乙胺丁醇。

4. 链霉素＋异烟肼。

（六）铜绿假单胞菌感染

1. β-内酰胺类抗生素（如头孢他啶或头孢唑肟）＋阿米卡星。

2. 磷霉素＋其他抗菌药物（如氨基糖苷类阿米卡星）。

3. 头孢他啶或头孢哌酮＋氨基糖苷类。

4. β-内酰胺类（如头孢吡肟或泰能）或氨基糖苷类＋喹诺酮类药物。

5. 头孢他啶＋氟喹诺酮类（如环丙沙星或氧氟沙星）。

6. 左氧氟沙星＋奈替米星（呼吸道铜绿假单胞菌感染）。

7. 亚胺培南等碳青霉烯类＋脱氢肽酶抑制剂（西司他丁）或氨基糖苷类或氟喹诺酮类。

8. 磷霉素与头孢哌酮/舒巴坦、亚胺培南/西司他丁、头孢他啶联用。

9. 磷霉素＋环丙沙星或阿米卡星或氨基糖苷类。

10. 氨基糖苷类＋阿洛西林或美洛西林或哌拉西林或亚胺培南。

11. 国外推荐上述联合的基础上再加多黏菌素的治疗。

（七）肠杆菌感染

1. 第三代头孢菌素＋氨基糖苷类。

2. 氨基糖苷类＋广谱青霉素（如哌拉西林）。

3. 氨基糖苷类＋第二、三代头孢菌素（头孢唑啉、头孢呋肟等）。

4. 庆大霉素或丁胺卡那霉素＋氨苄西林或哌拉西林。

5. 大剂量的 β-内酰胺类抗生素＋酶抑制剂（如哌拉西林＋三唑巴坦）。

6. 氧氟沙星＋哌拉西林。

7. 磷霉素对大肠埃希菌呈浓度信赖性与环丙沙星合用。

（八）铜绿假单胞菌感染

1. 哌拉西林等酰胺类青霉素+氨基糖苷类。

2. 头孢哌酮+氨基糖苷类。

3. 头孢哌酮+舒巴坦。

4. 头孢他啶+阿米卡星或培氟沙星等喹诺酮类。

5. 妥布霉素+培氟沙星（治疗慢性阻塞性肺疾病并铜绿假单胞菌感染）。

6. 奈替米星+头孢他啶。

7. 庆大霉素或丁胺卡那霉素与多黏菌素或磺苄西林或呋苄西林或哌拉西林联用。

（九）变形杆菌感染

1. 卡那霉素或庆大霉素+氨苄青霉素或羧苄青霉素。

2. β-内酰胺酶抑制剂或氨苄西林+复方磺胺甲噁唑（无关或相加作用）。

（十）伤寒杆菌感染

磷霉素、头孢噻肟、庆大霉素、氟哌酸、呋喃唑酮等药物联用。如磷霉素+头孢噻肟，其产生的协同与相加作用可达到92%以上。

（十一）螺旋杆菌感染

临床上常试用多联等方案：

1. 奥美拉唑+克拉霉素。

2. 奥美拉唑+阿莫西林+甲硝唑。

3. 次柳酸铋+四环素+甲硝唑+奥美拉唑。

（十二）梭菌属（厌氧菌 G⁺杆菌）感染

1. 破伤风抗毒素+大量青霉素 G+甲硝唑或多西环素。

2. 腹泻、腹痛等中毒症时试用：甲硝唑（口服）+万古霉素（口服）。

注：产气荚膜梭菌感染所致气性坏疽疾病：青霉素±克林霉素或多西环素。

（十三）深部真菌感染

1. 氟康唑+氟胞嘧啶（真菌性脑膜炎）。

2. 两性霉素 B+氟胞嘧啶（减轻氟胞嘧啶的耐药性）。

（十四）支原体感染

1. 大环内酯类（罗红霉素、阿奇霉素）+喹诺酮类（氧氟沙星、左氧氟沙星）。

2. 大环内酯类（罗红霉素、阿奇霉素）+四环素类（多西环素、米诺环素）。

（十五）军团菌感染

1. 红霉素或阿奇霉素+利福平。

2. 红霉素+新喹诺酮类。

（十六）李氏杆菌感染

1. 氨苄西林+庆大霉素（免疫功能障碍者）或红霉素（脑膜炎患者可用氯霉素代替）。

2. 青霉素+妥布霉素（心瓣膜受染患者）。

3. 甲氧苄啶+磺胺甲噁唑（对青霉素过敏者，静脉给药）。

（十七）布鲁菌属感染

1. 多西环素+链霉素（或庆大霉素）。

2. SMZ/TMP+氨基糖苷类。

注：布鲁菌病易复发，宜用多个疗程。

（十八）肺孢子菌

1. 磺胺类或氨苯砜+TMP。

2. 克林霉素+伯氨喹。

（十九）混合感染

1. 甲硝唑+各类抗菌药。

2. 青霉素或广谱青霉素+各类抗菌药。

3. 头孢菌素+各类抗菌药。

4. 林可霉素（或克林霉素）+各类抗菌药。

第六节　常见病原菌感染引起疾病的用药与联合用药

1. 慢性阻塞性肺疾病和支气管扩张疾病，伴有或合并铜绿假单胞菌感染的用药与联合用药

（1）环丙沙星。

（2）左氧氟沙星。

（3）抗假单胞菌 β-内酰胺类（头孢他啶、头孢吡肟、β-内酰胺类/β-内酰胺酶抑制剂、碳青霉烯类等）±氨基糖苷类或环丙沙星、左氧氟沙星。（"±"是指两种及两种以上药物可联合应用，或可不联合应用）

2. 肺炎链球菌、流感嗜血杆菌、混合感染（包括厌氧菌）、需氧革兰阴性杆菌、金黄色葡萄球菌、肺炎支原体、肺炎衣原体感染引起的社区获得性肺炎的用药与联合用药

（1）第二代头孢菌素单用或联合四环素类、大环内酯类静脉给药。

（2）静脉滴注呼吸喹诺酮类。

（3）阿莫西林/克拉维酸、氨苄西林/舒巴坦单用或联合四环素类、大环内酯类静脉给药。

（4）头孢噻肟、头孢曲松单用或联合四环素类、大环内酯类静脉给药。

3. 厌氧菌感染引起的肺脓肿的用药与联合用药

（1）青霉素（大剂量）、β-内酰胺类/β-内酰胺酶抑制剂。

（2）氨苄西林或阿莫西林＋甲硝唑、克林霉素。

4. 肠杆菌科细菌感染引起的肺脓肿、脓胸的用药与联合用药

（1）氟喹诺酮类、β-内酰胺类/β-内酰胺酶抑制剂、厄他培南。

（2）第三代头孢菌素±氨基糖苷类。

5. 铜绿假单胞菌感染引起的肾盂肾炎的用药与联合用药

（1）头孢他啶或头孢吡肟±氨基糖苷类。

（2）环丙沙星或哌拉西林/他唑巴坦±氨基糖苷类或亚胺培南、美洛培南。

6. 肠球菌属感染引起的肾盂肾炎的用药与联合用药

（1）氨苄西林、阿莫西林、阿莫西林/克拉维酸、糖肽类。

（2）重症者可联合氨基糖苷类。

7. 肠球菌属感染引起的前列腺炎的用药与联合用药

（1）氨苄西林/舒巴坦、阿莫西林/克拉维酸。

（2）糖肽类±氨基糖苷类。

（3）病情重者可酌情联合使用氨基糖苷类。

8. 耶尔森菌感染引起的小肠结肠炎的用药与联合用药

（1）SMZ/TMP 或环丙沙星。

（2）多西环素＋妥布霉素或庆大霉素。

9. B 组溶血性链球菌、大肠埃希菌、李斯特菌、肺炎克雷伯菌感染引起的化脓性脑膜炎的用药与联合用药

（1）氨苄西林＋头孢曲松或头孢噻肟。

（2）氨苄西林＋庆大霉素。

10. 肺炎链球菌、脑膜炎奈瑟菌、流感嗜血杆菌感染引起的化脓性脑膜炎的用药与联合用药

（1）头孢曲松或头孢噻肟。

（2）万古霉素＋头孢曲松或头孢噻肟。

11. 肺炎链球菌、李斯特菌、需氧革兰阴性杆菌感染引起的化脓性脑膜炎的用药与联合用药

（1）氨苄西林＋头孢曲松或头孢噻肟＋万古霉素。

（2）美罗培南＋万古霉素。

12. 肺炎链球菌、流感嗜血杆菌、A 组溶血性链球菌感染引起的化脓性脑膜炎的用药与联合用药

（1）头孢噻肟或头孢曲松±万古霉素。

（2）万古霉素＋美罗培南。

13. 感染肺炎链球菌、金黄色葡萄球菌、凝固酶阴性葡萄球菌、需氧革兰阴性杆菌（包括铜绿假单胞菌）的用药与联合用药

（1）万古霉素＋头孢他啶或头孢吡肟。

（2）美罗培南＋万古霉素。

14. 感染凝固酶阴性葡萄球菌（特别是表皮葡萄球菌）、金黄色葡萄球菌、需氧革兰阴性杆菌（包括铜绿假单胞菌）的用药与联合用药

（1）万古霉素＋头孢吡肟。

（2）万古霉素＋头孢他啶或美罗培南。

15. 链球菌属、拟杆菌属、肠杆菌科细菌、金黄色葡萄球菌感染引起的脑脓肿的用药与联合用药

（1）头孢曲松或头孢噻肟＋甲硝唑。

（2）大剂量青霉素＋甲硝唑（脓肿＞2.5cm 者考虑手术引流）。

16. 金黄色葡萄球菌、肠杆菌科细菌感染引起的脑脓肿的用药与联合用药

（1）苯唑西林或氯唑西林＋头孢曲松或头孢噻肟。

（2）万古霉素＋头孢曲松或头孢噻肟、美罗培南（脓肿＞2.5cm者考虑手术引流）。

17. 肺炎链球菌感染引起的脑膜炎及脑脓肿［青霉素耐药（MIC≥2mg/L）］的用药与联合用药

（1）美罗培南、莫西沙星。

（2）万古霉素＋头孢曲松。

（3）头孢噻肟±利福平。

18. B组链球菌感染引起的脑膜炎及脑脓肿的用药与联合用药

（1）头孢曲松或头孢噻肟、万古霉素。

（2）氨苄西林或青霉素＋氨基糖苷类。

19. 葡萄球菌属感染引起的脑膜炎及脑脓肿（甲氧西林耐药）的用药与联合用药

万古霉素＋磷霉素。

20. 单核细胞增多性李斯特菌感染引起的脑膜炎及脑脓肿（甲氧西林耐药）的用药与联合用药

（1）SMZ/TMP（青霉素过敏者）＋美罗培南。

（2）氨苄西林或青霉素＋氨基糖苷类。

21. 铜绿假单胞菌感染引起的脑膜炎及脑脓肿的用药与联合用药

（1）头孢他啶＋氨基糖苷类。

（2）环丙沙星＋氨基糖苷类。

（3）美罗培南＋氨基糖苷类。

22. 草绿色链球菌感染引起的心内膜炎的用药与联合用药

（1）青霉素＋庆大霉素。

（2）头孢曲松、头孢噻肟＋庆大霉素。

23. 葡萄球菌属感染引起的心内膜炎（甲氧西林耐药株）的用药与联合用药

（1）糖肽类＋磷霉素。

（2）糖肽类＋利福平、达托霉素。

24. 肠球菌属感染引起的心内膜炎的用药与联合用药

（1）青霉素或氨苄西林＋庆大霉素。

（2）糖肽类＋庆大霉素或磷霉素。

（3）仅在必要时应用糖肽类＋氨基糖苷类，此时应监测两药的血药浓度，联合用药不宜＞2 周，用药期间应严密随访肾、耳毒性。

25. 肠杆菌科或铜绿假单胞菌感染引起的心内膜炎的用药与联合用药

（1）哌拉西林＋氨基糖苷类。

（2）第三代头孢菌素或 β-内酰胺类/β-内酰胺酶抑制剂＋氨基糖苷类。

26. 念珠菌属感染引起的心内膜炎的用药与联合用药

（1）棘白菌素类。

（2）两性霉素 B＋氟胞嘧啶。

27. 肠球菌属引起的腹腔感染的用药与联合用药

（1）糖肽类。

（2）氨苄西林或阿莫西林或青霉素＋庆大霉素。

28. 金黄色葡萄球菌感染引起的骨、关节病（甲氧西林耐药株）的用药与联合用药

（1）糖肽类±磷霉素或利福平、利奈唑胺。

（2）SMZ/TMP、达托霉素、氨基糖苷类。

（3）SMZ/TMP、氨基糖苷类不宜单独应用。

29. 肠球菌属感染引起的骨、关节病的用药与联合用药

（1）糖肽类或利奈唑胺或达托霉素。

（2）氨苄西林或青霉素±氨基糖苷类。

30. 铜绿假单胞菌感染引起的骨、关节病的用药与联合用药

（1）环丙沙星或哌拉西林或抗铜绿假单胞菌头孢菌素±氨基糖苷类。

（2）抗铜绿假单胞菌 β-内酰胺类/β-内酰胺酶抑制剂或碳青霉烯类±氨基糖苷类。

（3）磷霉素通常与其他药物联用。

31. 金黄色葡萄球菌、铜绿假单胞菌、A 组溶血性链球菌、肠杆菌、肠球菌等致使皮肤、软组织烧伤创面感染的用药与联合用药

（1）苯唑西林，或头孢唑啉，或哌拉西林/他唑巴坦，或头孢哌酮/舒巴坦。

（2）碳青霉烯类＋糖肽类或利奈唑胺（伴脓毒症者）。

32. 金黄色葡萄球菌、肠杆菌科细菌、拟杆菌属等致使皮肤、软组织手术切口感染的用药与联合用药

（1）轻症，不伴毒血症状：仅需通畅引流；伴全身毒血症状：哌拉西林/他唑巴坦或第三代头孢菌素或头孢哌酮/舒巴坦＋甲硝唑。

（2）怀疑 MRSA 感染：万古霉素或去甲万古霉素或替考拉宁；重症可选碳青霉烯类＋糖肽类或达托霉素或替加环素。

33. 金黄色葡萄球菌（甲氧西林耐药株）致使的颌面部感染的用药与联合用药

（1）利奈唑胺、替加环素。

（2）糖肽类±磷霉素或利福平。

34. 铜绿假单胞菌引起的颌面部感染用药与联合用药

（1）具有抗铜绿假单胞菌作用的 β-内酰胺类。

（2）环丙沙星±氨基糖苷类、碳青霉烯类。

35. 外伤后因蜡样芽孢杆菌引起细菌性眼内炎的用药与联合用药

（1）左氧氟沙星。

（2）糖肽类＋阿米卡星。

36. 金黄色葡萄球菌、链球菌、革兰阴性杆菌引起的细菌性眼内炎的用药与联合用药

（1）糖肽类＋头孢他啶或头孢吡肟。

（2）环丙沙星±阿米卡星。

37. 需氧菌、厌氧菌、沙眼衣原体及支原体等及某些病原体的混合感染引起的盆腔炎的用药与联合用药

（1）第二代或三代头孢菌素类＋甲硝唑/替硝唑＋多西环素/阿奇霉素。

（2）青霉素类＋甲硝唑/替硝唑＋多西环素/阿奇霉素。

（3）氧氟沙星/左氧氟沙星＋甲硝唑/替硝唑。

38. 隐球菌属引起的侵袭性真菌病的用药与联合用药

（1）伊曲康唑。

（2）氟康唑、两性霉素 B 及其含脂制剂＋氟胞嘧啶。

39. 结核分枝杆菌感染引起的结核病的用药与联合用药

（1）初治菌阳或菌阴结核推荐治疗方案：2HRZE/4HR（H：异烟肼，R：利福平，Z：吡嗪酰胺，E：乙胺丁醇）。

（2）复治结核推荐治疗方案：2SHRZE/6HRE 或 3HRZE/6HRE（S：链霉素）。

（3）耐多药结核推荐治疗方案：6ZAm（Km，Cm）Lfx（Mfx）Cs（PAS）Pto/18 ZLfx（Mfx）Cs（PAS）Pto 方案（Lfx：左氧氟沙星，Mfx：莫西沙星，Am：阿米卡星，Km：卡那霉素，Cm：卷曲霉素，Pto：丙硫异烟胺，PAS：对氨基水杨酸，Cs：环丝氨酸）。

（4）强化期使用 ZAm（Km，Cm）Lfx（Mfx）Cs（PAS）Pto 方案 6 个月，继续期使用 ZLfx（Mfx）Cs（PAS）Pto 方案 18 个月（括号内为可替代药品）。

40. 非结核分枝杆菌感染疾病的用药与联合用药

（1）新大环内酯类、利福霉素、氨基糖苷类、氟喹诺酮类、乙胺丁醇、四环素类、磺胺类、碳青霉烯类和头孢西丁等。

（2）通常需联合用药，一般以 3～5 种药物为宜。

注：人类免疫缺陷病毒感染或艾滋病患者合并鸟分枝杆菌复合群感染者须终身用药，但应避免使用利福平。

41. 麻风分枝杆菌感染引起的麻风病的用药与联合用药

（1）多菌型：利福平＋氨苯砜＋氯法齐明，疗程 12 个月（亦有建议 24 个月者）。

（2）少菌型：利福平＋氨苯砜，疗程 6 个月。

42. 炭疽病原引起的吸入炭疽病的用药与联合用药

（1）青霉素 G。

（2）环丙沙星、多西环素或左氧氟沙星＋克林霉素±利福平。

43. 布鲁菌属感染引起的布鲁菌病的用药与联合用药

（1）多西环素 6 周＋庆大霉素 2～3 周。

（2）多西环素联合利福平 6 周。

（3）SMZ/TMP 6 周＋庆大霉素 2 周。

44. 伯纳特立克次体感染引起的慢性 Q 热病的用药与联合用药

（1）多西环素＋利福平。

（2）环丙沙星＋利福平。

（3）环丙沙星＋多西环素。

注：疗程共 3 年。

45. 幽门螺杆菌感染引起的胃炎、胃溃疡等胃病的用药与联合用药

（1）胃三联：2 种抗生素＋1 种质子泵抑制剂。如阿莫西林＋克拉霉素/甲硝唑/四环素/呋喃唑酮/左氧氟沙星＋奥美拉唑（其他质子泵抑制剂也可用）。

（2）胃四联：2 种抗生素＋1 种质子泵抑制剂＋1 种铋剂。如阿莫西林＋克拉霉素/甲硝唑/四环素/呋喃唑酮/左氧氟沙星＋奥美拉唑（其他质子泵抑制剂也可用）＋胶体果胶铋（其他铋剂也可用）。

参考文献

[1] 国家卫生计生委医政医管局，国家卫生计生委合理用药专家委员会. 国家抗微生物治疗指南［M］. 第 2 版. 北京：人民卫生出版社，2017.

[2] 中华医学会，中华医院管理学会药事管理专业委员会，中国药学会医院药学专业委员会.抗菌药物临床应用指导原则[J].中华医学杂志，2004，（22）：13-18.

[3] 杨宝峰. 药理学［M］. 第 6 版. 北京：人民卫生出版社，2016.

[4] 董志. 药理学学习指南［M］. 北京：人民卫生出版社，2012.

[5] 李中东，施孝金，钟明康. 抗菌药的常见药物相互作用［J］. 中国抗感染化疗杂志，2003，3（1）：51-53.

[6] 高励聪，高峰丽，李春梅. 头孢菌素类抗生素的配伍禁忌［J］. 疾病监测与控制杂志，2010，4（2）：70-72.

[7] 沈绍清. 多黏菌素联合用药研究进展［J］. 中国抗生素杂志，2016，41（3）：116-170.

[8] 阮冰，龚正，马亦林. 几种抗菌药物对耐药性伤寒杆菌的联合作用［J］. 中国医院药学杂志，1993，3（13）：123-124.

[9] 郝丽宏，张玮，周建国，等. 2019 年多黏菌素最佳使用方法的国际共识指南［J］. Pharmacotherapy，2019，39（1）：10-39.

[10] 谢惠民. 合理用药［M］. 第 5 版. 北京：人民卫生出版社，2008.

[11] 汪复，张婴元. 实用抗感染治疗学［M］. 第 2 版. 北京：人民卫生出版社，2013.

[12] 郑宝英，张杰. 抗生素的联合用药［J］. 中国抗生素杂志，2007，32（6）：324-327.

[13] 雷义. 抗菌药物的联合应用概述［J］. 临床合理用药，2011，4（11C）：39.

[14] 李国忠，赵云燕．抗菌药物的有效联用［J］．中国生化药物杂志，2004，25（4）：1-3.

[15] 汪复，张婴元．抗菌药物临床应用指南［M］．第3版．北京：人民卫生出版社，2020.

[16] 王聪，杨淮英，申健，等．联合用药应注意的问题［J］．中国医学创新，2009，6（20）：161.

[17] 欧阳山丹，朱诗塔，潘浩．β-内酰胺类和大环内酯类抗生素联合应用的研究进展［J］．中国药物应用与监测，2010，7（5）：312-314.

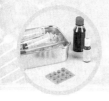

第三章

常见感冒用药及联合用药

第一节　概　述

1. 西医学认为感冒是上呼吸道感染疾病，简称"上感"

感冒是由病毒、细菌、支原体和衣原体及其他病原体引起的上呼吸道感染的一组疾病（包括病毒性咽炎、喉炎、疱疹性咽峡炎、咽结膜热、细菌性咽-扁桃体炎等）。

引起感冒的病毒主要有流感病毒（甲、乙、丙）、副流感病毒、呼吸道合胞病毒、腺病毒、鼻病毒、冠状病毒、埃可病毒、柯萨奇病毒、麻疹病毒、风疹病毒等；引起感冒的细菌多见溶血性链球菌，其次为流感嗜血杆菌、肺炎球菌、葡萄球菌以及衣原体、支原体等。偶见革兰阴性杆菌。

西医将感冒分为两类与四种感染，两类为普通感冒（普感）和流行性感冒（流感）。四种感染为病毒感染（包括流行性病毒感染）、细菌感染、支原体感染和衣原体感染及其他病原体感染。多数为病毒感染如流行性病毒感染，少数为细菌感染、支原体和衣原体感染及其他病原体感染。常见混合性感染（综合感染），甚至累及到胃肠，俗称"胃肠感冒"等。

2. 中医学将感冒称为"伤风"

感冒是因各种外邪（风、寒、暑、湿、燥、火）经皮毛、口鼻侵袭人机体引发的疾病，其分类繁多不一。如中医将感冒分为风寒型感冒、风热型感冒、暑湿型感冒和时行感冒（流行性感冒）四种类型。中医还将感冒分为实证感冒类和体虚感冒类等两类，与风寒证、风热证、风燥证、暑湿证等四证和体虚感冒的气虚证和气阴两虚证等六证。

3. 感冒是上呼吸道感染主要表现之一

（1）感冒是上呼吸道感染，但感冒又不完全等于上呼吸道感染，感冒是上呼吸道感染的一组疾病（包括病毒性咽炎、喉炎、疱疹性咽峡炎、咽结膜热、细菌性咽-扁桃体炎等），只是上呼吸道感染主要表现之一的一种疾病。

（2）感冒类型复杂繁多，发病率极高。因此，感冒药品种类较多。

第二节　常见用药及联合用药

一、普通感冒

（一）病因

引起普通感冒的病毒及细菌在各种外邪（风、寒、暑、湿、燥、火）环境中，经皮毛、口鼻侵袭到人的机体，当人免疫功能低下时，因上呼吸道感染则引发感冒。

（二）症状

1. 起病较急，潜伏期 1～3 天不等，随病毒而异。肠病毒潜伏期较短，腺病毒、呼吸道合胞病毒等潜伏期较长。

2. 一般无发热及全身症状，或仅有低热、不适、轻度畏寒、头痛。主要表现为鼻部症状，如打喷嚏、鼻塞、流清水样鼻涕。也可表现为咳嗽、咽干、咽痒或灼热感，甚至鼻后滴漏感。

3. 体检可见鼻腔黏膜充血、水肿、有分泌物，咽部轻度充血。另外，并发咽鼓管炎时可有听力减退等症状。

（三）用药方案

用药方案 1（抗感冒复方制剂-1）：如新康泰克（蓝色装），成人每 12 小时服 1 粒。

用药方案 2（抗感冒复方制剂-2）：如氨咖黄敏片（速效伤风胶囊），成人一次 1 粒，一日 2～3 次；或泰诺感冒片，口服，成人和 12 岁以上儿童，每 6 小时一次，一次 1 片，24 小时不超过 4 片；6～12 岁儿童每 6 小时一次，一次 1 片，24 小时不超过 2 片。

用药方案 3（增强免疫剂）：如维生素 C，一次 100～200mg，一日 3 次。

用药方案 4（祛痰药）：如盐酸氨溴索片（沐舒坦），口服。①成人：一次 30mg，一日 3 次，长期服用可减为一日 2 次；②儿童：12 岁以上儿童同成人，12 岁以下儿童建议剂量为每日 1.2～1.6mg/kg。或其他祛痰药，如愈创木酚甘油醚、氨溴索、溴乙新、乙酰半胱氨酸、羧甲司坦等。

用药方案 5（镇咳药）：如右美沙芬，口服，成人一次 15～30mg，一日 3～4 次。或其他镇咳药，如喷托维林、苯丙哌林、那可丁等。

用药方案 6（减充血剂）：如盐酸伪麻黄碱，口服，成人一次 0.12g（1 片），一日 2 次。或其他减充血剂，如 1%麻黄碱滴鼻液、滴鼻净等。

用药方案 7（抗组胺药）：如马来酸氯苯那敏，口服，成人一次 1 片，一日 3 次。或其他抗组胺药，如苯海拉明等。

用药方案 8（抗菌药）：如注射用青霉素钠，成人：肌内注射，一日 80 万～200 万单位（0.1～0.25 支），分 3～4 次给药；静脉滴注，一日 200 万～2000 万单位（0.25～2.5 支），分 2～4 次给药。儿童遵医嘱。或其他抗菌药物，如第一代头孢菌素、大环内酯类、喹诺酮类及抗病毒药（如利巴韦林、奥司他韦）等。

用药方案 9（中成药）：如板蓝根颗粒，一次 1 袋，一天 3 次；或治咳川贝枇杷露，一次 10～20ml，一日 3 次。或其他中成药，如小柴胡冲剂等。

（四）联合用药

1. 轻度普通感冒伴鼻塞、咽干、流涕、打喷嚏、流眼泪等卡他症状

用药方案 1［抗感冒复方制剂-1：新康泰克（蓝色装）］＋用药方案 3（增强免疫剂：维生素 C）。

2. 中、重度普通感冒伴清鼻涕、打喷嚏、鼻塞、发热、咽痛、头痛等

用药方案 2（抗感冒复方制剂-2：氨咖黄敏片）＋用药方案 9（中成药：板蓝根颗粒）。

注 1：若干咳可试加用药方案 5（镇咳药：右美沙芬等）；若有痰可试加用药方案 4（祛痰药：盐酸氨溴索片）或用药方案 9（中成药：治咳川贝枇杷露等）。

注 2：在上述联合用药中，凡注射剂联用时、凡中西药联用时以及与必须单独使用的药品联用时（包括联用药物相互有拮抗作用时）等，其联用方案中的药品均应独立、分时或序贯进行使用。

提示

1. 生活管理：①适当休息，多饮水，以清淡食物为主。②病情较重或年老体弱者应卧床休息。③忌烟、多饮水，室内保持空气流通。

2. 用药建议：①普通感冒是一种自限性疾病，多由病毒感染引起，故不建议用抗菌药物治疗普通感冒。只有当合并细菌感染时，才考虑应用抗菌药物治疗。②目前尚无专门针对普通感冒的特异性抗病毒药物，所以，普通感冒无需使用抗病毒药物治疗。过度使用抗病毒药物有明显增加相关不良反应的风险。③未控制的严重高血压或心脏病及同时服用单胺氧化酶抑制剂（如苯乙肼、异羧肼、反苯环丙胺）的患者，禁用含有伪麻黄碱成分的感冒药物。④甲状腺功能亢进、糖尿病、缺血性心脏病及前列腺肥大的患者，慎用含有伪麻黄碱成分的感冒药物。⑤青光眼患者不建议使用伪麻黄碱作为局部用药。⑥慢性阻塞性肺疾病和重症肺炎呼吸功能不全的患者应慎用含有可待因和右美沙芬的感冒药物，因为可待因和右美沙芬的中枢镇咳作用可影响痰液的排出。⑦注意药物成分，防止重复过量用药，不可同时（至少 24 小时内）使用复方制剂。⑧实证感冒类（风寒、风热、风燥、暑湿等证）和体虚感冒类（气虚、气阴两虚等证），在使用中成药时要辨证施治。

3. 新康泰克（蓝色装），含有盐酸伪麻黄碱 90mg、马来酸氯苯那敏 4mg。可减轻由于普通感冒、流行性感冒引起的上呼吸道症状和鼻窦炎、枯草热所致的各种症状，特别适用于缓解上述疾病的早期临床症状，如鼻塞、流涕、打喷嚏等症状。禁忌：严重冠状动脉疾病、有精神病史者及严重高血压患者禁用；服药期间不得驾驶机、车、船，从事高空作业、机械作业及操作精密仪器；心脏病、高血压、甲状腺疾病、糖尿病、前列腺肥大和青光眼等患者以及老年人应在医师指导下使用。本品不宜与酚妥拉明、洋地黄苷类药物并用。

4. 维生素 C，可以增强体内血液中白细胞吞噬细菌及抗病毒能力，从而缩短感冒病程；用于预防坏血病，也可用于各种急慢性传染性疾病及紫癜等辅助治疗；克山病患者发生心源性休克时，可用大剂量本品治疗；用于慢性铁中毒的治疗；用于特发性高铁血红蛋白血症的治疗有效；用于治疗肝硬化、急性肝炎和砷、汞、铅、苯等慢性中毒时肝脏的损害。本品大量长期服用后，宜逐渐减量停药。

5. 氨咖黄敏片，用于缓解普通感冒及流行性感冒引起的发热、头痛、四肢酸痛、打喷嚏、流鼻涕、鼻塞、咽痛等症状。本品为复方制剂，每片含对乙酰氨基酚 250mg、咖啡因 15mg、马来酸氯苯那敏 1mg、人工牛黄 10mg。禁忌：严重肝肾功能不全者禁用。

6. 板蓝根颗粒，有清热解毒、凉血利咽功能。用于肺胃热盛所致的咽喉肿痛、口咽干燥；急性扁桃体炎见上述证候者。

7. 盐酸氨溴索片（沐舒坦片），适用于痰液黏稠而不易咳出者。禁忌：已知对盐酸氨溴索或其他成分过敏者不宜使用，妊娠前 3 个月内禁用。本品与抗生素（阿莫西林、头孢呋辛、红霉素、多西环素）同时服用，可导致抗生素在肺组织浓度升高。

8. 治咳川贝枇杷露，含有枇杷叶、桔梗、水半夏、川贝母流浸膏、薄荷脑等成分，有清热化痰止咳功能。用于感冒、支气管炎属痰热阻肺证，症见咳嗽、咳黏痰或黄痰。

9. 右美沙芬用于治疗干咳。适用于上呼吸道感染、急性或慢性支气管炎、支气管哮喘、咽喉炎、肺结核等，亦可用于因吸入刺激物引起的刺激性干咳。禁忌：对本品过敏者、正服用单胺氧化酶阻断剂的患者或停药不满两周的患者、妊娠前 3 个月内的孕妇、哺乳期妇女、有精神病史者忌用。

10. 所有药品的药物相互作用、不良反应、禁忌和注意事项见其"说明书"。

二、流行性感冒

（一）病因

1. 中医学将流行性感冒俗称为时行感冒，是感受时疫邪病毒所引起的急性呼吸道传染性疾病，是风热之邪犯表、肺气失和所致的表证。

2. 西医学认为流行性感冒是由流感病毒引起的，是极易传染的一种呼吸道感染性疾病。流感病毒可分甲（A）、乙（B）、丙（C）型和多种亚型。其中最常见的为甲型。

（二）症状

流行性感冒（流感）分为五型，分别为典型流感（即单纯型轻型流感、单纯型重型流感）、肺炎型流感、脑炎型流感、中毒型流感、胃肠型流感。临床表现有如下不同程度的症状。

1. 全身中毒症状重，起病急、畏寒、高热 38～39℃，偶达 41℃，有出汗、头胀痛、周身肌肉酸痛、乏力，眼结膜炎症明显，持续 3～5 日。

2. 感染病毒的类型不同，呼吸道症状轻重不同，大多有打喷嚏、鼻塞、流涕、胸部灼热、轻咳、咳少量黏痰。

3. 有咽痛、咽部轻度充血、颜面潮红、眼结膜外眦轻度充血、口腔黏膜疱疹等症状。

4. 少数患者可伴有恶心呕吐、腹泻、食欲减退等消化道症状。

5. 重症患者高热不退，出现呼吸困难、发绀、咯血、合并细菌感染以及并发症肺炎、中耳炎、咽喉炎、扁桃体炎、鼻窦炎、气管炎、心肺病恶化、充血性心力衰竭和哮喘等。

（三）用药方案

用药方案 1（抗感冒复方制剂-1）：如泰诺（酚麻美敏），口服。成人和 12 岁以上儿童，每 6 小时一次，一次 1～2 片，24 小时不超过 8 片；6～12 岁儿童，每 6 小时一次，一次 1 片，24 小时不超过 4 片；2～11 岁儿童适用儿童泰诺（酚麻美敏口服溶液）。

用药方案 2（抗感冒复方制剂-2）：如复方氨酚烷胺胶囊（快克），成人一次 1 粒，一日 2 次。

用药方案 3（镇咳药）：如磷酸可待因缓释片即甲基吗啡，成人：一次 15～30mg，一日 30～90mg。极量：一次 100mg，一日 250mg。儿童：镇痛，一次 0.5～1.0mg/kg，一日 3 次；镇咳，为镇痛剂量的 1/3～1/2。

用药方案 4（解热镇痛药）：如安乃近注射液，深部肌内注射，成人一次 0.25～0.5g；小儿一次 5～10mg/kg。或其他解热镇痛药，如对乙酰氨基酚等。

用药方案 5（增强免疫药）：如复方氨基酸胶囊，成人一次 1～2 粒，一日 1 次。或其他增强免疫药，如维生素 C 等。

用药方案 6（抗病毒药）：如神经氨酸酶抑制剂磷酸奥司他韦胶囊（达菲），一次 75mg，一日 2 次，共 5 日，儿童尊遵医嘱。或其他抗病毒药，如神经氨酸酶抑制剂扎那米韦（吸入喷雾剂）和帕拉米韦等、血凝素抑制剂如阿比多尔、M_2 离子通道阻滞剂如金刚烷胺和金刚乙胺等。

用药方案 7（祛痰药）：如盐酸氨溴索片（沐舒坦），口服。①成人：一次 30mg，一日 3 次，长期服用者可减为一日 2 次；②儿童：12 岁以上儿童同成人，12 岁以下儿童建议剂量为每日 1.2～1.6mg/kg。或其他祛痰药，如愈创木酚甘油醚、溴己新、乙酰半胱氨酸、羧甲司坦等。

用药方案 8（中成药-1）：如热毒宁注射液，成人，一次 20ml，以 5% 葡萄糖注射液或 0.9%氯化钠注射液 250ml 稀释后使用，滴速为每分钟 30～60 滴，一日 1 次。上呼吸道感染患者疗程为 3 日，急性气管-支气管 炎患者疗程为 5 日；儿童遵医嘱。

用药方案 9（中成药-2）：如抗病毒胶囊，一次 4 粒，一日 3 次。

用药方案 10（中成药-3）：如连花清瘟胶囊，一次 4 粒，一日 3 次。

用药方案 11（中成药-4）：如清开灵颗粒，口服，一次 1～2 袋，一 日 2～3 次。

用药方案 12（中成药-5）：如感冒清胶囊，口服，一次 1～2 粒，一 日 3 次。

用药方案 13（中成药-6）：如双黄连口服液，口服，一次 20ml〔规格 （1）、规格（2）〕或 10ml〔规格（3）〕，一日 3 次；小儿酌减或遵医嘱。

用药方案 14（抗菌药-1）：如乙酰螺旋霉素片，口服。①成人剂量： 一次 0.2～0.3g，一日 4 次，首次加倍；②小儿剂量：每日 20～30mg/kg， 分 4 次服用。或其他抗菌药，如青霉素、氟喹诺酮类。

用药方案 15（抗菌药-2）：如头孢氨苄胶囊。①成人剂量：口服，一 次 0.25～0.5g，一日 4 次，最高剂量一日 4g。②儿童剂量：口服，每日 25～50mg/kg，分 4 次服用。

（四）联合用药

1. 流感有发展并发症风险

用药方案 1〔抗感冒复方制剂-1：泰诺（酚麻美敏）〕＋用药方案 6（抗 病毒药：磷酸奥司他韦胶囊）＋用药方案 8（中成药-1：热毒宁注射液）。

2. 流感并上呼吸道细菌感染引起的头痛发热、咳嗽咽痛、严重咳嗽等症

用药方案 15（抗菌药-2：头孢氨苄胶囊）＋用药方案 6（抗病毒药： 磷酸奥司他韦胶囊）＋用药方案 12（中成药-5：感冒清胶囊）＋用药方案 7（祛痰药：盐酸氨溴索片）。

注：感冒清胶囊一般餐前半小时服用、盐酸氨溴索片饭后服用、磷 酸奥司他韦胶囊和头孢氨苄建议饭后半小时服用。

3. 副流感引起的鼻塞、咽痛、耳塞等症状

用药方案 6（抗病毒药：磷酸奥司他韦胶囊）＋用药方案 13（中 成药-6：双黄连口服液）。

注1：若混有细菌感染时（包括感冒后期）可试加抗生素如用药方案14（抗菌药-1：乙酰螺旋霉素片）或用药方案15（抗菌药-2：头孢氨苄胶囊）。

注2：在上述联合用药中，凡注射剂联用时、凡中西药联用时以及与必须单独使用的药品联用时（包括联用药物相互有拮抗作用时）等，其联用方案中的药品均应独立、分时或序贯进行使用。

 提示

1. 生活管理：①流感患者一般需要卧床休息，多喝水，注意口腔卫生，室内应通风换气；②适当增加营养，补充维生素与矿物质；③必要时隔离、空气消毒；④外出戴口罩、勤洗手、少聚会；⑤可提前注射疫苗、增加抵抗力，注意公共卫生，预防传染。

2. 用药建议：①对症用药。如高热者可进行物理降温，或应用解热药物；咳嗽咳痰严重者给予止咳祛痰药物。②在发病 36 小时或 48 小时内尽早开始抗流感病毒药物治疗。③避免盲目或不恰当使用抗菌药物，仅在流感继发细菌性肺炎、中耳炎和鼻窦炎等时才有使用抗生素的指征。④儿童忌用阿司匹林或含阿司匹林成分的药物以及其他水杨酸制剂。⑤奥司他韦偶可引起支气管痉挛和过敏反应，对有哮喘等基础疾病的患者要慎用，其他不良反应较少。

3. 泰诺（酚麻美敏），用于普通感冒或流感引起的发热、头痛、四肢酸痛、打喷嚏、流鼻涕、鼻塞、咳嗽、咽痛等症状。严重肝肾功能不全者禁用、运动员慎用。

4. 磷酸奥司他韦胶囊（达菲），用于成人和 1 岁及 1 岁以上儿童的甲型和乙型流感治疗，以及用于成人和 13 岁及 13 岁以上青少年的甲型和乙型流感的预防。患者应在首次出现症状 48 小时以内使用，在无磷酸奥司他韦颗粒剂可用的情况下，可用磷酸奥司他韦胶囊配制口服混悬剂。

5. 热毒宁注射液，用于外感风热所致感冒、咳嗽。症见高热、微恶风寒、头痛身痛、咳嗽、咳黄痰；上呼吸道感染、急性支气管炎见上述证候者。禁忌：①对本品过敏者禁用。②对聚山梨酯-80 过敏者禁用。③孕妇、哺乳期妇女禁用。

6. 头孢氨苄胶囊，适用于敏感菌所致的急性扁桃体炎、咽峡炎、中耳炎、鼻窦炎、支气管炎、肺炎等呼吸道感染、尿路感染及皮肤软组织感染等。本品为口服制剂，不宜用于重症感染。禁忌：对头孢菌素过敏者及有青霉素过敏性休克或即刻反应史者禁用。

7. 感冒清胶囊有疏风解表、清热解毒功能。用于风热感冒、发热、头痛、鼻塞流涕、打喷嚏、咽喉肿痛、全身酸痛等症。禁忌：①已知对本品或其组方成分过敏的患者禁用；②有使用阿司匹林或其他非甾体类抗炎药诱发的哮喘、荨麻疹或其他过敏反应病史的患者禁用；③有非甾体抗炎药导致的胃肠道出血或穿孔病史的患者、活动性消化道溃疡/出血的患者，或者既往曾复发溃疡/出血的患者禁用；④冠状动脉搭桥手术（CABG）围手术期的患者、重度心力衰竭的患者、严重肝肾功能不全者禁用；⑤本品含马来酸氯苯那敏，新生儿和早产儿、癫痫患者、接受单胺氧化酶抑制剂治疗者禁用；高空作业者、车船驾驶者、危险机械操作人员工作期间禁用。

8. 盐酸氨溴索片（沐舒坦），见"第三章第二节一、普通感冒的提示7"。

9. 双黄连口服液，含有金银花、黄芩、连翘等成分，用于外感风热所致的感冒，症见发热、咳嗽、咽痛。

10. 所有药品的药物相互作用、不良反应、禁忌和注意事项见其"说明书"。

三、细菌性感冒

（一）病因

细菌性感冒是由细菌（病原菌多为溶血性链球菌、葡萄球菌、肺炎球菌等）所致，患者咽部症状重、鼻腔流涕症状轻。

（二）症状

1. 起病可急可缓，全身中毒症状相对较重。如果开始发热不高，2～3天后病情继而加重，则多为细菌性感染（病毒性感染起病急骤，全身中毒症状可轻可重）。

2. 咽扁桃体炎，咽部红肿及疼痛比较明显，全身中毒症状相对较重，发热，尤其是持续高热不退、流脓鼻涕、咳脓痰、精神萎靡、食欲差。

3. 化验血常规结果显示白细胞总数和中性粒细胞百分数均见高。

（三）用药方案

用药方案1（抗生素-1）：如左氧氟沙星胶囊，成人一日0.2g，一日2

次，重者可增为一日 3 次；或头孢丙烯片，一次 1 片（0.5g），一日 2 次。

用药方案 2（抗生素-2）：如阿莫西林胶囊，成人一次 0.5g，每 6～8 小时 1 次；或阿莫西林-克拉维酸钾片，一次 2 粒，一日 3 次。对阿莫西林过敏者可换为罗红霉素胶囊。

用药方案 3（抗感冒复方制剂）：如泰诺（酚麻美敏），口服。成人和 12 岁以上儿童，每 6 小时一次，一次 1～2 片，24 小时不超过 8 片。6～12 岁儿童，每 6 小时一次，一次 1 片，24 小时不超过 4 片。2～11 岁儿童适用儿童泰诺（酚麻美敏口服溶液）。

用药方案 4（中成药-1）：如热毒宁注射液，成人，一次 20ml，以 5% 葡萄糖注射液或 0.9%氯化钠注射液 250ml 稀释后使用，滴速为每分钟 30～60 滴，一日 1 次。上呼吸道感染患者疗程为 3 日，急性气管-支气管炎患者疗程为 5 日；儿童遵医嘱。

用药方案 5（中成药-2）：如金嗓子喉片，含服，一次 1 片，一日 6 次。

用药方案 6（中成药-3）：如炎可宁胶囊，口服，一次 3～4 粒，一日 3 次；或新复方大青叶，一次 2 片，一日 3 次；或牛黄消炎灵胶囊，一次 3 粒，一日 2 次。

（四）联合用药

1. 老年糖尿病并上呼吸道细菌感染

用药方案 1（抗生素-1：左氧氟沙星胶囊）＋用药方案 4（中成药-1：热毒宁注射液）。

2. 细菌性感冒伴流黄鼻涕、咽喉痛

用药方案 1（抗生素-1：头孢丙烯片）＋用药方案 6（中成药-3：新复方大青叶）。

3. 细菌性感冒伴鼻塞流涕、头昏、高热

用药方案 2（抗生素-2：阿莫西林-克拉维酸钾片）＋用药方案 6（中成药-3：牛黄消炎灵胶囊）。

注：在上述联合用药中，凡注射剂联用时、凡中西药联用时以及与必须单独使用的药品联用时（包括联用药物相互有拮抗作用时）等，其联用方案中的药品均应独立、分时或序贯进行使用。

提示

1. 生活管理：适当增加体育运动，能够改善体质、增加抵抗力、促进身体康复；注意个人卫生和公共卫生，预防感染；外出戴口罩、勤洗手。

2. 用药建议：①细菌及其他病原体（包括衣原体、支原体等）等均能引起感冒，但较少发生，往往与病毒同时感染，形成混合菌原体感染。或在其他感冒病程中后期时合并病原体感染。这时患者可适当应用抗生素，而衣原体、支原体等引起的感冒须用四环素类药物（常用的有四环素、多西环素、米诺环素）、大环内酯类药物（常用的有红霉素、罗红霉素、阿奇霉素）和喹诺酮类药物（常用的有氧氟沙星、左氧氟沙星）、大观霉素、克林霉素等才有效。②"联合用药 2."用药过程中，必要时可加用药方案 5（中成药-2：金嗓子喉片）。③头孢丙烯等抗生素可能会将肠道中有益菌杀死，造成菌群紊乱而引起腹泻，注意需要补充益生菌。

3. 左氧氟沙星胶囊用于敏感菌引起的下列感染：①泌尿生殖系统感染；②呼吸道感染；③胃肠道感染；④伤寒；⑤骨和关节感染；⑥皮肤软组织感染；⑦败血症等全身感染。禁忌：对本品及氟喹诺酮类药过敏的患者禁用。

4. 热毒宁注射液，含有青蒿、金银花、栀子等成分，具有清热、疏风、解毒功能。用于外感风热所致感冒、咳嗽，症见高热、微恶风寒、头痛身痛、咳嗽、咳黄痰；上呼吸道感染、急性支气管炎见上述证候者。禁忌：①对本品过敏者禁用。②对聚山梨酯-80 过敏者禁用。③孕妇、哺乳期妇女禁用。

5. 头孢丙烯片用于敏感菌所致的下列轻、中度感染：①上呼吸道感染，如化脓性链球菌性咽炎、扁桃体炎。②下呼吸道感染。③金黄色葡萄球菌（包括产青霉素酶菌株）和化脓性链球菌引起的非复杂性皮肤和皮肤软组织感染等。

6. 新复方大青叶有清瘟、消炎、解热功能。用于伤风感冒、发热头痛、鼻流清涕、骨节酸痛。禁忌：严重肝功能不全者禁用。

7. 阿莫西林-克拉维酸钾片适用于敏感菌引起的各种感染：①上呼吸道感染，如鼻窦炎、扁桃体炎、咽炎等。②下呼吸道感染，如急性支气管炎、慢性支气管炎急性发作、肺炎、肺脓肿和支气管合并感染等。

③泌尿系统感染，如膀胱炎、尿道炎、肾盂肾炎、前列腺炎、盆腔炎、淋病奈瑟菌尿路感染及软性下疳等。④皮肤和软组织感染，如疖、脓肿、蜂窝织炎、伤口感染，腹内脓毒症等。⑤其他感染，如中耳炎、骨髓炎、败血症、腹膜炎和手术后感染等。禁忌：青霉素皮试阳性反应者、对本品及其他青霉素类药物过敏者及传染性单核细胞增多症患者禁用。

8. 牛黄消炎灵胶囊，含有人工牛黄、盐酸小檗碱、黄芩、栀子、朱砂、珍珠母、郁金、雄黄、冰片、石膏、水牛角浓缩粉等成分，有消炎退热、通窍、镇静、降压安神功能。用于病毒性感冒、上呼吸道感染、肺炎、气管炎及其他细菌病毒感染引起的高热不退等症。

9. 金嗓子喉片，含有薄荷脑、金银花、西青果、桉油、石斛、罗汉果、橘红、八角茴香油等成分，适用于改善急性咽炎、急性喉炎所致的咽喉肿痛、干燥灼热、声音嘶哑等症。

10. 所有药品的药物相互作用、不良反应、禁忌和注意事项见其"说明书"。

四、实证风寒证感冒（风寒感冒）

（一）病因

风寒感冒是风寒之邪外袭、肺气失宣所致，诱因通常是劳累，再加上吹风或受凉。秋冬季发生较多。

（二）症状

恶寒重、发热轻、怕寒怕风、无汗、头痛（后脑强痛）身痛、肢体酸痛、脚无力、鼻塞流清涕、声重、打喷嚏、咳嗽、咳稀白痰、咽喉红肿疼痛、口不渴或渴喜热饮、舌无苔或薄白苔、脉浮紧或浮缓等。

（三）用药方案

用药方案1（抗感冒复方制剂）：如新康泰克（蓝色装），口服。成人每12小时服1粒，24小时内不应超过2粒。或其他风寒感冒药，如感康、惠菲芬（儿童感冒药）等。

用药方案2（感冒中成药）：如风寒感冒颗粒，口服，一次1袋，一日3次；或感冒清热颗粒，开水冲服，一次12g，一日2次。或其他风寒感冒中成药，如正柴胡饮冲剂、通宣理肺片、风寒咳嗽丸等。

用药方案3（止咳祛痰药）：如盐酸氨溴索片（沐舒坦），口服。成人：

一次 30mg，一日 3 次，长期服用者可减为一日 2 次。儿童：12 岁以上儿童同成人，12 岁以下儿童建议剂量为每日 1.2～1.6mg/kg。或盐酸溴己新片、愈创木酚甘油醚、乙酰半胱氨酸等。

用药方案 4（抗生素）：如阿莫西林胶囊，成人一次 0.5g，每 6～8 小时 1 次，一日剂量不超过 4g；小儿一日剂量 20～40mg/kg，每 8 小时 1 次；3 个月以下婴儿一日剂量 30mg/kg，每 12 小时 1 次。

用药方案 5（增强免疫剂）：如维生素 C，一次 100～200mg，一日 3 次。

（四）联合用药

1. 着凉引起的感冒，有咳嗽、打喷嚏、流清水鼻涕等症状

用药方案 1（抗感冒复方制剂：新康泰克）＋用药方案 5（增强免疫剂：维生素 C）。

2. 着凉引起的感冒，有发热、头痛、咳嗽、打喷嚏、流清水鼻涕等及并继发急性鼻炎、气管-支气管炎等感染症状

用药方案 1（抗感冒复方制剂：新康泰克）＋用药方案 2（感冒中成药：风寒感冒颗粒或感冒清热颗粒）＋用药方案 4（抗生素：阿莫西林胶囊）＋用药方案 5（增强免疫剂：维生素 C）。

注 1：风寒感冒出现并发症如气管-支气管炎痰多不易咳出时，可试加用药方案 3（止咳祛痰药：盐酸氨溴索片）。

注 2：在上述联合用药中，凡注射剂联用时、凡中西药联用时以及与必须单独使用的药品联用时（包括联用药物相互有拮抗作用时）等，其联用方案中的药品均应独立、分时或序贯进行使用。

 提示

1. 生活管理：注意保暖，加强体育锻炼，增强体质，提高免疫力。也可提前注射疫苗。

2. 用药建议：①由于阿莫西林胶囊有轻度的胃肠道刺激，易引起恶心、呕吐、胃痛等不适，宜餐后服用。严重肾功能不全者、青霉素类过敏者不宜使用。②体虚或重症者可试加免疫剂，如用药方案 5（增强免疫剂：维生素 C）治疗。

3. 新康泰克（蓝色装）见"第三章第二节一、普通感冒的提示 3"。

4. 风寒感冒颗粒，含有麻黄、葛根、紫苏叶、防风、桂枝、白芷、陈皮、苦杏仁、桔梗、甘草、干姜等成分，具有解表发汗、疏风散寒作用。用于风寒感冒、发热、头痛、恶寒、无汗、咳嗽、鼻塞、流清涕。

5. 阿莫西林胶囊用于敏感菌（不产 β-内酰胺酶菌株）所致的下列感染：①溶血链球菌、肺炎链球菌、葡萄球菌或流感嗜血杆菌所致中耳炎、鼻窦炎、咽炎、扁桃体炎等上呼吸道感染。②大肠埃希菌、奇异变形杆菌或粪肠球菌所致的泌尿生殖道感染。③溶血链球菌、葡萄球菌或大肠埃希菌所致的皮肤软组织感染。④溶血链球菌、肺炎链球菌、葡萄球菌或流感嗜血杆菌所致急性支气管炎、肺炎等下呼吸道感染。⑤急性单纯性淋病。⑥还可用于治疗伤寒、伤寒带菌者及钩端螺旋体病；阿莫西林亦可与克拉霉素、兰索拉唑三联用药根除胃、十二指肠幽门螺杆菌，降低消化道溃疡复发率。禁忌：青霉素过敏及青霉素皮肤试验阳性患者禁用。

6. 盐酸氨溴索片（沐舒坦）见"第三章第二节一、普通感冒的提示 7"。

7. 维生素 C 见"第三章第二节一、普通感冒的提示 4"。

8. 所有药品的药物相互作用、不良反应、禁忌和注意事项见其"说明书"。

五、实证风热证感冒（热证感冒）

（一）病因

风热感冒是风热之邪侵袭肺卫，致卫表不和，肺失清肃、肺气失和所致，诱因通常是便秘，便秘两天以后，喉咙痛一两天，然后出现感冒症状。多见于夏秋季。

（二）症状

症状有发热重、微恶风寒，有汗或少汗、面赤、头痛、鼻塞、流黄涕；通常在感冒症状之前出现喉咙痛、舌尖边红、便秘；还有体热、口渴、心烦等症状；脉象通常为数脉或洪脉（脉搏比正常为快）等。

（三）用药方案

用药方案 1（抗生素）：如阿莫西林胶囊，成人一次 0.5g，每 6～8 小时 1 次；对阿莫西林过敏者可改用罗红霉素胶囊。

用药方案 2（抗感冒制剂）：如复方氨酚烷胺胶囊/片（快克），成人一次 1 粒，一日 2 次。或其他抗感冒制剂，如酚麻美敏制剂、氨酚伪麻美芬制剂、氨咖黄敏制剂等。

用药方案 3（解热镇痛药）：如布洛芬缓释胶囊，口服，成人，一次 1 粒，一日 2 次（早晚各一次）。

用药方案 4（止咳祛痰药）：如乙酰半胱氨酸片，一次 0.6g，一日 1～2 次。儿童遵医嘱。

用药方案 5（感冒中成药-1）：如板蓝根颗粒，开水冲服，一次 5～10g（含蔗糖），或一次 3～6g（无蔗糖），一日 3～4 次；或银翘解毒颗粒，开水冲服，一次 15g，一日 3 次，重症者加服 1 次。

用药方案 6（感冒中成药-2）：如清热解毒口服液，口服，成人一次 10～20ml（1～2 支），一日 3 次，儿童酌减，或遵医嘱；或感冒清胶囊，口服，一次 1～2 粒，一日 3 次。或其他感冒中成药，如风热感冒颗粒、金莲清热胶囊、莲花清瘟胶囊、疏风解毒胶囊、穿心莲内酯滴丸、热毒宁注射液、双黄连注射液、痰热清注射液等。

用药方案 7（增强免疫剂）：如维生素 C，一次 100～200mg，一日 3 次。

（四）联合用药

1. 风热感冒引起咽痛、流涕、打喷嚏等症状

用药方案 2（抗感冒制剂：复方氨酚烷胺胶囊）＋用药方案 5（感冒中成药-1：板蓝根颗粒或银翘解毒颗粒）。

2. 风热感冒引起头痛发热、咽喉肿痛、关节痛、全身酸痛等症状

用药方案 3（解热镇痛药：布洛芬缓释胶囊）＋用药方案 6（感冒中成药-2：清热解毒口服液或风热感冒颗粒或感冒清胶囊）。

注：在上述联合用药中，凡注射剂联用时、凡中西药联用时以及与必须单独使用的药品联用时（包括联用药物相互有拮抗作用时）等，其联用方案中的药品均应独立、分时或序贯进行使用。

提示

1. 生活管理：及时通风，保持室内空气流通；早冷水洗脸，晚热水泡脚；晨起慢跑；早晚淡盐水漱口；根据时令气候及时添加衣服等。

2. 用药建议：①感冒用药一般 3~7 日，症状仍未缓解，应咨询医师或药师。②服用本品期间不得饮酒或含有酒精的饮料。③不能同时服用成分相似的其他抗感冒药。④前列腺肥大、青光眼等患者以及老年人应在医师指导下使用。

3. 复方氨酚烷胺胶囊（快克）适用于缓解普通感冒及流行性感冒引起的发热、头痛、四肢酸痛、打喷嚏、流鼻涕、鼻塞、咽痛等症状，也可用于对流行性感冒的预防。禁忌：严重肝肾功能不全者禁用；对本品成分过敏者、活动性消化性溃疡患者禁用。

4. 板蓝根颗粒有清热解毒、凉血利咽功能。用于肺胃热盛所致的咽喉肿痛、口咽干燥；急性扁桃体炎见上述证候者。

5. 银翘解毒颗粒，含有金银花、连翘、薄荷、荆芥、淡豆豉、牛蒡子（炒）、桔梗、淡竹叶、甘草等成分，有疏风解表、清热解毒功能。用于风热感冒，症见发热头痛、咳嗽口干、咽喉疼痛。

6. 布洛芬缓释胶囊用于缓解轻至中度疼痛，如头痛、关节痛、偏头痛、牙痛、肌肉痛、神经痛、痛经。也用于普通感冒或流行性感冒引起的发热。禁忌：①对本品及其他非甾体抗炎药过敏者禁用。②孕妇及哺乳期妇女禁用。③对阿司匹林过敏的哮喘患者禁用。④严重肝、肾功能不全者或严重心力衰竭者禁用。⑤正在服用其他含有布洛芬成分的其他非甾体抗炎药，包括服用已知是特异性环氧化酶-2 抑制剂药物的患者禁用。⑥既往有使用非甾体抗炎药治疗相关的上消化道出血或穿孔史者禁用。⑦活动性或既往有消化道溃疡史、胃肠道出血或穿孔的患者禁用。

7. 清热解毒口服液，含有石膏、金银花、玄参、地黄、连翘、栀子、甜地丁、黄芩、龙胆、板蓝根、知母、麦冬等成分，有清热解毒功能。用于热毒壅盛所致的发热面赤、烦躁口渴、咽喉肿痛；流感、上呼吸道感染见上述证候者。

8. 风热感冒颗粒，含有板蓝根、连翘、薄荷、牛蒡子、菊花、苦杏仁、桑枝、芦根、桑叶、六神曲、荆芥穗等成分，用于风热感冒，有发热、有汗、鼻塞、头痛、咽痛、咳嗽、多痰等症时。

9. 感冒清胶囊，含有南板蓝根、大青叶、金盏银盘、岗梅、山芝麻、穿心莲叶、对乙酰氨基酚、盐酸吗啉胍、马来酸氯苯那敏等成分，有疏风解表、清热解毒功能。用于风热感冒，有发热、头痛、鼻塞流涕、打喷嚏、咽喉肿痛、全身酸痛等症。

10. 所有药品的药物相互作用、不良反应、禁忌和注意事项见其"说明书"。

六、体虚感冒

（一）病因

体虚感冒主要是体弱儿童和老人，患某些慢性疾病，以及长期运动少、工作过劳的人员，由于脾肺气虚、卫外不固而易于感受外邪，因体虚而反复发生感冒。如因脾肺气虚而感冒（多风寒感冒）、因肺胃阴虚而感冒（多风热感冒）、因阳虚肢冷而感冒（各种感冒）等。

（二）症状

体虚感冒多为风寒反复感冒。体虚感冒常分为气虚型、阴虚型和阳虚型。在临床上，体虚感冒的病程往往较长（常在 1 周以上），其症状如下。

1. 气虚型感冒患者既有发热、恶风寒、无汗或有汗、头昏或头痛、肢体酸软或疼痛、鼻塞或流涕等风寒感冒的症状，又有疲倦乏力、咳痰、无力、少气懒言、舌苔薄白、脉浮无力等症状。

2. 阴虚型感冒患者既有发热、微恶风寒、有汗、头昏等风热感冒的症状，又有五心烦热、夜寐盗汗、干咳痰少、咽喉干痛、口渴多饮等肺胃阴虚的表现。治疗以滋阴生津、疏表散邪、清热和阴为主。

3. 阳虚型感冒患者有无汗肢冷，且得热则舒，尿清且长，肢体水肿、心慌气短、倦怠嗜卧、面色苍白、语言低微等症状。查体可见舌淡苔白、脉缓无力。体弱者居多。治疗以助阳益气、发汗解表为主。可选用再造散加减，柴胡桂枝汤加减治疗。如心肾阳虚出现肢体水肿、心慌气短等。

4. 血虚型和混合型感冒。体虚感冒有时会以混合的证型出现，如气血双虚、气阴两虚等复感外邪，临床要详辨后，灵活加减用药。

（三）用药方案

用药方案 1（抗感冒复方制剂-1）：如复方氨酚烷胺胶囊，口服，成人，一次 1 粒，一日 2 次。

用药方案 2（抗感冒复方制剂-2）：如酚麻美敏（泰诺），口服，成人和 12 岁以上儿童，每 6 小时 1 次，一次 1～2 片，24 小时不超过 8 片。6～

12 岁儿童，第 6 小时服用 1 片，24 小时不超过 4 片。

用药方案 3（体虚感冒气虚证中成药）：如玉屏风散方（黄芪 30g、白术 12g、防风 10g），一日 1 剂，水煎，早晚温服。或玉屏风颗粒，开水冲服，一次 5g，一日 3 次。或参苏片，口服，一次 3～5 片，一日 2～3 次。或其他体虚感冒气虚证中成药，如参苏颗粒、表虚感冒颗粒等。

用药方案 4（体虚感冒气阴两虚证中成药）：如补中益气颗粒，口服，一次 3g，一日 2～3 次；或体虚感冒合剂，口服，一次 10～20ml，一日 3 次。预防一次 10ml，一日 2 次。或生脉饮口服液，口服，一次 10ml，一日 3 次。

用药方案 5（抗病毒药）：如磷酸奥司他韦胶囊，口服，一次 75mg，一日 2 次，共 5 日。对 1 岁以上的儿童推荐剂量（服用 5 日）：≤15kg，30mg，一日 2 次；15～23kg，45mg，一日 2 次；23～40kg，60mg，一日 2 次；＞40kg，75mg，一日 2 次。或利巴韦林颗粒，成人一次 0.15g，一日 3 次，连用 7 日。

用药方案 6（抗菌消炎药）：如阿莫西林胶囊，成人一次 0.5g，每 6～8 小时一次；对阿莫西林过敏者可换为罗红霉素胶囊。

（四）联合用药

1. 气虚感冒（含老年人因体虚患流行性感冒）

用药方案 1（抗感冒复方制剂-1：复方氨酚烷胺胶囊）＋用药方案 3（体虚感冒气虚证中成药：参苏片或玉屏风颗粒）。

2. 气阴两虚证，感冒反复发作，在未感期间

用药方案 3（体虚感冒气虚证中成药：玉屏风散方或玉屏风颗粒）＋用药方案 4（体虚感冒气阴两虚证中成药：补中益气颗粒）。

注 1：治疗过程中，如因体虚复感风寒而高热复发者，可临时加服银翘解毒丸或羚翘解毒丸（均指 9g 大蜜丸），一次 1 丸，但必须热退即停服；上述各例中用药应独立分时进行。

注 2：在上述联合用药中，凡注射剂联用时、凡中西药联用时以及与必须单独使用的药品联用时（包括联用药物相互有拮抗作用时）等，其联用方案中的药品均应独立、分时或序贯进行使用。

提示

1. 生活管理：平时要经常锻炼，调补身体，增强体质，提高免疫力；患者在治疗期间一定要注意调理饮食，应选择多吃新鲜的水果与蔬菜。

2. 用药建议：

（1）现代研究表明玉屏风颗粒主要有免疫调节、抗变态反应、抗病毒和抗疲劳作用，是体虚感冒必用中成药，可试用如下方案：①气虚感冒急性发作期：玉屏风颗粒＋氨溴索口服液＋鼻舒适胶囊；②病毒型感冒：玉屏风颗粒＋1%病毒唑滴鼻；③免疫球蛋白低下：玉屏风颗粒＋口服卡慢舒；④中药预防：玉屏风颗粒＋王氏保丸；⑤过敏性鼻炎：玉屏风颗粒＋通窍鼻炎颗粒＋曲安奈德鼻喷雾剂。

（2）体虚感冒有各种病因，也要针对病因用药。如因感染病毒时试用：用药方案 2（抗感冒复方制剂-2：酚麻美敏）＋用药方案 5（抗病毒药：磷酸奥司他韦胶囊）＋用药方案 3（体虚感冒气虚证中成药：玉屏风颗粒）或用药方案 4（体虚感冒气阴两虚证中成药：体虚感冒合剂）；如合并细菌感染可加抗菌药等。

3. 复方氨酚烷胺胶囊用于缓解普通感冒及流行性感冒引起的发热、头痛、四肢酸痛、打喷嚏、流鼻涕、鼻塞、咽痛等症状，也可用于流行性感冒的预防。禁忌：严重肝肾功能不全者禁用；运动员慎用。

4. 参苏片，含有党参、紫苏叶、葛根、前胡、茯苓、姜半夏、陈皮、枳壳（炒）、桔梗、甘草、木香、大枣、生姜等成分，有疏风散寒、祛痰止咳功能。用于体弱感冒、气短乏力、怕冷发热、头痛鼻塞、咳嗽痰多、胸闷恶心。禁忌：风热感冒患者忌服。忌食油腻辛辣食物。

5. 玉屏风颗粒，含有黄芪、防风、白术等成分，可益气、固表、止汗。用于表虚不固、自汗恶风、面色㿠白，或体虚易感风邪者。

6. 补中益气颗粒，含有炙黄芪、党参、炙甘草、当归、白术（炒）、升麻、柴胡、陈皮、生姜、大枣等成分，有补中益气、升阳举陷功能。用于脾胃虚弱、中气下陷、体倦乏力、食少腹胀、久泻。

7. 所有药品的药物相互作用、不良反应、禁忌和注意事项见其"说明书"。

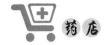

感冒联合用药方案（仅供参考）

1. 普通感冒

（1）金刚烷或利巴韦林＋抗病毒口服液＋复方氨酚烷胺胶囊＋含片

（2）双黄连＋复方氨酚烷胺胶囊＋感冒清热软胶囊

（3）抗病毒口服液＋复感冒灵＋维生素C

2. 风寒感冒

（1）干咳口干、咽喉疼痛、恶心厌食症状的联合用药

四季感冒胶囊＋氢溴酸右美沙芬胶囊＋四季抗病毒合剂＋维生素C

（2）发热、咽喉疼痛、咳嗽有痰症状的联合用药

风寒感冒颗粒＋盐酸氨溴索片＋四季抗病毒合剂＋维生素C

3. 风热感冒

（1）伴有头痛、头晕、疲倦嗜睡的风热感冒症状的联合用药

酚麻美敏片＋银翘感冒片＋维生素C

（2）发热重、微恶风、伴有咽喉红肿疼痛等症状的联合用药

清开灵软胶囊＋穿心莲内酯滴丸＋阿莫西林克拉维酸钾片＋退热贴

4. 流行性感冒

有持续高热、畏寒、寒战、头痛、多伴全身肌肉关节酸痛、乏力、食欲减退，体温可达39～40℃等全身症状。

（1）对乙酰氨基酚片＋莲花清瘟胶囊＋维生素C片（成人用药）

（2）利巴韦林口服液＋小儿氨酚烷胺颗粒＋医用退热贴（儿童用药）

5. 体虚感冒

（1）芙蓉抗流感片＋清开灵＋对乙酰氨基酚片＋维生素C＋退热贴

（2）参苏丸＋复方金刚烷胺氨基比林＋氨酚伪麻片Ⅱ（必停）

6. 暑湿感冒

畏寒、发热、口淡无味、头痛、头胀、腹痛、腹泻等症状的联合用药：

藿香正气胶囊/藿香祛暑软胶囊/金梅感冒片＋风油精＋维生素C

7. 暑湿性胃肠感冒

腹泻腹痛、泻下急迫或不爽、粪便臭秽、肛门灼热、小便短黄、口渴心烦症状的联合用药：

（1）速效止泻胶囊＋蒙脱石散＋葡萄糖酸锌颗粒

（2）藿香正气液＋盐酸吗啉胍片＋氟哌酸胶囊（儿童禁用）

参考文献

[1] 国家基本药物临床应用指南和处方集委员会. 2018 年版国家基本药物临床应用指南（化学药品和生物制品）[M]. 北京：人民卫生出版社，2019.

[2] 中国医师协会呼吸医师分会，中国医师协会急诊医师分会. 普通感冒规范诊治的专家共识 [J]. 中国急救医学，2012，32（11）：961-965.

[3] 中华中医药学会肺系病分会. 普通感冒中医诊疗指南（2015 版）[J]. 中国民族医药学会肺病分会中医杂志，2016，57（8）：716-720.

[4] 中华医学会. 临床诊疗指南：呼吸病学分册 [M]. 北京：人民卫生出版社，2015.

[6] 中国医师协会急诊医师分会. 中国成人流行性感冒诊疗规范急诊专家共识 [J]. 中华急诊医学杂志，2019，28（10）：1204-1217.

[7] 黎峦，陈丽娜. 热毒宁注射液联合左氧氟沙星治疗老年糖尿病并上呼吸道感染的临床疗效 [J]. 临床合理用药杂志，2019（09）：68-69.

[8] 陈国献. 补中益气丸合玉屏风散治疗体虚感冒 [J]. 河南中医，2004（08）：70-71.

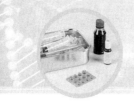

第四章

呼吸系统常见疾病用药及联合用药

第一节　概　述

一、呼吸系统的组成与功能

1. 呼吸系统是执行机体和外界气体交换的器官的总称。

2. 组成：呼吸系统是由鼻、咽、喉、气管、支气管、肺等组成。其中肺是气体交换的场所，其余都是气体的通道。呼吸道包括上呼吸道与下呼吸道。上呼吸道是指自鼻腔至喉部之间部位（鼻、咽、喉）的总称；下呼吸道是指自气管至肺部之间部位（气管、支气管、肺）的总称。

3. 功能：①呼吸功能。呼吸系统的主要功能是吸进空气中的新鲜氧气和呼出体内的二氧化碳，完成气体交换，实现气体吐故纳新；②防御功能；③代谢功能；④神经内分泌功能。

二、呼吸系统疾病

呼吸系统疾病是一种常见病、多发病，主要病变在气管、支气管、肺部及胸腔，病变轻者的症状多为咳嗽、胸痛、呼吸受影响，病变重者的症状有呼吸困难、缺氧，甚至呼吸衰竭而致死。除机体本身疾病外，一般呼吸系统的常见疾病有如下几种。

1. 上呼吸道（鼻、咽、喉）感染，常见病有感冒和鼻、咽、喉部位急慢性炎症。

2. 下呼吸道（气管、支气管、肺）感染，常见疾病有下呼吸道气管炎、急性支气管炎、慢性阻塞性肺病（慢性支气管炎、肺气肿、肺心病）、哮喘、肺炎、支原体肺炎、肺部弥散性间质纤维化、肺癌等。

第二节 常见疾病用药及联合用药

一、急性气管-支气管炎

（一）病因

1. 气管-支气管炎是由生物、物理、化学刺激或过敏等因素引起的气管-支气管黏膜的急性炎症。常见于寒冷季节或气候突变时，也可由急性上呼吸道感染蔓延而来。

2. 感染：可以由病毒和细菌直接感染所致，多由流感病毒、呼吸道合胞病毒和副流感病毒、鼻病毒等引起，细菌、支原体和衣原体引起者少见。多数发生于受凉、淋雨、过度疲劳等诱因导致机体气管-支气管防御功能受损时，可在病毒感染的基础上继发细菌感染。

3. 物理、化学刺激：冷空气、粉尘、刺激性气体或烟雾（如二氧化硫、二氧化氮、氨气、氯气、香烟和烟雾及臭氧等）的吸入，均可引起气管-支气管黏膜的急性炎症。

4. 过敏反应：多种过敏原均可引起气管和支气管的变态反应。常见花粉、有机粉尘、真菌孢子等的吸入引起的过敏反应；钩虫、蛔虫的幼虫在肺内移行及细菌蛋白质也可引起机体过敏反应。

（二）症状

1. 急性气管-支气管炎起病较急，往往先有上呼吸道感染的症状，如鼻塞、流涕、咽痛、声音嘶哑等。在成人，流感病毒、腺病毒和肺炎支原体感染时可有发热（有的可达 38℃左右），伴乏力、头痛、全身酸痛等全身毒血症症状，而鼻病毒、冠状病毒等引起的急性支气管炎常无这些表现。

2. 咳嗽、咳痰是急性支气管炎的主要表现，先为刺激性干咳或咳少量黏液性痰，3～4 日后鼻咽部症状减轻，咳嗽转为持续，随后可转为黏液脓性或脓性痰量增多，咳嗽加剧，偶可痰中带血，咳嗽延续 2～3 周才消失，如迁延不愈，可演变成慢性支气管炎。如支气管发生痉挛，可出现程度不等的气促，伴胸骨后发紧感。

3. 有慢性阻塞性病及其他损害肺功能的基础疾病者可有发绀和呼吸困难。

（三）用药方案

用药方案 1（抗生素）：如阿莫西林-克拉维酸钾，口服，一次 0.5g，一日 3 次，或其他抗生素如头孢菌素、大环内酯类或氟喹诺酮类。对阿莫西林过敏者可换成大环内酯类如红霉素等。

用药方案 2（退热药）：如对乙酰氨基酚片，一次 1 片，一日不超过 4 次；或布洛芬缓释片，口服，成人一次 1 片，一日 2 次，早晚各一次，儿童用量请咨询医师或药师；或阿司匹林，口服，一次 0.3～0.6g，一日 3 次，必要时每 4 小时 1 次。

用药方案 3（镇咳药）：如磷酸可待因缓释片即甲基吗啡，成人，一次 15～30mg，一日 30～90mg。极量一次 100mg，一日 250mg。儿童，镇痛，一次 0.5～1.0mg/kg，一日 3 次，镇咳，为镇痛剂量的 1/3～1/2；或咳必清，一次 25mg，一日 3～4 次。或其他镇咳药，如右美沙芬、喷托维林、复方甘草、苯丙哌林、含阿片镇咳剂等。

用药方案 4（祛痰药）：如盐酸氨溴索，一次 30mg，一日 3 次，饭后服。或其他祛痰药如复方氧化铵、溴己新、N-乙酰半胱氨酸、桉柠蒎肠溶软胶囊、羧甲司坦片、厄多司坦等。

用药方案 5（解痉、抗过敏药）：如富马酸酮替芬片，口服，1mg，一日 2 次，睡前服用。或其他解痉、抗过敏药，如氨茶碱、沙丁胺醇（气雾剂、吸入醇溶液）、马来酸氯苯那敏等。

用药方案 6（抗病毒药）：如利巴韦林注射液，5%葡萄糖注射液稀释后滴注，成人一次 0.5g，一日 2 次，每次滴注 20 分钟以上，疗程 3～7 日。或盐酸吗啉胍片，口服。成人：一次 0.2g，一日 3～4 次；小儿：一日 10mg/kg，分 3 次服用。

用药方案 7（中成药）：如标准桃金娘油肠溶胶囊，口服，一次 1 粒，一日 3 次；或苏黄止咳胶囊（风邪犯肺），口服，1.35g，一日 3 次。或其他中成药如苏黄止咳胶囊（风邪犯肺）、通宣理肺片（风寒袭肺证）、羚羊清肺丸（风热犯肺证）、川贝枇杷露（燥邪伤肺证）及甘草片等。

用药方案 8（复方制剂）：如复方甲氧那明胶囊，15 岁以上儿童及成人，一日 3 次，一次 2 粒，饭后服用；8～15 岁儿童，一次 1 粒，一日 3 次。或其他复方制剂，如氯化铵甘草合剂口服液、愈美片、美敏伪麻溶液等。

（四）联合用药

1. 老年人、患有心肺基础疾病者因急性气管-支气管炎而咳嗽，咳痰

用药方案 7（中成药：标准桃金娘油肠溶胶囊）＋用药方案 1（抗生素：阿莫西林克拉维酸钾）。

2. 过敏性支气管炎伴干咳、哮喘

用药方案 5（解痉、抗过敏药：富马酸酮替芬片）＋用药方案 7（中成药：苏黄止咳胶囊，口服，1.35g，一日 3 次，连服 2 周）。

注 1： 有支气管痉挛者可加氨茶碱（0.1g，一日 3 次）；高热者可加解热止痛药如对乙酰氨基酚片。

注 2： 在上述联合用药中，凡注射剂联用时、凡中西药联用时以及与必须单独使用的药品联用时（包括联用药物相互有拮抗作用时）等，其联用方案中的药品均应独立、分时或序贯进行使用。

 提示

1. 生活管理：①适当休息、注意保暖，避免冷空气刺激、保持环境整洁，定期开窗通风，保持室内空气清新，多饮水，不吸烟、不饮酒、不吃辛辣等刺激性食物，避免吸入粉尘和刺激性气体。②发病期间应卧床休息，减少活动，避免劳累，保证充足睡眠。卧床时头部、胸部可稍抬高以利于呼吸道分泌物排出，注意经常变换体位，保持呼吸通畅。③加强体育锻炼，增强体质，提高免疫力。

2. 用药建议：①不推荐对无肺炎的急性单纯性气管-支气管炎进行常规抗菌药物治疗。抗菌药物可能对某些患者（例如老年人存在共病的患者）有益，但应权衡该益处与潜在的不良反应以及耐药性。②对存在过去一年曾住院治疗、口服皮质类固醇、糖尿病或充血性心力衰竭其中一项且年龄≥80 岁的患者，或者存在两项且年龄≥65 岁的患者，可酌情使用抗菌药物。一般可选用青霉素类、头孢菌素、大环内酯类或氟喹诺酮类。③对较重急性气管、支气管炎的患者可试用如下方案：清开灵注射液 20～40ml＋5%葡萄糖注射液 250ml 静脉滴注，一日 1 次，然后青霉素钠注射液 800 万单位＋生理盐水 250ml 静脉滴注，一日 1 次。5 日为一疗程。对小儿急性气管可使用如下方案：痰热清注射液 0.5ml/（kg·d）加入（最小用量 6ml，最大用量 14ml），静脉滴注，一日 1 次；青霉素钠注

射液 20 万单位/（kg·d），分 2 次加入 10%葡萄糖注射液 50～100ml，分 2 次静脉滴注。5 天为一疗程。

3. 标准桃金娘油肠溶胶囊用于急、慢性鼻窦炎、支气管炎。禁忌：对本品有过敏反应者不宜使用。

4. 阿莫西林-克拉维酸钾片见"第三章第二节三、细菌性感冒的提示 7"。

5. 富马酸酮替芬片用于过敏性鼻炎、过敏性支气管哮喘。

6. 苏黄止咳胶囊，含有麻黄、紫苏叶、地龙、蜜枇杷叶、炒紫苏子、蝉蜕、前胡、炒牛蒡子、五味子等成分，有疏风宣肺、止咳利咽功能。用于风邪犯肺、肺气失宣所致的咳嗽、咽痒，或呛咳阵作，气急、遇冷空气、异味等因素突发或加重，或夜卧晨起剧咳，反复发作，干咳无痰或少痰，舌苔薄白等，以及感冒后咳嗽或咳嗽变异性哮喘见上述证候者。禁忌：服药期间忌食辛辣等刺激性食物、孕妇忌用。

7. 氨茶碱用于支气管哮喘、喘息性支气管炎、阻塞性肺气肿等缓解喘息症状，也可用于心源性肺水肿引起的哮喘。禁忌：对茶碱过敏的患者、活动性消化溃疡患者、未经控制的惊厥性疾病患者、急性心肌梗死伴有血压显著降低者、对本品过敏者等禁用。

8. 对乙酰氨基酚片（扑热息痛）主要用于普通感冒或流行性感冒引起的发热，也用于缓解轻至中度疼痛，如头痛、关节痛、偏头痛、牙痛、肌肉痛、神经痛、痛经。本品为对症治疗药，用于解热时连续使用不超过 3 日，用于止痛时不超过 5 日，若症状未缓解应咨询医师或药师。严重肝肾功能不全者禁用。

9. 所有药品的药物相互作用、不良反应、禁忌和注意事项见其"说明书"。

二、慢性支气管炎

（一）病因

本病的病因尚不完全清楚，可能是多种因素长期相互作用的结果。内因：呼吸道防御及免疫功能下降，自主神经功能失调；外因：理化因素（大气污染、吸烟）、感染因素（病菌感染）、气候变化（冷空气刺激）、过敏因素（变态反应、类风湿因子）等。外因通过内因作用，炎症长期反复发作，导致慢性支气管炎。

（二）症状

缓慢起病，病程长，反复急性发作而病情加重。主要症状为咳嗽、咳痰，或伴有喘息。反复急性发作，持续 3 个月，并连续 2 年以上。

（三）用药方案

用药方案 1（抗生素-1）：如阿莫西林胶囊，成人一次 0.5g，每 6～8 小时 1 次；或罗红霉素胶囊，一日 0.3g，分 2 次口服。抗菌治疗疗程一般为 7～10 日，反复感染病例可适当延长。

用药方案 2（抗生素-2）：如头孢呋辛酯，一日 0.5g，分 2 次口服；或头孢拉定，成人一次 0.25～0.5g，一日 4 次，每 6 小时 1 次，宜饭后服，一日最高剂量为 4g；儿童一日 25～50mg/kg，每 6 小时 1 次。

用药方案 3（抗生素-3）：如注射用头孢呋辛钠溶于 50ml 注射用水中，一般或中度感染：一次 0.75g，一日 3 次，肌内或静脉注射。重症感染：剂量加倍，一次 1.5g，一日 3 次，静脉滴注 20～30 分钟。婴儿和儿童一日 30～100mg/kg，分 3～4 次给药。或阿奇霉素注射液 0.5g＋生理盐水 250ml，浓度为 1.0～2.0mg/ml 静脉滴注，滴注时间不少于 60 分钟，至少连续用药 2 日。或其他抗生素如喹诺酮类氧氟沙星、复方磺胺甲噁唑等。

用药方案 4（无痰干咳镇咳药）：如咳必清即枸橼酸喷托维林片，一次 25mg，一日 3～4 次。或其他镇咳药如右美沙芬、喷托维林、复方甘草、苯丙哌林、含阿片镇咳剂等。

用药方案 5（镇咳祛痰复方制剂）：如复方岩白菜素片，口服，一次 1 片，一日 3 次。或复方甲氧那明胶囊，15 岁以上儿童及成人，一次 2 粒，一日 3 次，饭后服用；8～15 岁儿童，一次 1 粒，一日 3 次。或其他复方制剂如氯化铵甘草合剂口服液、愈美片、美敏伪麻溶液等。

用药方案 6（祛痰药物）：如盐酸氨溴索片（沐舒坦），口服。成人：一次 30mg，一日 3 次，长期服用者可减为一日 2 次。儿童：12 岁以上儿童同成人，12 岁以下儿童建议剂量为每日 1.2～1.6mg/kg。或羧甲司坦片，口服，2～5 岁儿童一次 0.5 片，6～12 岁儿童一次 1 片，12 岁以上儿童及成人一次 2 片，一日 3 次。或其他祛痰药物如溴己新片、氨溴索溶液、厄多司坦等。

用药方案 7（解热镇痛药-1）：如布洛芬缓释片，成人，一次 1 片，一日 2 次（早晚各一次）。

用药方案 8（解热镇痛药-2）：如对乙酰氨基酚片，一次 1 片，一日不超过 4 次。或其他解热镇痛药如阿司匹林等。

用药方案 9（解痉、抗过敏药）：如沙丁胺醇气雾剂，一次吸入 100～200μg，即 1～2 喷，必要时可每隔 4～8 小时吸入一次，但 24 小时内最多不宜超过 8 喷；或舒喘灵片（硫酸沙丁胺醇片），口服，成人一次 1～2 片，一日 3 次。或其他吸入用药，如沙丁胺醇溶液、丙酸倍氯米松、异丙托溴铵、噻托溴铵、布地奈德、泼尼松（短期）。

用药方案 10（平喘息药）：如氨茶碱，一次 0.1～0.2g，一日 0.3～0.6g；极量：一次 0.5g，一日 1g；或茶碱缓释片，成人或 12 岁以上儿童，起始剂量为 0.1～0.2g（1～2 片），一日 2 次，早、晚用 100ml 温开水送服；极量：0.9g，或硫酸特布他林雾化液即博力康尼，经雾化器吸入 1 个小瓶即 5mg（2ml）的药液，可以一日给药 3 次。

用药方案 11（中成药）：如返魂草冲剂，一次 10g，一日 3 次。或其他中成药如鲜竹沥、蛇胆川贝液等。

用药方案 12（提高抗病能力和预防复发剂）：如必思添（Biostim，克雷白肺炎杆菌提取的糖蛋白），首次治疗 8 日，2mg/d，停服 3 周；第 2 次治疗 8 日，1mg/d，停服 3 周；第 3 次治疗 8 日，1mg/d，连续 3 个月为一疗程；或气管炎菌苗，一般在发作季节前开始应用，每周皮下注射一次，剂量自 0.1ml 开始，每次递增 0.1～0.2ml，直至 0.5～1.0ml 为维持量。或其他预防复发剂如核酪注射液/卡介苗素注射液等。

（四）联合用药

1. 慢性支气管炎加重，老年慢性支气管炎引起的咳嗽咳痰等症状

用药方案 1（抗生素-1：罗红霉素胶囊）＋用药方案 6（祛痰药物：盐酸氨溴索片）。根据需要可加用药方案 11（中成药：返魂草冲剂）。

2. 慢性喘息性支气管炎重度发作，严重感染，抗菌药物效果不理想时

用药方案 3（抗生素-3：注射用头孢呋辛钠）＋用药方案 6（祛痰药物：盐酸氨溴索片）＋用药方案 9（解痉、抗过敏药：硫酸沙丁胺醇片）＋病情改善后进行序贯治疗，约 3 日后可用口服抗生素巩固治疗即用药方案 1（抗生素-1：阿莫西林胶囊或罗红霉素胶囊）。

3. 缓解期的预防复发用药

在上述慢性支气管炎用药方案 1 或用药方案 2 后，进行序贯治疗＋用药方案 12（提高抗病能力和预防复发剂：必思添）。

注：在上述联合用药中，凡注射剂联用时、凡中西药联用时以及与

必须单独使用的药品联用时（包括联用药物相互有拮抗作用时）等，其联用方案中的药品均应独立、分时或序贯进行使用。

提示

1. 生活管理：①戒烟，避免被动吸烟。②适度锻炼提高自身的身体素质。③预防感冒，感冒流行期间减少外出。④创造良好的生活环境，做好环境保护，避免烟雾、粉尘和刺激性气体对呼吸道的影响等；室内要保持空气清新干燥，定时开窗通风，温、湿度应适宜。⑤注意做好个人防护，根据天气变化及时增减衣服，注意保暖；保持足够的睡眠，防止过度疲劳；空气质量不佳时或感冒流行期间减少外出，出门时要戴好口罩。⑥有痰不易咳出时可轻拍其胸部、背部，使痰液易于咳出。

2. 用药建议：①控制感染。单用或联用药物，静脉注射或口服，一般 7～10 日为 1 个疗程。感染严重者，可用青霉素或氨苄西林或头孢菌素，静脉注射给药。病情改善后可用口服抗生素巩固治疗，如可选用红霉素等。②祛痰镇咳。在应用抗感染治疗的同时，须给予祛痰药及镇咳药物。对年老体弱、无力咳痰者或痰量较多者，应以祛痰为主，慎用或禁用可待因等强镇咳药。③解痉平喘。如喘息较剧烈，可用解痉平喘药如氨茶碱、特布他林等；有可逆性阻塞者应常规应用支气管舒张剂，如溴化异丙托品等气雾剂吸入治疗；若使用气道舒张剂后气道仍有持续阻塞，可应用泼尼松、地塞米松等。④不能轻易使用激素。只有当重度发作，用一般抗菌药物效果不理想时，才能在医师指导下规范使用。⑤不能长期使用抗菌药物。严重感染时，可选用氨苄西林、氧氟沙星、阿米卡星（丁胺卡那霉素）、奈替米星（乙基西棱霉素）或头孢菌素类联合静脉滴注给药。⑥较严重的慢性支气管炎急性发作可使用如下方案：痰热清注射液 20ml 加入 5%葡萄糖注射液 250ml 内静脉滴注，一日 1 次；左氧氟沙星 0.3g 加入生理盐水 250ml 内静脉滴注，一日 1 次；或哌拉西林4g 加入 0.9 氯化钠注射液 100ml 内静脉滴注，一日 2 次；或头孢哌酮加入 0.9 氯化钠注射液 250ml 内静脉滴注，一日 1 次；或头孢曲松 2g 加入0.9 氯化钠注射液 150ml 内静脉滴注，一日 1 次。7 日为一疗程（头孢哌酮 10 日为一疗程）。

3. 罗红霉素用于以下情况：①治疗化脓性链球菌引起的咽炎及扁桃

体炎。②治疗敏感菌所致的鼻窦炎、中耳炎、急性支气管炎、慢性支气管炎急性发作。③治疗肺炎支原体或肺炎衣原体所致的肺炎；沙眼衣原体引起的尿道炎和非特异性尿道炎（宫颈炎）。④治疗敏感细菌引起的皮肤软组织感染、泌尿生殖系统感染。禁忌：对罗红霉素或其他大环内酯类药过敏者禁用。

4. 盐酸氨溴索片见"第三章第二节一、普通感冒的提示7"。

5. 返魂草冲剂用于肺内感染、慢性支气管炎、喘息性支气管炎、急性呼吸道感染等。本品与其他药物同时使用可能会发生药物相互作用，详情应咨询医师或药师。

6. 注射用头孢呋辛钠用于溶血性链球菌、金黄色葡萄球菌（耐甲氧西林株除外）及流感嗜血杆菌、大肠埃希菌、肺炎克雷伯菌、奇异变形杆菌等肠杆菌科细菌敏感菌株所致假急性咽炎或扁桃体炎、急性中耳炎、上颌窦炎、慢性支气管炎急性发作、急性支气管炎、单纯性尿路感染、皮肤软组织感染及无并发症淋病奈瑟菌性尿道炎和宫颈炎，以及儿童咽炎或扁桃体炎、急性中耳炎及脓疱病等。禁忌：对本品及其他头孢菌素类过敏者、有青霉素过敏性休克或即刻反应史者及胃肠道吸收障碍者禁用，5岁以下幼儿禁用。肾功能减退及肝功能损害者慎用。

7. 硫酸沙丁胺醇片用于缓解支气管哮喘或喘息性支气管炎伴有支气管痉挛的病症。禁忌：对本品及其他肾上腺素受体激动剂过敏者禁用。

8. 阿莫西林见"第三章第二节四、实证风寒证感冒的提示5"。

9. 必思添用于预防慢性反复性呼吸道感染。本品不能用于具有某种免疫缺陷的患者，及1岁以下的儿童。

10. 所有药品的药物相互作用、不良反应、禁忌和注意事项见其"说明书"。

三、支气管哮喘

（一）病因

支气管哮喘是一种慢性气道炎症性疾病。这种慢性炎症与气道高反应性的发生和发展有关。哮喘的形成和反复发病，常与过敏体质（个体变应）、原宿主因素（遗传因素）和环境中促发因素有关，是此三方面因素共同作用的结果。环境促发因素包括：吸入物、感染、食物、气候改变、精神因素、运动、药物（如阿司匹林等）、月经、妊娠、精神和心理因素等及变应原等。

（二）症状

临床上表现为反复发作的喘息伴哮鸣音、气急、呼气性呼吸困难、胸闷、咳嗽等症状，常在夜间和（或）清晨发作、加剧，大多数患者可经药物治疗得到控制。少数患者还可能是以胸痛为主要表现，可用支气管舒张剂缓解或可自行缓解。可并发慢性阻塞性肺疾病、肺源性心脏病等。临床上常分为 3 期 5 级。

（三）用药方案

用药方案 1（β 受体激动药）：如沙丁胺醇，成人，一次 2.5mg，一日 3～4 次；或特布他林（博利康尼）一次 5mg，一日 3～4 次。或其他具有支气管解痉作用的 β 受体激动药，如中效类克伦特罗、氯丙那林等和长效类福莫特罗、沙美特罗等。

用药方案 2（茶碱）：如氨茶碱片，一次 0.1～0.2g，一日 2 次；极量：一次 0.5g，一日 1g；或氨茶碱缓释片，口服，一次 0.1～0.3g。一日 2 次，一日不超过 0.9g。或其他具有支气管解痉作用的茶碱类如胆茶碱、甘油茶碱（二羟丙茶碱）、多索茶碱（可镇咳）等。

用药方案 3［吸入性糖皮质激素（ICS）］：如布地奈德福莫特罗粉吸入剂 160μg/4.5μg（或 320μg/9μg）吸入，一次 1～2 吸，一日 2 次。或其他糖皮质激素（ICS）如沙美特罗/氟替卡松粉吸入剂、倍氯米松/福莫特罗气雾剂等。

用药方案 4（抗胆碱药）：如噻托溴铵，一次 18μg，一日 1 次；或异丙托溴铵 0.5mg，每 6～8 小时 1 次。或其他抗胆碱药如阿托品、新斯的明、毛果芸香碱、山莨菪碱、东莨菪碱等药物。

用药方案 5（白三烯受体拮抗剂）：如孟鲁司特（具有 3 种不同的规格），4～10mg，一日口服 1 次。或其他白三烯受体拮抗剂如扎鲁司特等。

用药方案 6［抗过敏药（肥大细胞膜稳定剂）］：如酮替芬片，口服，一次 1 片，一日 2 次，早晚服。或其他抗过敏药（肥大细胞膜稳定剂），如色甘酸钠、曲尼司特、噻哌酮、奈多罗米钠等。

用药方案 7（平喘中成药）：如补肺丸，口服，一次 1 丸，一日 2 次。或其他平喘中成药如养肺丸、止咳定喘丸、蛤蚧定喘丸、止咳灵注射液等。

用药方案 8（补虚中成药）：如玉屏风颗粒，开水冲服，一次 5g，一日 3 次。

（四）联合用药

1. 哮喘急性发作的处理

用药方案 1（β 受体激动药：沙丁胺醇或特布他林）+ 用药方案 4（抗胆碱药：异丙托溴铵）。

2. 在长期维持治疗中，对哮喘患者症状明显进行第 4 级用药

用药方案 3〔吸入性糖皮质激素（ICS）：布地奈德福莫特罗粉吸入剂〕+ 用药方案 4（抗胆碱药：噻托溴铵）+ 用药方案 2（茶碱：氨茶碱缓释片）。

注 1：根据需要可加用药方案 7（平喘中成药：养肺丸），或用药方案 8（补虚中成药：玉屏风颗粒）。

注 2：在上述联合用药中，凡注射剂联用时、凡中西药联用时以及与必须单独使用的药品联用时（包括联用药物相互有拮抗作用时）等，其联用方案中的药品均应独立、分时或序贯进行使用。

 提示

1. 生活管理：①避免或减少接触室内外过敏原、病毒感染、污染物、烟草烟雾、药物等危险因素，以预防哮喘发病和症状加重。如不吸烟，避免被动吸烟；避免接触鲜花；避免吸入刺激性气体；避免食物过敏或刺激性食物；避免吸入刺激性气体等。②处理哮喘急性发作。③规范用药。④定期复诊。⑤进行呼吸功能锻炼及全身体能锻炼，提高机体的耐寒能力，增强体质，提高免疫力，预防外感。

2. 用药建议

（1）当哮喘控制并维持至少 3 个月后，治疗方案可考虑降级。建议减量方案：①单独吸入中至高剂量激素的患者，将吸入激素剂量减少50%；②单独吸入低剂量激素的患者，可改为一日 1 次用药；③联合吸入激素和口服缓释茶碱的患者，将吸入激素剂量减少约 50%，仍继续使用缓释茶碱联合治疗。若患者使用最低剂量药物达到控制哮喘 1 年，并且哮喘症状不再发作，可考虑停用药物治疗。

（2）糖皮质激素（ICS）一般主要用于中、重度急性哮喘发作患者，选择半衰期短的药物，而且不可长期使用。

（3）对以往未经规范治疗的初诊轻度哮喘患者可选择第 2 级治疗方案，哮喘患者症状明显，应直接选择第 3 级治疗方案，推荐低剂量的 ICS 加缓释茶碱的治疗方案。有条件的地区基层医院也可以选择低剂量的 ICS 加 LABA（气雾剂为主）或加白三烯调节剂的治疗方案。第 4 级的治疗方案中同样先选择中高剂量的 ICS 加缓释茶碱的治疗方案。从第 2 级到第 5 级的治疗方案中都应该有以吸入激素为主的哮喘控制药物。在以上每一级中应按需使用缓解药物，以迅速缓解哮喘症状。

（4）重度支气管哮喘可试用如下方案：①多巴胺 10mg、硫酸镁 2.5mg、西咪替丁 0.8mg 加入 10%葡萄糖注射液 250ml 内静脉滴注，速度每分钟 10～20 滴，一日 1 次，症状消失或减轻后 3～5 日停药。②酚妥拉明 10mg，25%硫酸镁加入 5%葡萄糖注射液 250ml 内静脉滴注，速度每分钟 10～20 滴，一日 1 次，7～10 日为一疗程。③小儿重症哮喘在常规综合治疗基础上可试用：甲泼尼龙（2mg/kg）和氨茶碱（6～9mg/kg）静脉滴注，4～6 小时一次，1～3 天病情好转后逐步减量。然后改为口服，约 1 周。

3. 沙丁胺醇吸入气雾剂用于预防和治疗支气管哮喘或喘息性支气管炎等伴有支气管痉挛（喘鸣）症状的呼吸道疾病。禁忌：对本品或其他肾上腺素受体激动剂过敏者禁用；高血压、冠状动脉供血不足、糖尿病、甲状腺功能亢进、心功能不全等患者应慎用；运动员慎用。同时应用其他肾上腺素也可能增加不良反应，并用茶碱类药时可增强松弛支气管平滑肌的作用。

4. 异丙托溴铵用于慢性喘息性气管炎的平喘。特点为刺激性小，喷后无刺激性咳嗽，对平喘、气憋的效果较为明显。吸入本品后痰较易咳出。禁忌：对大豆卵磷脂或有关的食品如大豆和花生过敏者、对阿托品或其衍生物或本品其他成分过敏者禁用。由于可出现沉淀，本品和含有防腐剂苯扎氯铵的色苷酸钠雾化吸入液不要在同一雾化器中同时吸入使用。

5. 布地奈德福莫特罗粉吸入剂适用于需要联合应用吸入皮质激素和长效 β_2 受体激动剂的哮喘患者的常规治疗；针对慢性阻塞性肺疾病（COPD）（$FEV_1 \leqslant$预计正常值的 50%）和伴有病情反复发作恶化的患者进行对症治疗。禁忌：运动员慎用，对布地奈德、福莫特罗或吸入乳糖（含少量牛乳蛋白质）有过敏反应的患者禁用。

6. 噻托溴铵用于慢性阻塞性肺疾病及其相关呼吸困难的维持治疗，改善慢性阻塞性肺疾病患者的生活质量，能够减少慢性阻塞性肺疾病急性加重。禁忌：对噻托溴铵或本品所含有的其他成分如乳糖过敏者、对阿托品或阿托品衍生物过敏者禁用；本品不宜用于治疗急性支气管痉挛。

7. 氨茶碱缓释片用于支气管哮喘、喘息性支气管炎、阻塞性肺气肿等缓解喘息症状；也可用于心源性肺水肿引起的哮喘。禁忌：对本品过敏的患者，活动性消化溃疡和未经控制的惊厥性疾病患者禁用。

8. 补肺丸，含有熟地黄、党参、黄芪（蜜炙）、桑白皮（蜜炙）、紫菀、五味子等成分，有补肺益气、止咳平喘功能。用于肺气不足，气短咳喘，咳声低弱，干咳痰黏，咽干舌燥。禁忌：外感咳嗽者忌服。

9. 玉屏风颗粒，含有黄芪、防风、白术（炒）等成分，有益气、固表、止汗功能。用于表虚不固，自汗恶风，面色㿠白，或体虚易感风邪者。

10. 所有药品的药物相互作用、不良反应、禁忌和注意事项见其"说明书"。

四、肺炎

（一）病因

社区获得性肺炎的病原主要涉及细菌、支原体、衣原体和病毒等 4 大类及理化因素。①细菌感染，如肺炎球菌、甲型溶血性链球菌、金黄色葡萄球菌、肺炎克雷伯杆菌、流感嗜血杆菌、铜绿假单胞菌、大肠埃希菌、铜绿假单胞菌等；②病毒感染，如冠状病毒、腺病毒、流感病毒、巨细胞病毒、单纯疱疹病毒及变异性病毒等，包括 SARS、埃博拉；③真菌，如白色念珠菌、曲霉菌、放射菌等；④非典型病原体，如军团菌、支原体、衣原体、立克次体、弓形虫、原虫等；⑤理化因素，如放射性因素、胃酸吸入、药物等。

按解剖部位可分为大叶性肺炎、小叶性肺炎、间质性肺炎；按病程分为急性肺炎、迁延性肺炎、慢性肺炎；按感染地点可以分为社区获得性肺炎和院内获得性肺炎。

（二）症状

1. 前驱症状

主要有鼻炎样症状或上呼吸道感染的症状，如鼻塞、鼻流清涕、喷嚏、咽干、咽痛、咽部异物感、声音嘶哑、头痛、头昏、眼睛热胀、流泪及轻度咳嗽等。

2. 全身毒血症

如畏寒、寒战、发热、头昏、头痛、全身肌肉和关节酸痛、体乏、饮食不佳、恶心、呕吐；重症患者还可出现神志障碍或精神症状。

3. 呼吸系统症状

如咳嗽、咳痰、咯血、胸痛、呼吸困难五大症状。在不同的病原体和不同的患者，以上五大症状的发生率及其特征各不相同，如支原体肺炎常表现为干性呛咳，重者伴胸骨后疼痛。多于感染 2～3 周后发病，高热可持续 2～3 周。

4. 其他症状

如少数其他胃肠道症状（呕吐、腹胀或腹泻）和神志症状（如神志模糊、昏迷等）。

（三）用药方案

用药方案 1（无痰干咳用镇咳药）：如喷托维林，25mg，一日 3 次；或复方甘草，10ml，一日 3 次。

用药方案 2（痰多用祛痰药）：如溴己新，8～16mg，一日 3 次。或氨溴索，30mg，一日 3 次。

用药方案 3（解热镇痛药）：如复方氨林巴比妥，肌内注射，成人一次 2ml（一次 1 支），或遵医嘱。在监护情况下极量为一日 6ml（一日 3 支）。2 岁以下：一次 0.5～1ml；2～5 岁：一次 1～2ml；大于 5 岁：一次 2ml。本品不宜连续使用。或对乙酰氨基酚片，一次 1 片，一日不超过 4 次。一日用量不宜超过 2g。

用药方案 4（补液药）：如 5%葡萄糖氯化钠＋维生素 C＋氯化钾。配比遵医嘱。

用药方案 5（抗生素-1）：如阿莫西林胶囊，成人一次 0.5g，每 6～8 小时 1 次；对阿莫西林过敏者可换成罗红霉素胶囊，空腹口服，成人一次 0.15g（1 粒），一日 2 次。疗程 7～14 日。

用药方案 6（抗生素-2）：如左氧氟沙星，口服，成人一日 0.5g，分 2～3 次服，一般疗程 7～14 日。

用药方案 7（抗生素-3）：如阿奇霉素，口服，成人第 1 日，0.5g 顿服，第 2～5 日，一日 0.25g 顿服；或一日 0.5g 顿服，连服 3 日。小儿用量：治疗中耳炎、肺炎，第 1 日，按 10mg/kg 顿服（一日最大量不超过 0.5g），第 2～5 日，每日按 5mg/kg 顿服（一日最大量不超过 0.25g）。一般疗程 7～14 日。

用药方案 8（抗生素-4）：如头孢曲松钠，成人常用量：一次 0.25～0.5g，每 6 小时一次，感染较严重者一次可增至 1g，但一日总量不超过 4g；小儿常用量：一次 6.25～12.5mg/kg，每 6 小时一次。或头孢他啶、美罗培南等。一般疗程 7～14 日。

用药方案 9（抗生素-5）：如甲硝唑，口服，成人一日 0.6～1.2g，分 3 次服，小儿，口服每日 20～50mg/kg。7～10 日为一疗程。

用药方案 10（抗病毒药）：如磷酸奥司他韦胶囊（达菲），一次 75mg，一日 2 次，共 5 日。或其他抗病毒药扎那米韦（吸入喷雾剂）和帕拉米韦等、阿比多尔、金刚烷胺和金刚乙胺等。

用药方案 11（中成药-1）：如痰热清注射液，成人一般一次 20ml，重症患者一次可用 40ml，加入 5%葡萄糖注射液或 0.9%氯化钠注射液 250～500ml 中，静脉滴注，控制滴数每分钟不超过 60 滴，一日 1 次；儿童 0.3～0.5ml/kg，最高剂量不超过 20ml，加入 5%葡萄糖注射液或 0.9%氯化钠注射液 100～200ml，静脉滴注，控制滴数每分钟 30～60 滴，一日 1 次；或遵医嘱。或其中成药如血必净注射液。

用药方案 12（中成药-2）：如参附注射液：①肌内注射，一次 2～4ml，一日 1～2 次；②静脉滴注，一次 20～100ml（用 5%～10%葡萄糖注射液 250～500ml 稀释后使用）；③静脉推注，一次 5～20ml（用 5%～10%葡萄糖注射液 20ml 稀释后使用）。或遵医嘱。或其他中成药如参脉注射液。

用药方案 13（中成药-3）：如复方蒲芩胶囊，口服，一次 2～4 粒，一日 3 次，饭后服用或遵医嘱。或其他中成药如通宣理肺丸、养阴清肺丸、鲜竹沥口服液、玉屏风颗粒等。

（四）联合用药

1. 轻症肺炎患者咳嗽、体温高的对症治疗

用药方案 1（无痰干咳用镇咳药：喷托维林）或用药方案 2（痰多用祛痰药：氨溴索）＋用药方案 4（补液药：5%葡萄糖氯化钠＋维生素 C＋氯化钾）或用药方案 3（解热镇痛药：对乙酰氨基酚片）。

2. 老年有基础疾病、病情重，尚稳定的肺炎患者

用药方案 5（抗生素-1：阿莫西林胶囊）＋用药方案 7（抗生素-3：

阿奇霉素）。疗程 7～10 日。

注：可酌情试加用药方案 11（中成药-1：痰热清注射液）或用药方案 12（中成药-2：参附注射液）。

3. 重症肺炎患者

用药方案 8（抗生素-4：头孢曲松钠）+ 用药方案 7（抗生素-3：阿奇霉素）。

注：可酌情试加用药方案 11（中成药-1：痰热清注射液）。

注：在上述联合用药中，凡注射剂联用时、凡中西药联用时以及与必须单独使用的药品联用时（包括联用药物相有拮抗作用时）等，其联用方案中的药品均应独立、分时或序贯进行使用。

 提示

1. 生活管理：①平时注意防寒保暖，遇有气候变化，随时更换衣着，体虚易感者，可常服玉屏风散之类药物，预防发生外感。②戒烟，避免吸入粉尘和一切有毒或刺激性气体。③食用高蛋白、高热量、高维生素流质饮食，多饮水。④进食或喂食时，注意力要集中，要求患者细嚼慢咽，避免边吃边说，防止食物呛吸入肺。⑤急性期应绝对卧床休息，恢复期应适当活动。

2. 用药建议：①伴结构性肺病患者，可静脉滴注头孢他啶（2g，每 8 小时 1 次）或哌拉西林（2～4g，每 8 小时 1 次）或哌拉西林钠他唑巴坦钠（4.5g，每 8 小时 1 次）+ 阿米卡星（0.2g，静脉滴注，每 8 小时 1 次）治疗；还可选用环丙沙星治疗。②吞咽困难或神志不清，有呼吸道吸入厌氧菌感染可能者，可加用青霉素或甲硝唑（替硝唑）治疗。③由病毒引起的肺炎应早期抗病毒治疗，包括奥司他韦抗流行性感冒病毒治疗。④军团菌或支原体与衣原体感染者可选用阿奇霉素、多西环素（米诺环素）、左氧氟沙星、莫西沙星治疗，疗程 2 周。⑤CAP 诊断后应及时用药，以免延误治疗；抗菌治疗 3 日后根据患者情况决定下一步治疗方案。⑥支原体或衣原体肺炎在常规综合治疗基础上可试用如下联合用药方案：阿奇霉素 10mg/（kg·d）加入 5%葡萄糖注射液配制成 1～2mg/ml 浓度，静脉滴注 2 小时以上，用 5 日停 3 日，再用 3 日，病情未愈者停 3 日后酌情再用 2～3 日，后改为口服；复方丹参注射液 0.3ml 加入 5%葡萄糖注射液 100ml 内静脉滴注，一日 1 次，疗程为 14 日。⑦小儿支原体肺炎可在常规综合治疗基础上可试用如下联合用药方案：阿奇霉素 10mg/kg 静脉滴注，一日 1 次，连续 3 日，停 4 日后再静脉滴注 3 日，总疗程 10 日；细辛脑注射液 0.5～1.0mg/kg，用 5%葡萄糖注射液配制成 0.01%～0.02%的溶液静脉滴注，一日 1 次，5 日为一疗程。

3. 喷托维林用于各种原因引起的干咳。偶有便秘、轻度头痛、头晕、嗜睡、口干、恶心、腹胀、皮肤过敏等反应。

4. 氨溴索见"第三章第二节一、普通感冒的提示 7"。

5. 对乙酰氨基酚片见"第四章第二节一、急性气管-支气管炎的提示 8"。

6. 阿莫西林胶囊见"第三章第二节四、实证风寒证感冒的提示 5"。

7. 阿奇霉素用于以下情况：①化脓性链球菌引起的急性咽炎、急性扁桃体炎。②敏感细菌引起的鼻窦炎、中耳炎、急性支气管炎、慢性支气管炎急性发作。③肺炎链球菌、流感嗜血杆菌以及肺炎支原体所致的肺炎。④沙眼衣原体及非多种耐药淋病奈瑟菌所致的尿道炎和宫颈炎。⑤敏感细菌引起的皮肤软组织感染。禁忌：①已知对阿奇霉素、红霉素、其他大环内酯类或酮内酯类药物过敏的患者禁用。②以前使用阿奇霉素后有胆汁淤积性黄疸/肝功能不全病史的患者禁用。

8. 痰热清注射液，含有黄芩、熊胆粉、山羊角、金银花、连翘等成分，有清热、化痰、解毒功能。用于风温肺热痰热阻滞肺证，症见发热、咳嗽、咳痰不爽、咽喉肿痛、口渴、舌红、苔黄；肺炎早期、急性支气管炎、慢性支气管炎急性发作以及呼吸道感染属上述症候者。禁忌：①对本品或含有的黄芩、熊胆粉、山羊角、金银花、连翘制剂过敏或醇类过敏者禁用；过敏体质者或有严重不良反应病史者禁用。②肝肾功能衰竭者禁用。③严重肺心病伴有心力衰竭者禁用。④孕妇、24 个月以下婴幼儿禁用。⑤有表寒证者忌用。

9. 参附注射液，含有红参、附片（黑顺片）等成分，有回阳救逆、益气固脱功能。用于阳气暴脱的厥脱证（感染性、失血性、失液性休克等）；也可用于阳虚（气虚）所致的惊悸、怔忡、喘咳、胃疼、泄泻、痹症等。禁忌：对本品过敏或有严重不良反应病史者禁用。

10. 头孢曲松钠用于以下情况：①敏感致病菌所致的下呼吸道感染、尿路、胆道感染，以及腹腔感染、盆腔感染、皮肤软组织感染、骨和关节感染、败血症、脑膜炎等及手术期感染预防。②本品单剂可治疗单纯性淋病。禁忌：对头孢菌素类抗生素过敏者禁用。

11. 所有药品的药物相互作用、不良反应、禁忌和注意事项见其"说明书"。

五、肺脓肿

（一）病因

肺脓肿（lung abscess）是由多种病原菌感染引起的（多为混合性细菌感染），当支气管堵塞，加上全身抵抗力降低时，肺组织出现化脓性炎症，导致组织坏死、破坏、液化形成脓肿。病原体常为上呼吸道、口腔的定植菌，包括需氧菌、厌氧菌和兼性厌氧菌。常见的其他病原体包括金黄色葡萄球菌、化脓性链球菌、肺炎克雷伯菌和铜绿假单胞菌。大肠埃希菌和流感嗜血杆菌也可引起坏死性肺炎。肺脓肿可分为吸入性肺脓肿、继发性肺脓肿和血原性肺脓肿等三种类型。

（二）症状

1. 一般起病急骤，症状有畏寒、高热，体温达 39～40℃，伴有气急、胸痛、咳嗽、咳黏液痰或黏液脓性痰。

2. 血源性肺脓肿多先有原发病灶引起的畏寒、高热等感染中毒症的表现。经数日或数周后才出现咳嗽、咳痰，痰量不多，极少咯血。

3. 慢性肺脓肿患者常有不规则发热、咳嗽、咳脓臭痰、消瘦、贫血等症状。

4. 还有精神不振、全身乏力、食欲减退等全身中毒症状。如感染没能及时控制，患者出现咳大量脓臭痰，部分患者有不同程度的咯血。

（三）用药方案

用药方案 1（抗生素-1）：如青霉素钠注射液 240 万 U＋生理盐水 250ml，或 5%葡萄糖溶液 250ml，静脉滴注，每 6 小时 1 次；或哌拉西林 2～4g＋生理盐水 250ml，或 5%葡萄糖溶液 250ml，静脉滴注，每 8 小时 1 次；或哌拉西林钠他唑巴坦钠 4.5g＋生理盐水 250ml，或 5%葡萄糖溶液 250ml，静脉滴注，每 6～8 小时 1 次。疗程 3～5 日。

注：青霉素过敏者，吸入性感染可选用甲硝唑＋克林霉素。

用药方案 2（抗生素-2）：如克林霉素 0.6g＋生理盐水 250ml 或 5%葡萄糖溶液 250ml，每 8 小时 1 次，肌内注射或静脉滴注。成人：一日 0.6～

1.2g，分 2～4 次应用；严重感染，一日 1.2～2.4g，分 2～4 次静脉滴注。4 岁及 4 岁以上小儿：一日 15～25mg/kg，分 3～4 次应用；严重感染，一日 25～40mg/kg，分 3～4 次应用，或遵医嘱。本品肌内注射的容量 1 次不能超过 600mg，超过此容量应改为静脉给药。静脉给药速度不宜过快，600mg 的本品应加入不少于 100ml 的输液中，至少滴注 20 分钟。1 小时内输入的药量不能超过 1200mg。

用药方案 3（抗生素-3）：如甲硝唑 0.5g＋生理盐水 250ml 或 5%葡萄糖溶液 250ml，每 6～8 小时 1 次，静脉滴注。成人常用量：厌氧菌感染，首次按 15mg/kg（70kg 成人为 1g）给药，维持量按 7.5mg/kg 给药，每 6～8 小时静脉滴注一次。儿童常用量：厌氧菌感染的用药剂量同成人。

用药方案 4（抗生素-4）：如苯唑西林 2g＋生理盐水 250ml，静脉滴注，每 6 小时 1 次；或头孢唑林 2g＋生理盐水 250ml，静脉滴注，每 8 小时 1 次；或头孢呋辛 1.5g＋生理盐水 250ml，静脉滴注，每 8 小时 1 次。

用药方案 5（抗生素-5）：如阿米卡星 0.2g＋生理盐水 250ml，静脉滴注，30～60 分钟内滴完，每 8～12 小时 1 次。

用药方案 6（抗生素-6）：如庆大霉素 8 万 U，肌内注射，每 8 小时 1 次。

用药方案 7（抗生素-7）：如万古霉素 0.5～1.0g＋生理盐水 250ml，静脉滴注 1 小时，一日 1～2 次。或其他抗生素，如替考拉宁或利奈唑胺（以金黄色葡萄球菌感染为主，且为耐甲氧西林菌株选用）。

用药方案 8（祛痰药）：如沐舒坦缓释胶囊（盐酸氨溴索），一次 1 粒，一日 3 次，饭后服。或其他祛痰药如氯化铵、乙酰半胱氨酸等。

用药方案 9（增强免疫药）：如维生素 C，一次 100～200mg，一日 3 次。或其他增强免疫药。

用药方案 10（中成药）：如清气化痰丸，口服。①浓缩丸：一次 6 丸，一日 3 次；②水丸：一次 6～9g，一日 2 次；小儿酌减。或其他中成药如银翘解毒丸类、养阴清肺丸类、化痰片等。

（四）联合用药

1. 以厌氧菌为主的吸入性感染者

用药方案 1（抗生素-1：青霉素钠注射液或哌拉西林或哌拉西林钠他唑巴坦钠）＋用药方案 2（抗生素-2：克林霉素）或用药方案 3（抗生素-3：甲硝唑）。（疗程：3～5 日）

注：青霉素过敏者可用克林霉素＋甲硝唑。

2. 血源性感染者

用药方案 4（抗生素-4：苯唑西林或头孢唑林或头孢呋辛）＋用药方案 5（抗生素-5：阿米卡星）或用药方案 6（抗生素-6：庆大霉素）。

3. 以金黄色葡萄球菌感染为主，且为耐甲氧西林菌株，并伴咳嗽、咳大量脓臭黏痰者

用药方案 7（抗生素-7：万古霉素）＋用药方案 8（祛痰药：盐酸氨溴索）。

注：在上述联合用药中，凡注射剂联用时、凡中西药联用时以及与必须单独使用的药品联用时（包括联用药物相互有拮抗作用时）等，其联用方案中的药品均应独立、分时或序贯进行使用。

 __提示__

1. 生活管理：①保持良好的生活习惯和卫生习惯（特别是注意口腔卫生）、戒烟戒酒、忌过咸食品、忌海鲜等发物、忌油腻燥热食物、忌食一切辛辣刺激食物。②适当进行体育锻炼，增强体质，提高机体免疫力，防寒保暖，预防感冒，减少再次复发。③预防肺部感染，保持空气清洁，防止粉尘和胃中异物吸入，防止病情加重。④慢性病、年老体弱患者要经常翻身、叩背，及时排出呼吸道异物，防止吸入性感染。⑤宜清淡饮食，多食新鲜蔬菜等。

2. 用药建议

（1）肺脓肿以抗菌药物用药治疗和脓液引流为主，辅以支持对症用药（包括祛痰药），必要时采取手术治疗。

（2）如为阿米巴原虫感染，则用甲硝唑治疗。如为革兰阴性杆菌，则可选用第二代或第三代头孢菌素、氟喹诺酮类（如莫西沙星），可联用氨基糖苷类（如庆大霉素）抗菌药物。

（3）使用抗菌药物疗程为 8～12 周，直至 X 线胸片脓腔和炎症消失，或仅有少量的残留纤维化。

（4）对营养不良者，须加强支持治疗，治疗中可加输注葡萄糖液、维生素 C 等。

（5）祛痰用药方案中可酌情加用中成药。

3. 青霉素钠注射液：青霉素适用于敏感细菌所致各种感染，如脓肿、菌血症、肺炎和心内膜炎等。其中青霉素为以下感染的首选药物：溶血性链球菌感染，如咽炎、扁桃体炎、猩红热、丹毒、蜂窝织炎和产褥热等；肺炎链球菌感染，如肺炎、中耳炎、脑膜炎和菌血症等；不产青霉素酶葡萄球菌感染；炭疽；破伤风、气性坏疽等梭状芽孢杆菌感染；梅毒（包括先天性梅毒）；钩端螺旋体病；回归热；白喉。青霉素与氨基糖苷类药物联合用于治疗草绿色链球菌心内膜炎；青霉素亦可用于治疗流行性脑脊髓膜炎、放线菌病、淋病等。禁忌：有青霉素类药物过敏史或青霉素皮肤试验阳性患者禁用。动物生殖试验未发现本品可引起胎儿损害，但尚未在孕妇进行严格对照试验以除外这类药物对胎儿的不良影响，所以孕妇应仅在确有必要时才使用本品。少量本品从乳汁中分泌，哺乳期妇女用药时宜暂停哺乳。

4. 克林霉素用于链球菌属、葡萄球菌属及厌氧菌（包括脆弱拟杆菌、产气荚膜杆菌、放线菌等）所致的中、重度感染，如吸入性肺炎、脓胸、肺脓肿、骨髓炎、腹腔感染、盆腔感染及败血症等。禁忌：对林可霉素和克林霉素有过敏史的患者禁用。

5. 甲硝唑注射液用于厌氧菌感染的治疗。有活动性中枢神经系统疾病和血液病者禁用；妊娠期妇女及哺乳期妇女禁用。

6. 苯唑西林主要用于耐青霉素葡萄球菌所致的各种感染，包括败血症、呼吸道感染、脑膜炎、软组织感染等。也可用于化脓性链球菌或肺炎球菌与耐青霉素葡萄球菌所致的混合感染。禁忌：有青霉素类药物过敏史者或青霉素皮肤试验阳性患者禁用。

7. 阿米卡星：①用于对硫酸阿米卡星敏感的革兰阴性菌，包括假单胞菌属菌、大肠埃希菌、变形菌属菌（吲哚阴性和阳性）、普罗威登斯菌属菌、克雷伯沙雷菌属菌、肠杆菌属菌和不动杆菌属菌，以及葡萄球菌属菌等所引起的下列严重感染的短期治疗：败血症，包括新生儿败血症；呼吸系统感染；骨骼和关节感染；中枢神经系统感染，包括脑膜炎等；皮肤和软组织感染，包括烧伤和术后感染（包括血管手术）等；胃肠道感染，包括腹膜炎等；复杂性和迁延性尿路感染。②由于本品对多数氨基糖苷类钝化酶稳定，故尤其适用于治疗革兰阴性杆菌对卡那霉素、庆大霉素或妥布霉素耐药菌株所致的严重感染。③本品不用于治疗初发的不复杂的尿路感染，除非这些菌属对于其他低毒性的抗生素不敏感时才使用。禁忌：①对本品过敏者禁用。②有对氨基糖苷类药物过敏史或严重毒性反应者禁用。

8. 庆大霉素用于治疗敏感革兰阴性杆菌，如大肠埃希菌、克雷伯菌属、肠杆菌属、变形杆菌属、沙雷菌属、铜绿假单胞菌以及葡萄球菌甲氧西林敏感株所致的严重感染，如败血症、下呼吸道感染、肠道感染、盆腔感染、腹腔感染、皮肤软组织感染、复杂性尿路感染等。治疗腹腔感染及盆腔感染时应与抗厌氧菌药物合用，临床上多采用庆大霉素与其他抗菌药联合应用。与青霉素（或氨苄西林）合用可治疗肠球菌属感染。还用于敏感细菌所致中枢神经系统感染，如脑膜炎、脑室炎时，可同时用本品鞘内注射作为辅助治疗。禁忌：对本品或其他氨基糖苷类过敏者禁用。

9. 注射用盐酸万古霉素为静脉滴注给药。①用于治疗对甲氧西林耐药的葡萄球菌引起的感染，对青霉素过敏的患者及不能使用其他抗生素（包括青霉素、头孢菌素类，或使用后治疗无效的葡萄球菌、肠球菌和棒状杆菌、类白喉杆菌属等）感染患者，如心内膜炎、骨髓炎、败血症或软组织感染等。②用于防治血液透析患者发生的葡萄球菌属所致的动、静脉血分流感染。③本品口服用于治疗由于长期服用广谱抗生素所致难辨梭状杆菌引起的伪膜性结肠炎或葡萄球菌性肠炎。禁忌：对本品过敏者，严重肝、肾功能不全者，孕妇及哺乳期妇女禁用。

10. 盐酸氨溴索片见"第三章第二节一、普通感冒的提示7"。

11. 所有药品的药物相互作用、不良反应、禁忌和注意事项见其"说明书"。

六、支气管扩张

（一）病因

主要致病因素为支气管的感染、阻塞和牵拉，部分有发育缺陷、先天遗传因素、异物吸入、免疫缺陷（一种或多种免疫球蛋白的缺陷）、纤毛异常患者及其疾病而继发（如多有童年麻疹、百日咳或支气管肺炎等），致使支气管及其周围肺组织慢性化脓性炎症和纤维化，使支气管壁的肌肉和弹性组织破坏，致使支气管不可逆性扩张和变形。

（二）症状

症状可能在若干年后才出现，典型症状为慢性咳嗽，咳大量脓痰和反复咯血，咳痰在晨起、傍晚和就寝时最多，一日可达 100～400ml，许多患者在其他时间几乎没有咳嗽，咳痰通畅时患者自感轻松。支气管扩张体征无特征性，但肺部任何部位的持续性固定湿啰音可能提示支气管扩张，并发肺气肿、肺心病可有相应的体征，部分患者（1/3）可有杵状指/趾（手指或足趾末端增生、肥厚、呈杵状膨大），全身营养不良。

（三）用药方案

用药方案 1（抗生素-1）：如头孢曲松 2.0g，静脉滴注，一日 1 次。一日不可超过 4g。或其他抗无假单胞菌感染的抗生素，如莫西沙星、克拉霉素、阿奇霉素。

用药方案 2（抗生素-2）：如哌拉西林/他唑巴坦 2.25～4.5g，6～8 小时 1 次；或阿米卡星 0.2g，一日 1 次。或其他抗反复感染，有铜绿假单胞菌感染的抗生素，如头孢哌酮/舒巴坦、亚胺培南、美罗培南，以及氨基糖苷类、喹诺酮类抗菌药（环丙沙星或左旋氧氟沙星）等。可单独应用或联合应用。

用药方案 3（祛痰药）：如必嗽平即溴己新，口服，一次 8～16mg，一日 3 次，宜于饭后服用；儿童剂量减半；或盐酸氨溴索 30～60mg，每 8 小时 1 次。或祛痰药如羧甲司坦、桉柠蒎、桃金娘科树叶标准提取物（强力稀化黏素）等。

用药方案 4（血管扩张药）：如硝苯地平，10mg，一日 3 次（首次用药注意低血压反应）；或酚妥拉明 10～20mg，加入 5%葡萄糖注射液 250～500ml 内静脉滴注，连用 5～7 日，大咯血患者可用酚妥拉明 5～10mg 加入 25%～50%葡萄糖注射液 20ml 内缓慢静脉滴注。病情稳定后滴速减半，止血后 24 小时停药。或其他支气管扩张药，如白三烯拮抗剂、噻托溴铵吸入剂等。

用药方案 5（止血药）：如垂体后叶素 6～12U 溶于 20～40ml 5%葡萄糖注射液中缓缓静脉注射，约 15 分钟完毕，继以 12～18U 加入生理盐水或 5%葡萄糖注射液 500ml 内缓慢滴注 [0.1U/（kg·h）]，一日 2 次。出血停止后再如此用药 2～3 日。或维生素 K_1，10mg，一日 2 次，静脉注射。或其他止血药，如氨基己酸、氨甲苯酸、酚磺乙胺注射液、甲萘氢醌等。

用药方案 6（β_2 受体激动剂）：如沙丁胺醇 5mg，每 8 小时 1 次。或其他 β_2 受体激动剂，如特布他林等。

用药方案 7（增强免疫力药）：如维生素 C，一次 100～200mg，一日 3 次。或其他增强免疫力药，如免疫球蛋白、大环内酯类抗生素等。

用药方案 8（中成药）：如云南红药，一次 0.5g，一日 3 次，疗程 1 周。或其他中成药，如止咳橘红丸、二母宁嗽丸、养阴清肺膏、鲜竹沥、云南白药、止血粉等。

（四）联合用药

1. 支气管扩张有慢性咳嗽，咳大量脓黏痰或反复咯血

常规基础处理（包括低流量吸氧、选取敏感抗生素抗感染治疗、体外引流排痰、止咳，以及防止水电解质失衡、保持酸碱平衡等对症支持及一般治疗等）+联合氧气驱动射流雾化吸入方案（沙丁胺醇 5mg＋盐酸氨溴索 30mg，每 8 小时 1 次），7 日为 1 个疗程。

2. 支气管扩张复发、咳嗽、大咯血

基础处理（进行止咳、化痰、镇静、引流等常规辅助治疗等）+止血治疗：用药方案 5（止血药：垂体后叶素）+用药方案 4（血管扩张药：酚妥拉明）。两种药物给药速度分别为 1U/h 和 1.6mg/h，患者病情稳定后两种药物速度分别减半，待患者咯血症状消失 24 小时以上后停止给药。

注：在上述联合用药中，凡注射剂联用时、凡中西药联用时以及与必须单独使用的药品联用时（包括联用药物相互有拮抗作用时）等，其联用方案中的药品均应独立、分时或序贯进行使用。

 提示

1. 生活管理

（1）加强锻炼、改善营养可增强体质；接种流感疫苗、肺炎疫苗和使用免疫调节药，如气管炎疫苗、卡介苗提取素等。

（2）合并感染有发热、咳嗽、咳脓痰或咯血时应卧床休息，避免劳累及情绪波动，保持心情舒畅。

（3）饮食宜富有营养，可进食高蛋白、高热量、高维生素食物。

（4）注意口腔卫生，晨起、睡前、饭后用复方硼砂液或洗必泰液漱口。

2. 用药建议

（1）2012 年《成人支气管扩张症诊治专家共识》对支气管扩张症，

强调排痰、抗炎、扩张支气管、康复治疗等长期治疗的重要性，重视患者痰细菌培养结果，采用抗菌药物轮换策略预防和改善细菌耐药。

（2）对因治疗：主要使用抗生素，大环内酯类药物有抗炎作用，也有免疫调节作用；在对病因用药治疗时，对合并的基础疾病应积极用药治疗，如合并体液免疫者可定期输注免疫球蛋白。

（3）对症用药治疗：支气管扩张剂、氧疗、无创通气、康复训练等。

（4）酚妥拉明对垂体后叶素禁用者尤为适用，联用效果更好，但用药过程中要注意监测血压。

（5）抗生素应避免长期使用，使用期间应警惕真菌感染。

（6）上述病因用药治疗、对症用药治疗、支持用药治疗及基础处理用药等均可联合用药，但必须用药应独立、分时进行，避免药物之间有拮抗作用。

3. 沙丁胺醇用于预防和治疗支气管哮喘或喘息性支气管炎等伴有支气管痉挛（喘鸣）的呼吸道疾病。禁忌：对其他 β_2 受体激动剂、酒精和氟利昂过敏者禁用。

4. 盐酸氨溴索见"第三章第二节一、普通感冒的提示 7"。

5. 垂体后叶素内含催产素和加压素（加压素又称抗利尿素），可用于大量肺咯血、食管及胃底静脉曲张破裂出血而呕血、尿崩症等。禁忌：禁用于妊娠期高血压疾病、高血压、动脉硬化、冠心病、心力衰竭、肺源性心脏病患者；凡胎位不正、骨盆过窄、产道阻碍及有剖宫史等妊娠期妇女；对本品过敏或有过敏史者。但要注意其药物相互作用：垂体后叶素与麦角制剂如麦角新碱合用时，有增强子宫收缩作用。本品中含有的缩宫素，与肾上腺素、硫喷妥钠、乙醚、氟烷、吗啡等同用时，会减弱子宫收缩作用。

6. 酚妥拉明属血管紧张素 Ⅱ 受体拮抗剂，用于血管痉挛性疾病对室性期前收缩亦有效。本品与其他血管扩张剂合用会增加低血压危象；与多巴胺或多巴酚丁胺合用，可使心率增快更明显；可能增加其他抗高血压药物的降血压作用，与神经松弛剂（主要是镇静剂）合用可能增加 α 受体阻滞剂的降血压作用。禁忌：对酚妥拉明和本品有关化合物过敏者，对亚硫酸酯过敏者，低血压、严重动脉硬化、心绞痛、心肌梗死、胃及十二指肠溃疡者，肾功能不全者，儿童、高龄老年人禁用。

7. 所有药品的药物相互作用、不良反应、禁忌和注意事项见其"说明书"。

七、慢性阻塞性肺疾病

（一）病因

慢性阻塞性肺疾病（COPD）是一种以持续性气流阻塞为特征的常见病，如慢性支气管炎和（或）肺气肿。确切的病因不清楚，可能与下列的因素有关：①吸烟、职业性粉尘和化学物质、空气污染、感染、蛋白酶-抗蛋白酶失衡等。②其他因素，如机体的内在因素、自主神经功能失调、营养缺乏、气温的突变等都有可能参与慢性阻塞性肺疾病的发生、发展。

（二）症状

①慢性咳嗽、咳痰为首发症状。常晨间咳嗽明显，夜间有阵咳或排痰。一般为白色黏液或浆液性泡沫性痰，偶可带血丝，清晨排痰较多。急性发作期痰量增多，可有脓性痰。②气短或呼吸困难进行性加重，以致在日常活动甚至休息时也感到气短；是慢性阻塞性肺疾病的标志性症状。③喘息和胸闷，部分患者特别是重度患者或急性加重时出现喘息。④早期体征可不明显，随疾病进展可有桶状胸、发绀，伴右心衰竭者可见下肢水肿、肝脏增大，两肺底或其他肺野可闻及湿啰音。⑤晚期患者出现全身性症状，包括体重下降、食欲减退、外周肌肉萎缩和功能障碍、精神抑郁和（或）焦虑等。

（三）用药方案

用药方案 1（治疗无铜绿假单胞菌感染的抗生素）：如注射用头孢呋辛钠 1.5g＋生理盐水 100ml，静脉滴注，一日 3 次；或注射用头孢曲松 2.0g＋生理盐水 100ml，静脉滴注，一日 3 次；或注射用左氧氟沙星 0.5g＋生理盐水 100ml，静脉滴注，一日 3 次；或注射用莫西沙星 0.4g＋生理盐水 100ml，静脉滴注，一日 3 次；或头孢地嗪注射液 2g＋生理盐水 100ml 静脉滴注，一日 2 次。疗程 3～5 日。或大环内酯类或喹诺酮类。

用药方案 2（治疗有铜绿假单胞菌感染的抗生素）：如注射用头孢他啶 2g＋生理盐水 100ml，静脉滴注，一日 3 次；或注射用哌拉西林 2～4g＋生理盐水 100ml，静脉滴注，一日 3 次；或注射用哌拉西林钠他唑巴坦钠 2.25～4.5g＋生理盐水 100ml，静脉滴注，一日 3 次；或注射用环丙沙星 0.4g＋生理盐水 100ml，静脉滴注，一日 2 次。疗程 3～5 日。或阿米卡星 0.4g，一日 1 次，静脉滴注（可加β-内酰胺类）。

用药方案 3（β$_2$ 受体激动剂）：如沙丁胺醇，一次剂量 100～200μg（每喷 100μg），24 小时内不超过 8 喷；或特布他林一次吸入 250～500μg，24 小时内不超过 8 喷；或长效沙美特罗，成人，气雾吸入，一次 50μg，一日 2 次。严重病例一次 100μg，一日 2 次；甚至可用至一次 200μg，一日 2 次。粉雾吸入，一次 50μg，一日 2 次。儿童：气雾、粉雾吸入，一次 25μg，一日 2 次。或其他 β$_2$ 受体激动剂，如福莫特罗、茚达特罗。

用药方案 4［激素和 β$_2$ 受体激动剂联合制剂（ICS/LABA）］：如布地奈德福莫特罗粉雾剂，160μg/4.5μg，一次 1～2 吸，一日 2 次吸入；或 320μg/9μg，一次 1 吸，一日 2 次吸入。

注：ICS/LABA：布地奈德为类固醇激素（ICS），福莫特罗为 β$_2$ 受体激动剂（LABA）。

用药方案 5（糖皮质激素）：如泼尼松龙，口服，30～40mg/d；或泼尼松 20mg，口服，一日 2 次，5～7 日后逐渐减量；或甲泼尼龙静脉注射。

用药方案 6（抗胆碱药）：如异丙托溴铵（SAMA），剂量为 40～80μg（每揿 40μg），一日 2～4 次；或噻托溴铵（LAMA），剂量为 18μg（每吸 18μg），一日 1 次。

用药方案 7（祛痰药）：如氨溴索 30～60mg，一日 3 次，口服；或必嗽平即溴己新，口服，一次 8～16mg，一日 3 次；或桉柠蒎 0.3g，一日 3 次，口服；或羧甲司坦 0.5g，一日 3 次，口服；或乙酰半胱氨酸颗粒剂 0.2g，一日 3 次口服。宜于饭后服用，儿童剂量减半。

用药方案 8（呼吸兴奋剂）：如可拉明，皮下注射、肌内注射、静脉注射。成人常用量：一次 0.25～0.5g，必要时 1～2 小时重复用药，极量一次 1.25g。小儿常用量：6 个月以下，一次 75mg；1 岁，一次 0.125g；4～7 岁，一次 0.175g；静脉注射（必要时）。

用药方案 9（茶碱类药-1）：如氨茶碱，口服，0.1g，一日 3 次；或氨茶碱，静脉用药，一次 0.25～0.5g 加入 5%或 10%葡萄糖注射液 250ml 后缓慢滴注。静脉给药极量为一次 0.5g，一日 1g；或甘氨酸茶碱钠片，口服，成人，一次 1 片，一日 3 次，饭后服或遵医嘱。

用药方案 10（茶碱类药-2）：如复方羟丙茶碱去氯羟嗪胶囊，口服。成人：症状发作时即服 1～2 粒，以后一次 1 粒，一日 3～4 次。症状缓解后一日服 1～2 粒。用于预防夜间发作，可在临睡前服 1～2 粒。儿童：

一次 1/3～1/2 粒，一日 3～4 次，或遵医嘱。

用药方案 11（中成药）：如蛤蚧定喘丸，口服，一次 5～6g，一日 2 次；或金水宝胶囊，口服，一次 3 粒，一日 3 次；用于慢性肾功能不全者，一次 6 粒，一日 3 次；或遵医嘱。或其他中成药如苓桂咳喘宁胶囊、百令胶囊、固本咳喘胶囊、苏子降气丸、肺力咳胶囊、肺气肿片、金咳息胶囊、祛痰止咳胶囊、化痰平喘片等。

（四）联合用药

1. 稳定期慢性阻塞性肺疾病有严重气流阻塞（FEV_1 占预计值%＜50%）、症状多或频发急性加重

用药方案 4（激素和 β_2 受体激动剂联合制剂：布地奈德福莫特罗粉雾剂）或用药方案 5（糖皮质激素：泼尼松龙）＋用药方案 3（β_2 受体激动剂：沙美特罗）。

2. 经上述治疗如果患者症状缓解不明显、频发急性加重，可采取 ICS/LABA/LAMA 三联治疗

用药方案 4（激素和 β_2 受体激动剂联合制剂：布地奈德福莫特罗粉雾剂）＋用药方案 6（抗胆碱药：异丙托溴铵）。

3. 祛痰中西药联合用药

用药方案 7（祛痰药：氨溴索）＋用药方案 11（中成药：蛤蚧定喘丸）。

4. 慢性阻塞性肺疾病急性加重期中西药联合用药

用药方案 6（抗胆碱药：异丙托溴铵）＋用药方案 11（中成药：金水宝胶囊）。

注：在上述联合用药中，凡注射剂联用时、凡中西药联用时以及与必须单独使用的药品联用时（包括联用药物相互有拮抗作用时）等，其联用方案中的药品均应独立、分时或序贯进行使用。

 提示

1. 生活管理：①控制职业和环境污染，改善环境卫生，减少有害气体或有害颗粒的吸入，可减轻气道和肺的异常炎症反应；②注意保暖，避免受凉，预防感冒；③饮食宜清淡，不宜过饱、过咸；④戒烟、酒，慎食辛辣、刺激性食物，少用海鲜及油煎品。

2. 用药建议

（1）沙丁胺醇：24小时内使用不超过8喷。

（2）异丙托溴铵及噻托溴铵：异丙托溴铵和噻托溴铵对妊娠早期妇女和患有青光眼及前列腺肥大的患者应慎用。

（3）氨茶碱过量会引起中毒；吸烟、饮酒、服用抗惊厥药、服用利福平等可缩短茶碱半衰期；老人、持续发热、心力衰竭和肝功能明显障碍者，同时应用西咪替丁、大环内酯类药物（红霉素等）、氟喹诺酮类药物（环丙沙星等）和口服避孕药等都可能使茶碱血药浓度增加。

（4）口服糖皮质激素剂量较大或疗程长达2周以上者，易出现反跳现象，建议逐步减少剂量；需长期口服糖皮质激素者，泼尼松用量一日少于10mg。

（5）必要时可考虑抗铜绿假单胞菌的β-内酰胺类药物联合应用阿米卡星0.4g，一日1次，静脉滴注，疗程5～7日。临床症状改善3日后可改用口服抗菌药物序贯治疗。

（6）不推荐单用吸入激素治疗，慢性阻塞性肺疾病稳定期患者不推荐长期口服糖皮质激素治疗。对加重期患者，全身使用糖皮质激素可促进病情缓解和肺功能的恢复，可考虑口服糖皮质激素。

（7）慢性阻塞性肺疾病是一种具有气流阻塞特征的慢性支气管炎和（或）肺气肿。对阻塞性肺气肿用药一般也是"控制感染""解痉平喘""镇咳祛痰"及使用兴奋剂等。曾报道用甘氨酸茶碱钠片加复方羟丙茶碱去氯羟嗪胶囊联合治疗取得较好效果，以及抗生素（头孢地嗪注射液）联合糖皮质激素（泼尼松、地塞米松）及平喘药（喘定）治疗老年慢性阻塞性肺气肿效果确切。

3. 布地奈德福莫特罗粉雾剂适用于需要联合应用吸入皮质激素和长效 β_2 受体激动剂的哮喘患者的常规治疗；针对患有慢性阻塞性肺疾病（FEV_1 ≤预计正常值的50%）和伴有病情反复发作恶化的患者进行对症治疗，尽管这些患者长期规范的使用长效的支气管扩张剂进行治疗，仍会出现明显的临床症状。禁忌：对布地奈德、福莫特罗或吸入乳糖有过敏反应的患者禁用。

4. 泼尼松龙用于过敏性与自身免疫性炎症性疾病、胶原性疾病，如风湿病、类风湿关节炎、红斑狼疮、严重支气管哮喘、肾病综合征、血小板减少性紫癜、粒细胞减少症、急性淋巴性白血病、各种肾上腺皮质功能不足症、剥脱性皮炎、天疱疮、神经性皮炎、湿疹等。禁忌：对本品及其他甾体激素过敏者禁用；下列疾病患者一般不宜使用（特殊情况应权衡利弊使用，但应注意病情恶化可能）：严重的精神病（过去或现在）和癫痫，活动性消化性溃疡病，新近胃肠吻合手术，骨折，创伤修复期，角膜溃疡，肾上腺皮质功能亢进症，高血压，糖尿病，孕妇，抗菌药物不能控制的感染，如水痘、麻疹、霉菌感染、较重的骨质疏松症等。

5. 沙美特罗用于哮喘（包括夜间哮喘和运动性哮喘）的长期维持治疗，以及 12 岁以上儿童伴有可逆性气道阻塞的支气管痉挛的预防治疗。禁忌：对本品过敏者、主动脉瓣狭窄者、心动过速者、严重甲状腺功能亢进者禁用。

6. 异丙托溴铵用于慢性喘息性气管炎的平喘。特点为刺激性小，喷后无刺激性咳嗽，对平喘、气憋的效果较为明显。吸入本品后较易咳出痰。禁忌：对大豆卵磷脂或有关的食品如大豆和花生过敏者禁用，这些患者可以使用不含大豆卵磷脂的其他剂型雾化吸入剂；对阿托品或其衍生物或本品其他成分过敏者禁用。

7. 盐酸氨溴索见"第三章第二节一、普通感冒的提示 7"。

8. 蛤蚧定喘丸，含有蛤蚧、瓜蒌子、紫菀、麻黄、醋鳖甲、黄芩、甘草、麦冬、黄连、百合、炒紫苏子、石膏、炒苦杏仁、煅石膏等成分，用于肺肾两虚、阴虚肺热所致的虚劳咳喘、气短烦热、胸满郁闷、自汗盗汗。

9. 金水宝胶囊有补益肺肾、秘精益气功能。用于肺肾两虚、精气不足、久咳虚喘、神疲乏力、不寐健忘、腰膝酸软、月经不调、阳痿早泄、慢性支气管炎、慢性肾功能不全、高脂血症、肝硬化等见上述症候者。

10. 所有药品的药物相互作用、不良反应、禁忌和注意事项见其"说明书"。

八、肺结核

（一）病因

肺结核是结核分枝杆菌侵到肺部引起的肺部慢性传染病。主要经呼吸道传染，也可经消化道传染，少数经皮肤伤口传染。

（二）症状

全身症状表现为午后低热、盗汗、乏力、纳差、消瘦、女性月经失调等；呼吸系统症状通常为干咳或带少量黏液痰，继发感染时，痰呈黏液脓性，以及少量患者有咯血、胸痛、不同程度胸闷或呼吸困难症状。痰涂片有结核杆菌；经 X 线检查有病灶；白细胞计数正常或轻度增高，血沉增快。

（三）用药方案

用药方案 1（抗结核药-1）：如异烟肼（H），成人，一次 3 片（0.30g），一日 1 次；儿童，10～15mg/d（早饭前服）。

用药方案 2（抗结核药-2）：如利福平（R），成人，一次 3 片（0.45g），一日 1 次；儿童，10～20mg/d（晚睡前服）。

用药方案 3（抗结核药-3）：如乙胺丁醇（Z），成人，一次 3 片（0.75g），一日 1 次（早饭前服）。

用药方案 4（抗结核药-4）：如吡嗪酰胺（E），成人，一次 2 片（0.50g），一日 3 次；儿童，30～40mg/d。

用药方案 5（抗结核药-5）：如利福布丁（B），口服，每次 0.6g，间歇疗法。

用药方案 6（抗结核药-6）：如链霉素（S），成人，肌内注射，一次 0.75～1.0g，一日 1 次。儿童，20～30mg/d。

用药方案 7（减轻化学抗结核药毒副作用中成药）：如联苯双酯，口服。滴丸：一次 5 粒，一日 3 次；片剂：一次 25～50mg，一日 3 次。或护肝片，一次 4 片，一日 3 次。

用药方案 8（抑制结核杆菌中成药）：如内消瘰疬丸，口服，一次 8 丸，一日 3 次。或抑制结核杆菌中成药如百部丸、小金丸等。

（四）联合用药

1. 初治活动性肺结核化疗方案

初治涂阳肺结核和初治涂阴肺结核主要推荐以下化疗方案：

（1）$2H_3R_3Z_3E_3/4H_3R_3$

1）强化期：异烟肼、利福平、吡嗪酰胺、乙胺丁醇，隔日 1 次，共 2 个月 30 次。

2）继续期：异烟肼、利福平，隔日 1 次，共 4 个月，60 次。

全程共 90 次即 6 个月。

用药中如痰菌持续不能阴转，可适当延长疗程。血行播散性结核病以增加疗程至 12 个月为宜。

（2）2HRZ/4HR

1）强化期：异烟肼、利福平、吡嗪酰胺，隔日 1 次，共 2 个月，60 次。

2）继续期：异烟肼、利福平，隔日 1 次，共 4 个月，120 次。

全程共 180 次即 6 个月。

2. 复治涂阳肺结核化疗方案

（1）$2H_3R_3Z_3E_3S_3/6H_3R_3E_3$

1）强化期：异烟肼、利福平、吡嗪酰胺、乙胺丁醇、链霉素，隔日 1 次，共 2 个月，30 次。

2）继续期：异烟肼、利福平、乙胺丁醇，隔日 1 次，共 6 个月，90 次。

全程共 120 次即 8 个月。

（2）2HRZES/6HRE

1）强化期：异烟肼、利福平、吡嗪酰胺、乙胺丁醇、链霉素，一日 1 次，共 2 个月，60 次。

2）继续期：异烟肼、利福平、乙胺丁醇，一日 1 次，共 6 个月，180 次。

全程共 240 次即 8 个月。

3. 结核性胸膜炎化疗方案

（1）2HRZE/10HRE

1）强化期：异烟肼、利福平、吡嗪酰胺、乙胺丁醇，隔日 1 次，共 10 个月，300 次。全程共 360 次即 12 个月。

2）继续期：异烟肼、利福平、乙胺丁醇，一日 1 次，共 10 个月，300 次。全程共 240 次即 8 个月。

（2）$2H_3R_3Z_3E_3/10H_3R_3E_3$

1）强化期：异烟肼、利福平、吡嗪酰胺、乙胺丁醇，隔日 1 次，共 2 个月，30 次。

2）继续期：异烟肼、利福平、乙胺丁醇，隔日 1 次，共 10 个月，150 次。

全程共 180 次即 12 个月。

提示

1. 生活管理：①肺结核病的患者，症状较重，应住院隔离治疗；②如为不排菌，三次阴性可在家中休息治疗；③症状明显的患者，家中应隔离治疗（如独居一室，食具、茶具单独使用等）；④坚持锻炼、加强营养、禁烟限酒、节制性生活；⑤生活要规律，保持精神愉快；⑥保持大便通畅；⑦遵从医嘱、坚持服药、定期复查；⑧树立正确的科学观和信心。

2. 用药建议：①在采用上述用药方案时，为了减少对肝脏的副作用，可酌情服用联苯双酯和护肝片；②研究表明异烟肼、利福平、吡嗪酰胺和乙胺丁醇的联合治疗方案，已成为迄今抗结核治疗最合理、最有效的方案，治愈率达到95%以上，不仅把疗程缩短至 6 个月，而且所有药物都可以口服，便于患者用药；③"第50届全球肺部健康大会"指出：全口服组合疗法（由贝达喹啉、Pretomanid、利奈唑胺组成，以下简称"BPaL"方案），是新药物、新方案、新希望。

3. 用药方式和化疗方案

（1）用药方式有三种类型：①全程每日用药；②强化期每日用药，继续期间歇用药；③全程间歇用药。

（2）结核病化疗方案：①初治菌阳肺结核；②初治菌阴肺结核；③复治菌阳肺结核。

4. WHO 根据药物的有效性和安全性将治疗耐药结核的药物分为：A、B、C、D 4组，其中 A、B、C 组为核心二线药物，D 组为非核心的附加药物。A 组：氟喹诺酮类，包括高剂量左氧氟沙星（≥750mg/d）、莫西沙星及加替沙星。B 组：二线注射类药物，包括阿米卡星、卷曲霉素、卡那霉素、链霉素。C 组：其他二线核心药物，包括乙硫异烟胺（或丙硫异烟胺）、环丝氨酸（或特立齐酮）、利奈唑胺和氯法齐明。D 组：可以添加的药物，但不能作为 MDR-TB 治疗的核心药物，分为 3 个亚类，D_1组包括吡嗪酰胺、乙胺丁醇和高剂量异烟肼；D_2组包括贝达喹啉和德拉马尼；D_3组包括对氨基水杨酸、亚胺培南西司他丁、美罗培南、阿莫西林克拉维酸、氨硫脲。

5. 异烟肼单用，适用于各型结核病的预防；与其他抗结核药联合，适用于各型结核病的治疗等。禁忌：肝功能不正常者、精神病患者和癫病患者禁用。本品不宜与其他神经毒药物合用，以免增加神经毒性。

6. 利福平与其他抗结核药联合用于各种结核病的初治与复治等治疗。禁忌：对本品过敏者、严重肝功能不全患者、胆道阻塞患者、孕妇等禁用。

7. 吡嗪酰胺仅对分枝杆菌有效，与其他抗结核药（如链霉素、异烟肼、利福平及乙胺丁醇）联合用于治疗结核病。禁忌：本品与别嘌醇、秋水仙碱、丙磺舒、磺吡酮合用，可增加血尿酸浓度而降低上述药物对痛风的疗效。

8. 盐酸乙胺丁醇与其他抗结核药联合用于治疗结核杆菌所致的肺结核，亦可用于结核性脑膜炎及非典型分枝杆菌感染的治疗。禁忌：糖尿病患者、乙醇中毒者及乳幼儿均禁用。孕妇、肾功能不全者慎用。本品与乙硫异烟胺合用可增加不良反应；与氢氧化铝同用能减少对本品的吸收；与神经毒性药物合用可增加本品神经毒性，如视神经炎或周围神经炎。

9. 硫酸链霉素与其他抗结核药联合主要用于结核分枝杆菌所致各种结核病的初治病例，或其他敏感分枝杆菌感染。禁忌：本品可单用于治疗土拉菌病，或与其他抗菌药物联合用于鼠疫、腹股沟肉芽肿、布鲁菌病、鼠咬热等的治疗。亦可与青霉素或氨苄西林联合治疗草绿色链球菌或肠球菌所致的心内膜炎。

10. 联苯双酯用于慢性迁延型肝炎伴有丙氨酸氨基转移酶（ALT）升高异常者；也可用于化学药物引起的 ALT 升高。禁忌：对本品过敏者、肝硬化者、孕妇及哺乳期妇女等禁用。

11. 护肝片既可疏肝理气，又可健脾消食。具有降低转氨酶作用。用于慢性肝炎及早期肝硬化。

12. 所有药品的药物相互作用、不良反应、禁忌和注意事项见其"说明书"。

注：短程化疗方案公式说明：①抗结核药代号：异烟肼-H、利福平-R、乙胺丁醇-Z、吡嗪酰胺-E、利福布丁-B、链霉素-S；②服药时间：药物组合字母首位数字代表月数；③服药次数：药品代表字母右下数字表示每周服用次数。

九、慢性肺源性心脏病

（一）病因

慢性肺源性心脏病又称肺心病，是由肺组织、肺动脉血管或胸廓的慢性病变引起肺组织结构和功能异常，致肺血管阻力增加，肺动脉压力增高，使右心扩张、肥大，伴或不伴有右心衰竭的心脏病。慢性阻塞性肺疾病（COPD）是我国肺心病最主要的病因。其他如支气管哮喘、重症肺结核、支气管扩张、尘肺、间质性肺疾病等，晚期也可继发慢性肺心病。另外，严重的胸廓畸形、肺血管病变、神经肌肉疾病等也会引起慢性肺源性心脏病。

（二）症状

1. 本病为长期慢性经过，逐步出现肺、心功能衰竭以及其他器官损害的征象。

2. 肺、心功能代偿期（包括缓解期）症状为咳嗽、咳痰、喘息、活动后感心悸、气短、乏力和劳动耐力下降等。

3. 肺、心功能失代偿期（包括急性加重期）症状以呼吸衰竭为主，如呼吸困难加重，夜间为甚，常有头痛、失眠、食欲下降，但白天嗜睡，甚至有表情淡漠、神志恍惚、谵妄等肺性脑病的表现；或有心力衰竭（右心衰竭）症状，如气促更明显，心悸、食欲不振、腹胀、恶心等。

（三）用药方案

用药方案 1（糖皮质激素）：如泼尼松 20mg，一日 2 次，口服，用 5～7 日后逐渐减量。——治疗呼吸衰竭

用药方案 2（祛痰药）：如氨溴索 30mg，一日 3 次，口服；或溴己新 8～16mg，一日 3 次，口服。——治疗呼吸衰竭

用药方案 3（平喘药）：如氨茶碱 0.25g，一日 1～2 次，静脉滴注。——治疗呼吸衰竭

用药方案 4（利尿剂）：如氢氯噻嗪 25mg，一日 1～3 次，口服，一般不超过 4 日；或氨苯蝶呤 50mg，一日 2 次，口服；或螺内酯 20～40mg，一日 1～2 次，口服；或临时给予呋塞米 20mg，口服或肌内注射，但不可多用。——控制心力衰竭

注：氢氯噻嗪为排钾利尿剂，尿量多时需加用 10%氯化钾或联合应用保钾利尿剂氨苯蝶啶或螺内酯，水肿严重、尿量甚少者，可临时给呋塞米 20mg；呋塞米为袢利尿剂，可用于水肿性疾病（包括充血性心力衰竭）、高血压等。治疗水肿性疾病时，起始剂量为口服 20～40mg，一日 1 次。治疗高血压时，起始剂量为一日 40～80mg，分 2 次服用；袢利尿剂

不主张肌内注射，不宜使用葡萄糖注射液进行稀释，不宜与抗组胺类药物、头孢霉素、两性霉素及氨基糖苷类等抗生素联合应用。

用药方案 5（调节电解质药）：如 10%氯化钾 10ml，一日 3 次。——控制心力衰竭

用药方案 6（强心剂-1）：如乙酰毛花苷 0.2～0.4mg，量宜小，静脉注射要缓慢，并注意观察中毒反应；或地高辛 0.125～0.5mg，一日 1 次。——控制左心衰竭

用药方案 7（强心剂-2）：如多巴酚丁胺/多巴胺 2μg/（kg·min），可逐渐加量至 8μg/（kg·min）。——控制右心衰竭。

用药方案 8［β_2 受体激动剂（LABA）］：如沙丁胺醇气雾剂，一次剂量 100～200μg（每喷 100μg），24 小时内不超过 8 喷。或特布他林一次吸入 250～500μg，24 小时内不超过 8 喷。或长效沙美特罗，成人，气雾吸入，一次 50μg，一日 2 次；严重病例一次 100μg，一日 2 次；甚至可用至一次 200μg，一日 2 次。粉雾吸入，一次 50μg，一日 2 次。儿童：气雾、粉雾吸入，一次 25μg，一日 2 次。或其他 β_2 受体激动剂如福莫特罗、茚达特罗。

用药方案 9（抗胆碱药）：如异丙托溴铵（SAMA）剂量为 40～80μg（每揿 40μg），一日 2～4 次；或噻托溴铵（LAMA）剂量为 18μg（每吸 18μg），一日 1 次。

用药方案 10（抗凝剂）：如低分子肝素 0.4ml，皮下注射，一日 1 次；或小剂量肝素，每日 50mg 稀释后静脉滴注，每疗程 2～3 周。

用药方案 11（呼吸兴奋剂）：如尼可刹米 1.5g，静脉滴注，一日 1 次，连续应用 7 日。或其他呼吸兴奋剂如盐酸纳美芬等。

用药方案 12（血管扩张剂）：如氨力农 50～100mg 或 0.5～1mg/kg 静脉滴注，一日 1 次，连续应用 7 日。

用药方案 13（中成药）：如醒脑静注射液 20ml 加入 0.9%氯化钠溶液 100ml 静脉滴注，一日 1 次。或其他中成药如参附注射剂、生脉注射剂等。

用药方案 14（控制感染药）：如参照慢性阻塞性肺疾病加重期抗菌药物选择，如青霉素类、氨基糖苷类、喹诺酮类及头孢菌素类抗感染药物。

注：抗心律失常药如维拉帕米和胺碘酮等药也常用于慢性肺源性心脏病。

（四）联合用药

1. 稳定期（肺、心功能代偿期）有明显气流受限

积极治疗和改善基础支气管、肺疾病，延缓基础疾病进展＋用药方案1（糖皮质激素：泼尼松）＋用药方案8（β_2受体激动剂：沙丁胺醇气雾剂）或用药方案9（抗胆碱药：噻托溴铵）。

2. 急性发作期慢性肺源性心脏病呼吸衰竭

给氧＋用药方案1（糖皮质激素：泼尼松）＋用药方案2（祛痰药：氨溴索）或用药方案3（平喘药：氨茶碱）。

3. 急性发作期慢性肺源性心脏病心力衰竭

用药方案4（利尿剂：氢氯噻嗪）＋用药方案4（利尿剂：螺内酯）。

注1： 对顽固性心力衰竭者酌情试加用药方案6（强心剂-1：乙酰毛花苷）或用药方案7（强心剂-2：多巴酚丁胺）。

注2： 在上述联合用药中，凡注射剂联用时、凡中西药联用时以及与必须单独使用的药品联用时（包括联用药物相互有拮抗作用时）等，其联用方案中的药品均应独立、分时或序贯进行使用。

 提示

1. 生活管理：平时生活要有规律，起居有常。早睡早起，注意保暖。饮食宜清淡，以易消化的高蛋白、高热量、高维生素食物为主。要积极加强锻炼，提高自身防御疾病的能力。

2. 用药建议

（1）用药期间均应严密监测患者血压、心率、呼吸，定期进行动脉血气分析、检查血清电解质及肾功能等，观察症状改善情况及用药期间的不良反应。

（2）急性加重期用药应积极控制感染、畅通气道、改善呼吸功能、纠正缺氧与二氧化碳潴留；控制呼吸衰竭和心力衰竭。

（3）应用强心剂的疗效较其他心脏病为差，且因低氧血症易合并心律失常等。应用洋地黄类药物期间注意纠正缺氧，必要时补钾，以防洋地黄中毒，使用剂量宜小，一般为洋地黄常用剂量的1/2～2/3。右心衰竭可考虑使用多巴酚丁胺/多巴胺。

（4）控制感染药参照慢性阻塞性肺疾病加重期抗菌药物选择如青霉

素类、氨基糖苷类、喹诺酮类及头孢菌素类抗感染药物。

（5）较严重慢性肺源性心脏病心力衰竭者在常规综合治疗基础上可试用如下联合用药方案：①低分子肝素钠4100U，一日2次，腹部皮下注射7日；多巴胺丁胺50~150mg溶入5%葡萄糖注射液250ml中，按2.5~10μg/min速度静脉滴注；酚妥拉明10mg溶入5%葡萄糖注射液250ml中，以每分钟10~15滴速度静脉滴注，7~10日为一疗程。②酚妥拉明20mg、多巴胺40mg、肝素5000U溶入5%葡萄糖注射液250ml中，静脉滴注，3~5小时滴完，一日1次，10日为一疗程。

3. 沙丁胺醇气雾剂用于预防和治疗支气管哮喘或喘息性支气管炎等伴有支气管痉挛（喘鸣）的呼吸道疾病。禁忌：对其他 β_2 受体激动剂、酒精和氟利昂过敏者禁用。

4. 噻托溴铵用于慢性阻塞性肺疾病及其相关呼吸困难的维持治疗，改善慢性阻塞性肺疾病患者的生活质量，能够减少慢性阻塞性肺疾病急性加重。禁忌：禁用于对噻托溴铵或本品所含有其他成分如乳糖过敏者，禁用于对阿托品或阿托品衍生物过敏者，不宜用于治疗急性支气管痉挛等。

5. 泼尼松用于过敏性与自身免疫性炎症性疾病、胶原性疾病，如风湿病、类风湿关节炎、红斑狼疮、严重支气管哮喘、肾病综合征、血小板减少性紫癜、粒细胞减少症、急性淋巴性白血病、各种肾上腺皮质功能不足症、剥脱性皮炎、天疱疮、神经性皮炎、湿疹等。禁忌：对本品及其他甾体激素过敏者禁用；下列疾病患者一般不宜使用（特殊情况应权衡利弊使用，但应注意病情恶化可能）：严重的精神病（过去或现在）和癫痫，活动性消化性溃疡病，新近胃肠吻合手术，骨折，创伤修复期，角膜溃疡，肾上腺皮质功能亢进症，高血压，糖尿病，孕妇，抗菌药物不能控制的感染，如水痘、麻疹、霉菌感染、较重的骨质疏松症，病毒感染（如疱疹、水痘），未行抗感染治疗的急性化脓性眼部感染，急性单纯疱疹病毒性角膜炎（树枝状角膜炎）及其他大多数的角结膜病毒感染，有牛痘、水痘等感染性疾病等。

6. 氨溴索见"第三章第二节一、普通感冒的提示7"。

7. 氨茶碱见"第四章第二节一、急性气管-支气管炎的提示7"。

8. 氢氯噻嗪用于水肿性疾病、高血压、中枢性或肾性尿崩症、肾石症（预防含钙盐成分形成的结石）。

9. 螺内酯用于水肿性疾病、高血压、原发性醛固酮增多症、低钾血症的预防。禁忌：高钾血症患者禁用。

10. 所有药品的药物相互作用、不良反应、禁忌和注意事项见其"说明书"。

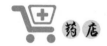

呼吸系统疾病联合用药方案（供参考）

1. 急性上呼吸道感染

（1）青霉素＋维生素 C＋对乙酰氨基酚

（2）银翘解毒片＋阿莫西林

（3）玄麦柑桔冲剂＋头孢羟氨苄

2. 急性气管-支气管炎

（1）咳宁胶囊＋青霉素 V 钾

（2）板蓝根冲剂＋复方甘草片＋头孢克肟

（3）咳必清＋左氧氟沙星＋布洛芬缓释片

（4）沐舒坦＋氨茶碱＋阿莫西林

3. 慢性支气管炎

（1）百贝益肺胶囊＋青霉素 V 钾

（2）返魂草冲剂＋复方甘草片＋头孢克肟

（3）阿莫西林＋氨溴索＋舒喘灵

（4）博力康尼＋茶碱缓释片＋沐舒坦＋头孢拉定

（5）氧氟沙星＋羧甲司坦＋茶碱缓释片

（6）阿奇霉素＋氨茶碱＋羧甲司坦

4. 支气管哮喘

（1）沙丁胺醇吸入气雾剂＋茶碱缓释片

（2）特布他林＋茶碱缓释片＋普米克

5. 细菌性肺炎

（1）青霉素＋氟罗沙星＋羧甲司坦＋复方氨林巴比妥

（2）克林霉素＋头孢噻肟钠＋甲硝唑＋急支糖浆

（3）头孢曲松钠＋阿奇霉素＋羧甲司坦

6. 支原体肺炎

（1）急支糖浆＋对乙酰氨基酚＋阿奇霉素

（2）罗红霉素＋鲜竹沥

7. 慢性肺源性心脏病

（1）螺内酯＋卡托普利片＋单硝酸异山梨酯

（2）多巴胺＋硝酸异山梨酯

参考文献

[1] 国家基本药物临床应用指南和处方集委员会. 2018 年版国家基本药物临床应用指南（化学药品和生物制品）[M]. 北京：人民卫生出版社，2019.

[2] 中华医学会. 临床诊疗指南 2015 版：呼吸病学分册 [M]. 北京：人民卫生出版社，2015.

[3] 呼吸系统疾病基层诊疗指南编写专家组. 急性气管-支气管炎基层诊疗指南（2018 年）[J]. 中华全科医师杂志，2019，18（4）：314-317.

[4] 方江. 苏黄止咳胶囊联合富马酸酮替芬片治疗变应性咳嗽的疗效观察[J]. 临床合理用药杂志，2016，9（14）：1-2＋20.

[5] 中华医学会呼吸病学分会哮喘学组，中华医学会全科医学分会. 中国支气管哮喘防治指南（基层版）[J]. 中国实用内科杂志，2013，33（8）：331-336.

[6] 中华医学会呼吸病学分会哮喘学组，中华医学会全科医学分会. 中国支气管哮喘防治指南（基层版）[J]. 中华结核和呼吸杂志，2013，36（5）：331-336.

[7] 中华中医药学会内科分会，中华中医药学会肺系病分会，中国民族医药学会肺病分会. 社区获得性肺炎中医诊疗指南（2018 修订版）[J]. 中医杂志，2019，60（4）：350-359.

[8] 李迎秋. 阿奇霉素联合痰热清注射液对老年支原体肺炎患者的临床疗效 [J]. 黑龙江医药，2019，32（02）：326-328.

[9] 郭玉梅，庚俐莉. 痰热清注射液联合参附注射液治疗老年重症肺炎的临床效果 [J]. 中国当代医药，2019，26（08）：151-154.

[10] 张凯美. 潘生丁甲氰咪胍联合用药治疗流行性腮腺 184 例的临床观察 [J]. 青海医药杂志，1997（1）：2.

[11] 刘新民，王涤非，凌敏. 全科医生诊疗手册 [M]. 第 3 版. 北京：化学工业出版社，2016.

［12］韦廷希．联合用药方案在支气管扩张症中的应用效果观察及体会［J］．吉林医学，2013（15）：2940-2941．

［13］林晓琳．联合用药治疗支气管扩张大咯血的疗效及安全性［J］．中国医药指南，2015，13（29）：85．

［14］阿选德．研究金水宝胶囊联合异丙托溴铵气雾剂治疗慢性阻塞性肺疾病急性加重期的临床疗效［J］．现代药物与临床，2018，33（09）：2290-2293．

［15］李长明．通过进行吸入用异丙托溴铵溶液联合普米克令舒雾化吸入治疗慢性阻塞性肺疾病的临床疗效研究［J］．临床合理用药杂志，2018，11（30）：42-43．

［16］丛美娇．研究在治疗慢性阻塞性肺疾病时联合使用沙丁胺醇气雾剂和异丙托溴铵气雾剂的价值［J］．中国医药指南，2018，16（14）：97．

［17］中华医学会，中华医学会杂志社，中华医学会全科医学分会．肺结核基层诊疗指南（2018年）［J］．中华全科医师杂志，2019，18（8）：709-717．

［18］中华医学会．慢性肺源性心脏病基层诊疗指南（实践版·2018）［J］．中华全科医师杂志，2018，17（12）：966-969．

［19］魏敏杰，陈磊．注射液联合用药手册［M］．北京：人民军医出版社，2010．

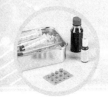

第五章

耳鼻咽喉科常见疾病用药及联合用药

第一节 概 述

一、耳鼻咽喉科

"耳鼻咽喉科"是包括耳、鼻、咽、喉及其相关头颈部的外科学科，涉及味、听、嗅、平衡、发音、呼吸及吞咽等功能的诊断与治疗，原为"五官科"，后独立命名为"耳鼻咽喉科"。其与临床其他科关系密切，如头痛、咳嗽、喑哑、眩晕等。随着医学的进步，医学各科相互渗透和促进，扩大了耳鼻咽喉科的范畴，如耳显微外科、耳神经外科、侧颅底外科、听力学及平衡科学、鼻内镜外科、鼻神经外科（鼻颅底外科）、头颈外科、喉显微外科、嗓音与言语疾病科、小儿耳鼻咽喉科等。使得耳鼻咽喉科范围大大扩展。

二、耳鼻咽喉科疾病

常见的耳鼻咽喉科疾病主要有以下几种。

1. 耳部疾病，如中耳炎、耳鸣、外耳炎、耳聋、鼓膜穿孔、鼓膜修补、听力障碍。

2. 鼻部疾病，如急性鼻炎、慢性鼻炎、鼻窦炎、鼻息肉、过敏鼻炎、鼻部整形。

3. 咽喉疾病，如喉炎、咽喉炎、慢性咽炎、腺样体肥大、扁桃体炎、鼾症（打呼噜）、声带息肉、急性咽炎。

以上为耳鼻咽喉科疾病分类中比较常见的病症，此外，还有慢性中耳炎、鼻中隔偏曲等。

第二节　耳部常见疾病用药及联合用药

耳部疾病包括耳部的炎症、耳聋、肿瘤等。其中炎症占首位，肿瘤不占突出地位。按耳部解剖分类如下。①外耳疾病：先天性畸形、急性外耳道炎、外耳道疖、外耳湿疹、外耳道胆脂瘤、外耳道乳头状瘤、鼓膜炎、外耳血肿等。②中耳疾病：急性中耳炎、化脓性中耳炎、乳突炎、特发性胆固醇肉芽肿、耳源性面神经麻痹、中耳先天性畸形、耳硬化症、颈静脉球瘤、中耳癌、气压创伤性中耳炎等。③内耳疾病：先天性内耳畸形、迷路炎、梅尼埃病、感音神经性聋、突发性聋、颞骨骨折等。

一、急性外耳道炎

（一）病因

外耳道炎一类为局限性外耳道炎即外耳道疖，另一类为弥漫性外耳道炎。急性外耳道炎系微生物进入外耳道皮肤或皮下组织引起的急性感染。急性起病多为挖耳损伤外耳道皮肤或洗澡时及游泳后外耳道积水，使局部表皮软化，被细菌侵入感染等或由其病史引发。另外，化脓性中耳炎脓液的浸渍，以及某些全身疾病如糖尿病等也可诱发外耳道疖肿。

（二）症状

1. 耳内疼痛剧烈，坐卧不安，咀嚼或说话时加重。但早期多为耳内轻痛，逐渐加重。一般无听力下降。

2. 耳屏压痛、耳郭牵拉痛、耳道皮肤充血，肿胀，潮湿，有脓。脓液早期稀薄，晚期变稠。一般鼓膜完整。

3. 重者耳郭周围水肿，耳周淋巴结肿胀、压痛。

4. 有疖肿在外耳道前壁者，可发生耳前肿胀，并可累及腮腺；后壁疖肿可引起耳后、乳突部肿胀。

（三）用药方案

用药方案1（抗生素）：如青霉素，成人80万～160万U肌内注射或静脉注射，一日3～4次，儿童按年龄与体重计算；或阿莫西林胶囊，成人0.25～0.5g，一日3～4次，儿童按年龄与体重计算；对青霉素过敏患者可口服红霉素、阿奇霉素、克拉霉素等大环内酯类。其他可选药有口服第一代或第二代头孢菌素（如头孢氨苄、头孢呋辛酯），成人还可以选择左氧氟沙星。

用药方案 2（滴耳药）：如氧氟沙星滴耳液，成人 4～6 滴，一日 2～3 次，小儿滴数酌减。

用药方案 3（洗耳药）：如 3%过氧化氢液，洗耳，一日 3～4 次。

用药方案 4（口服止痛药）：如对乙酰氨基酚，口服。6～12 岁儿童，一次 0.5 片；12 岁以上儿童及成人，一次 1 片，若持续发热或疼痛，可间隔 4～6 小时重复用药一次，24 小时内不得超过 4 次。

用药方案 5（外用止痛消肿药）：如 10%鱼石脂甘油，一次 2 滴，一日 3 次；或 1%～2%酚甘油。

用药方案 6（中成药清热解毒）：如牛黄解毒丸，大蜜丸一次 1 丸，一日 2～3 次。

（四）联合用药

1. 急性外耳道炎初期

用药方案 2（滴耳药：氧氟沙星滴耳液）+ 用药方案 1（抗生素：青霉素或阿奇霉素、克拉霉素）。

2. 急性外耳道炎加重期，耳内疼痛剧烈

用药方案 2（滴耳药：氧氟沙星滴耳液）+ 用药方案 1（抗生素：青霉素或阿奇霉素）+ 用药方案 4（口服止痛消肿药：对乙酰氨基酚）或用药方案 6（中成药清热解毒：牛黄解毒丸）。

 提示

1. 生活管理：①浸水时带耳塞或塞入含凡士林棉球，之后要将耳道清理干净；②不要掏耳朵，避免外耳道创伤；③插入耳内器具要干净卫生；④有糖尿病、免疫功能低下者需要加强预防。

2. 用药建议：①急性外耳道炎用药步骤为一般先用洗耳药清洗消毒外耳道（有疖肿且已有波动者，可行切开引流后清洗），如用 3%过氧化氢液洗耳；然后用止痛消肿外用药，如 1%～2%酚甘油或 10%鱼石脂甘油棉栓留置外耳道内，或局部涂中药消肿散加 2%达克罗宁黄连素软膏；②严重者同时给予抗菌药物，如青霉素、半合成青霉素或红霉素、阿奇霉素、克拉霉素等大环内酯类；③耳内疼痛剧烈时可加口服止痛药如对乙酰氨基酚，或局部热敷、理疗或普鲁卡因封闭治疗；④反复发病者要加强防范，并对慢性消耗性疾病给予相应的治疗。

3. 氧氟沙星滴耳液用于治疗敏感菌引起的中耳炎、外耳道炎、鼓膜炎。禁忌：对本品及氟喹诺酮类药过敏的患者禁用。

4. 青霉素见"第四章第二节五、肺脓肿的提示3"。

5. 对乙酰氨基酚见"第四章第二节四、肺炎的提示5"。

6. 牛黄解毒丸，含有人工牛黄、雄黄、石膏、大黄、黄芩、桔梗、冰片、甘草等成分，可清热解毒，适用于火热内盛、咽喉肿痛、牙龈肿痛、口舌生疮、目赤肿痛。

7. 3%过氧化氢液，适用于化脓性外耳道炎和中耳炎，文森口腔炎、齿龈脓漏、扁桃体炎及清洁伤口。本品遇光热易分解变质，不可与还原剂、强氧化剂、碱、碘化物混合使用。

8. 鱼石脂为酚类防腐药，有温和的防腐和刺激作用，以及抑菌、消炎、止痒、抑制分泌及消肿等作用。用于疖肿、牛皮癣、湿疹、宫颈炎、阴道炎、淋巴结炎、血栓性静脉炎、慢性溃疡、慢性皮炎、放射性皮炎、外耳道炎等。鱼石脂遇酸生成树脂状团块，与碱性物质配伍可放出氨气，故忌与酸、碱、生物碱和铁盐等配合。本品宜用于急性炎症的早期，对于已经化脓的软组织炎症不宜使用。

9. 所有药品的药物相互作用、不良反应、禁忌和注意事项见其"说明书"。

二、急性中耳炎

（一）病因

1. 急性中耳炎是由于中耳内发生了细菌感染或病毒感染，形成中耳黏膜的急性化脓性炎症，由咽鼓管途径感染最多见。

2. 通常继发于上呼吸道感染，如感冒、鼻炎、咽炎等。感冒后咽部、鼻部的炎症向咽鼓管蔓延，咽鼓管咽口及管腔黏膜出现充血、肿胀，纤毛运动发生障碍，致病菌乘虚侵入中耳，引起中耳炎。

3. 游泳、躺着喝奶、疲劳、吸烟也是引起发病的因素。

（二）症状

1. 耳痛：耳深部疼痛，开始轻，逐渐加重。多数患者穿孔前耳痛剧烈夜不能眠，烦躁不安。如搏动性跳痛或刺痛，可向同侧头部或牙齿放射，吞咽及咳嗽时耳痛加重。鼓膜穿孔流脓后，耳痛顿减。

2. 听力减退及耳鸣，开始感耳闷，继则听力渐降，伴耳鸣。

3. 鼓膜穿孔后流脓。

4. 耳聋：轻重不一，因多是单耳发病，易被忽视。此种耳聋，多与病情的进展成正比，即病变较重，耳聋也加重。一般为传导性聋。

5. 全身症状：轻重不一。可有畏寒、发热、怠倦、食欲减退。小儿全身症状较重，发热，体温可高达39℃，常伴呕吐、腹泻等消化道症状。鼓膜一旦穿孔，体温即逐渐下降，全身症状明显减轻。

（三）用药方案

用药方案1（抗生素-1）：如阿莫西林，成人0.5g，3～4次/日，一日最高4g；小儿20～40mg/（kg·d），3次/日；3个月以下婴儿30mg/（kg·d），2次/日。或头孢呋辛酯，口服成人0.25～0.5g，2～3次/日；静脉滴注，成人0.75～1.5g，2次/日，较重者3次/日；婴儿30～100mg/（kg·d），分3～4次给药；新生儿30～50mg/（kg·d），分2～3次给药。或头孢拉定胶囊0.25～0.5g，4次/日，一日最高4g；小儿按体重6.25～12.25mg/kg，4次/日。

用药方案2（抗生素-2）：如左氧氟沙星0.4g，静脉滴注，使用10日左右。

用药方案3（抗生素-3）：如复方新诺明片，成人常用量一次甲氧苄啶（TMP）160mg和磺胺异噁唑（SMZ）800mg，每12小时服用1次。2个月以上体重40kg以下的婴幼儿按体重口服，一次SMZ 20～30mg/kg及TMP 4～6mg/kg，每12小时1次；体重≥40kg的小儿剂量同成人常用量。儿童急性中耳炎的疗程为10日。

用药方案4（滴耳液）：如氧氟沙星滴耳液，成人6～10滴/次，2～3次/日。

用药方案5（洗耳剂）：如3%过氧化氢液，洗耳，3～4次/日。

用药方案6（止痛消肿液）：如2%酚甘油滴耳液，3次/日；或苯酚滴耳剂，滴耳一次2～3滴，3次/日。

用药方案7（耳道消毒液）：如3%硼酸酒精滴耳，3次/日。

用药方案8（减充血剂）：如1%盐酸麻黄碱滴鼻剂，每侧2～3滴，3～4次/日；或羟甲唑啉滴鼻剂/喷雾剂，每侧1～3滴/喷，2次/日。

用药方案9（中成药消炎药）：如炎可宁片，一次3片，3次/日。

（四）联合用药

1. 急性非化脓性中耳炎

用药方案 1（抗生素-1：阿莫西林等）或用药方案 2（抗生素-2：左氧氟沙星）＋用药方案 6（止痛消肿液：2%酚甘油滴耳液/苯酚滴耳剂）。

2. 急性化脓性中耳炎早、中期鼓膜穿孔前的中耳炎

用药方案 1（抗生素-1：头孢拉定胶囊）＋用药方案 8（减充血剂：1%麻黄碱）＋用药方案 6（止痛消肿药：2%酚甘油滴耳液）＋用药方案 9（中成药消炎药：炎可宁片）。

3. 急性化脓性中耳炎后期鼓膜穿孔后的中耳炎

耳道引流＋用药方案 5（3%过氧化氢液洗耳）＋用药方案 4（氧氟沙星滴耳液）＋用药方案 7（耳道消毒：3%硼酸酒精滴耳）＋用药方案 2（抗生素-2：左氧氟沙星）。

注：在上述联合用药中，凡注射剂联用时、凡中西药联用时以及与必须单独使用的药品联用时（包括联用药物相互有拮抗作用时）等，其联用方案中的药品均应独立、分时或序贯进行使用。

 提示

1. 生活管理：①提高身体素质，预防上呼吸道感染。②采取正确的哺乳姿势，防控乳汁流至婴儿耳内。③游泳，洗浴时防止污水流入耳内。④鼓膜穿孔及鼓室置管者禁止游泳。⑤注意休息，清淡饮食，小儿呕吐、腹泻时，应注意补液，并注意纠正电解质紊乱。

2. 用药建议：①积极治疗慢性鼻炎、鼻窦炎、慢性扁桃腺炎。②及早应用足量抗生素控制感染，务求彻底治愈，防止发生并发症或转为慢性中耳炎。③1%麻黄碱有减轻鼻咽黏膜肿胀、恢复咽鼓管功能的作用，但不可久用；④对肺炎链球菌或流感嗜血杆菌所致 2 岁以上小儿急性中耳炎时，可加用复方新诺口服液。

3. 阿莫西林见"第三章第二节四、实证风寒证感冒的提示 5"。

4. 左氧氟沙星见"第三章第二节三、细菌性感冒的提示 3"。

5. 2%酚甘油滴耳液具有杀菌、止痛和消肿作用，主要用于急性中耳炎鼓膜未穿孔时及外耳道炎症。穿孔时忌用。

6. 苯酚滴耳剂用于急性及慢性中耳炎及外耳道炎。

7. 头孢拉定胶囊适用于敏感菌所致的急性咽炎、扁桃体炎、中耳炎、支气管炎和肺炎等呼吸道感染，泌尿生殖道感染及皮肤软组织感染等。本品为口服制剂，不宜用于严重感染。对头孢菌素过敏者及有青霉素过敏性休克或即刻反应史者禁用本品。

8. 1%盐酸麻黄碱滴鼻剂用于缓解鼻黏膜充血肿胀引起的鼻塞。禁忌：鼻腔干燥、萎缩性鼻炎禁用。

9. 炎可宁片，含有黄柏、大黄、黄芩、板蓝根、黄连等成分，有清热泻火、消炎止痢功能。用于急性扁桃腺炎、细菌性肺炎、急性结膜炎、中耳炎、疖痈瘰疬、急性乳腺炎、肠炎、细菌性痢疾及急性尿道感染。禁忌：孕妇忌服。

10. 3%过氧化氢液洗耳见"第五章第二节一、急性外耳道炎的提示 7"。

11. 氧氟沙星滴耳液用于治疗敏感菌引起的中耳炎、外耳道炎、鼓膜炎。

12. 3%硼酸酒精滴耳有消毒、杀菌作用。但在滴耳时可有短时间刺痛感。用于慢性化脓性中耳炎、脓液较少时。

13. 所有药品的药物相互作用、不良反应、禁忌和注意事项见其"说明书"。

三、梅尼埃病

（一）病因

1. 梅尼埃病首先为法国医师美尼尔所描述，是一种原因不明的、以膜迷路积水为主要病理特征的内耳病。可能与内淋巴产生和吸收失衡有关。

2. 目前公认的发病机制主要有内淋巴管机械阻塞与内淋巴吸收障碍学说、免疫反应学说、内耳缺血学说等。

3. 通常认为梅尼埃病的发病有多种因素参与，其诱因包括劳累、精神紧张及情绪波动、睡眠障碍、不良生活事件、天气或季节变化等。

（二）症状

分为发作期和间歇期。

1. 眩晕。发作性眩晕多持续几十分钟至 12 小时，出现平衡功能障碍，不能坐立，均伴有恶心、呕吐等；间歇期无眩晕发作，但可有平衡功能障碍表现。双侧梅尼埃病患者可表现为头晕、不稳感、摇晃感或振动幻视。

2. 听觉障碍。早期多以低、中频为主，间歇期听力可恢复正常。随后听力损失逐渐加重，间歇期听力无法恢复至正常或发病前水平。多数患者可出现听觉重振现象。

3. 耳鸣。发作期常伴有耳鸣。

4. 耳闷胀感。发作期常伴有耳闷胀感。

（三）用药方案

用药方案 1（抗组胺药）：如茶苯海明，口服 25～50mg，一日 2～3 次；肌内注射 20mg，一日 1～2 次，极量为 0.1g，一日 0.3g；或盐酸异丙嗪，口服 12.5～25mg，必要时一日 2 次，肌内注射 25～50mg。

用药方案 2（抗眩晕药）：如地芬尼多，口服 25～30mg，一日 3 次。

用药方案 3（苯二氮䓬类）：如地西泮，口服 2.5～5mg，一日 3 次。

用药方案 4（抗胆碱能类）：如山莨菪碱，口服或肌内注射 5～10mg。

用药方案 5（糖皮质激素）：如氢化可的松，口服：治疗成人肾上腺皮质功能减退症，一日剂量 20～30mg，清晨服 2/3，午餐后服 1/3。有应激情况时，应适当加量，可增至一日 80mg，分次服用。小儿的治疗剂量为按体表面积给药，一日 20～25mg/m²，分 3 次，每小时服一次。肌内注射：一日 20～40mg；静脉滴注：一次 100mg，一日 1 次。临用前加 25 倍的氯化钠注射液或 5%葡萄糖注射液 500ml 稀释后静脉滴注，同时加用维生素 C 0.5～1g。

用药方案 6（脱水剂）：如 20%甘露醇溶液，250ml 静脉滴注，并调整剂量使尿量维持在每小时 30～50ml；或 5%碳酸氢钠注射剂 100ml 含碳酸氢钠 7.5g，一日 1 次。适速静脉滴注。

用药方案 7（补液剂支持）：如 5%葡萄糖注射液 40ml + 维生素 B_6 注射液 100ml，静脉滴注，并调整剂量使尿量维持在每小时 30～50ml。

注：以上为发作期的用药。

用药方案 8（血管扩张药）：如甲磺酸倍他司汀片 6～12mg，口服；或盐酸氟桂利嗪 10mg，每日睡前 1 次。

用药方案 9（利尿剂）：如氢氯噻嗪 25～50mg，口服，一日 1～2 次；或氨苯蝶啶，口服，一日 25～100mg，分 2 次服用。

用药方案 10（抗生素）：如庆大霉素，鼓室注射，采用低浓度、长间隔的方式，具体剂量由医生酌情定。

用药方案 11（糖皮质激素）：如氢化可的松，鼓室注射，采用低浓度、长间隔的方式，具体剂量由医生酌情定。

注：以上为间歇期的用药。

用药方案 12（营养神经维生素类）：如复合维生素 B，口服，成人一次 1～3 片，儿童一次 1～2 片；一日 3 次。

用药方案 13（中成药-1）：如天麻定眩宁，一次 6 片，口服，一日 3 次。

用药方案 14（中成药-2）：如复方丹参片，一次 3 片，口服，一日 3 次。

（四）联合用药

1. 梅尼埃病发作期恶心、呕吐症状严重患者

用药方案 1（抗组胺药-1：茶苯海明）＋用药方案 7（补液剂支持：5%葡萄糖注射液＋维生素 B_6）。

2. 梅尼埃病发作期眩晕症状严重或听力下降明显患者

用药方案 2（抗眩晕药：地芬尼多）＋用药方案 6（脱水剂：20%甘露醇溶液）＋用药方案 5（糖皮质激素：氢化可的松）。

3. 一般梅尼埃病间歇期患者

用药方案 8（血管扩张药：甲磺酸倍他司汀片）＋用药方案 9（利尿剂：氢氯噻嗪）＋用药方案 11（糖皮质激素：氢化可的松，鼓室注射）。

4. 眩晕发作频繁且剧烈，保守治疗无效的三期及以上梅尼埃病间歇期患者

用药方案 8（血管扩张药：甲磺酸倍他司汀片）＋用药方案 9（利尿剂：氢氯噻嗪）＋用药方案 10（抗生素：庆大霉素，鼓室注射）。

注 1：上述各用药方案中可酌情试加中成药如复方丹参片等。

注 2：在上述联合用药中，凡注射剂联用时、凡中西药联用时以及与必须单独使用的药品联用时（包括联用药物相互有拮抗作用时）等，其联用方案中的药品均应独立、分时或序贯进行使用。

 提示

1. 生活管理：①改善生活方式，规律作息，避免不良情绪、压力等诱发因素。②减少盐分摄入，避免咖啡因制品、烟草和酒精类制品的摄入。

2. 用药建议

（1）梅尼埃病用药治疗方案的选择

一期：患者教育，改善生活方式，倍他司汀，利尿剂，鼓室注射糖皮质激素，前庭康复训练。

二期：患者教育，改善生活方式，倍他司汀，利尿剂，鼓室注射糖皮质激素，低压脉冲治疗，前庭康复训练。

三期：患者教育，改善生活方式，倍他司汀，利尿剂，鼓室注射糖皮质激素，低压脉冲治疗，内淋巴囊手术，鼓室注射庆大霉素，前庭康复训练。

四期：患者教育，改善生活方式，倍他司汀，利尿剂，鼓室注射糖皮质激素，低压脉冲治疗，鼓室注射庆大霉素，三个半规管阻塞术，前庭神经切断术，迷路切除术，前庭康复训练。

（2）利尿剂有减轻内淋巴积水的作用，可以控制眩晕的发作。临床常用药物包括双氢克尿噻、氨苯蝶啶等，用药期间需定期监测血钾浓度。

（3）妊娠期妇女禁用地西泮；苯海拉明可引起头晕、头痛、嗜睡等不良反应，驾驶员及从事精细工作等人员应慎用。

（4）上述各用药方案中可酌情试加中成药，如复方丹参片等。

3. 茶苯海明用于皮肤黏膜的过敏，如荨麻疹、过敏性鼻炎、皮肤瘙痒症、药疹，对虫咬症和接触性皮炎也有效。亦可用于预防和治疗晕动病。对本品成分及其他乙醇胺类药物过敏者禁用。

4. 5%葡萄糖注射液用于：①补充能量和体液：用于各种原因引起的进食不足或大量体液丢失（如呕吐、腹泻等），全静脉内营养，饥饿性酮症；②低糖血症；③高钾血症；④高渗溶液用作组织脱水剂；⑤配制腹膜透析液⑥药物稀释剂；⑦静脉法葡萄糖耐量试验；⑧供配制 GIK（极化液）用。禁忌：糖尿病、重度心力衰竭并发水肿时禁用。

5. 维生素 B_6 用于以下情况：①维生素 B_6 缺乏的预防和治疗，防治异烟肼中毒；也可用于妊娠、放射病及抗癌药所致的呕吐、脂溢性皮炎等。②全胃肠道外营养及因摄入不足所致营养不良、进行性体重下降时维生素 B_6 的补充。③下列情况时维生素 B_6 需要量增加：妊娠及哺乳期、甲状腺功能亢进、烧伤、长期慢性感染、发热、先天性代谢障碍病（胱硫醚尿症、高草酸盐症、高胱氨酸尿症、黄嘌呤酸尿症）、充血性心力衰竭、长期血液透析、吸收不良综合征伴肝胆系统疾病（如酒精中毒伴肝硬化）、肠道疾病（乳糜泻、热带口炎性肠炎、局限性肠炎、持续腹泻）、胃切除术后。④新生儿遗传性维生素 B_6 依赖综合征。⑤维生素 B_6 软膏：用于痤疮、酒渣鼻、脂溢性湿疹、皱皮症。禁忌：对本品中任何成分过敏者禁用。

6. 地芬尼多用于防治多种原因或疾病引起的眩晕、恶心、呕吐，如乘车、船、机时的晕动病等。禁忌：6 个月以内婴儿、肾功能不全患者禁用。

7. 20%甘露醇溶液适应证为：①组织脱水药。用于治疗各种原因引起的脑水肿，降低颅内压，防止脑疝。②降低眼内压。可有效降低眼内压，应用于其他降眼内压药无效时或眼内手术前准备。③渗透性利尿药。用于鉴别肾前性因素或急性肾功能衰竭引起的少尿。亦可应用于预防各种原因引起的急性肾小管坏死。④作为辅助性利尿措施治疗肾病综合征、肝硬化腹水，尤其是当伴有低蛋白血症时。⑤对某些药物逾量或毒物中毒（如巴比妥类药物、锂、水杨酸盐和溴化物等），本药可促进上述物质的排泄，并可防止肾毒性。⑥作为冲洗剂，应用于经尿道内作前列腺切除术。⑦术前肠道准备。

8. 氢化可的松片：用于肾上腺皮质功能减退症的替代治疗及先天性肾上腺皮质功能增生症的治疗，也可用于类风湿关节炎、风湿性发热、痛风、支气管哮喘、过敏性疾病，并可用于严重感染和抗休克治疗等。禁忌：对本品及其他甾体激素过敏者禁用。下列疾病患者一般不宜使用，特殊情况应权衡利弊使用，但应注意病情恶化可能：严重的精神病（过去或现在）和癫痫，活动性消化性溃疡病，新近胃肠吻合手术，骨折，创伤修复期，角膜溃疡，肾上腺皮质功能亢进症，高血压，糖尿病，孕妇，抗菌药物不能控制的感染如水痘、麻疹、霉菌感染，较重的骨质疏松等。肾上腺皮质功能低减症及先天性肾上腺皮质功能增生症患者在妊娠合并糖尿病等情况时均仍然要用。

9. 甲磺酸倍他司汀用于梅尼埃病、眩晕症。对下列患者需慎重给药：有消化道溃疡史者或活动期消化道溃疡的患者、支气管哮喘的患者、肾上腺髓质瘤患者。

10. 氢氯噻嗪见"第四章第二节九、慢性肺源性心脏病的提示 8"。

11. 庆大霉素见"第四章第二节五、肺脓肿的提示 8"。

12. 复方丹参片用于气滞血瘀所致的胸痹，症见胸闷、心前区刺痛；

冠心病、心绞痛见上述症候者。

13. 所有药品的药物相互作用、不良反应、禁忌和注意事项见其"说明书"。

第三节 鼻部常见疾病用药及联合用药

鼻疾病包括外鼻、鼻前庭、鼻腔和鼻窦的疾病。可分为感染、出血、变态反应、肿瘤、外伤、异物、先天性畸形和结构异常等。鼻腔是变应原进入机体的门户，又是发生变态反应性疾病的部位，所以花粉症和变应性鼻炎是常见病。

一、急性鼻炎

（一）病因

急性鼻炎是由病毒（鼻病毒最为常见）感染引起的鼻黏膜的急性炎性疾病，又称之为"感冒""伤风"，是一种很普遍的具有传染性的疾病。当机体抵抗力下降、鼻黏膜的防御功能遭到破坏时，病毒主要通过呼吸道传染而侵入机体，随后细菌也会侵入，形成细菌性继发感染，如链球菌、葡萄球菌、肺炎球菌、流感杆菌和卡他球菌等。

（二）症状

症状包括鼻塞、流涕、发热等。病程通常为 7～10 日，潜伏期为 1～3 日，整个病程分为 3 期。①前驱期：出现鼻咽部烧灼感、鼻黏膜刺激感，打喷嚏，此时常有全身不适、怕冷。②卡他期：开始有鼻塞、频频打喷嚏、流清水样鼻涕，可出现暂时嗅觉减退，常伴有发热，体温上升至 37～39℃。③恢复期：清鼻涕减少，逐渐变为黏脓性，全身症状减轻，如无并发症，7～10 日后可痊愈。

（三）用药方案

用药方案 1（减充血剂）：如 1%盐酸麻黄碱滴鼻液，每侧 2～4 滴，一日 3～4 次；或盐酸羟甲唑啉滴鼻剂/鼻腔喷雾剂，每侧 1～3 滴/喷，一日 2 次，疗程不超过 7 天。或其他减充血剂，如复方地塞米松麻黄碱滴鼻液、呋喃西林麻黄碱滴鼻液、扑麻合剂（含麻黄碱 1%、扑尔敏 0.03%）等。

注：减充血剂应用不超过 7 日。

用药方案 2（抗菌药）：如阿莫西林肠溶液 0.5g，口服，6～8 小时一次；或头孢拉定胶囊 0.25～0.5g，口服，一日 4 次；或头孢泊肟酯片，100mg（1 片），每 12 小时 1 次，疗程 5～10 日。或其他抗菌药，如加替沙星、左氧氟沙星、莫西沙星、阿莫西林/克拉维酸、头孢曲松（中度）、复方新诺明、多西环素、阿奇霉素/克拉霉素等。

用药方案 3（解热镇痛药）：如阿司匹林肠溶液，一日 0.3～0.5g；或对乙酰氨基酚 0.3～0.6g，口服，一日 4 次；或复方氨酚烷胺片，口服，成人，一次 1 片，一日 2 次。

用药方案 4（抗病毒药）：如盐酸金刚烷胺，成人一次 200mg，一日 1 次，或一次 100mg，每 12 小时 1 次；1～9 岁小儿按体重给药，一次 1.5～3mg/kg，8 小时一次，或一次 2.2～4.4mg/kg，12 小时一次。或其他抗病毒药，如利巴韦林滴鼻液、病毒唑、盐酸金刚乙胺。

注：金刚烷胺用于帕金森病，一次 100mg，一日 1～2 次。

用药方案 5（中成药）：如抗感解毒颗粒 10g，口服，一日 3 次；或速效感冒胶囊 1～2 粒，口服，一日 3 次；或复方板蓝根冲剂 15g，口服，6 小时一次；或鼻炎灵片，饭后温开水送服，一次 2～4 片，一日 3 次，2 周为一疗程。

（四）联合用药

1. 轻度急性鼻炎，有鼻塞、流涕、发热等症

用药方案 1（减充血剂：盐酸羟甲唑啉滴剂/喷雾剂）＋用药方案 3（解热镇痛药：阿司匹林肠溶液）。

2. 中、重度急性鼻炎合并细菌感染，有鼻塞、头痛、发热等症

用药方案 2（抗菌药：头孢泊肟酯片）＋用药方案 3（解热镇痛药：复方氨酚烷胺片）＋用药方案 5（中成药：鼻炎灵片）。

注 1：上述方案必要时可试加用药方案 5（中成药：抗感解毒颗粒等）。

注 2：在上述联合用药中，凡注射剂联用时、凡中西药联用时以及与必须单独使用的药品联用时（包括联用药物相互有拮抗作用时）等，其联用方案中的药品均应独立、分时或序贯进行使用。

提示

1. 生活管理：①注意大量饮水。②注意居室通风。③发热时要适当

休息，注意保暖。④不出入或少出入公共场所，外出时可佩戴口罩。⑤饮食宜清淡，易消化。⑥注意劳逸结合，调节饮食。⑦勤洗手，改正揉眼、挖鼻等不良习惯可起到预防感冒的作用。⑧经常锻炼身体，提倡冷水洗脸或冷水浴，增强体质。

2. 用药建议：①合并细菌感染或有并发症时可用抗生素，如头孢拉定胶囊或阿莫西林或肠溶片阿莫西林克拉维酸钾等加盐酸麻黄碱滴鼻液或鼻舒适片。②使用感冒药如复方氨酚烷胺片（新速效感冒片、快克等）就不再用抗病毒药。③减充血剂应用不超过 7 日。

3. 盐酸羟甲唑啉鼻腔喷雾剂用于急慢性鼻炎、鼻窦炎、过敏性鼻炎、肥厚性鼻炎。使用本品时不能同时使用其他收缩血管类滴鼻剂。禁用：萎缩性鼻炎及鼻腔干燥者、孕妇及 2 周岁以下儿童、正在接受单氨氧化酶抑制剂（如帕吉林、多塞平等）治疗的患者。

4. 阿司匹林肠溶片用于抗血栓。临床用于预防一过性脑缺血发作、心肌梗死、心房颤动、人工心脏瓣膜、动静脉瘘或其他手术后的血栓形成。也可用于治疗不稳定型心绞痛。禁忌：对本品过敏者、活动性溃疡病或其他原因引起的消化道出血者、血友病或血小板减少症者、有阿司匹林或其他非甾体抗炎药过敏史者，尤其是出现哮喘、神经血管性水肿或休克者禁用。

5. 头孢泊肟酯片适用于敏感菌引起的下列感染：①上呼吸道感染，如耳、鼻和喉部感染，包括急性中耳炎、鼻窦炎、扁桃体炎和咽喉炎等。②下呼吸道感染，如社区获得性肺炎、慢性支气管炎急性发作。③单纯性泌尿道感染，如膀胱炎。④单纯性皮肤和皮肤软组织感染，如毛囊炎（包括脓疱性痤疮）、疖、痈、丹毒、蜂窝织炎、淋巴管（结）炎、化脓性甲沟炎、皮下脓肿、汗腺炎、簇状痤疮、皮脂腺囊肿合并感染。⑤急性单纯性淋球菌性尿道炎和子宫颈炎，由奈瑟淋球菌引起的肛周炎。禁忌：①对青霉素或β-内酰胺类抗生素过敏的患者禁用。②对头孢泊肟过敏的患者禁用。

6. 复方氨酚烷胺片/胶囊见"第三章第二节六、体虚感冒的提示3"。

7. 鼻炎灵片，含有苍耳子（炒黄）、辛夷、白芷、细辛、黄芩、川贝母、淡豆豉、薄荷脑等成分，有透窍消肿、祛风退热功能。用于慢性鼻窦炎、鼻炎及鼻塞头痛、浊涕臭气、嗅觉失灵等。

8. 抗感解毒颗粒，含有葛根、金银花、黄芩、连翘、大青叶、贯众、板蓝根、菊花、白芷、茵陈等成分，有清热解毒功能。用于风热感冒。禁忌：孕妇、糖尿病患者禁用。

9. 所有药品的药物相互作用、不良反应、禁忌和注意事项见其"说明书"。

二、慢性鼻炎

（一）病因

1. 慢性鼻炎是鼻黏膜或黏膜下层的慢性炎症，并持续 3 个月以上或反复发作，迁延不愈，间歇期亦不能恢复正常，且无明确的致病微生物感染。可分为慢性单纯性鼻炎、慢性肥厚性鼻炎、萎缩性鼻炎和药物性鼻炎。

2. 致病因素包括：①全身因素，如营养不良、内分泌失调、嗜好烟酒及免疫功能下降等；②生长期吸入含有粉尘、化学物质的刺激性气体；③鼻腔疾病和邻近器官感染；④鼻腔用药不当；⑤鼻窦的慢性炎症及急性鼻炎反复发作或治疗不彻底而迁延成慢性鼻炎等。

（二）症状

表现为鼻黏膜的慢性充血肿胀、鼻塞、流黏鼻涕、间断嗅觉减退、头痛、鼻音等。

1. 单纯性鼻炎：间歇性、交替性鼻塞，黏液涕多而透明，继而黏脓涕，鼻底或下鼻道有黏液分泌物。

2. 慢性肥厚性鼻炎：单侧或双侧持续性鼻塞，不易排出，可引起头痛、头晕、咽干、咽痛，少数患者可出现嗅觉减退；下鼻甲黏膜肥厚、鼻甲骨肥大，黏膜表面不平，对减充血剂不敏感，鼻底或下鼻道有黏液性或黏脓性分泌物。

3. 萎缩性鼻炎：鼻腔和咽喉干燥，易出血，重症或晚期患者，可有特殊臭味。

4. 药物性鼻炎：双侧持续性鼻塞，嗅觉减退，鼻腔分泌物增加，并由清涕转为脓涕。常伴有头痛、头晕等症状。

（三）用药方案

用药方案 1（减充血剂-1）：如盐酸羟甲唑啉鼻腔喷雾剂，一次 1～3 喷，一日 2 次，疗程不超过 7 日。

用药方案 2（减充血剂-2）：如盐酸麻黄碱滴鼻液，滴鼻，一次每鼻孔 2～4 滴，一日 3～4 次。

　　用药方案 3（抗过敏剂）：如内舒拿即糠酸莫米松鼻喷雾剂，一次 1 喷，一日 2 次，适用于 3 岁以上儿童。

　　用药方案 4（中成药-1）：如苍耳子：煎服，3～9g；或苍耳子鼻炎滴丸，口服，一次 28 丸，一日 3 次。或其他中成药如十三味辛夷滴鼻剂等。

　　用药方案 5（中成药-2）：如鼻炎灵片，饭后温开水送服。一次 2～4 片，一日 3 次，2 周为一疗程；或千柏鼻炎片，口服，一次 3～4 片，一日 3 次。

　　用药方案 6（中成药-3）：如胆香鼻炎片，口服。一次 4 片，一日 3 次。

　　用药方案 7（维生素-1）：如维生素 B_2 5～10mg，一日 3 次。

　　用药方案 8（维生素-2）：如维生素 C 0.05～0.1g，一日 3 次。

（四）联合用药

1. 慢性单纯性鼻炎

　　用药方案 2（减充血剂-2：盐酸麻黄碱滴鼻液）＋用药方案 4（中草药-1：苍耳子鼻炎滴丸/苍耳子）或用药方案 5（中成药-2：鼻炎灵片）。

2. 慢性肥厚性鼻炎

　　用药方案 2（减充血剂-2：盐酸麻黄碱滴鼻液）＋用药方案 5（中成药-2：千柏鼻炎片）。

3. 萎缩性鼻炎

　　用药方案 7（维生素-1：维生素 B_2）＋用药方案 8（维生素-2：维生素 C）＋生理盐水冲洗鼻腔。

　　注：在上述联合用药中，凡注射剂联用时、凡中西药联用时以及与必须单独使用的药品联用时（包括联用药物相互有拮抗作用时）等，其联用方案中的药品均应独立、分时或序贯进行使用。

提示

　　1. 生活管理：①应注意锻炼身体，做到劳逸结合，防止过度疲劳，改善营养状况，提高机体免疫力。②流感季节不要到人员聚集的场所，必须时要戴口罩。③尽量保持室内环境清洁，并注意通风换气。④平时不要挖鼻孔，尽量保持鼻腔湿润。⑤戒烟，避免吸入二手烟，减少烟雾对鼻腔的刺激。⑥忌生冷辛辣刺激食物，多吃一些富含维生素 A 与维生素 B 的食物。

2. 用药建议：①口服药以中药治疗为主，包括香菊胶囊、鼻炎片、苍耳子鼻炎胶囊、千柏鼻炎胶囊、通窍鼻炎片等；②外用药：以减充血剂（亦称血管收缩剂）为主，包括赛洛唑啉、麻黄碱等，用药时间不宜过长。③苍耳子治疗急、慢性鼻炎有较好疗效。④萎缩性鼻炎患者还可试加中药十三味辛夷滴鼻剂等。⑤千柏鼻炎片主要对慢性肥厚性鼻炎导致的鼻塞流鼻涕效果很好。但是没有盐酸麻黄碱滴鼻液局部用药见效快。所以需要和盐酸麻黄碱滴鼻液联合用药才可以更好的治疗慢性肥厚性鼻炎。

3. 1%盐酸麻黄碱滴鼻液用于缓解鼻黏膜充血肿胀引起的鼻塞。禁忌：鼻腔干燥、萎缩性鼻炎禁用。

4. 苍耳子鼻炎滴丸，含有苍耳子油、石膏浸膏粉、白芷浸膏粉、冰片、辛夷花挥发油、薄荷脑、辛夷花浸膏粉、黄芩浸膏粉等成分，有疏风、清肺热、通鼻窍、止头痛功能。用于风热型鼻疾，包括急、慢性鼻炎，鼻窦炎，过敏性鼻炎。

5. 鼻炎灵片，含有苍耳子（炒黄）、辛夷、白芷、细辛、黄芩、川贝母、淡豆豉、薄荷脑等成分，有透窍消肿、祛风退热功能。用于慢性鼻窦炎、鼻炎及鼻塞头痛、浊涕臭气、嗅觉失灵等。

6. 千柏鼻炎片，含有千里光、卷柏、羌活、决明子、麻黄、川芎、白芷等成分，有清热解毒、活血祛风、宣肺通窍功能。用于风热犯肺、内郁化火、凝滞气血所致的伤风鼻塞时轻时重，鼻痒气热，流涕黄稠，或持续鼻塞，嗅觉迟钝，急、慢性鼻炎，鼻窦炎。

7. 维生素 B_2 为体内黄酶类辅基的组成部分（黄酶在生物氧化还原中发挥递氢作用），当缺乏时，则会影响机体的生物氧化，使代谢发生障碍。其病变多表现为口、眼和外生殖器部位的炎症，如口角炎、唇炎、舌炎、眼结膜炎和阴囊炎等，故本品可用于上述疾病的防治。

8. 维生素 C 见"第三章第二节一、普通感冒的提示 4"。

9. 生理盐水就是 0.9%的氯化钠水溶液，是人体细胞所处的液体环境浓度。生理盐水治疗鼻炎一般只用于萎缩性鼻炎。根据对生理盐水的疗效，将代谢性碱中毒分为用生理盐水治疗有效的代谢性碱中毒和生理盐水治疗无效的代谢性碱中毒两类。

10. 所有药品的药物相互作用、不良反应、禁忌和注意事项见其"说明书"。

三、过敏性鼻炎

（一）病因

过敏性鼻炎即变应性鼻炎，它属免疫球蛋白 IgE 抗体介导的炎症反应，是一种由基因与环境互相作用而诱发的多因素疾病。病因与遗传因素（特应性体质）和环境因素（吸入性过敏原，如尘螨、花粉等）有关。当机体暴露于变应原后主要由于 IgE 抗体介导的鼻黏膜非感染性炎症，造成过敏性鼻炎。

（二）症状

1. 变应性鼻炎的典型症状主要是阵发性喷嚏、清水样鼻涕、鼻塞和鼻痒。部分患者伴有眼部症状，如眼睛发红、发痒及流泪；部分患者伴有嗅觉下降或者消失；常常打喷嚏（通常是突然和剧烈的）；少数患者有头晕、头痛等。

2. 双侧鼻黏膜苍白、肿胀、下鼻甲水肿。

3. IgE 检测阳性。

（三）用药方案

用药方案 1 [鼻用糖皮质激素（INS）]：如 0.05%丙酸氟替卡松鼻喷雾剂，每侧 1～2 喷，一日 1 次，连用不超过 7 日；或 0.05%糠酸莫米松鼻喷雾剂，每侧 1～2 喷，一日 1 次，连用不超过 7 日。

用药方案 2（口服糖皮质激素）：如泼尼松 0.5～1mg/kg，早晨顿服，疗程 5～7 日。或其他短效口服糖皮质激素，如氢化可的松、泼尼松等。

用药方案 3（抗组胺药）：如氯雷他定，口服，成人 10mg，一日 1 次；或氯苯那敏，口服，成人 4mg，一日 1～3 次；或盐酸西替利嗪 10mg，一日 1 次，一次 1 片，连用 10 日为一疗程。

用药方案 4（减充血剂）：如 1%盐酸麻黄碱滴鼻液，每侧 2～4 滴，一日 3～4 次；或盐酸羟甲唑啉滴鼻剂/鼻腔喷雾剂，每侧 1～3 滴/喷，一日 2 次，疗程不超过 7 日。或其他减充血剂如复方地塞米松麻黄碱滴鼻液、呋喃西林麻黄碱滴鼻液、扑麻合剂（含麻黄碱 1%、扑尔敏 0.03%）等。减充血剂应用不超过 7 日。

用药方案 5（中成药）：如胆香鼻炎片，口服，一次 4 片，一日 3 次；

或通窍鼻炎片，口服。一次 5～7 片，一日 3 次。

（四）联合用药

1. 轻度过敏性鼻炎

用药方案 1［鼻用糖皮质激素（INS）：0.05%丙酸氟替卡松喷剂］+ 用药方案 3（抗组胺药：氯雷他定）或用药方案 5（中成药：通窍鼻炎片）。

2. 中、重度过敏性鼻炎

用药方案 2（口服糖皮质激素：泼尼松）+ 用药方案 3（抗组胺药：氯雷他定）+ 用药方案 4（减充血剂：1%盐酸麻黄碱滴鼻液）。

注：在上述联合用药中，凡注射剂联用时、凡中西药联用时以及与必须单独使用的药品联用时（包括联用药物相互有拮抗作用时）等，其联用方案中的药品均应独立、分时或序贯进行使用。

 提示

1. 生活管理：①避免接触过敏原，包括室内霉菌、二手烟、空气污浊的地方等。②忌食寒凉生冷等刺激性食物、慎吃海产食物。③每日洗涤鼻腔、正确的擦鼻、不宜过多使用血管收缩性滴鼻剂。

2. 用药建议：①在"联合用药"中必要时可加用药方案 5（中成药：胆香鼻炎片或通窍鼻炎片）效果显著；②在非特异性用药同时，可采取避免特异性措施；③新生儿、孕妇、哺乳期妇女、膀胱颈梗阻、幽门十二指肠梗阻、甲状腺功能亢进、高血压和前列腺肥大者慎用氯苯那敏；④高空作业者、车辆驾驶人员、机械操作人员工作时间禁用氯苯那敏；⑤必须注意全身使用糖皮质激素的不良反应，避免用于儿童、老年人以及有糖皮质激素禁忌证的患者。临床不推荐肌内注射或静脉注射糖皮质激素治疗过敏性鼻炎；⑥鼻腔减充血剂仅鼻塞时使用，连续使用不得超过 7 日，否则可产生"反跳"现象，出现更为严重的鼻塞。

3. 丙酸氟替卡松鼻喷雾剂用于预防和治疗季节性过敏性鼻炎（包括枯草热）和常年性过敏性鼻炎。丙酸氟替卡松吸入气雾剂：适用于成人及 1 岁以上儿童（含 1 岁）哮喘的预防性治疗。禁忌：禁用于对本品中任一成分过敏者；禁用于玫瑰痤疮、寻常痤疮、酒渣鼻、口周皮炎、原发性皮肤病毒感染（如单纯疱疹、水痘）；禁用于肛周及外阴瘙痒；禁用于真菌或细菌引发的原发皮肤感染；禁用于 1 岁以下婴儿的皮肤病，包括皮炎和尿布疹。

4. 氯雷他定用于缓解过敏性鼻炎有关的症状，如喷嚏、流涕、鼻痒、鼻塞以及眼部痒及烧灼感。口服药物后，鼻和眼部症状及体征得以迅速缓解。亦适用于缓解慢性荨麻疹、瘙痒性皮肤病及其他过敏性皮肤病的症状及体征。禁忌：对本品中的成分过敏或特异体质的患者禁用。

5. 泼尼松见"第四章第二节九、慢性肺源性心脏病的提示6"。

6. 1%盐酸麻黄碱滴鼻液见"第五章第二节二、急性中耳炎的提示8"。

7. 通窍鼻炎片，含有炒苍耳子、防风、黄芪、白芷、辛夷、炒白术、薄荷等成分，有风热蕴肺、表虚不固功能。用于风热蕴肺、表虚不固所致的鼻塞时轻时重、鼻流清涕或浊涕、前额头痛；慢性鼻炎、过敏性鼻炎、鼻窦炎见上述症候者。

8. 所有药品的药物相互作用、不良反应、禁忌和注意事项见其"说明书"。

四、急性鼻窦炎

（一）病因

急性鼻窦炎是鼻窦黏膜的一种急性化脓性炎症。可分为急性上颌窦炎、急性额窦炎、急性筛窦炎、急性蝶窦炎等，常继发于急性鼻炎。急性鼻窦炎多由上呼吸道感染引起，细菌（多见化脓性球菌）与病毒感染可同时并发。

（二）症状

1. 鼻塞。

2. 较多黄脓涕。

3. 头痛，并伴有面颊部、额部或头深部的疼痛。

4. 重症者可有发热、畏寒及全身不适。

5. 查体鼻黏膜充血，鼻腔较多脓性分泌物，中鼻道、嗅裂可见脓涕。

6. 面颊部、内眦或眶内上角可有压痛。

7. 必要时鼻窦X线片或鼻窦CT可作为辅助诊断手段。

（三）用药方案

用药方案1（抗生素）：如青霉素，成人80万～160万U肌内注射或静脉注射，一日3～4次；儿童，20～40mg/（kg·d）。或口服阿莫西林，成人0.5g，一日3～4次。或注射用阿莫西林钠克拉维酸钾，成人，一次

1.2g，一日 3～4 次；小儿每次 30mg/kg，一日 3～4 次；新生儿一日 2～3 次；成人，一次 1.2g，一日 3～4 次，疗程 10～14 日。取本品一次用量溶于 50～100ml 氯化钠注射液中，静脉滴注 30 分钟。或头孢氨苄胶囊，成人剂量：口服，一次 0.25～0.5g，一日 4 次；儿童剂量：口服，每日按 25～50mg/kg 给药，一日 4 次。或青霉素过敏患者可口服红霉素、阿奇霉素、克拉霉素等大环内酯类及左氧氟沙星等。

用药方案 2（黏液溶解促排剂）：如氨溴索，口服，成人 30～60mg，一日 3～4 次；或桉柠蒎，成人 0.3g，一日 3～4 次，儿童 0.12g，一日 3～4 次；或标准桃金娘油胶囊，300mg/粒，一次 1 粒，一日 2 次。

用药方案 3（减充血剂）：如 1%盐酸麻黄碱滴鼻液，每侧 2～4 滴，一日 3～4 次；或盐酸羟甲唑啉滴鼻剂/鼻腔喷雾剂，每侧 1～3 滴/喷，一日 2 次，疗程不超过 7 日。或其他减充血剂如复方地塞米松麻黄碱滴鼻液、呋喃西林麻黄碱滴鼻液、扑麻合剂（含麻黄碱 1%、扑尔敏 0.03%）等。

注：减充血剂应用不超过 7 日。

用药方案 4（镇静剂）：如氯雷他定 10mg，口服，一日 1 次；或氯苯那敏，口服，成人 4mg，一日 1～3 次；或盐酸西替利嗪，一次 1 片（10mg），一日 1 次，连用 10 日为一疗程。

用药方案 5（清洗消炎剂）：如生理盐水＋庆大霉素注射液＋地塞米松注射液；或海水鼻腔喷雾器，每次上药前清洗。

用药方案 6（中成药）：如千柏鼻炎片，口服，一次 3～4 片，一日 3 次；或鼻渊通窍颗粒，开水冲服，一次 15g，一日 3 次；或其他中成药，如鼻渊舒口服液、香菊片。

（四）联合用药

1. 急性化脓性鼻窦炎

用药方案 1（抗生素：青霉素）＋用药方案 2（黏液溶解促排剂：氨溴索）＋用药方案 3（减充血剂：盐酸羟甲唑啉滴鼻剂/鼻腔喷雾剂）。

2. 急性过敏性鼻窦炎

用药方案 4（镇静剂：氯雷他定）＋用药方案 3（减充血剂：1%盐酸麻黄碱滴鼻液）。

注：在上述联合用药中，凡注射剂联用时、凡中西药联用时以及与必须单独使用的药品联用时（包括联用药物相互有拮抗作用时）等，其

联用方案中的药品均应独立、分时或序贯进行使用。

提示

1. 生活管理：①加强体育锻炼，改善营养，增强抵抗力，预防感冒。②及时、彻底治疗鼻炎（感冒）和鼻中隔偏曲及牙病等。③鼻腔有分泌物时不要用力擤鼻，应堵塞一侧鼻孔擤净鼻腔分泌物，再堵塞另一侧鼻孔擤净鼻腔分泌物。④生活和运动中如游泳、洗澡等时避免呛水。

2. 用药建议：①在"联合用药"中，可试加用药方案 5（清洗消炎剂：海水鼻腔喷雾器喷海水剂，或生理盐水＋庆大霉素注射液＋地塞米松注射液），或可试加用药方案 6（中成药：鼻渊通窍颗粒等）。②鼻腔减充血剂连续使用不得超过 7 日，否则，可产生"反跳"现象，出现更为严重的鼻塞。③急性鼻窦炎发作时对青霉素有超敏反应的患者禁用头孢菌素。④局部炎症控制后可行上颌窦穿刺冲洗术。⑤如为牙源性上颌窦炎应同时治疗牙病。⑥必要时可以应用鼻用局部激素或全身应用激素，改善局部炎症状态，加强引流。⑦急性鼻窦炎在药物控制不满意或出现并发症时可采用鼻内镜手术。⑧有研究显示对急性副鼻窦炎成人患者应用克拉霉素联合沐舒坦治疗，可明显提高患者 MCC、MTR 的评分，临床效果良好。

3. 青霉素见"第四章第二节五、肺脓肿的提示 3"。

4. 盐酸氨溴索见"第三章第二节一、普通感冒的提示 7"。

5. 盐酸羟甲唑啉滴鼻剂用于急慢性鼻炎、鼻窦炎、过敏性鼻炎、肥厚性鼻炎。禁忌：萎缩性鼻炎及鼻腔干燥者禁用；孕妇及 2 周岁以下儿童禁用；正在接受单氨氧化酶抑制剂（如帕吉林、苯乙肼、多塞平等）治疗的患者禁用。禁忌：萎缩性鼻炎及鼻腔干燥者禁用。

6. 氯雷他定用于缓解过敏性鼻炎有关的症状，如喷嚏、流涕、鼻痒、鼻塞以及眼部痒及烧灼感。口服药物后，鼻和眼部症状及体征得以迅速缓解。亦适用于缓解慢性荨麻疹、瘙痒性皮肤病及其他过敏性皮肤病的症状及体征。禁忌：对本品中的成分过敏或特异体质的患者禁用。

7. 1%盐酸麻黄碱滴鼻液见"第五章第三节二、慢性鼻炎的提示 3"。

8. 所有药品的药物相互作用、不良反应、禁忌和注意事项见其"说明书"。

五、慢性鼻窦炎

（一）病因

慢性鼻窦炎为持续较长时间的鼻窦黏膜的慢性炎症，多继发于急性鼻窦炎或感冒。常由细菌的侵入（常见的致病菌为肺炎链球菌、链球菌、葡萄球菌、流流感嗜血杆菌和厌氧菌等）引起。它与变态反应体质、鼻窦引流受阻、人体抵抗力弱或病菌毒力强都有密切关系。也有先天性的遗传因素和本病息息相关的因素。

（二）症状

1. 主要症状：鼻塞，黏性或黏脓性鼻涕。

2. 次要症状：头面部胀痛，嗅觉减退或丧失。

3. 常伴有痰多、异物感或咽干痛等。若影响咽鼓管，也可有耳鸣、耳聋等症状以及眼部有压迫感等。

4. 查体见来源于中鼻道、嗅裂的黏性或黏脓性分泌物，鼻黏膜充血、水肿或有息肉。

5. 影像学检查：鼻窦 CT 扫描显示窦口鼻道复合体和（或）鼻窦黏膜炎性病变。

（三）用药方案

用药方案 1（大环内酯类抗生素）：如红霉素肠溶片（小剂量），口服，成人一日 0.5～1g，即 4～8 片，分 3～4 次服用；小儿按体重一日 15～25mg/kg 给药，分 3～4 次服用，疗程 12 周以上；或克拉霉素，口服，成人 0.125g，一日 2 次，疗程 6～14 日。或其他大环内酯类如阿奇霉素、罗红霉素等（用量减半）。

用药方案 2（鼻内糖皮质激素）：如 0.05%丙酸氟替卡松鼻喷雾剂，每侧 1～2 喷，一日 1 次，疗程 12 周以上；或 0.05%糠酸莫米松鼻喷雾剂，每侧 1～2 喷，一日 1 次。

用药方案 3（口服糖皮质激素-短疗程）：如剂量相当于泼尼松 0.5～1.0mg/（kg·d）或 15～30mg/d，晨起空腹顿服，疗程 10～14 天，无需逐渐减量，可直接停药。

用药方案 4（减充血剂）：如 1%盐酸麻黄碱滴鼻液，每侧 2～4 滴，一日 3～4 次；或盐酸羟甲唑啉滴鼻剂/鼻腔喷雾剂，每侧 1～3 滴/喷，一日 2 次，疗程不超过 7 日。或其他减充血剂如复方地塞米松麻黄碱滴鼻液、呋喃西林麻黄碱滴鼻液、扑麻合剂（含麻黄碱1%、扑尔敏0.03%）等。

注：减充血剂应用不超过7日。

用药方案5（抗过敏药物）：如氯雷他定10mg，口服，一日1次；或氯苯那敏，口服，成人4mg，一日1～3次；或盐酸西替利嗪，一次1片（10mg），一日1次，连用10日为一疗程；或抗白三烯的药物如扎鲁司特、普鲁司特、孟鲁司特等。

用药方案6（清洗消炎剂）：如生理盐水+庆大霉素注射液+地塞米松注射液；或海水鼻腔喷雾器，每次上药前清洗。

用药方案7（黏液溶解促排剂）：如氨溴索，口服，成人30～60mg，一日3～4次；或桉柠蒎，成人0.3g，一日3～4次，儿童0.12g，一日2次。或标准桃金娘油胶囊，300mg/粒，一次1粒，一日2次。

用药方案8（中成药）：如千柏鼻炎片，口服，一次3～4片，一日3次；或鼻渊通窍颗粒，开水冲服，一次15g，一日3次；或通窍鼻炎片，口服，一次5～7片，一日3次。或其他中成药如鼻渊舒口服液、香菊片、鼻炎宁胶囊、鼻窦炎口服液。

（四）联合用药

1. 慢性鼻窦炎不伴鼻息肉（CRSsNP），且常规药物治疗效果不佳、无嗜酸粒细胞增多、血清总 IgE 水平不高，且变应原检测阴性的 CRSsNP 患者

用药方案2（鼻内糖皮质激素：0.05%丙酸氟替卡松鼻喷雾剂）+用药方案1（大环内酯类抗生素：红霉素肠溶片等）+用药方案6（清洗消炎剂）。

2. 慢性鼻窦炎伴鼻息肉（CRSwNP）尤其是严重、复发性鼻息肉及伴有哮喘、严重变态反应患者

用药方案3（口服糖皮质激素-短疗程：泼尼松）+用药方案5（抗过敏药物：氯雷他定）+用药方案6（清洗消炎剂）。

注1：上述联合用药中可酌情加用药方案7（黏液溶解促排剂：氨溴索等）或用药方案8（中成药：通窍鼻炎片等）。

注2：在上述联合用药中，凡注射剂联用时、凡中西药联用时以及与必须单独使用的药品联用时（包括联用药物相互有拮抗作用时）等，其联用方案中的药品均应独立、分时或序贯进行使用。

提示

1. 生活管理：①加强体育锻炼，改善营养，增强抵抗力，预防感冒。②及时、彻底治疗鼻炎、鼻窦炎（感冒）和鼻中隔偏曲及牙病等。③采取正确的擤鼻方法，应堵塞一侧鼻孔擤净鼻腔分泌物，再堵塞另一侧鼻孔擤净鼻腔分泌物。④保持室内空气的湿度，注意鼻腔卫生，每天清洗鼻腔。

2. 用药建议：①在"联合用药"中，可试加用药方案 6（清洗消炎剂：海水鼻腔喷雾器喷海水剂，或生理盐水＋庆大霉素注射液＋地塞米松注射液）；也可试加用药方案 8（中成药：通窍鼻炎片等）。②对于伴有支气管哮喘、阿司匹林耐受不良、嗜酸粒细胞增多的 CRS 患者，口服抗白三烯药（如扎鲁司特、普鲁司特、孟鲁司特等）在综合治疗中可发挥积极作用，疗程不少于 4 周。③慢性鼻窦炎稳定期不推荐抗菌药物治疗。④局部炎症控制后可行上颌窦穿刺冲洗术。⑤如为牙源性上颌窦炎应同时治疗牙病。⑥必要时可以应用鼻用局部激素或全身应用激素，改善局部炎症状态。⑦慢性鼻窦炎在药物控制不满意或出现并发症时可采用鼻内镜手术。⑧减充血剂：原则上不推荐使用，短期使用不超过 7 日。

3. 丙酸氟替卡松鼻喷雾剂见"第五章第三节三、过敏性鼻炎的提示 3"。

4. 红霉素肠溶片用于作为青霉素过敏患者治疗下列感染的替代用药：溶血性链球菌、肺炎链球菌等所致的急性扁桃体炎、急性咽炎、鼻窦炎；溶血性链球菌所致猩红热、蜂窝织炎；白喉及白喉带菌者；气性坏疽、炭疽、破伤风；放线菌病；梅毒；李斯特菌病等，军团菌病，肺炎支原体肺炎，肺炎衣原体肺炎，衣原体属、支原体属所致泌尿生殖系感染，沙眼衣原体结膜炎，淋病奈瑟菌感染，厌氧菌所致口腔感染，空肠弯曲菌肠炎，百日咳。禁忌：对本品及其他大环内酯类药物过敏者禁用。

5. 泼尼松见"第四章第二节九、慢性肺源性心脏病的提示 6"。

6. 氯雷他定见"第五章第三节三、过敏性鼻炎的提示 4"。

7. 氨溴索见"第三章第二节一、普通感冒的提示 7"。

8. 通窍鼻炎片含有炒苍耳子、防风、黄芪、白芷、辛夷、炒白术、薄荷等成分，有散风固表、宣肺通窍功能。用于风热蕴肺、表虚不固所致的鼻塞时轻时重、鼻流清涕或浊涕、前额头痛；慢性鼻炎、过敏性鼻炎、鼻窦炎见上述证候者。

9. 所有药品的药物相互作用、不良反应、禁忌和注意事项见其"说明书"。

第四节　咽喉部常见疾病用药与联合用药

一、急性咽炎

（一）病因

1. 急性咽炎病因是由于病毒感染（以柯萨奇病毒、腺病毒、副流感病毒为主）或细菌感染（以链球菌、葡萄球菌及肺炎链球菌多见，其中以 A 组乙型链球菌感染者最为严重），引起咽部黏膜与黏膜下组织及咽部的淋巴组织的急性炎症。

2. 环境因素（如高温、粉尘、烟雾、刺激性气体等）等为外因，人体全身抵抗力下降、鼻部疾病、扁桃体炎症等为内因。

3. 当人体抵抗力下降时易引发本病。此病可以为原发性，也可以继发于急性鼻窦炎或者急性扁桃体炎或感冒等上呼吸道感染之后。

（二）症状

1. 一般起病较急，表现为咽部干燥、咽痛，吞咽时症状逐渐加重，放射至两侧耳部和颈部，甚至会出现颌下淋巴结肿大，有压痛。

2. 咽部充血水肿，有点片状分泌物，若炎症累及喉部，可以出现咳嗽以及声音嘶哑等症状。

3. 全身症状轻重不一，轻者为低温、乏力不适，重者有高热、头痛、食欲不振、全身酸痛等症状。可伴有体温升高，一般在 38℃左右，甚至高热可达到 40℃。

（三）用药方案

用药方案 1（抗生素-1）：如口服阿莫西林，成人 0.5g，一日 3～4 次，重症者加至 1g，一日 3 次；儿童按年龄与体重计算：幼儿 20～40mg/kg，一日 3 次，婴儿（3 个月内）30mg/kg，一日 2 次。或头孢唑啉钠：成人 2.0g+生理盐水 250ml 静脉滴注，一日 2 次。或头孢拉定，口服，成人 0.25g，一日 4 次，最高 4g；小儿 6.25mg/kg，一日 4 次。

用药方案 2（抗生素-2）：如红霉素肠溶片，口服，成人一日 1～2g，即 8～16 片，分 3～4 次服用；小儿一日 30～50mg/kg，分 3～4 次服用，疗程 12 周以上。或阿奇霉素，口服，成人 0.5g，一日 1 次，连用 3 日；或首日 1 次 0.5g，第 2～5 日一日 1 次 0.25g；小儿一日 1 次，连用 3 日，一日最高 1.5g。

用药方案 3（抗生素-3）：如克拉霉素，口服，成人一日 0.25g，每 12 小时 1 次；重症感染者一次 0.5g，每 12 小时 1 次。连续服用 6～14 日。儿童，口服，6 个月以上的儿童一次 7.5mg/kg，每 12 小时 1 次。

用药方案 4（抗病毒药）：如盐酸吗啉胍片 0.1～0.2g，口服，一日 3 次；或利巴韦林片，成人一次 0.15g，一日 3 次，疗程 7 日；小儿一日 10mg/kg，分 4 次服用，疗程 7 日；6 岁以下小儿口服剂量未定。

用药方案 5（解热镇痛的药）：如布洛芬缓释片，口服。成人，一次 1 片，一日 2 次（早晚各一次）。

用药方案 6（含漱口药）：如 1∶5000 呋喃西林溶液反复漱口；或复方氯己定含漱液（口泰），漱口。一次 10～20ml，早晚刷牙后含漱，5～10 日为一疗程。或其他含漱口药如复方硼砂溶液等。

用药方案 7（涂于咽壁药）：如 2%碘甘油涂布于咽后壁黏膜上，疗程次数视病情。

用药方案 8（中成药-1）：如蒲地蓝口服液 10ml，口服，一日 3 次；或银蒲解毒片，一次 4～5 片，一日 3～4 次；或清喉利咽颗粒，开水冲服，一次 1 袋，一日 2～3 次；或复方板蓝根冲剂一次 15g，一日 3 次。或其他中成药，如六神丸、喉症丸、喉疾灵胶囊、抗病毒口服液、牛黄解毒片、银翘解毒片（丸）、猴耳环消炎胶囊等。

用药方案 9（中成药-2）：如西瓜霜润喉片，含服，每小时含化小片 2～4 片；或复方草珊瑚含片，含服，一次 2 片〔规格（1）〕或一次 1 片〔规格（2）〕，每隔 2 小时 1 次，一日 4～6 次。或其他含片，如溶菌酶含片、杜灭芬喉片、碘喉片、薄荷喉片、复方克菌定等。

用药方案 10（维生素类）：如常服维生素 A、维生素 B_2、维生素 C、维生素 E。

（四）联合用药

1. 病毒性急性咽炎，咽喉部发干发痒、疼痛、声音嘶哑、说话困难，伴有发热

用药方案 4（抗病毒药：利巴韦林片）＋用药方案 5（解热镇痛药：

布洛芬缓释片）＋用药方案 8（中成药-1：清喉利咽颗粒）＋用药方案 9（中成药-2：复方草珊瑚含片）。

注：若是疱疹性咽峡炎，表现为有气疱、高热、咽痛、流涎等时，宜采取炎琥宁联合利巴韦林片治疗（多见儿童）。

2. 急性咽炎，合并细菌性感染

用药方案 1（抗生素-1：口服阿莫西林）或用药方案 2（抗生素-2：红霉素肠溶片）＋用药方案 6（含漱口药：复方氯己定含漱液或 1:5000 呋喃西林溶液）＋用药方案 9（中成药-2：西瓜霜润喉片）。

注：在上述联合用药中，凡注射剂联用时、凡中西药联用时以及与必须单独使用的药品联用时（包括联用药物相互有拮抗作用时）等，其联用方案中的药品均应独立、分时或序贯进行使用。

 提示

1. 生活管理：①保持室内空气清新和适宜的温湿度，并避免咽部受刺激，远离有害环境；②注意保暖，避免疲劳，改变不良饮食习惯；③增强体质，预防感冒，早晚及餐后可用漱口液漱口，避免交叉感染。④急性咽炎患者应注意用具的消毒。

2. 用药建议：①对青霉素过敏者禁用青霉素类药物，应用前需按规定方法做皮试。②头孢菌素常见恶心、呕吐、腹泻和腹部不适等胃肠道反应，有胃肠道疾病病史患者应慎用，对青霉素过敏或过敏性体质者慎用，对头孢菌素过敏者禁用，肾功能减退者或老年患者慎用，孕期及哺乳期妇女也应慎用。③大环内酯类严重不良反应少见，一般有胃肠道反应，严重肝硬化者宜减量。阿奇霉素可使地高辛的血药浓度升高，不能与麦角类药物合用。大环内酯类药物对于孕妇及哺乳期妇女均应慎用，肝功能不全者慎用。对大环内酯类过敏者禁用。④有研究表明用地塞米松联合鱼腥草雾化对急性咽炎进行治疗可取得显著治疗效果。⑤可酌情配合试加中成药如猴耳环消炎胶囊等。

3. 利巴韦林片用于呼吸道合胞病毒引起的病毒性肺炎与支气管炎，皮肤疱疹病毒感染。禁忌：对本品过敏者、孕妇禁用。

4. 布洛芬缓释片适用于以下情况：①缓解类风湿关节炎、骨关节炎、脊柱关节病、痛风性关节炎、风湿性关节炎等各种慢性关节炎的急性发作期或持续性的关节肿痛症状，无病因治疗及控制病程的作用；②治疗非关节性的各种软组织风湿性疼痛，如肩痛、腱鞘炎、滑囊炎、肌痛及运动后损伤性疼痛等；③急性的轻、中度疼痛，如手术后、创伤后、劳损后、原发性痛经、牙痛、头痛等；④对成人和儿童的发热有解热作用。禁忌：①活动期消化道溃疡；②对本药物过敏者，因服用阿司匹林和其他非类固醇类抗炎药诱发哮喘、鼻炎或荨麻疹的患者。

5. 清喉利咽颗粒，含有黄芩、桔梗、竹茹、胖大海、橘红、枳壳、桑叶、醋香附、紫苏子、紫苏梗、沉香、薄荷脑等成分，有清热利咽、宽胸润喉功能。用于外感风热所致的咽喉发干、声音嘶哑，急慢性咽炎、扁桃体炎见上述证候者，常用有保护声带作用。

6. 复方草珊瑚含片主要成分为肿节风浸膏、薄荷脑、薄荷素油，具有疏风清热、消肿止痛、清利咽喉功能。用于外感风热所致的喉痹，症见咽喉肿痛、声哑失音；急性咽喉炎见上述证候者。

7. 阿莫西林见"第三章第二节四、实证风寒证感冒的提示5"。

8. 红霉素肠溶片作为青霉素过敏患者治疗下列感染的替代用药：溶血性链球菌、肺炎链球菌等所致的急性扁桃体炎、急性咽炎、鼻窦炎；溶血性链球菌所致猩红热、蜂窝织炎；白喉及白喉带菌者；气性坏疽、炭疽、破伤风；放线菌病；梅毒；李斯特菌病，军团菌病，支原体肺炎，肺炎衣原体肺炎，衣原体属、支原体属所致泌尿生殖系感染，沙眼衣原体结膜炎，淋病奈瑟菌感染，厌氧菌所致口腔感染，空肠弯曲菌肠炎，百日咳。禁忌：对本品及其他大环内酯类药物过敏者禁用。

9. 复方氯己定含漱液（口泰）用于牙龈炎、冠周炎、口腔黏膜炎等引起的牙龈出血、牙周脓肿、口腔黏膜溃疡等的辅助治疗。禁忌：对本品及成分过敏者禁用。

10. 呋喃西林溶液用于口腔炎、咽喉炎及扁桃体炎等。

11. 西瓜霜润喉片含西瓜霜、冰片、薄荷素油、薄荷脑成分，具有清音利咽、消肿止痛功能。用于防治咽喉肿痛，声音嘶哑，喉痹，口舌生疮；急、慢性咽喉炎，急性扁桃体炎，口腔溃疡，口腔炎，牙龈肿痛。禁忌：对本品中任何成分过敏者禁用、孕妇禁用。

12. 所有药品的药物相互作用、不良反应、禁忌和注意事项见其"说明书"。

二、慢性咽炎

（一）病因

慢性咽炎常因急性咽炎反复发作、鼻炎、鼻窦炎的脓液刺激咽部，或鼻塞而张口呼吸引起；较少因身体其他疾病，如喉结核、肺结核、反流性食管炎、贫血、茎突综合征等而引起。引发因素还有环境因素如粉尘、酸碱等；易感过敏物质等。主要诱因为感冒、劳累、烟酒过度、饮食不节等。

（二）症状

慢性咽炎一般无明显全身症状。以咽部不适、发干、异物感或轻度疼痛、干咳、恶心，咽部充血呈暗红色，咽后壁可见淋巴滤泡等为主要临床表现。其中慢性单纯性咽炎主要表现为咽部黏膜慢性充血；慢性肥厚性咽炎主要表现为咽部黏膜充血肥厚；慢性萎缩性咽炎主要表现为黏膜层及黏膜下层萎缩变薄，咽后壁有痂皮附着，分泌减少。

（三）用药方案

用药方案 1（含漱口药）：如 1:5000 呋喃西林溶液，或复方硼砂溶液含漱，一次取少量（约 10ml）加 5 倍量的温开水稀释后含漱，一次含漱 5 分钟后吐出，一日 3～4 次；或其他含漱口药，如 2%硼酸含漱溶液等。

用药方案 2（中成药-1）：如六神丸，口服，一日 3 次，温开水吞服：1 岁一次服 1 粒，2 岁一次服 2 粒，3 岁一次服 3～4 粒，4～8 岁一次服 5～6 粒，9～10 岁一次服 8～9 粒，成年一次服 10 粒；或清喉利咽颗粒，开水冲服，一次 1 袋，一日 2～3 次。或其他中成药，如银黄片、咽喉片、薄荷喉片等。

用药方案 3（中成药-2）：如西瓜霜润喉片，含服，每小时含化 2～4 片；或复方草珊瑚含片，含服，一次 2 片〔规格（1）〕或一次 1 片〔规格（2）〕，每隔 2 小时 1 次，一日 4～6 次。或其他含片如健民喉片等。

用药方案 4（收敛消炎药）：如 10%硝酸银涂抹咽黏膜。

（四）联合用药

1. 慢性单纯性咽炎，伴咽喉肿痛、发干等症

用药方案 1（含漱口药：复方硼砂溶液含漱）＋用药方案 2（中成药-1：六神丸）。

2. 肥厚性咽炎

用药方案 1（含漱口药：复方硼砂溶液含漱）＋用药方案 2（中成药-1：六神丸）＋用药方案 4（收敛消炎药：10%硝酸银）。

注：在上述联合用药中，凡注射剂联用时、凡中西药联用时以及与必须单独使用的药品联用时（包括联用药物相互有拮抗作用时）等，其联用方案中的药品均应独立、分时或序贯进行使用。

 提示

1. 生活管理：①日常尽量避免接触具有刺激性的气体，保持生活环境的清洁、湿润，规律作息，养成良好的生活习惯。②多休息、少说话，生活工作要做到劳逸结合，避免过度劳累。③增强体质，预防感冒，早晚及餐后可用漱口液漱口。④饮食尽量以清淡易消化为主，不要吃辛辣、刺激、油腻的食物。⑤多喝水，可以使用胖大海、金银花等茶来泡水喝，保证咽喉部湿润。

2. 用药建议：①清淡饮食，淡盐水漱口，可用各种含片；②慢性单纯性咽炎引起的黏膜充血、恶心、咽痛及异物感可试用：地塞米松（雾化吸入，3 日）＋猴耳环胶囊（餐后口服，10 日）。

3. 复方硼砂溶液用于口腔炎、咽炎等的口腔消毒防腐。禁忌：新生儿、婴儿禁用。

4. 六神丸，含有牛黄、冰片、朱砂、薄荷、麝香、熊胆、板蓝根、雄黄、甘草、金银花、蟾酥等成分，有消肿解毒、止痛退热、镇惊安神功能。用于喉风喉痹、喉痛、乳蛾等咽喉诸症，及疔毒、痈疮、小儿急热惊风及一般红肿热痛等症。禁忌：新生儿、孕妇、对本品过敏者等禁用。

5. 硝酸银用于防治烧伤创面的浅Ⅱ°感染。禁忌：对本品过敏者禁用。

6. 所有药品的药物相互作用、不良反应、禁忌和注意事项见其"说明书"。

三、急性化脓性扁桃体炎

（一）病因

1. 上呼吸道急性感染腺病毒或细菌，或病毒和细菌同时混合感染而致病。乙型或甲型溶血性链球菌为本病的主要致病菌，其次是非溶血性链球菌、葡萄球菌、肺炎链球菌、流行性感冒嗜血杆菌、大肠埃希菌、变形杆菌、厌氧菌、腺病毒等。

2. 机体抵抗力低下时，病原体方能侵袭人体导致感染，而受凉、劳累、吸烟饮酒过度等均可为诱因。

3. 邻近器官的急性炎症，如急性咽炎、鼻炎、口底炎等蔓延而累及腭扁桃体。

4. 在慢性扁桃体基础上反复急性发作。

（二）症状

1. 起病较急，咽痛为其主要症状，继而发展到对侧，咽痛剧烈者，可有吞咽困难，同侧耳痛、言语不清、呼吸费力、张口受限、耳闷、耳鸣和听力减退等症状。

2. 全身症状可有全身不适、疲乏无力、头痛等，常有发热，体温可达 38～40℃，甚至 40℃以上。婴幼儿可有腹泻。

3. 体格检查：患者呈急性热病容，扁桃体肿大明显，表面有黄白色脓点，在隐窝口有渗出物。脓点可融合成假膜状；咽部黏膜呈弥漫性充血，可发现腺样体或舌根扁桃体红肿，下颌淋巴结常有肿大压痛。

4. 实验室检查：患者外周血白细胞总数升高，中性粒细胞增多。

（三）用药方案

用药方案 1（解热镇痛药）：如对乙酰氨基酚片，一次 1 片（0.5g），一日不超过 4 次；或布洛芬缓释片，口服，成人一次 1 片，一日 2 次，早晚各一次，儿童用量请咨询医师或药师；或阿司匹林，口服一次 0.3～0.6g，一日 3 次，必要时每 4 小时 1 次。

用药方案 2（抗生素-1）：如青霉素，成人 80 万～160 万 U 肌内注射或静脉注射，一日 3～4 次，儿童按年龄与体重计算。或其他口服抗生素，如头孢氨苄、头孢呋辛酯、左氧氟沙星等，疗程 10 日。

用药方案 3（抗生素-2）：如阿奇霉素，口服，在饭前 1 小时或饭后 2 小时服用。成人用量：①沙眼衣原体或敏感淋病奈瑟菌所致性传播疾病，仅需单次口服本品 1.0g；②对其他感染的治疗：第 1 日，0.5g 顿服，第 2～5 日，一日 0.25g 顿服；或一日 0.5g 顿服，连服 3 日。小儿用量：①治疗中耳炎、肺炎，第 1 日，按 10mg/kg 顿服（一日最大量不超过 0.5g），第 2～5 日，每日按 5mg/kg 顿服（一日最大量不超过 0.25g）；②治疗小儿咽炎、扁桃体炎，一日按体重 12mg/kg 顿服（一日最大量不超过 0.5g），连用 5 日。或其他大环内酯类如红霉素、克拉霉素等。

用药方案 4（抗病毒药）：如利巴韦林含片，每隔 1～2 小时含 1 片，或一次 1 片，一日 4 次。

用药方案 5（中成药-1）：如蒲地蓝口服液 10ml，一日 3 次；或复方板蓝根冲剂 15g，口服，一日 3 次。或其他中成药如炎可宁胶囊。

用药方案 6（中成药-2）：如喜炎平注射液，250mg 加入生理盐水 250ml 中静脉滴注，一日 1 次。

用药方案 7（中成药-3）：如西瓜霜润喉片，含服。每小时含化 2～4 片。

用药方案 8（含漱口药）：如 1:5000 呋喃西林溶液反复漱口，或复方氯己定含漱液（口泰）漱口，一次 10～20ml，早晚刷牙后含漱，5～10 日为一疗程。或其他含漱口药如复方硼砂溶液等。

（四）联合用药

1. 中、轻度急性化脓性扁桃体炎患者

用药方案 2（抗生素-1：青霉素）或用药方案 3（抗生素-2：阿奇霉素）＋用药方案 6（中成药-2：喜炎平注射液）＋用药方案 8（含漱口药：1:5000 呋喃西林溶液反复漱口）。

2. 急性化脓性扁桃体炎，伴咽痛剧烈、高热、头痛与四肢酸痛者

用药方案 2（抗生素-1：青霉素）或用药方案 3（抗生素-2：阿奇霉素）＋用药方案 6（中成药-2：喜炎平注射液）＋用药方案 1（解热镇痛药：对乙酰氨基酚片）＋用药方案 4（抗病毒药：利巴韦林含片）。

注：在上述联合用药中，凡注射剂联用时、凡中西药联用时以及与必须单独使用的药品联用时（包括联用药物相互有拮抗作用时）等，其联用方案中的药品均应独立、分时或序贯进行使用。

提示

1. 生活管理：①充分休息，气温变化明显时注意保暖。②多饮水，食用易消化、富于营养的半流质或软食，戒烟戒酒，不食用辛辣刺激和生冷食物。③加强营养及疏通大便。④注意环境卫生，室内应光线充足、空气流通、保持适宜的温度和湿度、远离有害气体。⑤对急性扁桃体炎的患者应进行隔离。

2. 用药建议：①化脓性扁桃体炎需要注意与猩红热、单核细胞增多症、咽白喉等相鉴别；全身并发症主要与链球菌所产生变态反应有关，如急性风湿热、急性肾炎等。发生并发症者应及时请专业医师会诊处理。②咽痛剧痛或高热时可加口服扶他林或扑热息痛；该病易传染，患者需隔离。③有病毒感染时可加抗病毒药如利巴韦林或利巴韦林含片或抗病毒中成药（如蒲地蓝消炎口服液、复方板蓝根冲剂、莲花清瘟胶囊、抗病毒口服液、双黄连口服液、复方双花口服液、复方鱼腥草合剂、羚翘解毒丸、牛黄解毒丸、三黄丸等）。④声音嘶哑可加一清胶囊或黄氏响声丸。⑤连续 3 年，每年复发 3 次以上者，建议行扁桃体摘除手术。

3. 青霉素见"第四章第二节五、肺脓肿的提示 3"。

4. 阿奇霉素见"第四章第二节四、肺炎的提示 7"。

5. 喜炎平注射液有清热解毒、止咳止痢功能。用于支气管炎、扁桃体炎、细菌性痢疾等。禁忌：对本品过敏者、孕妇等禁用。

6. 呋喃西林溶液见"第五章第四节一、急性咽炎的提示 10"。

7. 对乙酰氨基酚片见"第四章第二节一、急性气管-支气管炎的提示 8"。

8. 利巴韦林含片见第"第五章第四节一、急性咽炎的提示 3"。

9. 所有药品的药物相互作用、不良反应、禁忌和注意事项见其"说明书"。

四、急性喉炎

（一）病因

急性喉炎是喉黏膜的急性卡他性炎症，其病如下。

1. 主要原因是病毒和细菌感染。

2. 继发于急性鼻炎、鼻窦炎、急性咽炎等病。

3. 吸入过多的生产性粉尘、有害气体或使用嗓音较多，用声过度、剧烈咳嗽及外伤等。

4. 吸烟饮酒过多、受凉、疲劳致机抵抗力降低时，易诱发本病。

（二）症状

1. 常见症状

①声音嘶哑：为主要症状，音调变低、变粗，甚至只能耳语或完全失声。②喉痉挛：小儿急性喉炎时起病较急，表现为犬吠样咳嗽或呼吸

困难，出现三凹征，面色发绀、烦躁不安，进一步发展为面色苍白、呼吸无力，甚至呼吸循环衰竭、死亡。③喉分泌物增多：不易咳出，加重声嘶。

2. 全身症状

成人一般全身中毒症状较轻，小儿较重。表现为畏寒、发热、疲倦、食欲缺乏。

3. 体征

双侧声带对称性弥漫性充血，会厌、室带及声门下腔也可表现为红肿，表面可有黏性分泌物，鼻咽部也可有急性炎症的相应表现。

（三）用药方案

用药方案 1（抗生素-1）：如青霉素，肌内注射，成人 80 万～160 万 U，一日 3～4 次，儿童一日 3 万～5 万 U/kg，分 2～4 次给药；静脉滴注，成人一日 240 万～960 万 U，儿童一日 20 万～40 万 U/kg，分 4～6 次给药，以 5%～10% 葡萄糖或氯化钠注射液溶解成 1 万 U/ml 后滴入。一般用 5～7 日，若效果欠佳，可换用其他种类抗菌药物，如阿莫西林，成人 0.5g，一日 3～4 次，一日最高 4g；小儿 20～40mg/（kg·d），一日 3 次；3 个月以下婴儿 30mg/（kg·d），一日 2 次。

用药方案 2（抗生素-2）：如头孢呋辛，肌内注射或静脉滴注，成人一般剂量为 750mg，一日 3 次，较严重的感染剂量加倍；婴儿和儿童一日 30～100mg/kg，分 3～4 次给药，新生儿一日 30～50mg/kg，分 2～3 次给药。口服，成人 250～500mg，一日 2 次；儿童 10～15mg/kg，一日 2 次，一日最高 0.5g。病情稳定后可改为口服头孢呋辛酯。

用药方案 3（抗生素-3）：如阿奇霉素，静脉滴注，成人 0.5g，一日 1 次，溶于 500ml 5% 葡萄糖注射液内后滴入；儿童一日 10mg/kg，溶于 5% 葡萄糖注射液，配成 1ml 中含 0.1g 的溶液，1 次滴入。口服，成人 0.5g，一日 1 次，连用 3 日，或首日 1 次 0.5g，第 2～5 日一日 1 次 0.25g；儿童 10mg/kg，一日 1 次，连用 3 日，一日最高 1.5g。

用药方案 4（抗生素-4）：如克拉霉素，口服，成人 0.25g，一日 2 次，严重患者剂量可增至 0.5g，一日 2 次，疗程 7～14 日；小儿 7.5mg/kg，一日 2 次。或阿莫西林胶囊 0.5g，口服，每 6～8 小时 1 次。

用药方案 5（糖皮质激素）：如糖皮质激素治疗用于症状重、声带肿胀明显的患者。泼尼松片 20mg，晨起口服，成人一日 1 次，连服 3 日，

3 日后改为 10mg，一日 1 次，连服 4 日；或者地塞米松肌内注射或静脉滴注，成人一日 0.2～0.4mg/kg，2 岁以下儿童 2mg/d，2 岁以上儿童 5mg/d。

用药方案 6（抗病毒药）：如利巴韦林片，病毒性呼吸道感染，成人一次 0.15g，一日 3 次，疗程 7 日；皮肤疱疹病毒感染，成人一次 0.3g，一日 3 次，疗程 7 日。

用药方案 7（解热镇痛药）：如布洛芬缓释片，口服，成人一次 1 片，一日 2 次（早晚各一次）；儿童用量请咨询医师或药师。

用药方案 8（药物雾化）：如雾化吸入（硫酸庆大霉素注射液 8 万单位＋地塞米松磷酸钠注射液 5mg＋生理盐水 20ml），一日 2 次，5 日为一疗程。或雾化吸入布地奈德混悬液 1～2mg，一日雾化 1 次或 2 次，5 日为一疗程。

用药方案 9（中成药-1）：如金嗓清音丸，水蜜丸 60～120 粒（6～12g），一日 2 次；或喉疾灵片，口服，一次 2～3 片，一日 2～4 次。或其他中成药如猴耳环消炎胶囊等。

用药方案 10（中成药-2）：如清喉利咽颗粒，开水冲服，一次 1 袋，一日 2～3 次；或复方草珊瑚含片，含服，一次 2 片〔规格（1）〕或一次 1 片〔规格（2）〕，每隔 2 小时 1 次，一日 6 次。

（四）联合用药

1. 轻度急性喉炎

用药方案 1（抗生素-1：阿莫西林胶囊）或用药方案 3（抗生素-3：口服阿奇霉素）＋用药方案 9（中成药-1：喉疾灵片）。

2. 中至重度急性喉炎

用药方案 8（药物雾化：雾化吸入硫酸庆大霉素注射液 8 万单位＋地塞米松磷酸钠注射液 5mg＋生理盐水 20ml）＋用药方案 1（抗生素-1：青霉素），或用药方案 3（抗生素-3：阿奇霉素）＋用药方案 10（中成药-1：清喉利咽颗粒）。

注：在上述联合用药中，凡注射剂联用时、凡中西药联用时以及与必须单独使用的药品联用时（包括联用药物相互有拮抗作用时）等，其联用方案中的药品均应独立、分时或序贯进行使用。

提示

1. 生活管理：①进行适当体育锻炼，保持健康规律的作息，保证充足的睡眠和休息，调整身体状态和良好的心态，从而提高自身整体免疫力，避免感冒。②清淡饮食、多喝水、保持室内空气流通和湿润。③避免口干舌燥，避免过敏性食物、辛辣刺激性食物、烟酒刺激，避免接触粉尘、刺激性气体及有害气体，避免过度用声和滥用嗓音，避免寒冷及高热气温刺激。④积极治疗上呼吸道感染及邻近病灶，如鼻窦炎、咽炎、气管炎等。

2. 用药建议：①对于病毒感染引起的急性喉炎在一般治疗的基础上应用抗病毒药物治疗即可，而继发细菌感染的急性喉炎应予以抗生素类药物，口服或注射及时控制炎症。②声带明显充血肿胀者可口服或静脉应用糖皮质激素，对于声门下型喉炎者，应吸氧和严密观察呼吸情况，及时静脉应用糖皮质激素，以防呼吸困难的加重。③对于咳嗽严重者应用止咳药物；痰液较多者应用黏液促排剂；咽喉疼痛可适当应用润喉片及采取局部喷雾等对症治疗。④抗菌药物应用注意事项可参见"第五章第四节一、急性咽炎"部分。⑤可配合中药如金嗓清音丸、猴耳环消炎胶囊等进行治疗。

3. 阿莫西林胶囊见"第三章第二节四、实证风寒证感冒的提示5"。

4. 阿奇霉素见"第四章第二节四、肺炎的提示7"。

5. 喉疾灵片，含人工牛黄、冰片、连翘、桔梗、山豆根、广东土牛膝、猪牙皂、诃子、珍珠层粉、南板蓝根、天花粉、了哥王等成分，有清热、解毒、散肿止痛功能。用于腮腺炎、扁桃体炎、急性咽炎、慢性咽炎急性发作及一般喉痛。禁忌：孕妇慎用。

6. 硫酸庆大霉素注射液适用于：①治疗敏感革兰阴性杆菌，如大肠埃希菌、克雷伯菌属、肠杆菌属、变形杆菌属、沙雷菌属、铜绿假单胞菌以及葡萄球菌甲氧西林敏感株所致的严重感染，如败血症、下呼吸道感染、肠道感染、盆腔感染、腹腔感染、皮肤软组织感染、复杂性尿路感染等。②治疗腹腔感染及盆腔感染时应与抗厌氧菌药物合用，临床上多采用庆大霉素与其他抗菌药联合应用。③与青霉素（或氨苄西林）合用可治疗肠球菌属感染。④用于敏感细菌所致中枢神经系统感染，如脑膜炎、脑室炎时，可同时用本品鞘内注射作为辅助治疗。禁忌：对本品或其他氨基糖苷类过敏者禁用。

7. 地塞米松磷酸钠注射液用于过敏性与自身免疫性炎症性疾病。多用于结缔组织病、活动性风湿病、类风湿关节炎、红斑狼疮、严重支气管哮喘、严重皮炎、溃疡性结肠炎、急性白血病等，也用于某些严重感染及中毒、恶性淋巴瘤的综合治疗。禁忌：对本品及肾上腺皮质激素类药物有过敏史者禁用，特殊情况下权衡利弊使用，注意病情恶化的可能，高血压、血栓症、胃与十二指肠溃疡、精神病、电解质代谢异常、心肌梗死、内脏手术、青光眼等患者一般不宜使用。

8. 青霉素见"第四章第二节五、肺脓肿的提示3"。

9. 清喉利咽颗粒，含黄芩、西青果、桔梗、竹茹、胖大海、橘红、枳壳、桑叶、醋香附、紫苏子、紫苏梗、沉香、薄荷脑等成分，有清热利咽、宽胸润喉功能。用于外感风热所致的咽喉发干、声音嘶哑；急慢性咽炎、扁桃体炎见上述证候者，常用有保护声带作用。

10. 所有药品的药物相互作用、不良反应、禁忌和注意事项见其"说明书"。

五、慢性喉炎

（一）病因

1. 急性喉炎反复发作或迁延不愈的结果。

2. 用声过度、过高、过强、过长，发声不当。

3. 长期吸入有害气体。

4. 邻近器官的感染或身体内环境的改变等，如鼻、鼻窦、咽部的感染及下呼吸道感染的脓性分泌物与咽长期接触亦易引发慢性喉炎。

（二）症状

1. 声音嘶哑是最主要的症状。初起为间歇性。

2. 喉部分泌物增加，常感觉有痰液黏附。

3. 喉部常有不适感，如刺痛、烧灼感、异物感、干燥感等。

4. 萎缩性喉炎可有痉挛性咳嗽，常有痂块或黏稠分泌物随咳嗽排出，有时其中带有少量血液。

（三）用药方案

用药方案1（药物雾化）：如硫酸庆大霉素注射液8万单位＋地塞米松磷酸钠注射液5mg＋生理盐水20ml，一日1~2次，6日为一疗程，可用 2～3 个疗程。或雾化吸入布地奈德混悬液。

用药方案 2（漱口药）：如 3%盐水反复漱口，一日 5～8 次。

用药方案 3（中成药）：如黄氏响声丸，口服，一次 8 丸〔规格（1）〕或一次 6 丸〔规格（2）〕或一次 20 丸〔规格（3）〕，一日 3 次，饭后服用；儿童减半。或猴耳环消炎胶囊，口服，一次 2 粒，一日 3 次。或金嗓清音丸，水蜜丸 60～120 粒（6～12g），一日 2 次。

用药方案 4（中成药含片）：如复方草珊瑚含片，含服，一次 2 片〔规格（1）〕或一次 1 片〔规格（2）〕，每隔 2 小时 1 次，一日 6 次。

（四）联合用药

1. 轻度慢性喉炎

用药方案 2（漱口药：3%盐水反复漱口）+ 用药方案 4（中成药含片：复方草珊瑚含片）。

2. 中、重度慢性喉炎

用药方案 1（药物雾化：硫酸庆大霉素注射液 8 万单位 + 地塞米松磷酸钠注射液 5mg + 生理盐水 20ml，一日 1～2 次，6 日为一疗程，可用 2～3 个疗程）+ 用药方案 3（中成药：黄氏响声丸）。

提示

1. 生活管理：①平时多饮水，禁忌辛辣和刺激性食物，戒除烟酒，少吃冷饮，注意口腔卫生，坚持早晚及饭后刷牙。②在变声期、月经期和感冒期要慎重用嗓；平时让声带适当休息，减少发声；正确使用嗓音，禁止大声叫喊，纠正张口呼吸的不良习惯。③生活、工作环境，要保持空气清新，预防感冒。④积极治疗鼻、咽等邻近器官的感染，减少分泌物对喉部的刺激。

2. 用药建议：多饮水，少吃药，尽量用盐水反复漱口，不要养成用含片的习惯，必要时用中药，酌情使用药物雾化。

3. 复方草珊瑚含片见"第五章第四节一、急性咽炎的提示 6"。

4. 硫酸庆大霉素注射液见"第五章第四节四、急性喉炎的提示 6"。

5. 地塞米松磷酸钠注射液见"第五章第四节四、急性喉炎的提示 7"。

6. 生理盐水见"第五章第三节二、慢性鼻炎的提示 9"。

7. 黄氏响声丸，含薄荷、浙贝母、连翘、蝉蜕、胖大海、酒大黄、川芎、儿茶、桔梗、诃子肉、甘草、薄荷脑等成分，有疏风清热、化痰散结、利咽开音功能。用于声音嘶哑、咽喉肿痛、咽干灼热、咽中有痰，或寒热头痛，或便秘尿赤，急、慢性喉炎。

8. 所有药品的药物相互作用、不良反应、禁忌和注意事项见其"说明书"。

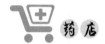

耳鼻咽喉疾病联合用药方案（供参考）

1. 外耳道疖
（1）琥乙红霉素＋10%鱼石脂甘油
（2）阿莫西林＋10%鱼石脂甘油
（3）牛黄解毒丸＋黄柏25克＋马齿苋50克

2. 中耳炎
（1）沙星滴耳液＋中药消炎片
（2）海洋滴耳液＋头孢克肟分散片

3. 急性化脓性中耳炎
（1）头孢拉定＋呋麻滴鼻液＋硼酸冰片滴耳液
（2）克林霉素＋洛美沙星滴耳液＋1%麻黄素
（3）头孢拉定＋1%麻黄素＋3%双氧水＋氧氟沙星滴耳液

4. 急性鼻炎
（1）感冒清＋盐酸萘甲唑林滴鼻液＋复方对乙酰氨基酚
（2）速效感冒胶囊＋盐酸萘甲唑林滴鼻液＋头孢拉啶
（3）清热解毒口服液＋头孢克洛干混悬剂＋呋麻滴鼻液

5. 慢性鼻炎
（1）鼻炎康＋0.5%～1%麻黄素
（2）通窍鼻炎片＋沐舒坦＋0.5%～1%麻黄素＋0.25%～0.5%普鲁卡因

6. 过敏性鼻炎
（1）扑尔敏＋麻黄碱地塞米松滴鼻液
（2）赛庚啶＋富马酸酮替芬滴鼻液
（3）色甘酸钠滴鼻液＋西替利嗪＋呋麻滴鼻液

（4）胆香鼻炎片+呋麻滴鼻液+酮替芬

7. 鼻窦炎

（1）苍耳子鼻炎胶囊+阿奇霉素

（2）通窍鼻炎胶囊+头孢克肟

8. 急性化脓性鼻窦炎

（1）希刻劳+呋麻滴鼻液+酮替芬

（2）希刻劳+替硝唑+呋麻滴鼻液

9. 急性咽炎

（1）头孢克洛+复方硼砂漱口液+西瓜霜含片

（2）头孢氨苄甲氧苄啶+金刚烷胺+1:5000 呋喃西林漱口液

（3）头孢克洛+黄氏响声丸+复方硼砂漱口液

（4）头孢克洛+银黄含化片+清咽润喉丸

10. 慢性咽炎

（1）银黄含片+头孢氨苄甲氧苄啶+清咽润喉丸

（2）西瓜霜润喉片+六神丸

（3）西地碘含片+黄氏响声丸

（4）咽炎片+利咽解毒颗粒

11. 急性扁桃体炎

（1）头孢克洛+复方硼砂漱口液

（2）头孢氨苄甲氧苄啶+1:5000 呋喃西林漱口液

（3）头孢克洛+1:5000 呋喃西林漱口液+银黄含化片

（4）阿莫西林+西瓜霜润喉片+清喉咽颗粒

12. 急性喉炎

（1）头孢克洛+泼尼松+复方硼砂漱口液

（2）头孢氨苄甲氧苄啶+1:5000 呋喃西林漱口液+金嗓开音丸

（3）氧氟沙星+西瓜霜喷雾剂+金果饮咽喉片

（4）克拉霉素+西瓜霜喷雾剂+金果饮咽喉片

13. 慢性喉炎

（1）西瓜霜喷雾剂+金果饮咽喉片+复方硼砂漱口液

（2）银黄含化片+1:5000 呋喃西林漱口液+清咽润喉丸

（3）黄氏响声丸+复方硼砂漱口液+西地碘含片

参考文献

［1］ 国家基本药物临床应用指南和处方集委员会．2018 年版国家基本药物临床应用指南（化学药品和生物制品）［M］．北京：人民卫生出版社，2019.

［2］ 刘新民，王涤非，凌敏．全科医生诊疗手册［M］．第 3 版．北京：化学工业出版社，2016.

［3］ 中华耳鼻咽喉头颈外科杂志编辑委员会，中华医学会耳鼻咽喉头颈外科学分会．梅尼埃病诊断和治疗指南（2017）［J］．中华耳鼻咽喉头颈外科杂志，2017，52（3）：167-172.

［4］ 熊慧通．丙酸氟替卡松鼻喷雾剂联合通窍鼻炎片治疗变应性鼻炎的效果研究［J］．当代医药论丛，2018，16（20）：11-13.

［5］ 张金波．通过炎琥宁联合利巴韦林片治疗疱疹性咽峡炎患儿的临床分析［J］．临床医学工程，2011，18（09）：1366-1367.

［6］ 中华耳鼻咽喉头颈外科杂志编辑委员会鼻科组，中华医学会耳鼻咽喉头颈外科学分会鼻科学组．中国慢性鼻窦炎诊断和治疗指南（2018）［J］．中华耳鼻咽喉头颈外科杂志，2019，54（2）：81-100.

［7］ 江娇，杨涛．喜炎平注射液联合抗生素治疗急性化脓性扁桃体炎临床观察［J］．临床合理用药，2012，5（3B）：38-39.

［8］ 中华医学会．临床诊疗指南：耳鼻咽喉头颈外科分册［M］．北京：人民卫生出版社，2015.

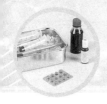

第六章

口腔科常见疾病用药及联合用药

第一节 概 述

一、口腔基本结构

口腔是指口内的空腔，是消化道的起始部分，由两唇、两颊、硬腭、软腭等构成。口腔内有牙齿、舌、唾腺等器官。

二、口腔科常见疾病

口腔科，为医学学科分类之一。口腔科原本属于五官科，现已分离出来成为单独的科室。口腔科大分类主要从口腔疾病、牙齿、牙病变归类，从这三个大类又可以分为口腔美容、种植牙、牙齿正畸、口腔溃疡、口腔炎症等。这些小类又可以从内科、外科再进行细分。

口腔科常见疾病有龋齿病、牙龈病、牙周病、牙痛、口腔黏膜病、口腔炎症、口腔溃疡、口腔异味（口臭）、口炎、牙周炎、腮腺炎等。

第二节 常见疾病用药及联合用药

一、口腔单纯疱疹

（一）病因

口腔单纯疱疹属口腔黏膜炎疾病，是当人体自身免疫低下时感染单纯疱疹病毒所致的皮肤黏膜病。小儿容易发生的单纯疱疹病毒Ⅰ型（HSV-1）感染，可引起急性口腔黏膜感染，有的学者认为主要是经呼吸道、消化道与皮肤黏膜直接感染有关。多在冬春两季流行。临床上分为原发性和继发性两种，有自限性、易复发特点，一般复发感染的部位在口唇或接近口唇处，又称为唇疱疹。

（二）症状

1. 原发性疱疹性龈口炎

①初期出现发热、头痛、疲乏不适等急性症状，颈下和颈上淋巴结肿大，触痛。②1～2日后口腔黏膜上出现小水疱，可为单个，也可成簇，溃疡破溃，继而形成大小不等的不规则形糜烂面，周围有红晕。③牙龈表现为急性炎症。④疱疹可发生于口周皮肤、鼻翼等处。⑤患儿常有局部疼痛伴流涎、拒食、烦躁不安。

2. 复发性疱疹性龈口炎（唇疱疹）

①全身症状无或较轻，有倦怠不适感或低热，局部淋巴结可稍肿大。②开始患部有热痒和微痛感，很快会出现红斑和成簇聚集小水疱，疱液澄清，水疱破溃后形成糜烂面，病愈后表面有结痂或色素。③病损发生在唇红缘、口周皮肤、颜面部等部位。④患者多为成人，全病程1～2周。

（三）用药方案

用药方案 1（抗病毒药-1）：如阿昔洛韦，口服，成人一次 0.2g，一日 5 次，5～7 日为一个疗程，用于原发性疱疹性龈口炎。或利巴韦林，口服，成人 0.8～1g/d，分 3～4 次服用，7 日为一个疗程；6 岁以上儿童一日 10mg/kg，分 4 次服用，7 日为一个疗程；6 岁以下儿童口服剂量不确定。

用药方案 2（抗病毒药-2）：如更昔洛韦注射液，静脉滴注 5mg/kg，一日 1 次；口服，一次 1g，一日 3 次。

用药方案 3（雾化吸入抗病毒药）：如利巴韦林，一次 10mg/kg＋0.9%氯化钠溶液 5ml 超声雾化吸入，一日 2 次；或口服，一日 0.8～1g，分 3～4 次服用，7 日为一个疗程；6 岁以上儿童一日 10mg/kg，分 4 次服用，7 日为一个疗程。

用药方案 4（外用抗病毒药）：如 3%阿昔洛韦软膏，一日 2～3 次，最好在唇部及口周皮肤疱疹初起时应用。

用药方案 5（湿敷药）：如 0.1%依沙吖啶溶液，湿敷唇部以及口周皮肤病损，特别是有结痂时；或 1%～2%龙胆紫液，涂抹，一日 3～4 次；或 1%雷弗奴尔湿敷；或 1%奴弗卡因液漱口或涂布。

用药方案 6（漱口液）：如 0.1%～0.2%葡萄糖氯己定溶液，一日 3～4

次；或漱口药即 2%～5%小苏打（碳酸氢钠溶液），早晚漱口一次。

用药方案 7（中成药-1）：如口炎清颗粒，口服，一次 2 袋，一日 1～2 次。

用药方案 8（中成药-2）：如复方板蓝根片，口服，一次 3 片，一日 3 次。

（四）联合用药

1. 原发性疱疹性龈口炎初起

用药方案 2（抗病毒药-2：更昔洛韦注射液）＋用药方案 4（外用抗病毒药：3%阿昔洛韦软膏）。

2. 复发性疱疹性龈口炎

用药方案 2（抗病毒药-2：更昔洛韦注射液）＋用药方案 3（雾化吸入抗病毒药：利巴韦林）1 周后＋用药方案 5（湿敷药：0.1%依沙吖啶溶液）＋用药方案 1（抗病毒药-1：阿昔洛韦，6 个月以上防止复发）。

注：在上述联合用药中，凡注射剂联用时、凡中西药联用时以及与必须单独使用的药品联用时（包括联用药物相互有拮抗作用时）等，其联用方案中的药品均应独立、分时或序贯进行使用。

 提示

1. 生活管理：①注意个人卫生，纠正不良的生活习惯，不吃辛辣刺激性的食物，以清淡的食物为主。②注意休息，保证饮水量，维持体液平衡，进食困难者可适当补充维生素或营养液。③适当地进行体育锻炼，以增强身体素质。

2. 用药建议：①各例用药方案中，根据需要可加中成药如口炎清颗粒、复方板蓝根片等。②肾功能损害者接受阿昔洛韦治疗时，可造成死亡，用药前或用药期间应检查肾功能，肾功能不全者治疗时应酌情减量，使用期间应注意补充水分，避免药物沉积于肾小管内，阿昔洛韦多次应用后可能引起单纯疱疹病毒的耐药。③活动性结核患者不宜应用利巴韦林，严重贫血、肝肾功能异常者慎用利巴韦林；哺乳期妇女应用利巴韦林时应暂停哺乳。④有研究表明更昔洛韦注射液联合复方倍他米松注射液治疗带状疱疹患者的临床疗效确切。

3. 更昔洛韦注射液用于预防可能发生于有巨细胞病毒感染风险的器

官移植受者的巨细胞病毒病，治疗免疫功能缺陷患者（包括艾滋病患者）发生的巨细胞病毒性视网膜炎。禁忌：对更昔洛韦或阿昔洛韦过敏者禁用。

4. 阿昔洛韦软膏用于治疗单纯疱疹或带状疱疹感染。不良反应可见轻度疼痛、灼痛、刺痛、瘙痒以及皮疹等。

5. 利巴韦林用于呼吸道合胞病毒引起的病毒性肺炎与支气管炎，皮肤疱疹病毒感染。禁忌：对本品过敏者、孕妇禁用，有心脏病史或心脏病患者、肌酐清除率低于 50ml/min 的患者不推荐使用本药，自身免疫性肝病患者、活动性结核患者不宜使用，地中海贫血和镰状细胞贫血患者不推荐使用。

6. 0.1%依沙吖啶溶液（乳酸依沙吖啶溶液）用于小面积轻度外伤创面及感染创面的消毒。

7. 阿昔洛韦用于单纯疱疹病毒感染，用于生殖器疱疹病毒感染初发和复发病例；对反复发作病例，本药也可用作预防；用于免疫功能正常者带状疱疹和免疫缺陷者轻症病例的治疗；免疫缺陷者水痘的治疗。禁忌：对本品过敏者和孕妇禁用。

8. 所有药品的药物相互作用、不良反应、禁忌和注意事项见其"说明书"。

二、急性假膜型念珠菌性口炎

（一）病因

急性假膜型念珠菌性口炎又称鹅口疮或雪口病，是念珠菌属感染所引起的急性口腔黏膜疾病。可发生于任何年龄，长期应用免疫抑制剂和激素治疗者、HIV 感染者、免疫缺陷者。当口腔卫生差、营养不良、免疫力低下时易引发此病。多见于婴幼儿，新生儿多由产道感染，或因哺乳奶头不洁或喂养者手指的污染传播。

（二）症状

1. 口腔黏膜充血，表面可见白色乳凝状或淡黄色的假膜，用力可将假膜擦去，下方为充血的基底，周围无炎症反应，形似奶块。

2 好发于唇、舌、颊、腭黏膜处，患者无痛或有口干、烧灼感及轻微疼痛。

严重者蔓延至扁桃体、咽部、牙龈，早期黏膜充血较明显，斑片附着不十分紧密，稍用力可暴露红的黏膜糜烂面及轻度出血。

3. 病程为急性或亚急性，病损可发生于口腔黏膜的任何部位。新生儿鹅口疮多在出生后 2～8 日内发生，患儿出现烦躁不安、啼哭、哺乳困难，有时有轻度发热。

（三）用药方案

用药方案 1（抗生素-1）：如 10 万 U 制霉菌素甘油液涂搽，早晚一次涂在患处。5 岁以下儿童不推荐使用。

注：10 万 U 制霉菌素甘油液：制霉菌素片，碾成粉末和鱼肝油做成糊状蜜。

用药方案 2（抗生素-2）：如氟康唑：口服，首次 200mg，以后 100mg，一日 1 次，连服 14 日。

用药方案 3（抗生素-3）：如伊曲康唑：口服，一日 100～200mg，顿服，连服 7～14 日。

用药方案 4（抗菌药）：如卡泊芬净：首日 70mg，以后每日 50mg，静脉缓慢滴注给药，约 1 小时。疗程取决于疾病的严重程度。

用药方案 5（含漱液-1）：如制霉素，50 万 U，含漱，一日 3 次。

注：制霉素含漱液：将碳酸氢钠配制成 2%～4% 溶液局部含漱液。

用药方案 6（含漱液-2）：如 2%～4% 碳酸氢钠溶液擦洗口腔，或漱口，一日 3 次。

用药方案 7（外用药）：如 2% 咪康唑乳膏或曲安奈德益康唑乳膏，一日 3 次。

用药方案 8（中成药）：如康复新液，10ml 含于口内 10～15 分钟，然后吞服，一日 3 次。或其他中成药如口炎清颗粒、复方珍珠口疮颗粒等。

（四）联合用药

1. 5 岁以上儿童念珠菌口角炎（鹅口疮）较重者

用药方案 1（抗生素-1：10 万 U 制霉菌素甘油液涂搽）＋用药方案 7（外用药：2% 咪康唑乳膏，涂抹于病损唇部或口角部位）。

2. 成人念珠菌口角炎（鹅口疮）较重者

用药方案 5（含漱液-1：制霉素）＋用药方案 2（抗生素-2：氟康唑）＋用药方案 7（外用药：2% 咪康唑乳膏，涂抹于病损唇部或口角部位）。

注：在上述联合用药中，凡注射剂联用时、凡中西药联用时以及与必须单独使用的药品联用时（包括联用药物相互有拮抗作用时）等，其联用方案中的药品均应独立、分时或序贯进行使用。

提示

1. 生活管理：①注意口腔卫生，保持口腔黏膜湿润和清洁，小儿喂养用具要清洁与消毒，注意防止因喂养而引起的交叉感染，婴幼儿喂养时注意奶嘴和奶瓶的消毒，注意乳头的清洁。②养成良好生活习惯，改掉小儿咬手指、衣服、玩具等不良习惯。③日常饮食保证营养充足、均衡，减少食物中糖分的摄入。④严格遵循医嘱用药，并注意药物的副作用，防止不良情况发生。⑤锻炼身体，提高机体抵抗力。

2. 用药建议：①各例用药方案中可酌情试加用中成药如康复新液、口炎清颗粒等。②成人患者要尽量去除病因。③应用氟康唑和伊曲康唑均可影响华法林的正常代谢，同时服用时应减量。④氟康唑和伊曲康唑可以升高环孢素血药浓度，同时服用时应注意减量。

3. 制霉菌素甘油液是由制霉菌素片和甘油配制而成。制霉菌素亦称制霉素，主要用于治疗皮肤、黏膜念珠菌病，也适用于口腔、阴道、眼、耳等念珠菌感染，如真菌性甲沟炎、阴道炎、口腔炎（鹅口疮）。制霉菌素片用于治疗消化道念珠菌病。禁忌：对本品过敏的患者禁用。

4. 咪康唑乳膏，别名为达克宁乳膏、硝酸咪康唑乳膏。用于体癣、股癣、手癣、足癣、花斑癣以及真菌性甲沟炎和念珠菌性外阴阴道炎，对外耳炎、细菌性皮肤感染也有效。禁忌：对本品过敏者禁用。

5. 氟康唑

（1）成人：①本品适用于治疗成年患者的下列真菌感染：隐球菌性脑膜炎、球孢子菌病、侵袭性念珠菌病、黏膜念珠菌病（包括口咽、食管念珠菌病、念珠菌尿及慢性皮肤黏膜念珠菌病）、口腔卫生或局部治疗效果不佳的慢性萎缩型口腔念珠菌病（义齿性口炎）、在缺乏合适的局部治疗方案时治疗急性或复发性阴道念珠菌病、在缺乏合适的局部治疗方案时治疗念珠菌性龟头炎、在有全身性治疗指征时治疗皮肤真菌病（包括足癣、体癣、股癣、花斑癣）和皮肤念珠菌感染、在缺乏其他合适的药物时治疗指甲癣（甲真菌病）。②本品适用于预防成年患者的下列真菌感染：复发风险高的隐球菌性脑膜炎的复发、复发风险高的 HIV 感染患者的口咽或食管念珠菌病复发、降低阴道念珠菌病的复发发生率（一年 4 次或更多次发作）、中性粒细胞减少症患者（例如接受化疗的恶性血液病患者或接受造血干细胞移植的患者）的念珠菌感染。

（2）≤17 岁儿童：①本品适用于治疗黏膜念珠菌病（口咽、食管）、侵袭性念珠菌病、隐球菌性脑膜炎。②本品适用于预防免疫受损患者的念珠菌感染。③本品可用作维持治疗，预防复发风险高的儿童患者隐球菌性脑膜炎的复发。

禁忌：①对氟康唑及其无活性成分，或其他唑类药物过敏的患者禁用。②根据多剂量药物相互作用的研究结果，多剂量接受氟康唑一日 400mg 或更高剂量治疗的患者禁止同时服用特非那定。③接受氟康唑治疗的患者禁止同时服用可延长 QT 间期和经过 P450CYP3A4 酶代谢的药物，如西沙必利、阿司咪唑、匹莫齐特、奎尼丁、红霉素。

6. 康复新液有通利血脉、养阴生肌功能。用于金疮、外伤、溃疡、瘘管、烧伤、烫伤、褥疮的创面。

7. 所有药品的药物相互作用、不良反应、禁忌和注意事项见其"说明书"。

三、药物变态反应性口炎

（一）病因

药物变态反应性口炎是药物通过口服、注射、局部应用等途径进入人体后引起的超敏反应。发病前有用药史，发病与用药有明显的因果关系；也与个体过敏体质反应、患者个体因素、药物结构、用药方式、药物的杂质等因素有关。

（二）症状

1. 发病急，药物引起变态反应由初次 24～48 小时发作一次，反复发作，缩短至数小时或数分钟发作一次。

2. 口腔黏膜突发急性炎症，出现红肿、大疱，破溃后形成大面积糜烂面，黏膜充血水肿，表面有假膜形成。停用可疑药物后病损可愈合。

（三）用药方案

用药方案 1（抗组胺药-1）：如氯苯那敏，成人一次 4mg，口服，一日 3 次。

用药方案 2（抗组胺药-2）：如赛庚啶，成人 2～4mg，口服，一日 3 次；儿童：2～6 岁 2mg，口服，一日 2～3 次；7～14 岁 4mg，口服，一日 2～3 次，极量为 0.2mg/kg。

用药方案 3（抗组胺药-3）：如苯海拉明，成人 25～50mg，口服，一日 2～3 次，饭后服；儿童，口服，体重超过 9.1kg，一次 12.5～25mg，一日 3～4 次，或一日 5mg/kg，分次给药。

用药方案 4（抗组胺药-4）：如异丙嗪，成人 6.25～12.5mg，口服，一日 3 次，饭后及睡前服用；儿童，口服，按体重计算，一次 0.125mg/kg，每 4～6 小时 1 次；按年龄计算，2～5 岁每日 5～15mg，6 岁及以上一日 10～15mg，1 次或 2 次给予。

用药方案 5（抗组胺药-5）：如氯雷他定，成人及 12 岁以上儿童 10mg，口服，一日 1 次，空腹服用。儿童 2～12 岁，体重＞30kg 者，一次 10mg，口服，一日 1 次；体重 30kg 者，一次 5mg，口服，一日 1 次。

用药方案 6（局部用药-1）：如金霉素软膏，局部外用。取本品适量，涂于患处，一日 2～3 次。

用药方案 7（局部用药-2）：如红霉素软膏，局部外用，取本品适量，涂于患处，一日 2 次。

用药方案 8（局部用药-3）：如 4% 利多卡因溶液，局部外用，取本品适量，涂于患处，一日 2 次；或复方甘菊利多卡因凝胶，牙龈或口腔黏膜炎症性疼痛，一日 3 次，一次涂约 0.5cm 凝胶于疼痛或发生炎症的牙龈区，稍加按摩。

注：复方甘菊利多卡因凝胶为每 10g 中含盐酸利多卡因 200mg、麝香草酚 10mg、洋甘菊花酊 2g。

用药方案 9（局部用药-4）：如氯己定溶液，皮肤外用。0.05% 溶液用于局部皮肤及黏膜消毒，创面及阴道冲洗，一日 1～2 次，一次 50～100ml。

（四）联合用药

1. 药物变态反应性口炎

用药方案 9（局部用药-4：氯己定溶液）+ 用药方案 5（抗组胺药-5：氯雷他定）。

2. 药物变态反应性口炎疼痛明显

用药方案 8（局部用药-3：利多卡因溶液或复方甘菊利多卡因凝胶）+ 用药方案 1（抗组胺药-1：氯苯那敏）。

注：在上述联合用药中，凡注射剂联用时、凡中西药联用时以及与必须单独使用的药品联用时（包括联用药物相互有拮抗作用时）等，其联用方案中的药品均应独立、分时或序贯进行使用。

提示

1. 生活管理：①用药前严格掌握药物适应证，避免服用已知为变应原的药物以及与其同类结构的其他药物或食物变态史品种。②必须服用该药时，要找医生咨询必要防治措施，如用变态性抗原（已确定的变态药物质）浸出液作脱敏治疗。

2. 用药建议：①因治疗需要多种药物同时服用时，一旦发生药物过敏，不知是哪种药物时，处理方法是停服所有的药物。如果病情不允许停止服用全部药物时，应将最近开始服用的药物首先停服。②应用抗组胺药物时应注意中枢抑制作用，表现为镇静、嗜睡、疲倦、乏力、眩晕等，因此驾驶员、机械操作者应禁用；患闭角型青光眼、尿潴留、前列腺增生、幽门十二指肠梗阻、癫痫患者慎用；孕妇、哺乳期妇女慎用。老年人对抗组胺药较敏感，易出现低血压、精神错乱、痴呆、头晕等不良反应，应注意。③治疗药物过敏性口炎的中成药有银翘散、枳实消痞丸、川芎茶调散、健脾丸、理中丸等，可以配合使用。④大量维生素C、复合维生素B、葡萄糖酸钙加抗坏血酸也有抗组胺作用。⑤病情较重者可给予皮质激素，并发感染者需加用抗生素。

3. 氯己定溶液用于皮肤及黏膜的消毒；创面感染、阴道感染和子宫颈糜烂的冲洗。禁忌：齿周炎患者、门齿填补者及对本品过敏者禁用。

4. 氯雷他定见"第五章第三节三、过敏性鼻炎的提示4"。

5. 利多卡因溶液用于缓解带状疱疹后遗神经痛，用于无破损皮肤，偶作鼻腔堵塞，每日用量应小于3.0mg/kg。禁忌：对于酰胺类局麻药有过敏史的患者，或对本品其他成分有过敏史的患者禁用；儿童慎用。

6. 复方甘菊利多卡因凝胶：①用于牙龈、唇以及口腔黏膜的炎症性疼痛。②可以缓解乳牙和智齿萌出过程中所出现的局部症状及由于配戴正畸矫治器所致的局部症状等。③可作为配戴义齿后所出现的疼痛不适及刺激性和过敏性反应的辅助性治疗。禁忌：禁用于对凝胶中各种成分已知有过敏反应的患者。

7. 氯苯那敏用于荨麻疹、湿疹、皮炎、药疹、皮肤瘙痒症、神经性皮炎、虫咬症、日光性皮炎，也可用于过敏性鼻炎、药物及食物过敏。禁忌：对本品过敏者禁用。

8. 所有药品的药物相互作用、不良反应、禁忌和注意事项见其"说明书"。

四、牙周炎

（一）病因

1. 局部因素

牙周炎主要是由局部因素引起的牙周支持组织的慢性炎症，如由牙菌斑中的微生物所引起的牙周支持组织的慢性感染性疾病，导致牙周支持组织的炎症和破坏。

2. 全身因素

内分泌失调，如性激素、肾上腺皮质激素、甲状腺素等的分泌量异常，导致机体防御能力缺陷（如白细胞功能缺陷、牙骨质发育异常等）时易引起侵袭性牙周炎。

3. 其他因素

如吸烟、精神压力等也可能是危险因素。

（二）症状

1. 牙周炎的主要临床表现是牙龈炎症、出血、牙周袋形成、牙槽骨吸收、牙槽骨高度降低、牙齿松动移位、咀嚼无力，严重者牙齿可自行脱落或者导致牙齿的拔除。

2. 牙周病患者牙龈颜色暗红，由于水肿显得比较光亮。

3. 可伴发根分叉病变，牙周脓肿，牙龈退缩所导致的牙根面暴露、敏感、牙根面龋，食物嵌塞，口臭，咬合不适或咬合疼痛等。

4. 往往有明显的菌斑、牙石及局部刺激因素。

（三）用药方案

用药方案1（抗菌药-1）：如阿莫西林，500mg，每6～8小时1次，连续服用7日。

用药方案2（抗菌药-2）：如阿莫西林克拉维酸钾［200mg:28.5mg（7:1）］457～914mg，每12小时服用1次。

用药方案3（抗菌药-3）：如红霉素，口服，一日1～2g，分3～4次服用。

用药方案4（抗菌药-4）：如多西环素，口服，首次剂量0.2g，以后0.1g，一日2次，10～14日为1个疗程。

用药方案 5（抗菌药-5）：如甲硝唑，口服，一次 200～400mg，一日 3 次，连续服用 5～7 日。

用药方案 6（抗菌药-6）：如替硝唑，顿服，2g，连续服用 3～4 日。

用药方案 7（抗菌药-7）：如头孢拉定胶囊，口服，成人一次 0.25，一日 4 次，每 6 小时 1 次，宜饭后服，一日最高剂量为 4g；儿童一日 25mg/kg，每 6 小时 1 次。

用药方案 8（抗菌药-8）：如人工牛黄甲硝唑胶囊，口服，一次 2 粒，一日 3 次。

用药方案 9（局部用药-1）：如 3%过氧化氢溶液，一日数次含漱或冲洗；或复方硼砂漱口液，餐后 10 分钟和睡前漱口。

用药方案 10（局部用药-2）：如氯己定溶液，咽峡炎、口腔溃疡等，1:5000 溶液漱口；皮肤外用，0.05%溶液对局部皮肤及黏膜消毒，创面及阴道冲洗。一日 1～2 次，一次 50～100ml。

用药方案 11（止血消肿药）：糠甾醇片（牙周宁），口服。治疗量：一次 6～8 片，一日 3 次；维持量：一次 2～4 片，一日 3 次。

用药方案 12（中成药-1）：如三黄片，口服。小片一次 4 片，大片一次 2 片，一日 2 次，小儿酌减。

用药方案 13（中成药-2）：如补肾固齿丸，口服。一次 4g，一日 2 次。

（四）联合用药

1. 急性牙周炎

用药方案 1（抗菌药-1：阿莫西林）或用药方案 7（抗菌药-1：头孢拉定胶囊）或用药方案 3（抗菌药-3：红霉素）＋用药方案 6（抗菌药-6：替硝唑）＋用药方案 12（中成药-1：三黄片）。

2. 重度慢性牙周炎、侵袭性牙周炎、伴糖尿病等全身疾病的牙周炎

用药方案 9（局部用药-1：3%过氧化氢溶液）＋用药方案 1（抗菌药-1：阿莫西林）或用药方案 3（抗菌药-3：红霉素）＋用药方案 6（抗菌药-6：替硝唑）。

注：在上述联合用药中，凡注射剂联用时、凡中西药联用时以及与必须单独使用的药品联用时（包括联用药物相互有拮抗作用时）等，其联用方案中的药品均应独立、分时或序贯进行使用。

提示

1. 生活管理：①注意口腔卫生，饭后要认真漱口，至少早晚要刷牙，提倡用牙线去除牙间隙的菌斑，用含氟牙膏或抗牙石牙膏辅助刷牙去除牙菌斑，防止牙石牙垢的形成。②掌握正确的刷牙方法，刷牙要竖刷，要里外都刷净，用温水刷牙。③每日早晨叩齿数十次，早上或晚上按摩牙龈。④充分咀嚼，促使牙周组织健康。⑤定期作口腔保健检查，每半年洗牙一次，有效控制牙菌斑。

2. 用药建议：①牙周炎的用药应当以局部用药为主，治疗采用洁治术、龈下刮治和根面平整术清除局部致病因素，治疗后可以局部用药冲洗。②重度慢性牙周炎、侵袭性牙周炎、伴糖尿病等全身疾病的牙周炎患者需辅助全身用药和局部用药。③若牙齿严重疼痛时可试加布洛芬片或蜂胶牙痛酊。④牙齿松动者进行松牙固定术，可试加用药方案 13（中成药-2：补肾固齿丸）。⑤应用甲硝唑、替硝唑治疗时应注意药物的相互作用，两者均可减缓抗凝血药物的代谢，加强其作用，增加出血的危险；西咪替丁等肝酶诱导剂可加速甲硝唑的消除，影响疗效；甲硝唑与替硝唑均可抑制乙醛脱氢酶的作用，加强乙醇的作用，导致双硫仑反应（出现呕吐、面部潮红、腹部痉挛等），用药期间以及停药 5 日内禁用含酒精的饮料和药品。

3. 阿莫西林见"第三章第二节四、实证风寒证感冒的提示 5"。

4. 头孢拉定胶囊见"第五章第二节二、急性中耳炎的提示 7"。

5. 红霉素用于青霉素过敏患者治疗下列感染的替代用药：溶血性链球菌、肺炎链球菌等所致的急性扁桃体炎、急性咽炎、鼻窦炎；溶血性链球菌所致猩红热、蜂窝织炎；白喉及白喉带菌者；气性坏疽、炭疽、破伤风；放线菌病；梅毒；李斯特菌病；军团菌病；支原体肺炎；肺炎衣原体肺炎；衣原体属、支原体属所致泌尿生殖系感染；沙眼衣原体结膜炎；淋病奈瑟菌感染；厌氧菌所致口腔感染；空肠弯曲菌肠炎；百日咳等。禁忌：对红霉素及其他大环内酯类药物过敏者禁用。

6. 替硝唑：①为了减少耐药性细菌的形成并确保替硝唑和其他抗菌药物的有效性，替硝唑应仅限于治疗或预防已被证实或疑似易感病原体导致的感染。②若有培养和敏感性试验相关的信息，应参考这些信息来选择或修改抗菌治疗方案。若没有这些信息，当地的流行病学和细菌敏感性数据等经验，可能有助于选择治疗方案。③本品适用于治疗下列疾病：滴虫病、贾第鞭毛虫病、阿米巴病、细菌性阴道炎、与抗生素和抗酸药联合应用于根治幽门螺杆菌相关的十二指肠溃疡、厌氧菌感染等。④本品用于预防由厌氧菌引起的术后感染，如结肠、胃肠道和泌尿生殖系统手术后感染。禁忌：①对替硝唑或吡咯类药物过敏者、对本品中其他成分过敏者以及器质性中枢神经疾病患者禁用。②与其他结构相似药物一样，有血液不调或恶病质史的患者禁用。尽管目前的动物和临床研究中尚没有发现导致长期血液病的情况。③妊娠早期（妊娠前 3 个月）的孕妇禁用。④哺乳期妇女禁用。除非在替硝唑治疗期间及停止服药 3 日内，暂停母乳喂养。

7. 三黄片，含有大黄、盐酸小檗碱、黄芩浸膏等成分，有清热解毒、泻火通便功效。用于三焦热盛所致的目赤肿痛、口鼻生疮、咽喉肿痛、牙龈肿痛、心烦口渴、尿黄便秘。禁忌：孕妇、溶血性贫血患者及葡萄糖-6-磷酸脱氢酶缺乏患者禁用。

8. 3%过氧化氢溶液见"第五章第二节一、急性外耳道炎的提示 7"。

9. 所有药品的药物相互作用、不良反应、禁忌和注意事项见其"说明书"。

五、急性根尖周炎

（一）病因

急性根尖周炎可因感染、损伤或化学刺激引起.。当根管内的感染物通过根尖孔作用于根尖周组织时，刺激物毒力较强，机体抵抗力弱，根尖周组织的反应表现为急性炎症。牙髓组织感染、根尖周组织的治疗创伤或药物刺激、慢性根尖周炎急性发作等都会引起急性根尖周炎。

（二）症状

急性根尖周炎根据其发展过程可分为浆液期和化脓期，化脓期则根据脓液所在的部位不同又可分为根尖脓肿、骨膜下脓肿、黏膜下脓肿三个阶段。

1. 早期患牙有轻度疼痛，随炎症加重，患者齿伸长，有浮出感，轻叩患牙即疼痛。

2. 急性浆液性根尖周炎（又称为急性根尖周炎的浆液期），牙齿持续性自发疼痛，有浮起感并有咬合痛，叩痛明显，轻度松动。

3. 急性化脓性根尖周炎，牙齿持续性、自发性剧烈疼痛，不敢咬合；牙齿龋坏或非龋性牙体疾病，叩痛明显。

4. 根尖脓肿，根尖部充血，持续性跳痛，扣诊疼痛，根尖部牙龈轻度红肿。

5. 骨膜下脓肿，患牙有剧烈的疼痛，叩诊可引起剧痛，根尖部红肿明显，有扪痛，可以伴有全身症状。

6. 黏膜下脓肿的疼痛减轻，脓肿局限在黏膜下，扪诊疼痛，有波动感。

（三）用药方案

用药方案 1（抗菌药-1）：如甲硝唑，口服，一次 200～400mg，一日 3 次，连续服用 5～7 日。

用药方案 2（抗菌药-2）：如阿莫西林，500mg，每 6～8 小时 1 次，连续服用 7 日。

用药方案 3（抗菌药-3）：如阿莫西林克拉维酸钾［200mg:28.5mg（7:1）］457～914mg，每 12 小时服用 1 次。

用药方案 4（抗菌药-4）：如头孢氨苄，250～500mg，一日 4 次服用。

用药方案 5（抗菌药-5）：如红霉素，口服，一日 1～2g，分 3～4 次服用。

用药方案 6（解热镇痛药）：如双氯芬酸钠，饭前服用，一次 25～50mg，每 6～8 小时 1 次，疼痛缓解停药。

用药方案 7（解热镇痛药）：如布洛芬，0.2～0.4g，每 4～6 小时 1 次口服。成人最大限量为一日 2～4g。或氢溴酸高乌甲素片等。

用药方案 8（麻醉药）：如利多卡因，牙科用 2% 溶液，20～100mg。

用药方案 9（局部用药）：如 3% 过氧化氢溶液，每日数次含漱或冲洗；或复方硼砂漱口液，餐后 10 分钟和睡前漱口；或 10% 碘合剂等。

用药方案 10（中成药）：如丁细牙痛胶囊，口服，一日 3 次，一次 4 粒，饭后饮水送服，疗程 7 日。或其他中成药，如齿痛消炎灵颗粒等。

（四）联合用药

1. 急性根尖周炎镇痛消炎

用药方案 1（抗菌药-1：甲硝唑）＋用药方案 2（抗菌药-2：阿莫西林）或用药方案 5（抗菌药-5：红霉素）＋用药方案 6（解热镇痛药：双氯芬酸钠）。

2. 急性根尖周炎出现重度牙周脓肿

用药方案 8（麻醉药：利多卡因，局麻）→开放髓腔，切开脓肿引流根尖的脓液＋牙周处理（用 1%～3%过氧化氢液冲洗，袋内置 10%碘合剂或螺旋霉素、灭滴灵即甲硝唑等药膜或碘甘油）＋用药方案 2（抗菌药-2：阿莫西林）或用药方案 5（抗菌药-5：红霉素）。

注：在上述联合用药中，凡注射剂联用时、凡中西药联用时以及与必须单独使用的药品联用时（包括联用药物相互有拮抗作用时）等，其联用方案中的药品均应独立、分时或序贯进行使用。

 提示

1. 生活管理：①调整饮食结构，饮食宜清淡、易消化，少食甜食，多食粗纤维食物，避免食用辛辣刺激食物及过冷、过热的食物。②保持口腔清洁，早晚刷牙，采用正确的刷牙方法，选择含氟牙膏；进食后漱口，必要时含漱漱口液，预防感染。③加强营养，适当锻炼身体，增强机体抵抗力。

2. 用药建议：①牙周袋的处理，牙周袋溢脓时，可用 1%～3%过氧化氢液冲洗，袋内置 10%碘合剂或螺旋霉素、灭滴灵等药膜。②牙周脓肿的处理，脓肿已局限时，可切开引流。牙周袋也应同时作冲洗、上药膜或碘甘油等。③根管治疗，急性根尖周炎的炎症消除后须进行根管治疗，根管治疗中其消炎方法常常是联合用药，如患牙经根管预备后，用 0.5%甲硝唑液冲洗根管，干燥根管；然后将地塞米松 4 片＋奥硝唑 1 片的粉末适量，加入碘仿、氢氧化钙，用丁香油或无菌生理盐水调配成糊剂，放置于根管内，氧化锌丁香油糊剂暂封窝洞。

3. 甲硝唑见"第四章第二节五、肺脓肿的提示 5"。

4. 阿莫西林见"第三章第二节四、实证风寒证感冒的提示 5"。

5. 红霉素见"第六章第二节四、牙周炎的提示 5"。

6. 双氯芬酸钠用于下列急性疼痛的短期治疗：①创伤后的疼痛与炎症、足扭伤、肌肉拉伤等。②术后的疼痛与炎症，如牙科或矫形手术后等。③妇科的疼痛与炎症，如原发性痛经或附件炎等。④脊柱综合征引起的疼痛。⑤非关节性风湿病。⑥耳鼻喉严重的感染性疼痛和炎症（如扁桃体炎、耳炎、鼻窦炎等），应同时使用抗感染药物。禁忌：对本品或其他非甾体抗炎药可引起过敏者禁用。

7. 利多卡因见"第六章第二节三、药物变态反应性口炎的提示5"。

8. 1%～3%过氧化氢液见"第五章第二节一、急性外耳道炎的提示7"。

9. 碘合剂是由能释放双原子游离碘的碘伏和产生新生态氧的双氧水组成的混合液。其中碘伏是表面活性剂聚乙烯吡咯烷酮的碘络合物，其表面活性剂易于吸附在菌群细胞膜上，可使游离碘迅速作用于菌体活性成分致其死亡；双氧水对常见的需氧菌和厌氧菌均有较好的抑菌效果。两者联合运用具有协同杀菌作用和高效清洁作用。

10. 所有药品的药物相互作用、不良反应、禁忌和注意事项见其"说明书"。

六、急性化脓性腮腺炎

（一）病因

1. 急性化脓性腮腺炎主要的病菌为葡萄球菌，多见金黄色葡萄球菌，偶尔也可见链球菌，当患者机体抵抗力及口腔生物学免疫力降低，且因高热、脱水、进食及咀嚼运动减少、唾液分泌也相应减少，机械性冲洗作用降低等时，口腔内致病菌经导管口逆行侵入腮腺导致急性化脓性腮腺炎。

2. 严重的代谢紊乱、反射性唾液腺功能降低或停止，唾液分泌明显减少，易发生逆行性感染。

3. 腮腺区损伤及邻近组织急性炎症扩散，也可引起急性腮腺炎。

4. 腮腺淋巴结的急性化脓性炎症，破溃扩散后波及腺实质，引起继发性急性腮腺炎，但其病情较上述原发性急性腮腺炎轻。

（二）症状

1. 常为单侧腮腺受累，双侧同时发生者少见。炎症早期，症状轻微或不明显，逐渐引起以耳垂为中心的腮腺区轻微疼痛、肿大、压痛。导管口轻度红肿、疼痛，压迫肿大的腮腺区导管口可流出脓性或炎性分泌物。

2. 患者病情加重后，全身中毒症状明显，体温可高达40℃以上，脉搏、呼吸加快，白细胞总数增加，中性粒细胞比例明显上升。

（三）用药方案

用药方案1（外用中药）：如如意金黄散，外用，红肿、烦热、疼痛，用清茶调敷；漫肿无头，用醋或葱酒调敷；亦可用植物油或蜂蜜调敷。

一日数次。或其他外用中药，如荆防败毒散、五味消毒饮。

用药方案 2（增加唾液分泌-1）：如维生素 C，0.05～0.1g，一日 3 次。

用药方案 3（增加唾液分泌-2）：如口服 1%毛果芸香碱 3～5 滴（2～3mg），一日 2～3 次。

用药方案 4（含漱药-1）：如 0.9%氯化钠溶液，漱口，一日 3 次。

用药方案 5（含漱液-2）：如 2%～4%碳酸氢钠溶液，漱口，一日 3 次。

用药方案 6（抗生素-1）：如甲硝唑，口服，一次 200～400mg，一日 3 次，连续服用 5～7 日。

用药方案 7（抗生素-2）：如苯唑西林 1～2g＋生理盐水 250ml，静脉滴注，每 6 小时 1 次。

用药方案 8（抗生素-3）：如头孢呋辛 0.75～1.5g＋生理盐水 250ml 静脉滴注，每 8 小时 1 次。

用药方案 9（抗生素-4）：如青霉素，肌内注射，成人 80 万～200 万 U，一日 3～4 次；儿童一日 2.5 万 U/kg，分 2～4 次给药。静脉滴注，成人一日 240 万～960 万 U，儿童一日 5 万～20 万 U/kg，分 2～4 次给药，以 5%～10%葡萄糖或氯化钠注射液溶解成 1 万 U/ml 后滴入。一般用 5～7 日，若效果欠佳，可换用其他种类抗菌药物。或静脉注射青霉素同时联合甲硝唑注射液。

用药方案 10（抗生素-5）：如链霉素，肌内注射，每 12 小时 0.5g，或 1 次 0.75g，一日 1 次。

用药方案 11（抗生素-6）：如头孢唑林 0.5～1g＋生理盐水 250ml，静脉滴注，每 8 小时 1 次。

用药方案 12（抗生素-7）：如红霉素，口服，一日 1～2g，分 3～4 次服用。

用药方案 13（抗病毒和增加免疫功能药-1）：如双嘧达莫片，3～5mg/（kg·d），分 3 次饭前口服，或一次 50mg，一日 3 次，连服 7～10 日。

用药方案 14（抗病毒和增加免疫功能药-2）：如西咪替丁（甲氰咪胍片），10～20mg/（kg·d），分 3 次口服，连服 7～10 日。

（四）联合用药

1. 早期轻度急性化脓性腮腺炎

用药方案 1（外用中药：如意金黄散，热敷）＋用药方案 2（增加唾液分泌-1：维生素 C）＋用药方案 5（含漱液-2：2%～4%碳酸氢钠溶液）。

2. 早期中度急性化脓性腮腺炎

用药方案 2（增加唾液分泌-1：维生素 C）＋用药方案 5（含漱液-2：2%～4%碳酸氢钠溶液）＋用药方案 9（抗生素-4：青霉素）＋用药方案 10（抗生素-5：链霉素）。

3. 中后期急性化脓性腮腺炎

用药方案 1（外用中药：如意金黄散，热敷）＋用药方案 2（增加唾液分泌-1：维生素 C）＋用药方案 5（含漱液-2：2%～4%碳酸氢钠溶液）＋用药方案 9（抗生素-4：青霉素）或用药方案 12（抗生素-7：红霉素）＋用药方案 6（抗生素-1：甲硝唑）。

4. 晚期急性化脓性腮腺炎

切开引流＋抗生素＋止痛药等。

注：在上述联合用药中，凡注射剂联用时、凡中西药联用时以及与必须单独使用的药品联用时（包括联用药物相互有拮抗作用时）等，其联用方案中的药品均应独立、分时或序贯进行使用。

 提示

1. 生活管理：①保持口腔清洁卫生，每日早晚刷牙，采用正确的刷牙方法，选择含氟牙膏，饭后漱口。②体质虚弱、长期卧床、高热或禁食的患者常可发生脱水，更应加强口腔护理（如认真刷牙、常用洗必泰溶液漱口等），保持体液平衡，加强营养及抗感染治疗。③发病期，饮用酸性饮料或口含维生素 C 片，可以增加唾液分泌，含漱硼酸、苏打溶液等温热消毒剂，有助于控制炎症。④加强营养，适当锻炼身体，增强机体抵抗力。

2. 用药建议：①高热疼痛时加解热镇痛药如阿司匹林、布洛芬、柴胡等；②最近研究表明双嘧达莫和西咪替丁都既有抗病毒作用，又有增加免疫功能作用。两者联用抗病毒和增加免疫功能更强，但双嘧达莫与抗凝剂、抗血小板聚集剂及溶栓剂合用时应注意出血倾向。③注意纠正机体脱水及电解质紊乱，维持体液平衡。必要时输入复方氨基酸等以提高肌体抵抗力。

3. 如意金黄散，含有姜黄、大黄、黄柏、苍术、厚朴、陈皮、甘草、生天南星、白芷、天花粉等成分，有清热解毒、消肿止痛功能。用于热毒瘀滞肌肤所致疮疖肿痛，症见肌肤红、肿、热、痛，亦可用于跌打损伤。禁忌：孕妇，婴幼儿，皮肤破溃、皮损或感染处，对本品及所含成分（包括辅料）过敏者等禁用。

4. 维生素 C 见"第三章第二节一、普通感冒的提示 4"。

5. 碳酸氢钠溶液用于治疗代谢性酸中毒、碱化尿液等。也可作为制酸药，治疗胃酸过多引起的症状。禁忌：对本品过敏者禁用。

6. 青霉素见"第四章第二节五、肺脓肿的提示 3"。

7. 链霉素见"第四章第二节八、肺结核的提示 9"。

8. 红霉素见"第六章第二节四、牙周炎的提示 5"。

9. 甲硝唑见"第四章第二节五、肺脓肿的提示 5"。

10. 所有药品的药物相互作用、不良反应、禁忌和注意事项见其"说明书"。

七、流行性腮腺炎

（一）病因

1. 流行性腮腺炎（痄腮）是由腮腺炎病毒引起的急性传染病。简称流腮，亦称痄腮，俗称猪头疯。腮腺病毒主要通过直接接触、空气飞沫、唾液，也可通过接触被病毒污染的物品、食具和玩具等传染。人群普遍易感，但以儿童较为多见，四季都流行，以晚冬、早春多见。

2. 腮腺炎病毒从呼吸道侵入人体后，在局部黏膜上皮细胞核局部淋巴结中复制，然后进入血流，播散到腮腺和中枢神经系统，引起腮腺炎和脑膜炎。

（二）症状

1. 潜伏期平均 18 日，无前驱症状。起病时有发热、畏寒、咽痛、头痛、恶心、呕吐等全身症状。数小时腮腺肿痛，体温逐渐可达 39℃以上。

2. 肿胀是流行性腮腺炎最具特征性的症状。肿胀是一侧或两侧以耳垂为中心，向前、后、下发展，状如梨形，边缘不清，有轻触痛，张口咀嚼时疼痛加剧。

3. 流行性腮腺炎可引起其他腺体发炎和并发症，如腮腺炎脑炎、睾丸炎、胰腺炎、甲状腺炎。

（三）用药方案

用药方案 1（抗病毒和增加免疫功能药-1）：如双嘧达莫片，3～5mg/

（kg·d），分 3 次口服，连服 7～10 日。

用药方案 2（抗病毒和增加免疫功能药-2）：如西咪替丁（甲氰咪胍片）10～20mg/（kg·d），分 3 次饭前口服，或一次 50mg，一日 3 次，连服 7～10 日。

用药方案 3（中成药-1）：如蒲地蓝口服液，口服，一次 10ml，一日 3 次。

用药方案 4（中成药-2）：如喜炎平注射液，按 5～10mg/（kg·d）加入 250ml 5%葡萄糖溶液中静脉滴注或直接肌内注射，一日 1 次，疗程 3～7 日。儿童遵医嘱。

用药方案 5（解热镇痛药）：如对乙酰氨基酚片，一次 1 片（0.5g），一日不超过 4 次；或布洛芬缓释片，口服，成人一次 1 片，一日 2 次，早晚各 1 次，儿童用量请咨询医师或药师；或阿司匹林，口服一次 0.3～0.6g，一日 3 次，必要时每 4 小时 1 次。

用药方案 6（镇痛药）：如阿托品，饭前半小时口服，一次 0.003mg/kg，或 0.3～0.6mg，一日 3 次；肌内或静脉注射，一次 0.5～1mg。

用药方案 7（抗病毒）：如阿昔洛韦，10mg/（kg·d）溶于 5%葡萄糖静脉滴注；或利巴韦林，一日 10～15mg/kg，溶于 5%葡萄糖静脉滴注，疗程 3～5 日。分 2 次给药。

用药方案 8（激素）：如泼尼松，成人一日 30～40mg；或己烯雌酚，一次 1mg，一日 3 次，减轻肿痛。

用药方案 9（封闭药）：如 0.25%奴夫卡因 20ml，睾丸炎精索周围封闭；或 0.5%～1%普鲁卡因 15～20ml，睾丸炎精索周围封闭。

用药方案 10（外敷药）：如可用利巴韦林及中草药治疗，紫金锭或如意金黄散用醋调后外敷。

（四）联合用药

1. 西药与西药联合用药

用药方案 1（抗病毒和增加免疫功能药-1：双嘧达莫）＋用药方案 2（抗病毒和增加免疫功能药-2：西咪替丁）。

注：可同时加服中药。

2. 中成药与中成药联合用药

用药方案 3（中成药-1：蒲地蓝口服液）＋用药方案 4（中成药-2：喜炎平注射液）。

注：分开分时段使用。

3. 肿胀疼痛严重联合用药

用药方案 7（抗病毒药：阿昔洛韦，10mg/（kg·d）＋0.9%NaCl 静脉滴注，3 小时输完）＋用药方案 6（镇痛药：阿托品，一次 0.003mg/kg，饭前半小时口服）。

注 1：可同时与局部敷药同用。

注 2：在上述联合用药中，凡注射剂联用时、凡中西药联用时以及与必须单独使用的药品联用时（包括联用药物相互有拮抗作用时）等，其联用方案中的药品均应独立、分时或序贯进行使用。

 提示

1. 生活管理：①注意采取隔离措施，居室要定时通风换气，保持空气流通，了解流行性腮腺炎的相关知识，消除心理恐惧，以减轻身心痛苦。②注意口腔卫生，饭后和睡前使用淡盐水或其他溶液漱口（如复方硼砂液），并且注意多喝水。③重症患儿应当卧床休息，高热时可采用物理降温法。④合理饮食，应吃易消化的流食、半流食或软食，不要给患儿进食酸、辣、甜味过浓及干硬食物。⑤要注意休息，不可劳累。

2. 用药建议：①早期可热敷、理疗、外敷如意金黄散，饮用酸性饮料或口含维生素 C 片或口服 1%毛果芸香碱 3～5 滴（2～3mg），一日 2～3 次，可增加唾液分泌。温热的硼酸、碳酸氢钠溶液等消毒漱口剂也有助于控制炎症。②高热疼痛时加解热镇痛药，如阿司匹林、布洛芬、柴胡等。③其他情况可对症用药和支持用药均按常规进行。④最近研究表明双嘧达莫和西咪替丁都既有抗病毒作用，又有增强免疫功能作用。两者联用抗病毒和增加免疫功能更强，但双嘧达莫与抗凝剂、抗血小板聚集剂及溶栓剂合用时应注意出血倾向。⑤利巴韦林能够竞争性的抑制病毒合成酶，而更昔洛韦抑制病毒 DNA 的转录复制，联合用药具有协同作用，能够增加疗效。⑥发热超过 39℃时，可服用退热止痛药，如阿司匹林、对乙酰氨基酚等。⑦如果出现睾丸炎伴有压痛时除给解热镇痛药外，还要局部冷敷（如可用利巴韦林及中草药治疗，紫金锭或如意金黄散用醋调后外敷）。⑧重症并发脑膜脑炎、严重睾丸炎、心肌炎时，可短期使用肾上腺皮质激素。⑨有研究表明，阿托品片联合阿昔洛韦疗效较好。

3. 双嘧达莫用于预防血栓栓塞性疾病（最近研究表明双嘧达莫既有抗病毒作用，又有增强免疫功能作用）。禁忌：对本品过敏者禁用。

4. 西咪替丁原用于治疗十二指肠溃疡、胃溃疡、反流性食管炎、应激性溃疡及卓-艾（Zollinger-Ellison）综合征。最新研究表明西咪替丁既有抗病毒作用，又有增强免疫功能作用。禁忌：孕妇和哺乳期妇女禁用；老人、幼儿或肝功能不全的患者慎用。

5. 蒲地蓝消炎口服液，含有蒲公英、苦地丁、板蓝根、黄芩等成分，用于疖肿、腮腺炎、咽炎、扁桃体炎等。

6. 喜炎平注射液有清热解毒、止咳止痢功能。用于支气管炎、扁桃体炎、细菌性痢疾等。禁忌：对本品过敏者和孕妇禁用。

7. 阿昔洛韦见"第六章第二节一、口腔单纯疱疹的提示7"。

8. 阿托品用于各种内脏绞痛，如胃肠绞痛及膀胱刺激症状，对胆绞痛、肾绞痛的疗效较差；还用于迷走神经过度兴奋所致的窦房阻滞、房室阻滞等缓慢型心失常，也可用于继发于窦房结功能低下而出现的室性异位节律；解救有机磷酸酯类中毒。禁忌：青光眼及前列腺肥大者、高热者禁用。

9. 所有药品的药物相互作用、不良反应、禁忌和注意事项见其"说明书"。

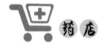

口腔科常见疾病联合用药方案（供参考）

1. 口腔溃疡

（1）维生素 B_2 + 口炎清颗粒 + 西瓜霜含片

（2）栀子金花丸 + 甲硝唑口颊片 + 维生素 B_2 片

2. 复发性口腔溃疡

（1）锡类散 + 甲硝唑片

（2）维生素 C 片 + 胆矾外敷

（3）鱼肝油乳 + 养阴生肌散 + 利多卡因外敷

3. 口腔单纯性疱疹

（1）新霉素或杆菌肽或硼酸软膏 + 0.1%乳酸依沙吖啶（利月诺）溶

液＋阿昔洛韦

（2）硼酸软膏＋0.5%～1%达克罗宁含漱液＋阿昔洛韦＋板蓝根片或冲剂

4. 口腔念珠菌病

（1）制霉菌素＋2%～4%碳酸氢钠溶液

（2）克霉唑片＋转移因子胶囊＋5%克霉唑软膏

（3）氟康唑＋2%～4%碳酸氢钠溶液＋转移因子

（4）2%～4%碳酸氢钠溶液＋转移因子＋甘油

5. 口腔异味

（1）牛黄清胃丸＋复方氯己定含漱液

（2）通舒口爽胶囊＋口宝含漱液（或者口齿健喷剂）

6. 牙痛、厌氧菌感染

（1）人工牛黄甲硝唑＋布洛芬缓释胶囊＋左氧氟沙星

（2）替硝唑胶囊＋左氧氟沙星

（3）阿莫西林＋牙痛安＋黄连上清片＋布洛芬

7. 牙周炎

（1）牙痛灵＋知柏地黄＋头孢克肟＋天然维生素 C

（2）丁细牙痛丸＋人工牛黄甲硝唑＋一清胶

（3）牙周康＋人工牛黄甲硝唑＋口炎清牙膏＋口炎清漱口水

8. 急性根尖周炎

（1）头孢克洛＋甲硝唑＋齿痛冰硼散

（2）阿莫西林＋替硝唑＋桂林西瓜霜

参考文献

［1］国家基本药物临床应用指南和处方集委员会．2018 年版国家基本药物临床应用指南（化学药品和生物制品）［M］．北京：人民卫生出版，2019．

［2］中华医学会．临床诊疗指南：口腔医学分册［M］．北京：人民卫生出版社，2015．

［3］胡荣杉．中西药联合治疗急性牙周炎疗效分析［J］．医学前沿，2014（8）：100．

［4］张凯美．潘生丁甲氰咪胍联合用药治疗流行性腮腺炎184例的临床观察

[J]. 青海医药杂志，1997（1）：2.

[5] 刘呈祥，李宝华，张晓杰. 蒲地蓝口服液和喜炎平注射液联合治疗流行性腮腺炎的疗效观察 [J]. 药学服务与研究，2009，9（4）：85-87.

[6] 彭文伟. 传染病学 [M]. 北京：人民卫生出版社，2000.

[7] 诸福棠. 实用儿科学 [M]. 第 7 版. 北京：人民卫生出版社，2002.

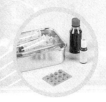

第七章

眼科常见疾病用药及联合用药

第一节 概 述

一、眼科

眼科的全称是"眼病专科"。眼科是研究发生在视觉系统，包括眼球及与其相关联的组织有关疾病的学科。

人眼视觉器官包括眼球、视路和附属器。眼球位于眼眶内，后端有视神经与脑相连，是脊椎动物眼中由巩膜、角膜及其内容物组成的大体上像球状的眼的主要部分。眼球的构造分眼球壁和内容物两部分。眼球有许多相关部分组成：眼球壁、纤维膜、角膜、巩膜、血管膜、巩膜、晶状体、脉络膜、视网膜、盲点（眼）、虹膜部、睫状体部、视部、脉络膜部、内容物、房水、晶状体、玻璃体等。

二、眼科常见疾病与常用药

常见的眼科疾病有：中心浆液性视网膜病变、干眼症、交感性眼炎、夜盲症、失明、弱视、散光、沙眼、白内障、糖尿病视网膜病变、结膜炎、老花眼、色盲、虹膜异色症、视网膜色素变性、视网膜中央动脉阻塞、视网膜脱落、近视、远视、针眼、雪盲症、霰粒肿、青光眼、飞蚊症等。

本章讨论的常见的眼科疾病有：睑腺炎（麦粒肿）、急性卡他性结膜炎、单纯疱疹病毒性角膜炎、虹膜炎、白内障、急性闭角型青光眼等。

常用药如下：青光眼用药，如噻吗洛尔滴眼液；抗感染用药，如头孢西丁钠、金霉素滴眼液等；抗病毒药，如更昔洛韦滴眼液、利巴韦林滴眼液等；散瞳用药，如硫酸阿托品滴眼液等；降眼压药，如硫酸胍啶滴眼液、硝酸毛果芸香碱滴眼液（拟 M 胆碱药）等；干眼症用药，如泪然滴眼液等；消炎眼药，如醋酸泼尼松眼膏等；眼部局麻药，如盐酸利多卡因注射液等；免疫增强药，如左旋咪唑、干扰素等；抗组胺药，如特非那定等；眼科辅助用药，如熊去氧胆酸等；其他眼病用药，如沃丽汀片等；中成药，如石斛夜光丸、珍视明滴眼液、麝香明目滴眼液等。

第二节　常见疾病用药及联合用药

一、睑腺炎

（一）病因

睑腺炎亦称麦粒肿，俗称挑针眼或睑边疔，是眼睑病的一种，是一种眼睑腺体的急性炎症病变，常见眼睑腺体的化脓性炎症。多为金黄色葡萄球菌感染，抵抗力低下者较易患此病；一些疾病如睑缘、结膜的慢性炎症，屈光不正等为本病诱因。

（二）症状

睑腺炎分内睑腺炎亦称内麦粒肿、外睑腺炎亦称外麦粒肿。睫毛毛囊或其附属的皮脂腺或变态汗腺感染称外睑腺炎，睑板腺感染称内睑腺炎。主要症状为眼睑皮肤局限性红、肿、热、痛；触之有硬结；睫毛根部、近睑缘皮肤或睑结膜面可出现脓点。外睑腺炎重者引起眼睑高度红肿，邻近球结膜水肿，耳前淋巴结肿痛，甚至出现全身畏寒、发热等；内睑腺炎最后穿破睑结膜，排脓于结膜囊内

（三）用药方案

用药方案 1（外用抗生素-1）：如氯霉素滴眼液，滴于眼睑内，一次 1～2 滴，一日 3～5 次。

用药方案 2（外用抗生素-2）：如盐酸左氧氟沙星滴眼液，一般一次 1 滴，一日 3 次；或盐酸左氧氟沙星眼膏。

用药方案 3（外用抗生素-3）：如利福平滴眼液，一次 1～2 滴，一日 4～6 次。

用药方案 4（外用抗生素-4）：如红霉素眼膏，涂于结膜囊内，一日 2～4 次，用药 1 周。对于已经出现脓头的脓肿可以切开引流。

用药方案 5（外用抗生素-5）：如妥布霉素滴眼液，每 4 小时一次，

一次 1～2 滴点入患眼。

用药方案 6（外用抗生素-6）：如盐酸金霉素眼膏，每 4 小时一次，涂于眼睑内，一日 1～2 次，最后一次宜在睡前使用。

用药方案 7（初期物理处理）：如冷敷，一次 10～15 分钟，一日 3～4 次。

用药方案 8（内服抗生素-1）：如阿莫西林，500mg，每 6～8 小时 1 次，连续服用 7 日。

用药方案 9（内服抗生素-2）：如阿莫西林克拉维酸钾［200mg:28.5mg（7:1）］457～914mg，每 12 小时服用 1 次。

用药方案 10（内服抗生素-3）：如头孢拉定胶囊，口服，成人一次 0.25，一日 4 次，每 6 小时 1 次，宜饭后服，一日最高剂量为 4g；儿童一日 25mg/kg，每 6 小时 1 次。

用药方案 11（内服抗生素-4）：如红霉素，250mg，口服，一日 4 次，疗程 7～10 日。

用药方案 12（内服抗生素-5）：如多西环素，口服，100mg，一日 2 次，1～2 周后逐渐减量，疗程 6 个月。

用药方案 13（内服抗生素-6）：如阿奇霉素，0.5g，一日 1 次，疗程 3 日。

用药方案 14（解热镇痛药）：如双氯芬酸钠，饭后服用，首次 50mg，以后一次 25～50mg，每 6～8 小时 1 次，疼痛缓解停药。

用药方案 15（解热镇痛药）：如布洛芬，0.2～0.4g，每 4～6 小时 1 次。小儿，0.2g，一日 3 次。

用药方案 16（中成药）：如牛黄解毒片，口服，一次 3 片，一日 2～3 次；或其他中成药如银翘解毒丸、四君子丸、金银花颗粒。

用药方案 17（增强免疫力）：如 β-胡萝卜素软胶囊，口服，一次 1 粒，一日 1 次，或遵医嘱，视病情而定。

（四）联合用药

1. 轻度睑腺炎

用药方案 7（初期物理处理：冷敷）＋用药方案 1（外用抗生素-1：氯霉素滴眼液）＋用药方案 16（中成药：牛黄解毒片）。

2. 重度睑腺炎

用药方案 7（初期物理处理：冷敷）＋用药方案 1（外用抗生素-1：

氯霉素滴眼液，白天 3 次）＋用药方案 4（外用抗生素-4：红霉素眼膏，睡前 1 次）＋用药方案 8（内服抗生素-1：阿莫西林）或用药方案 11（内服抗生素-4：红霉素）。

3. 复发性睑腺炎，眼睑患处反复红、肿、热、痛

用药方案 5（外用抗生素-5：妥布霉素滴眼液）或用药方案 2（外用抗生素-2：盐酸左氧氟沙星滴眼液）＋用药方案 12（内服抗生素-5：多西环素）。

注 1：对孕妇、哺乳期妇女及 8 岁以下儿童禁用多西环素，可用用药方案 13（内服抗生素-6：阿奇霉素 0.5g）。

注 2：在上述联合用药中，凡注射剂联用时、凡中西药联用时以及与必须单独使用的药品联用时（包括联用药物相互有拮抗作用时）等，其联用方案中的药品均应独立、分时或序贯进行使用。

 提示

1. 生活管理：①应保持眼部清洁，注意用眼卫生，避免刺激因素，不用脏手揉眼，不用脏东西擦眼。②保持生活规律，注意加强锻炼，增加机体抵抗力。③提倡科学用眼，避免视疲劳，矫正屈光不正。④注意休息和保持作息规律，增加睡眠。⑤多吃水果、蔬菜，少吃辛辣、烧烤和有刺激性的食物，忌偏食。⑥眼睑愈合期，应该避免佩戴隐形眼镜或化眼妆。

2. 用药建议：①早期睑腺炎可用超短波联合抗生素处理，如用超短波局部照射＋口服抗生素（阿莫西林颗粒/胶囊）＋局部滴氯霉素滴眼液或利福平滴眼液；②初期睑腺炎可用大黄醋热敷与鱼腥草滴眼液联合处理；③对孕妇、哺乳期及 8 岁以下儿童禁用多西环素，可加用药方案 13（抗生素-6：阿奇霉素 0.5g，一日 1 次，疗程 3 日）。④遵医嘱坚持用药，特别是抗生素，通常在痊愈后还应使用一段时间，以预防复发。

3. 氯霉素滴眼液用于治疗由大肠埃希菌、流感嗜血杆菌、克雷伯菌属、金黄色葡萄球菌、溶血性链球菌和其他敏感菌所致眼部感染，如沙眼、结膜炎、角膜炎、眼睑缘炎等。禁忌：对本品过敏者禁用。

4. 牛黄解毒丸（片）见"第五章第二节一、急性外耳道炎的提示 6"。

5. 红霉素眼膏用于沙眼、结膜炎、睑缘炎及眼外部感染。禁忌：对

红霉素过敏者禁用。

6. 阿莫西林见"第三章第二节四、实证风寒证感冒的提示5"。

7. 红霉素见"第六章第二节四、牙周炎的提示5"。

8. 妥布霉素滴眼液（托百士）用于敏感细菌所致的外眼及附属器的局部感染。应注意观察细菌感染的控制情况。禁忌：对本品及其他氨基糖苷类抗生素过敏者禁用。

9. 盐酸左氧氟沙星滴眼液用于治疗敏感细菌引起的细菌性结膜炎、细菌性角膜炎。禁忌：对盐酸左氧氟沙星或其他喹诺酮类药物及本品任何组分过敏者禁用。

10. 多西环素用于以下情况：①立克次体病；②支原体属感染；③衣原体属感染；④回归热、布鲁菌病、霍乱、兔热病、鼠疫、软下疳。禁忌：有四环素类药物过敏史者禁用，应用本品时可能发生耐药菌的过度繁殖，一旦发生二重感染，即停用本品并予以相应治疗。

11. 阿奇霉素见"第四章第二节四、肺炎的提示7"。

12. 所有药品的药物相互作用、不良反应、禁忌和注意事项见其"说明书"。

二、结膜炎

（一）病因

结膜炎的病因可根据其不同性质分为感染性和非感染性两大类。①感染性结膜炎：由于病原微生物感染所致的结膜炎症，常见致病微生物包括细菌、病毒或衣原体等。②非感染性结膜炎：以局部或全身的变态反应引起的过敏性炎症最常见，非感染性因素包括物理性刺激（如风沙、烟尘、紫外线等）和化学性损伤（如医用药品、酸碱或有毒气体）等。在全身抵抗力降低时，可引起急性结膜炎的发作。

（二）症状

1. 结膜充血和分泌物增多是各种结膜炎的共同特点，炎症可为单眼、双眼同时、双眼先后发病。

2. 结膜炎常见症状有异物感、烧灼感、眼睑沉重、分泌物增多、痒，当病变累及角膜时可出现畏光、流泪及不同程度的视力下降。

3. 结膜炎常见体征包括结膜充血、水肿、渗出物、乳头滤泡增生、假膜和真膜形成及耳前淋巴结肿大等。

4. 病程少于 3 周者为急性结膜炎，病程超过 3 周者为慢性结膜炎。

（三）用药方案

用药方案 1（外用抗生素-1）：如左氧氟沙星滴眼液，早期治疗应频繁点眼，每 15 分钟 1 次，连续 2 小时，然后改为每小时 1 次，连续 24～48 小时，随后酌情减量至每 4 小时 1 次，一次 1～2 滴点入患眼。或氧氟沙星滴眼液，一日 2 次，滴眼，一次 2 滴。

用药方案 2（外用抗生素-2）：如 0.5%氯霉素药水，急性期每 1～2 小时 1 次，病情好转后减少滴眼次数。

用药方案 3（外用抗生素-3）：如妥布霉素地塞米松滴眼液，每 4～6 小时 1 次，一次 1～2 滴滴入结膜囊内，在最初 1～2 日剂量可增加至每 2 小时 1 次，根据临床征象的改善程度逐渐减少用药的频度，注意不要过早停止治疗。用前摇匀；第一次开处方不能超过 20ml 滴眼液。

用药方案 4（外用抗生素-4）：如红霉素眼膏，睡前应用；或 0.3%妥布霉素眼膏，一日 2～3 次，一次取约 1.5cm 长的药膏涂入患眼，最后一次宜在睡前使用。

用药方案 5（外用药）：如 0.5%～1%硝酸银滴眼液，滴眼时要翻转眼睑，将眼液滴于睑结膜上，滴眼后稍停片刻，即用生理盐水冲洗。或用棉签蘸少量药液，涂于睑结膜表面，随即用生理盐水冲洗。

用药方案 6（外用洗眼剂-1）：如 2%～3%硼酸溶液或生理盐水，冲洗结膜囊或蘸取上述溶液的消毒棉棒清洁眼部，一日多次，滴眼药前使用。

用药方案 7（外用洗眼剂-2）：如 1:5000～1:10000 升汞（或高锰酸钾）溶液，冲洗结膜囊或蘸取上述溶液的消毒棉棒清洁眼部，一日多次，滴眼药前使用。

用药方案 8（内服抗生素-1）：如四环素 250mg，成人口服，一日 4 次。

用药方案 9（内服抗生素-2）：如多西环素 100mg，一日 2 次，疗程 3～4 周。

用药方案 10（内服抗生素-3）：如阿奇霉素 1g，一次性服用，作用可维持 4 周。

用药方案 11（内服抗生素-4）：如红霉素 100mg，一日 2～4 次，疗程 3～4 周。

用药方案 12（内服中成药-1）：如熊胆丸，口服，一次 4 粒，一日 2 次。

用药方案 13（内服中成药-2）：如十五味萝蒂明目丸，一次 2～3g（10～15 丸）〔规格（1）〕；一次 2～3 丸，一日 1 次〔规格（2）〕，早晨服。

用药方案 14（外用中成药）：如鱼腥草滴眼，滴入眼睑内，一次 1 滴。一日 6 次。治疗急性卡他性结膜炎，7 日为一疗程；治疗流行性角结膜炎，10 日为一疗程。

用药方案 15（抗组胺药）：如特非那定，成人及 12 岁以上儿童，一次 60mg，一日 2 次；6～12 岁儿童，一次 30mg，一日 2 次。

（四）联合用药

1. 细菌性结膜炎，有畏光、流泪、视物模糊、黄色分泌物症状

用药方案 1（外用抗生素-1：左氧氟沙星滴眼液或氧氟沙星滴眼液）＋用药方案 11（内服抗生素-4：红霉素）＋用药方案 13（内服中成药-2：十五味萝蒂明目丸）。

2. 过敏性结膜炎

用药方案 2（外用抗生素-2：0.5%氯霉素药水，白天用）＋用药方案 4（外用抗生素-4：妥布霉素眼膏，睡前应用）＋用药方案 15（抗组胺药：特非那定）。

3. 急性卡他性结膜炎

用药方案 6（外用洗眼剂-1，如 2%～3%硼酸溶液或生理盐水，冲洗结膜囊或蘸取上述溶液的消毒棉棒清洁眼部，一日多次，滴眼药前使用）＋用药方案 1（外用抗生素-1：左氧氟沙星滴眼液）＋用药方案 4（外用抗生素-4：红霉素眼膏或妥布霉素眼膏，睡前应用）。

注：在上述联合用药中，凡注射剂联用时、凡中西药联用时以及与必须单独使用的药品联用时（包括联用药物相互有拮抗作用时）等，其联用方案中的药品均应独立、分时或序贯进行使用。

提示

1. 生活管理：①勤洗手，勤剪指甲，不用别人的手帕或毛巾。②提倡用流水洗脸洗手，毛巾脸盆要分开，经常用肥皂洗手。③严禁直接用手指揉眼睛，最好不要过度用眼。④点眼药水瓶口勿触及病眼及分泌物，以免发生交叉感染。⑤结膜炎的患者忌食葱、韭菜、大蒜、辣椒、

羊肉等辛辣、热性刺激食物。

2. 用药建议：①根据不同的病原菌选用敏感的抗菌药物滴眼。在未作细菌培养的情况下，原则上应选用广谱抗菌药物，选择兼顾革兰阳性菌和革兰阴性菌的两种抗菌药物联合用药，效果更佳；②对分泌物多的患者，给药前应清除分泌物；③有假膜者，可用生理盐水棉棒将其除去，然后再滴眼药水；④初期轻度可频繁清洗眼部；⑤睡前涂抗菌药物眼膏。⑥抗菌药物混合制剂由两种或多种抗菌药物混合，兼顾革兰阳性菌和阴性菌，如新霉素＋短杆菌肽＋杆菌肽、多黏菌素＋杆菌肽、多黏菌素＋甲氧苄啶。⑦过敏性结膜炎也可采用：用药方案 3（外用抗生素-3：妥布霉素地塞米松滴眼液）＋用药方案 15（抗组胺药：特非那定）。⑧有研究表明氧氟沙星滴眼液联合更昔洛韦滴眼液治疗小儿急性结膜炎的疗效显著。

3. 左氧氟沙星滴眼液见"第七章第二节一、睑腺炎的提示 9"。

4. 氧氟沙星滴眼液用于治疗敏感细菌引起的细菌性结膜炎、细菌性角膜炎。禁忌：对氧氟沙星或其他喹诺酮类药物及本品任何组分过敏者禁用。

5. 红霉素见"第六章第二节四、牙周炎的提示 5"。

6. 十五味萝蒂明目丸，含有萝蒂、寒水石（奶制）、藏茴香、石灰华、甘草、红花、渣驯膏、丁香、金钱白花蛇、绿绒蒿、铁屑（诃子制）、诃子、余甘子（去核）、代赭石、毛诃子等成分，有清肝、明目功能。用于早期白内障，结膜炎。

7. 氯霉素药水用于治疗由大肠埃希菌、流感嗜血杆菌、克雷伯菌属、金黄色葡萄球菌、溶血性链球菌和其他敏感菌所致眼部感染，如沙眼、结膜炎、角膜炎、眼睑缘炎等。禁忌：对本品过敏者禁用。

8. 红霉素眼膏见"第七章第二节一、睑腺炎的提示 5"。

9. 特非那定用于治疗季节性过敏性鼻炎，常年性过敏性鼻炎，急、慢性荨麻疹等。禁忌：①对本品过敏者禁用。②有明显肝功能损害者禁用。③有器质性心脏病的患者禁用，尤其是有房室传导阻滞、先天性 QTc 间期延长综合征的患者禁用。④禁止与某些唑类抗真菌药（酮康唑、伊曲康唑等）、某些大环内酯类抗生素（红霉素、克拉霉素、竹桃霉素等）以及严重损伤肝脏功能的其他药物合用。⑤禁止超量服用。

10. 硼酸溶液常作冷湿敷用，具有消炎、消肿、抗菌、收敛及清洁创面作用。适用于伴有继发感染的潮红肿胀或糜烂面、渗液多的急性皮炎和湿疹，也用于伴大量渗液的急性湿疹、脓疱疮等。禁忌：对本品过敏者禁用。2%～3%硼酸溶液可作为皮肤、黏膜损害的清洁剂，及急性皮炎、湿疹渗出的湿敷液；也可作为口腔、咽喉漱液，外耳道、慢性溃疡面、压疮洗液，及真菌、脓疱疮感染杀菌液。

11. 妥布霉素眼膏用于外眼及附属器敏感菌株感染的局部抗感染治疗。应用妥布霉素时，应注意观察细菌感染的控制情况。禁忌：禁用于对本品任何成分过敏者。

12. 妥布霉素地塞米松滴眼液用于以下情况：①对肾上腺皮质激素有反应的眼科炎性病变及眼部表面的细菌感染或有感染危险的情况。②眼睑、球结膜、角膜、眼球前段组织及一些可接受激素潜在危险性的感染性结膜炎等炎性疾病，可以减轻水肿和炎症反应。③慢性前葡萄膜炎，化学性、放射性、灼伤性及异物穿透性角膜病变。禁忌：①角膜异物未完全去除者。②对本品中任何成分过敏者。③单纯疱疹病毒性角膜炎（树枝状角膜炎），牛痘，水痘，以及其他因滤过性病毒感染引起的角膜炎、结膜炎，眼部分枝杆菌感染，眼部真菌感染。

13. 所有药品的药物相互作用、不良反应、禁忌和注意事项见其"说明书"。

三、角膜炎

（一）病因

1. 外因：角膜炎是外源性或内源性致病因素在角膜防御能力减弱时引起的角膜组织炎症反应，其中最常见的是感染性角膜炎。感染性角膜炎按照感染的病原微生物可以分为细菌（如肺炎双球菌、金黄色葡萄球菌、溶血性链球菌、铜绿假单胞菌、淋球菌等）、病毒（单纯疱疹病毒、腺病毒等）、真菌、棘阿米巴原虫、支原体、衣原体、梅毒螺旋体等。通常在合并角膜上皮细胞的损伤、脱落或机体抵抗力下降时才致病。

2. 内因，如自身免疫性疾病、维生素 A 缺乏、三叉神经损害及邻近组织疾病蔓延并波及角膜而致病。

（二）症状

1. 多数角膜炎患者都有较强的发炎症状，如疼痛、羞明、流泪和眼睑痉挛（除麻痹性角膜炎外）。

2. 角膜缘睫状充血、虹膜充血、角膜形成局限性灰白色混浊灶。严重患者的球结膜甚至眼睑都会发生水肿。

3. 不同病因引起的角膜炎症状也不同：细菌性角膜炎起病最急，症状最重，分泌物增多且黏稠；病毒性角膜炎次之，分泌物不多，为水样或黏液状；真菌性角膜炎症状最轻，有时角膜病变已经很重，但患者感觉却不明显；单疱病毒性角膜炎患者角膜知觉可减退。

4. 角膜炎症必然使视力或多或少地受到影响，尤以炎症侵犯瞳孔区域者更为严重。

（三）用药方案

用药方案 1（热敷）：如热毛巾等，约 40℃，一次 10～15 分钟，一日 3～4 次。

用药方案 2（外用冲洗液-1）：如 3%硼酸溶液，每日冲洗结膜囊 3 次或更多次数。

用药方案 3（外用冲洗液-2）：如 1:5000～1:10000 升汞（或高锰酸钾）溶液，冲洗结膜囊或蘸取上述溶液的消毒棉棒清洁眼部，一日多次，滴眼药前使用。

用药方案 4（外用中成药）：如鱼腥草滴眼液，滴入眼睑内，每隔 2 小时 1 次，一次 1～2 滴。

用药方案 5（外用散瞳）：如阿托品，0.25%～2%溶液或软膏，根据需要每日滴、涂。

注：滴药后注意压住泪囊，以免溶液被黏膜过分吸收，引起中毒。

用药方案 6（外用抗生素-1）：如左氧氟沙星滴眼液，早期治疗应频繁滴眼，每 15 分钟 1 次，连续 2 小时，每 1～2 小时滴眼 1 次。

用药方案 7（外用抗生素-2）：如红霉素眼膏，睡前应用。

用药方案 8（外用激素滴眼液）：如 1%醋酸泼尼松龙滴眼液，滴眼，一次 1～2 滴，一日 2～4 次。开始治疗的 24～48 小时，剂量可酌情增大至每小时 2 滴。不宜中途终止治疗，应逐步减量停药。

用药方案 9（外用抗病毒药-1）：如阿昔洛韦滴眼液，滴入眼睑内，急性期一次 2 滴，每隔 2 小时 1 次，以后一日 4～6 次。

用药方案 10（外用抗病毒药-2）：如 0.15%更昔洛韦滴眼液，一次 2 滴，一日 5 次。

用药方案 11（外用抗病毒药-3）：如环胞苷眼膏，每夜 1～2 次。

用药方案 12（激素药）：如甲泼尼龙 20mg 球旁注射；或甲泼尼龙每

日 0.5～1mg/kg，口服。初始剂量 4～48mg/d。

用药方案 13（内用抗生素-1）：如红霉素 100mg，一日 2～4 次，疗程 3～4 周。

用药方案 14（内用抗生素-2）：如青霉素，肌内注射，成人 80 万～160 万 U，一日 3～4 次，儿童一日 3 万～5 万 U/kg，分 2～4 次给药；静脉滴注，成人一日 240 万～960 万 U，儿童一日 20 万～40 万 U/kg，分 4～6 次给药，以 5%～10% 葡萄糖或氯化钠注射液溶解成 1 万 U/ml 后滴入。一般用 5～7 日，若效果欠佳，可换用其他种类抗菌药物，如聚肌胞等。

用药方案 15（增强免疫力药）：如维生素 C，一次 100～200mg，一日 3 次。或其他增强免疫力药，如维生素 B_2 及鱼肝油丸等。

用药方案 16（重组牛碱性成纤维细胞生长因子）：如贝复舒滴眼液，滴眼，一次 1～2 滴，一日 4～6 次或遵医嘱。

（四）联合用药

1. 细菌性角膜炎

用药方案 1（热敷：热毛巾等）+ 用药方案 2（外用冲洗液-1：3% 硼酸溶液）+ 用药方案 6（外用抗生素-1：左氧氟沙星滴眼液，白天用）+ 用药方案 7（外用抗生素-2：红霉素眼膏，睡前应用）。

2. 单纯疱疹病毒性角膜炎

用药方案 15（增强免疫力药：维生素 C）+ 用药方案 9（外用抗病毒药-1：阿昔洛韦滴眼液）+ 用药方案 4（外用中成药：鱼腥草滴眼液）。连续治疗 7 日为 1 个疗程，其中上皮型患者连续治疗 1～2 个疗程，基质型患者连续治疗 2～4 个疗程。

注：①用药方案 2 + 用药方案 7 中两种滴眼液滴眼间隔时间 5 分钟；②连续治疗 7 日为 1 个疗程，其中上皮型患者连续治疗 1～2 个疗程，基质型患者连续治疗 2～4 个疗程。

3. 重度病毒性角膜炎

用药方案 1（热敷：热毛巾等）+ 用药方案 2（外用冲洗液-1：3% 硼酸溶液）+ 用药方案 9（外用抗病毒药-1：阿昔洛韦滴眼液）+ 用药方案 12（激素药：甲泼尼龙 20mg 球旁注射）+ 用药方案 16（重组牛碱性成纤维细胞生长因子：贝复舒滴眼液）。治疗周期，21 日。

注：在上述联合用药中，凡注射剂联用时、凡中西药联用时以及与必须单独使用的药品联用时（包括联用药物相互有拮抗作用时）等，其

联用方案中的药品均应独立、分时或序贯进行使用。

 提示

1. 生活管理：①要有良好的卫生习惯，注意清洁手部和脸部，最重要的是注意眼部的卫生及隐形眼镜的卫生，最好减少佩戴。②避免用手揉眼睛，严重角膜溃疡者勿做屏气动作，防止角膜穿孔。③禁忌辛辣刺激性的食物，忌烟忌酒，不吃油腻、煎炸以及糖度高的食物等。④平时要注意科学用眼，注意休息眼睛，避免长时间用眼，少看电视、电脑等。

2. 用药建议：①对于严重的角膜溃疡，可在球结膜下注射抗生素。②糖皮质激素用药应严格掌握适应证，可用于过敏性角膜炎、非溃疡型角膜基质炎的治疗。细菌性角膜炎急性期、真菌性角膜炎禁用糖皮质激素，单纯疱疹病毒性角膜炎中原则上只能将糖皮质激素用于非溃疡型角膜基质炎。③对于植物划伤和有污染水源接触史的患者、单纯疱疹病毒性角膜炎出现角膜水肿患者、角膜炎角膜基质变薄接近穿孔的患者，在应急处理后应及时转送三级综合医院或专科医院进一步治疗。④对免疫力低下者和重症角膜炎患者，可加用免疫力剂和加用口服药物，包括增加局部营养，如加用维生素 C、维生素 B_2 及鱼肝油丸等。⑤各种原因引起的角膜上皮缺损和点状角膜病变、复发性浅层点状角膜病变、轻中度干眼症、大疱性角膜炎、角膜擦伤、轻中度化学烧伤、角膜手术及术后愈合不良、地图状（或营养性）单疱性角膜溃疡等可加用"贝复舒滴眼液"。

3. 3%硼酸溶液见"第七章第二节二、结膜炎的提示 10"。

4. 左氧氟沙星滴眼液见"第七章第二节一、睑腺炎的提示 9"。

5. 红霉素眼膏见"第七章第二节一、睑腺炎的提示 5"。

6. 维生素 C 见"第三章第二节一、普通感冒的提示 4"。

7. 阿昔洛韦滴眼液用于单纯疱疹性角膜炎。禁忌：对本品过敏者禁用。

8. 鱼腥草滴眼液有清热、解毒、利湿功能。用于风热疫毒上攻所致的暴风客热、天行赤眼、天行赤眼暴翳，症见两眼刺痛、目痒、流泪；急性卡他性结膜炎，流行性角结膜炎见上述证候者。禁忌：对鱼腥草过敏者禁用。

9. 甲泼尼龙为糖皮质激素，只能作为对症治疗，只有在某些内分泌失调的情况下，才能作为替代药品。甲泼尼龙片可用于非内分泌失调症，如风湿性疾病、胶原性疾病、皮肤疾病、过敏状态、眼部疾病、呼吸道疾病、水肿、危重期溃疡性结肠炎和局限性回肠炎、神经系统水肿、器官移植内分泌失调疾病等。禁忌：全身性真菌感染、已知对甲泼尼龙过敏者、儿童、糖尿病患者、高血压患者和有精神病史的患者、某些传染性疾病（如肺结核）或某些病毒引发的疾病（如疱疹和波及眼部的带状疱疹）患者，使用此药时，应进行严格的医疗监督并尽可能缩短用药期；禁止对正在接受皮质类固醇免疫抑制剂量治疗的患者使用活疫苗或减毒活疫苗。

10. 所有药品的药物相互作用、不良反应、禁忌和注意事项见其"说明书"。

四、巩膜炎

（一）病因

巩膜炎是全身结缔组织疾病的眼部表现，多数巩膜炎病因不明。目前普遍认为巩膜炎主要为内源性抗原抗体免疫复合物所引起，且多伴有全身胶原病，与自身免疫有关。

1. 外源性感染，可为细菌、病毒、真菌等通过结膜感染灶、外伤、手术创面等直接引起。附近组织如结膜、角膜、葡萄膜或眶内组织炎症直接蔓延也可引起巩膜炎。

2. 内源性感染：①化脓性转移性细菌。②非化脓性肉芽肿性结核、梅毒、麻风。

3. 结缔组织疾病的眼部表现：结缔组织病（胶原病）与自身免疫病有关，如类风湿关节炎、坏死性结节性红斑狼疮、结节性动脉周围炎、类肉瘤病（结节病）、Wegener 肉芽肿（胶原血管病）、复发性多软骨炎等并发的巩膜炎。

（二）症状

1. 巩膜炎

发病缓慢，几日内病情扩展。主要表现为眼痛、视力下降、巩膜充血（眼红）等。

2. 前巩膜炎

病变位于赤道部前，双眼先后发病，眼部疼痛剧烈。持续数周，迁延可达数月甚至数年。可并发角膜炎、葡萄膜炎、白内障、眼压升高。可分为三类：结节性巩膜炎、弥漫性巩膜炎、坏死性巩膜炎。

3. 后巩膜炎

病变位于赤道后方巩膜，较少见。可出现不同程度眼痛、视力下降。眼前节无明显改变。可有轻微眼红。后节表现为轻度玻璃体炎、视盘（视乳头）水肿、浆液性视网膜脱离、脉络膜皱褶。

（三）用药方案

用药方案 1（外用激素滴眼液）：如 1% 醋酸泼尼松龙滴眼液，滴眼，一次 1～2 滴，一日 2～4 次。开始治疗的 24～48 小时，剂量可酌情增大至每小时 2 滴。不宜中途终止治疗，应逐步减量停药。

用药方案 2（口服激素）：如醋酸泼尼松 0.5～1.5mg/（kg·d），每晨 1 次顿服，每 3 日减 10～20mg，直至一日 5～10mg。

用药方案 3（免疫抑制剂）：如甲泼尼龙，一日 800～1000mg，加入 5% 葡萄糖注射液 250～500ml 中，4 小时静脉滴注完，3 日为一疗程。3～4 周后可重复。

用药方案 4（免疫调节剂）：如环孢素滴眼液，在与糖皮质激素联合应用时，本品的用法用量为：将药物滴入结膜囊内，一次 1～2 滴，一日 4～6 次。

用药方案 5（免疫调节剂）：如环磷酰胺，常用口服量 50～100mg，一日 2 次分服，连服 2 周为一疗程。静脉注射：将 100～200mg 溶于 20ml 的生理盐水中，隔日一次。应检查血象，防止发生副作用。或其他免疫抑制剂，如甲氨蝶呤、硫唑嘌呤、环孢素、雷公藤等，联合用药 500～600mg/m²。

用药方案 6（非甾体消炎药-1）：如吲哚美辛 25～50mg，一日 2～3 次。

用药方案 7（非甾体消炎药-2）：如对乙酰氨基酚片，一次 1 片，一日不超过 4 次；或布洛芬缓释片，口服，成人一次 1 片，一日 2 次，早晚各一次，儿童用量请咨询医师或药师；或阿司匹林，口服，一次 0.3～0.6g，一日 3 次，必要时每 4 小时 1 次。

用药方案 8（抗菌药）：如注射用头孢西丁钠 1～2g，静脉注射；或罗红霉素软胶囊，一次 0.15g，一日 2 次，空腹口服，一般疗程为 5～12 日。

用药方案 9（散瞳-1）：如用 1% 阿托品滴眼液，一日滴眼 1～3 次。

（四）联合用药

1. 弥漫性和结节性前巩膜炎

用药方案 1（外用激素滴眼液：1%醋酸泼尼松龙滴眼液）＋用药方案 6（非甾体消炎药-1：吲哚美辛）＋用药方案 3（免疫抑制剂：甲泼尼龙，静脉滴注）。

2. 坏死性前巩膜炎

用药方案 2（口服激素：醋酸泼尼松）＋用药方案 5（免疫调节剂：环磷酰胺）＋用药方案 4（免疫调节剂：环孢素滴眼液）。

3. 后巩膜炎

用药方案 6（非甾体消炎药-1：吲哚美辛）＋用药方案 2（口服激素：醋酸泼尼松）＋用药方案 5（免疫调节剂：环磷酰胺）。

注：在上述联合用药中，凡注射剂联用时、凡中西药联用时以及与必须单独使用的药品联用时（包括联用药物相互有拮抗作用时）等，其联用方案中的药品均应独立、分时或序贯进行使用。

 提示

1. 生活管理：①锻炼身体，加强营养，增强体质，提高免疫力。②室内光线宜柔和，防止强光刺激，避免噪声干扰，湿度和温度应适宜。③外出应戴遮光护镜，防止紫外线伤害。④注意眼睛卫生，保持眼部外周皮肤清洁。⑤不要长时间过度用眼，避免眼睛疲劳。

2. 用药建议：①伴睫状肌痉挛者可用阿托品散瞳以麻痹睫状肌。②合并感染者加用抗生素治疗。③严重病例如无血管区、葡萄膜区禁止在结膜下、球后或者球周注射糖皮质激素，以防止巩膜穿孔。④对症用药同时要考虑针对病因用药治疗。⑤表层巩膜炎可应用非甾体抗炎药，糖皮质激素治疗的利弊存在争议，轻度炎症疼痛可用双氯芬酸钠滴眼液或普拉洛芬滴眼液。⑥用药过程中可酌情加用清热解毒的中成药，如清开灵、双黄连等。

3. 醋酸泼尼松龙滴眼液用于短期治疗对类固醇敏感的眼部炎症（排除病毒、真菌和细菌病原体感染）。禁忌：未行抗感染治疗的急性化脓性眼部感染，急性单纯疱疹病毒性角膜炎（树枝状角膜炎）及其他大多数角结膜病毒感染，有牛痘、水痘等感染性疾病，对本品成分过敏者禁用。

4. 吲哚美辛适用于：①类风湿关节炎、风湿性关节炎、强直性脊柱炎、骨关节炎及痛风急性发作期，可缓解疼痛和肿胀。②软组织损伤和炎症。③高热的对症解热，可迅速大幅度短暂退热。④肌肉痛、肩部僵硬酸痛、腰痛、关节痛、腱鞘炎（手和腕部疼痛）、肘部疼痛（网球肘等）及跌打损伤、扭伤引起的疼痛。⑤其他：用于治疗偏头痛、痛经、手术后痛、创伤后痛等。禁忌：活动性溃疡病、溃疡性结肠炎及病史者；癫痫、帕金森病及精神病患者；肝肾功能不全者；对本品或对阿司匹林或其他非甾体抗炎药过敏者；血管神经性水肿或支气管哮喘者；服用阿司匹林或其他非甾体类抗炎药后诱发哮喘、荨麻疹或过敏反应的患者禁用。禁用于冠状动脉搭桥手术（CABG）围手术期疼痛的治疗。有应用非甾体抗炎药后发生胃肠道出血或穿孔病史的患者；重度心力衰竭患者；孕妇、哺乳期妇女和 14 岁以下小儿；血友病、其他出血性疾病、血管性水肿、支气管痉挛的患者禁用。下列部位禁止使用吲哚美辛贴片/吲哚美辛凝胶：眼部周围黏膜等湿疹，斑疹伤口部位，脚气和顽癣等或化脓部位；吲哚美辛巴布膏禁用于以下部位：眼周和黏膜组织，皮疹和皮肤破损部位；吲哚美辛乳膏禁用于皮肤破损处。

5. 甲泼尼龙见"第七章第二节三、角膜炎的提示 9"。

6. 醋酸泼尼松见"第四章第二节九、慢性肺源性心脏病的提示 6"。

7. 环磷酰胺用于恶性淋巴瘤、急性或慢性淋巴细胞白血病、多发性骨髓瘤，对乳腺癌、睾丸肿瘤、卵巢癌、肺癌、头颈部鳞癌、鼻咽癌、神经母细胞瘤、横纹肌肉瘤及骨肉瘤均有一定的疗效。禁忌：必须在有经验的专科医生指导下用药；凡有骨髓抑制、感染、肝肾功能损害者禁用或慎用；对本品过敏者禁用；妊娠及哺乳期妇女禁用。

8. 环孢素滴眼液用于预防和治疗眼角膜移植术后的免疫排斥反应。禁忌：对环孢素过敏者、对滴眼液中其他成分过敏者禁用。

9. 所有药品的药物相互作用、不良反应、禁忌和注意事项见其"说明书"。

五、虹膜炎

（一）病因

虹膜、睫状体及脉络膜共组成葡萄膜，虹膜为围绕黑色瞳孔的彩色膜。虹膜炎又称前葡萄膜炎（又名虹膜睫状体炎），而前葡萄膜炎又是葡萄膜炎中最常见的一种类型（约占葡萄膜炎总数的 50% 以上）。虹膜炎可分为原发性和继发性两种。原发性虹膜炎多由于虹膜损伤和眼房内寄生虫的刺激，是非感染性的虹膜炎；继发性虹膜炎继发于各种传染病（如流行性感冒、腺疫、口蹄疫、鼻疽和牛恶性卡他热），是感染性虹膜炎。也有可能是邻近组织的炎症蔓延的结果。虹膜发生炎症后常影响睫状体，故临床上单独的虹膜炎或睫状体炎是很少见的。

（二）症状

虹膜炎可表现为急性、慢性、肉芽肿性和非肉芽肿性炎症。患者可出现眼痛、畏光、流泪、视物模糊及视力减退等主要症状。其次，有睫状充血、角膜后沉着物、房水混浊、虹膜纹理不清、瞳孔缩小、玻璃体混浊症状。

（三）用药方案

用药方案 1（散瞳-1）：如 1%～2% 阿托品眼膏，一日 1～2 次，治疗1～3 日。

用药方案 2（散瞳-2）：如 2% 后马托品眼膏点眼，一日 1～2 次。

用药方案 3（散瞳-3）：如散瞳合剂 0.1～0.2ml（用 1% 阿托品眼药水、1% 可卡因、0.1% 肾上腺素等量混合），在粘连附近的结膜下注射，一日 1 次。

用药方案 4（散瞳-4）：如 0.5%～1% 托品酰胺滴眼液，滴眼，一日1 次。（用于炎症恢复期）

用药方案 5（局部激素抗炎药-1）：如 0.1% 地塞米松磷酸盐溶液，每15 分钟滴眼一次，连续 4 次后改为每小时一次，连续应用数日后，根据炎症消退情况逐渐减少滴眼次数。严重的急性前葡萄膜炎时，一般用0.2%～0.25 醋酸氢化可的松、0.1% 醋酸氟美松龙。

用药方案 6（局部激素抗炎药-2）：如地塞米松 2.5mg 后 Tenon 囊下注射。方法：选用 25 号针头，从颞上或颞下方穹隆部结膜和球结膜移行处进针，在进针过程中要注意左右摆动，以避免针头误刺入眼球内。出现反应性视乳头水肿或黄斑囊样水肿的患者或不宜后 Tenon 囊下注射的患者，可口服泼尼松。

用药方案 7（局部非甾体消炎药）：如吲哚美辛/双氯芬酸钠滴眼液，滴眼，一日 3～8 次。

用药方案 8（全身抗炎药-1）：如泼尼松，口服，开始剂量为 30～40mg，早晨顿服，使用 1 周后减量，一般治疗时间为 2～4 周。——对于不宜后 Tenon 囊下注射，或双侧急性前葡萄膜炎出现反应性黄斑水肿、视乳头水肿。

用药方案 9（局部抗炎药-2）：如常用氧氟沙星滴眼液、0.25%氯霉素、0.4%庆大霉素、复方新霉素滴眼，一日 6 次。——针对致病菌选药。

用药方案 10（全身抗炎药-2）：如注射用头孢西丁钠 1～2g，静脉注射；或 6～8 小时后用地塞米松磷酸钠 2～15mg，静脉注射；或罗红霉素软胶囊，一次 0.15g，一日 2 次，空腹口服，一般疗程为 5～12 日。——由感染因素所引起的

用药方案 11（全身抗炎药-3）：如用阿司匹林 0.5g，一日 3 次；或吲哚美辛 25mg，口服，一日 2～3 次。

用药方案 12（全身抗炎药-4）：如醋酸泼尼松 60～80mg，每晨 1 次顿服，每 3 日减 10～20mg，直至一日 5～10mg。

用药方案 13（中成药）：如杞菊地黄丸，蜜丸一次 1 丸，一日 2 次；浓缩丸 1 次 8 丸。或其他中成药（龙胆泻肝丸、明目上清丸、熊胆开明片等）。

用药方案 14（中药方剂）：如柴胡 6g，白芷 6g，黄连 3g，独活 10g，防风 6g，黄芩 10g，羌活 6g，荆芥 10g，赤芍 10g，炒蔓荆子 10g，丹参 10g，栀子 10g，牡丹皮 6g，龙胆 6g，地黄 10g，木通 3g，甘草 3g。持续用药 1 个月。

（四）联合用药

1. 急性严重的前葡萄膜炎

用药方案 1（散瞳-1：1%～2%阿托品眼膏）3 日后＋用药方案 2（散瞳-2：2%后马托品眼膏点眼）。

2. 急性严重的前葡萄膜炎虹膜后粘连不易拉开时

用药方案 3（散瞳-3：1%阿托品眼药水＋1%可卡因水＋0.1%肾上腺素散瞳合剂）0.1～0.2ml 结膜下注射→炎症恢复期改用用药方案 4（散瞳-4：0.5%～1%托品酰胺滴眼液）。

3. 由感染因素所引起的急性严重的前葡萄膜炎

用药方案 14（中药方剂：柴胡等 17 味中药饮片）＋用药方案 10（全身抗药炎-2：地塞米松磷酸钠）与用药方案 10（全身抗炎药-2：注射用头孢西丁钠）。两药交替使用，两次用药之间间隔 6～8 小时，期间根据患者病

情调整剂量→持续治疗 6 日后改用用药方案 12（全身抗炎药-4：醋酸泼尼松）。

疼痛严重时可加用药方案 11（全身抗炎药-3：用阿司匹林/吲哚美辛肠溶片）。

注：在上述联合用药中，凡注射剂联用时、凡中西药联用时以及与必须单独使用的药品联用时（包括联用药物相互有拮抗作用时）等，其联用方案中的药品均应独立、分时或序贯进行使用。

 提示

1. 生活管理：①注意清淡饮食，不吃海鲜、辛辣的食物，不饮酒，注意调整心态，注意用眼卫生。②减少光线刺激，可戴有色眼镜。③平时起居要有规律，避免过度劳累及精神紧张，一旦出现眼红痛要及时就诊和治疗，并注意调整心态。④注意避免一些诱因如"感冒、扁桃体炎、风湿病"等。

2. 用药建议：①散大瞳孔是治疗本病的最重要方法，故对轻度患者可试用热敷，如千里光全草液局部热敷。②一般急性虹膜睫状体炎的治疗：以局部滴用阿托品散瞳、使用正确的眼药水及口服吲哚美辛为主，必要时可加地塞米松球结膜下注射治疗。③对于严重病例或肉芽肿性炎症的患者可加用静脉滴注或口服地塞米松等皮质类固醇激素全身治疗，对于全身激素治疗无效的病例可加用环磷酰胺等免疫抑制剂。④起因于感染者可加用青霉素等抗生素治疗。⑤出现青光眼、白内障等合并症者可考虑手术治疗。⑥虹膜炎可配合中成药治疗，口服中成药，如熊胆开明、明目上清片（丸）等；外用滴眼液，如黄芩眼药水或 10%～50% 千里光眼药水等。⑦根据患者病情，用药步骤为：热敷→散瞳→全身抗炎（激素、抗生素、非甾体类抗炎药）→调节免疫力→对症用药等。⑧本病的治疗最重要的一点是散瞳治疗，但是在滴用阿托品散瞳时，尤其对于儿童，一定要注意压迫泪囊区，以免因药物吸收而引起中毒。

3. 阿托品眼膏用于角膜炎、虹膜睫状体炎，白内障手术前后及验光前扩瞳。禁忌：青光眼及青光眼可疑患者禁用。前列腺肥大患者慎用。

4. 后马托品眼膏散瞳合剂为 1%阿托品眼药水、1%可卡因、0.1%肾上腺素的等量混合液。禁忌：青光眼患者禁用。

5. 托品酰胺滴眼液用于散瞳检查眼底、验光配镜、虹膜睫状体炎、青少年功能性近视、中间性近视、轻度远视；对预防青少年近视作用显著。注意事项：散瞳剂：0.5%托品酰胺滴眼液；验光剂：0.5%、1%托品酰胺滴眼液；双星明眼药水 10ml/支。

6. 中药方剂含柴胡、白芷、黄连、独活、防风、黄芩、羌活、荆芥、赤芍、炒蔓荆子、丹参、栀子、牡丹皮、龙胆、地黄、木通、甘草等多味中药。其中荆芥、防风、炒蔓荆子的主要功效为清热祛风，龙胆、栀子、黄连、黄芩的主要功效为解毒清热，甘草能对各味药材起到良好调节作用。各味药材一起使用能起到良好祛风清热效果。现代药理研究表明，柴胡、黄连、黄芩能发挥抗过敏、抗病毒、抗菌效果，甘草能起到皮质类固醇样免疫抑制效果，可减少激素使用剂量。

7. 地塞米松磷酸钠见"第五章第四节四、急性喉炎的提示 7"。

8. 头孢西丁钠用于对本品敏感的细菌引起的下列感染：上、下呼吸道感染，泌尿道感染包括无并发症的淋病、腹膜炎以及其他腹腔内、盆腔内感染，败血症（包括伤寒），妇科感染，骨、关节软组织感染，心内膜炎，由于本品对厌氧菌有效及对 β-内酰胺酶稳定，故特别适用需氧厌氧混合感染，以及对于由产 β-内酰胺酶而对本品敏感细菌引起的感染。禁忌：对本品及头孢菌素类抗生素过敏者禁用。

9. 醋酸泼尼松见"第四章第二节九、慢性肺源性心脏病的提示 6"。

10. 所有药品的药物相互作用、不良反应、禁忌和注意事项见其"说明书"。

六、白内障

（一）病因

白内障是指由于晶状体透明度降低或颜色改变导致的视觉障碍性疾病。其发病机制较为复杂，是机体内外因素对晶状体长期综合作用的结果。体内因素为疾病病因，如内分泌紊乱、营养素代谢异常、衰老退化、眼部手术、遗传肿瘤、炎症等；体外因素为物化病因，如外伤、损伤、紫外线、中毒、用药等。另外，患有青光眼、眼部外伤史等，可增加白内障的发生风险。

（二）症状

1. 白内障最主要的症状是视力下降、视物模糊、重影等视功能障碍。

2. 常有症状有对比敏感度下降、屈光改变、单眼复视或多视和眩光、色觉改变、固定性黑影、视野缺损等。

（三）用药方案

用药方案 1（抗氧化剂-1）：如维生素 C，成人一日 1 次，饭后服用，剂量为 350mg，坚持服用两周后病情有望得到改善。或其他抗氧化剂如维生素 B、维生素 E 等、胡萝卜素等。

用药方案 2（抗氧化剂-2）：如谷胱甘肽滴眼液，相当于 1 片还原型谷胱甘肽溶解于 5ml 溶解液中，一次 1～2 滴，一日 3～5 次，滴眼。或其他抗氧化损伤药物（如超氧化物歧化酶、牛磺酸等滴眼液）。

用药方案 3（晶状体蛋白保护剂-1）：如法可林滴眼液，滴眼，一次 2～3 滴，一日 3～5 次；或白内停，滴眼，一次 1～2 滴，一日 3～4 次。

用药方案 4（晶状体蛋白保护剂-2）：如吡诺克辛滴眼液，用前请充分摇匀，1 次 1～2 滴，1 日 3～5 次滴眼。

用药方案 5（醛糖还原酶抑制剂）：如苄达赖氨酸滴眼液，滴眼，一次 1～2 滴，一日 3 次，或遵医嘱。或其他醛糖还原酶抑制剂，如卡比林、法可立辛等滴眼液。

用药方案 6（外用抗生素-1）：如妥布霉素滴眼液，一次 1～2 滴，每 4 小时一次滴入患眼。

用药方案 7（外用抗生素-2）：如地塞米松磷酸钠滴眼液，滴眼，一日 3～4 次，用前摇匀。

用药方案 8（外用抗生素-3）：如妥布霉素地塞米松滴眼液（典必殊），术后第 1、2 日，一次 2 滴，每两小时一次；第 3～14 日，一次 1 滴，一日 4 次；以后逐减（注意监测眼压）。

用药方案 9（中成药-1）：如消朦片，口服，一次 3 片，一日 3 次。

用药方案 10（中成药-2）：如复明片，口服，一次 5 片（1.5g），一日 3 次，每疗程 30 日。

用药方案 11（中成药-3）：如障眼明片，口服，一次 2 片，一日 3 次。或其他中成药，如麝珠明目滴眼液、明目地黄丸、十五味萝蒂明目丸、石斛夜光丸。

（四）联合用药

1. 早期白内障

用药方案 1（抗氧化剂-1：维生素 C）＋用药方案 3（晶状体蛋白保

护剂-1：法可林滴眼液）。

2. 糖尿病并轻度白内障

用药方案 4（晶状体蛋白保护剂-2：吡诺克辛滴眼液）＋用药方案 10（中成药-2：复明片）。

注：在上述联合用药中，凡注射剂联用时、凡中西药联用时以及与必须单独使用的药品联用时（包括联用药物相互有拮抗作用时）等，其联用方案中的药品均应独立、分时或序贯进行使用。

 提示

1. 生活管理：①保持良好心情，正视疾病，保持乐观的心态，积极配合治疗。②注意眼部卫生，避免长时间用眼。③外出时可戴太阳镜或宽边帽以减少眩光。④保持安静、整洁、温馨的环境和室内使用充足的照明。⑤必要时可使用放大镜来辅助阅读。

2. 用药建议：①白内障的治疗分为药物治疗和手术治疗。目前没有药物可以治愈白内障，但利用药物可以控制白内障的发生、发展，视力也稍有提高。②早期白内障可试加中成药，如消朦片、复明片、障眼明片、麝珠明目滴眼液、明目地黄丸、十五味萝蒂明目丸、石斛夜光丸等。③三硝基甲苯白内障患者可使用中成药：消朦片加白内停滴眼液治疗。④各种白内障的主要治疗手段为手术治疗，治疗前后须要用抗菌药物。

3. 维生素 C 见"第三章第二节一、普通感冒的提示 4"。

4. 法可林滴眼液用于白内障、老年性白内障、外伤性白内障、先天性白内障、继发性白内障。禁忌：化脓性眼病患者、对本品过敏者禁用。

5. 吡诺克辛滴眼液用于初期老年性白内障。禁忌：对本品任何成分过敏者禁用。

6. 复明片用于初期老年性白内障。禁忌：对本品任何成分过敏者禁用。

7. 所有药品的药物相互作用、不良反应、禁忌和注意事项见其"说明书"。

七、急性闭角型青光眼

（一）病因

急性闭角型青光眼属原发性青光眼。是由于前房角突然关闭而引起眼压（IOP）急剧升高的眼病，发病机制尚不十分明确。目前多认为与眼球结构异常有关，另外本病还可由情绪激动、长期应用某些药物而诱发。

1. 眼球局部解剖结构异常，被公认为是急性闭角型青光眼的主要危险因素。一旦周边虹膜与小梁网发生接触，房角即告关闭，房水不能及时排出，引起房水涨满，眼压急剧升高，引起急性发作而造成急性闭角型青光眼。

2. 情绪激动、暗室停留时间过长、局部或全身应用抗胆碱类药物，可使瞳孔散大，周边虹膜松弛，从而诱发本病。

3. 长时间阅读、劳累、疼痛也是本病常见的诱因。

（二）症状

急性闭角型青光眼为双侧性眼病，分为临床前期、发作期、间歇缓解期、慢性进展期。

1. 临床前期

①前房、窄房角；②另一眼具有明确的急性闭角型青光眼发作史或明确的急性闭角型青光眼家族史；③尚未发生青光眼。

2. 发作期

（1）不典型小发作（前驱期）：①患者仅有轻度的眼部酸胀、头痛、恶心、视朦、一时性虹视；②虹膜膨隆，前房较浅；③眼压升高；④发作时间短暂而频繁，经休息后自行缓解。

（2）典型大发作：①剧烈眼痛、头痛、视力极度下降、恶心、呕吐，甚至有体温增高、脉搏加快等；②眼压急剧升高，眼球坚硬如石；③结膜混合充血，角膜雾状水肿，瞳孔扩大，对光反应消失；④前房浅。晶体前囊下可见灰白色斑点，虹膜脱色素或呈节段性萎缩。

3. 间歇缓解期

①有明确的小发作病史；②房角开放或大部分开放；③不用药或单用一种降眼压滴眼液，眼压能稳定在正常水平。

4. 慢性进展期

①房角大部分或全部粘连；②眼压持续升高；③出现视乳头逐渐凹陷萎缩，视野受损缩小，最后失明。

（三）用药方案

用药方案1（缩瞳剂类药-1）：如1%毛果芸香碱滴眼液，一日滴眼2～3次。或其他缩瞳剂类药（如1%毒扁豆碱等）。——临床前期，缓解期

　　用药方案 2（缩瞳剂类药-2）：如 1%～2%毛果芸香碱，每 10～15 分钟滴 1 次，滴 2 小时，眼压下降后或瞳孔恢复正常大小后逐渐减少用药次数，保持在一日 4 次；或 0.25%～0.5%毒扁豆碱（依色林），缩瞳作用比较强，有人主张在发作期开始半小时内先滴毒扁豆碱 4～5 次，然后再滴毛果云香碱。——急性发作期

　　用药方案 3（β 受体阻滞剂）：如 0.25%～0.5%噻吗洛尔眼药水，一次 1 滴，一日 2 次；或其他 β 受体阻滞剂，如 0.5%左布诺洛尔滴眼液、0.25%倍他洛尔滴眼液、盐酸卡替洛尔滴眼液等。

　　用药方案 4（口服碳酸酐酶抑制剂）：如乙酰唑胺，口服，首次剂量 500mg，症状缓解后一次 125～250mg，一日 2～4 次，一日总剂量不超过 1g。或其他口服碳酸酐酶抑制剂，如醋甲唑胺（尼目克司）25mg，一日 2 次。或多佐胺及双氯磺胺等。

　　用药方案 5（高渗脱水降眼压药-1）：如 20%甘露醇溶液，一日 1.0～1.5g/kg，分 2～3 次，快速静脉滴注。或 20%甘露醇注射液 250～500ml，快速静脉滴注，以 3～10ml/min 的滴速滴注，以约 30 分钟输完为宜。或 30%尿素 1～1.5g/kg，静脉滴注，每分钟 60 滴左右。

　　用药方案 6（高渗脱水降眼压药-2）：如甘油，口服，剂量为 1～1.5g/kg，加等量生理盐水，50%溶液 100～150ml，一次口服完，服后 2 小时内不饮水或少饮水，服后半小时开始降压，可维持 4～6 小时，部分患者服后出现口渴、恶心、上呼吸道烧灼和头昏症状，但为时短暂，且可耐受。严重呕吐及糖尿病患者不宜用。

　　用药方案 7（止痛降眼压药）：如 2%利多卡因 3～4ml，球后注射。或其他止痛降眼压药，如 4%普鲁卡因 2ml、1∶1000 肾上腺素等球后注射。口服或肌内注射苯巴比妥等。

　　用药方案 8（中成药眼药）：如 05%丁公藤碱滴眼药水，一次 1 滴，一日 4 次；或其他中成药，如 1%葛根素眼药水、麝珠明目眼药水、1∶1 槟榔碱眼药水。

　　用药方案 9（营养素）：如大剂量维生素 C 加生物类黄酮，一次 1 粒，一日 3 次，或其他营养素，如胆碱、芸香素、B 族维生素、维生素 E 等。

（四）联合用药

1. 临床前期和间歇期

　　用药方案 1（缩瞳剂类药-1：1%毛果芸香碱）＋用药方案 9（营养素：

维生素 C 加生物类黄酮)。

必要时加用药方案 3（β 受体阻滞剂：0.25%～0.5%噻吗洛尔眼药水），或与用药方案 4 交替使用。

2. 急性发作期

用药方案 7（止痛降眼压药：2%利多卡因）＋用药方案 6（高渗脱水降眼压药-2：口服甘油）＋用药方案 4（口服碳酸酐酶抑制剂：乙酰唑胺）＋用药方案 2（缩瞳剂类药-2：1%～2%毛果芸香碱）＋若经上述处理 2 小时左右，眼压仍没有恢复正常或下降极少、患者症状仍无缓解时，可追加用药方案 5（高渗脱水降眼压药-1：20%甘露醇注射液）。

注：在上述联合用药中，凡注射剂联用时、凡中西药联用时以及与必须单独使用的药品联用时（包括联用药物相互有拮抗作用时）等，其联用方案中的药品均应独立、分时或序贯进行使用。

 提示

1. 生活管理：①讲究心理卫生、保持健康的心态，保持乐观的情绪，要避免情绪过激、暴怒。②科学饮食，忌烟酒，以低盐，高蛋白、易消化饮食为主，多吃蔬菜、水果等富含维生素的食物，少吃或不吃辛辣等刺激性食品，保持大便通畅。③进食间隔不宜过长，不宜大量饮水，一次饮水量最好不超过 300ml，昼夜饮水量应在 1500ml 以下。④养成良好的生活习惯，按时作息，避免劳累，保证充足的睡眠时间，一日最好不少于 8 小时睡眠。衣领、腰带不宜过紧，枕头要适当抬高。⑤气温变化、上呼吸道感染，容易引起发病，所以气温变化时要注意增减衣服。⑥讲究用眼卫生不宜在暗室或弱光下用眼时间过长，最好不要戴墨镜，勿在暗光下阅读，减少阅读时间，少看电视、电影、避免眼疲劳。近距离用眼工作的人员，应间断地休息眼睛，做眼保健操，行滤过术后的患者应在专业人员的指导下经常做眼球按摩。

2. 用药建议：①乙酰唑胺系磺胺类衍生物，需用等量碳酸氢钠碱化尿液，有利排出。但服此药后钾离子排出增加，有产生手足麻木的副作用，应服 10%氯化钾 10ml，一日 3 次；此药虽可暂时降低眼压，却无开放已闭塞房角的作用，容易造成治愈错觉，失去早期手术治疗的时机，以致造成房角永久粘连。因此对急性闭角型青光眼不宜长期使用，且应与缩瞳剂合并使用。②高渗溶液可增加血浆渗透压，将眼球内的水分排出，眼压随之下降。高渗药物降压的作用迅速，但不能阻止房角粘连，故必须与缩瞳药同时应用。③吲哚美辛：有抑制前列腺素合成的作用，具有消炎、解热、止痛作用。因此术前用吲哚美辛 25mg，一日 3 次，对减轻术后反应及降低眼压均有一定作用。④呕吐剧烈者可肌内注射氯丙嗪 25mg；烦躁不安者可用苯巴比妥 0.03～0.1g 口服或肌内注射；疼痛剧烈者可用吗啡 10ml 皮下注射。⑤可应用的局部降眼压药物制剂：建议前列腺素类衍生物作为原发性开角型青光眼（POAG）一线用药，如前列腺素类衍生物、β 受体阻滞剂、α_2 受体激动剂、局部碳酸酐酶抑制剂、拟胆碱能类药物等。根据患者目标眼压的需要，可选择单一或者联合药物治疗。单独用药不能达到目标眼压，可联合不同作用机制的药物治疗。⑥为使 IOP 迅速下降，可同时使用多种药物联合运用，如 2%毛果芸香碱液、乙酰唑胺、甘油、利多卡因、20%甘露醇等，故建议选择类似青光眼复合制剂类固定联合降眼压制剂。⑦固定联合制剂：肾上腺素受体阻滞剂与前列腺素类似药物的联合即 β 受体阻滞剂，如 0.5%噻吗洛尔＋适力达/克法特/苏力坦等；β 受体阻滞剂与局部碳酸酐酶抑制剂联合，如 0.5%噻吗洛尔＋2%多佐胺/1%布林佐胺；β 受体阻滞剂与 α 受体激动剂联合，如 0.5%噻吗洛尔＋0.2%溴莫尼定；局部碳酸酐酶抑制剂与 α 受体激动剂联合，如 1%布林佐胺＋0.2%溴莫尼定；β 受体阻滞剂（0.5%噻吗洛尔）＋α 受体激动剂（0.2%溴莫尼定）＋碳酸酐酶抑制剂（2%多佐胺）三种药物联合。⑧中药对青光眼也有治疗作用，如 0.5%丁公藤碱眼药水滴眼后最快 15 分钟眼压可下降到最低水平；1%葛根素眼药水能减少房水生成而降低眼压，同时葛根素还有扩张血管、降低外周血管阻力、改善血流量的作用。另外清开灵注射液、川芎嗪注射液、复方丹参注射液分别都有辅助治疗作用。⑨慎用药物：有急性闭角型青光眼病史的患者，要禁用散瞳药，禁服阿托品、东莨菪碱、颠茄酊、地西泮等药物，因为这些药物能使瞳孔扩大，致使眼压升高，诱发青光眼的急性发作。

3. 2%毛果芸香碱用于急性闭角型青光眼、慢性闭角型青光眼、开角型青光眼、继发性青光眼等。其可与其他缩瞳剂、β 受体阻滞剂、碳酸酐酶抑制剂、拟交感神经药物或高渗脱水剂联合用于治疗青光眼。检眼镜检查后可用硝酸毛果芸香碱滴眼液缩瞳以抵消睫状肌麻痹剂或扩瞳药的作用。

3. 维生素 C 加生物类黄酮。生物类黄酮，即维生素 P。主要的维生素 P 类化合物包括黄酮、芸香素、橙皮素等。主要功效：①具有清除自由基、抗氧化作用。②抗血栓、保护心脑血管作用。③抗肿瘤、消炎抑菌作用。④解除醇中毒、保肝护肝等功效。⑤具有清热解毒、祛风湿、强筋骨等功效。⑥调节免疫力作用。⑦抗女性更年期综合征。⑧抗病毒作用。⑨抗菌、消炎及抗过敏作用。维生素 C 加生物类黄酮构成复合维生素 C，能够提高维生素 C 的效用。

4. 0.25%噻吗洛尔眼药水对原发性开角型青光眼具有良好的降低眼内压疗效。对于某些继发性青光眼、高眼压症、部分原发性闭角型青光眼以及其他药物及手术无效的青光眼，加用本品滴眼可进一步增强降眼压效果。禁忌：支气管哮喘者或有支气管哮喘史者，严重慢性阻塞性肺部疾病患者，窦性心动过缓、Ⅱ度或Ⅲ度房室传导阻滞、明显心力衰竭、心源性休克者，对本品过敏者禁用。

5. 2%利多卡因用于麻醉、抗心律失常等。

6. 口服甘油可用于眼科手术前后短期降低玻璃体容积和眼内压，同时也可作为急性青光眼治疗的辅助药物。甘油还可局部应用以减轻角膜水肿，但由于该作用短暂，因此甘油仅限于作为眼部检查和诊断的一种辅助药物。

7. 乙酰唑胺适用于治疗各种类型的青光眼，对各种类型青光眼急性发作时的短期控制是一种有效降低眼压的辅助药物。药物相互作用：①与促肾上腺皮质激素、糖皮质激素尤其与盐皮质激素联合使用，可以导致严重的低血钾，在联合用药时应注意监护血清钾的浓度及心脏功能，长期同时使用有增加低血钙的危险，可以造成骨质疏松；②与苯丙胺、M-胆碱受体阻断药，尤其是和阿托品、奎尼丁联合应用时，由于形成碱性尿，本品排泄减少，会使不良反应加重或延长；③与抗糖尿病药（如胰岛素）联合应用时，应调整剂量；④与苯巴比妥、卡马西平或苯妥英等联合应用，可引起骨软化发病率上升；⑤与洋地黄苷类合用，可提高洋地黄的毒性，并可发生低钾血症；⑥与甘露醇或尿素联合应用，在增强降低眼内压作用的同时，可增加尿量。禁忌：肝、肾功能不全致低钠血症、低钾血症、高氯性酸中毒、肾上腺衰竭及肾上腺皮质功能减退（艾迪生病）、肝昏迷。

8. 20%甘露醇注射液适应证：①组织脱水。②降低眼内压。③渗透性利尿。④作为辅助性利尿措施治疗肾病综合征、肝硬化腹水，尤其是当伴有低蛋白血症时。⑤用于某些药物逾量或毒物中毒时。⑥作为冲洗剂。⑦术前肠道准备。禁忌：①明显心、肺功能损害者；②高钾血症或低钠血症者；③低血容量者；④严重肾功能衰竭者；⑤对甘露醇不能耐受者。

9. 所有药品的药物相互作用、不良反应、禁忌和注意事项见其"说明书"。

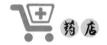

眼科常见疾病联合用药方案（供参考）

1. 白内障

（1）白翳消＋复明胶囊＋沃丽汀

（2）白内停＋复明片

2. 近视和缓解视疲劳

（1）雪茶清目＋明目地黄丸

（2）珍视明＋维生素

（3）海洋 e 康＋鱼肝油

（4）眼护士＋维生素

3. 结膜炎

（1）盐酸左氧氟滴眼液＋熊胆丸

（2）盐酸洛美沙星滴眼液＋熊胆丸

4. 急性细菌性结膜炎

（1）氯霉素滴眼液＋四环素眼膏＋妥布霉素滴眼液

（2）氟哌酸滴眼液＋红霉素眼膏＋磺胺醋酰钠滴眼液

5. 急性泪囊炎

（1）头孢拉啶＋氯霉素滴眼液＋氧氟沙星眼膏

（2）克林霉素＋氧氟沙星滴眼液＋四环素眼膏

6. 沙眼

（1）0.1%利福平滴眼液＋0.5%四环素眼膏

（2）0.25%氯霉素滴眼液＋15%磺胺醋酰钠滴眼液

（3）红霉素＋0.3%氟哌酸滴眼液＋0.5%四环素眼膏

（4）罗红霉素＋0.3%氧氟沙星滴眼液＋0.5%红霉素眼膏

（5）利福平滴眼液＋阿奇霉素

（6）氯霉素滴眼液＋罗红霉素分散片

7. 睑腺炎

（1）头孢拉啶＋氯霉素滴眼液＋红霉素眼膏

（2）罗红霉素＋氧氟沙星滴眼液＋四环素眼膏

8. 病毒性角膜炎

阿昔洛韦滴眼液＋利巴韦林

9. 细菌性角膜炎

（1）0.3%氟哌酸滴眼液＋妥布霉素滴眼液＋0.5%四环素眼膏＋贝复舒滴眼液＋维生素C＋复合维生素B

（2）头孢拉定＋托百士滴眼液＋0.3%氧氟沙星眼膏＋1%阿托品滴眼液＋0.1%双氯芬酸钠滴眼液

（3）环丙沙星＋维生素 C＋复合维生素 B＋1%阿托品滴眼液＋托百士滴眼液＋0.3%氧氟沙星眼膏

10. 真菌性角膜炎

（1）酮康唑＋咪康唑＋1%酮康唑滴眼液＋2%咪康唑眼膏＋维生素C＋复合维生素B

（2）氟康唑＋0.2%氟康唑滴眼液＋1%克霉唑眼膏＋贝复舒滴眼液

参考文献

［1］国家基本药物临床应用指南和处方集委员会．2018 年版国家基本药物临床应用指南（化学药品和生物制品）［M］．北京：人民卫生出版社，2019.

［2］刘新民，王涤非，凌敏．全科医生诊疗手册［M］．第 3 版．北京：化学工业出版社，2016.

［3］中华医学会．临床诊疗指南：眼科学分册［M］．北京：人民卫生出版社，2015.

［4］韦斌，王真．联合用药治疗单纯疱疹病毒性角膜炎疗效观察［J］．现代医学与健康研究，2018，2（4）：66.

［5］梁玲燕．阿昔洛韦滴眼液联合糖皮质激素治疗重度病毒性角膜炎的疗效及安

全性分析［J］. 全科口腔医学电子杂志，2019，6（27）：179.

［6］ 杨文娟. 阿昔洛韦滴眼液联合贝复舒滴眼液治疗病毒性角膜炎临床疗效观察研究［J］. 北方药学，2018，15（10）：91-92.

［7］ 管瑾晶. 中西药联合治疗急性虹膜炎疗效观察［J］. 临床合理用药，2019，12（11A）：109-110.

［8］ 宋亚玲，张玉芳，焦丽坤，等. 复明片联合吡诺克辛滴眼液治疗糖尿病并轻度白内障疗效及对生存质量的影响［J］. 现代中西医结合杂志，2017，26（36）：4053-4055.

［9］ 中华医学会眼科学分会青光眼学组. 我国原发性青光眼诊断和治疗专家共识（2014 年）［J］. 中华眼科杂志，2014，50（5）：382-383.

［10］ 贺翔鸽. 新型抗青光眼药物—固定联合制剂［J］. 眼科，2015，24（6）：427-430.

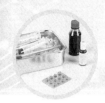

第八章

消化系统常见疾病用药及联合用药

第一节　概　述

一、消化系统基本结构和功能

消化系统从口腔延续到肛门，负责摄入食物、将食物粉碎成为营养素（这一过程称为消化）、吸收营养素进入血液，以及将食物的未消化部分排出体外。

消化系统由消化道和消化腺两部分组成。消化道包括口腔、咽喉、食管、胃、小肠、大肠、直肠和肛门等；消化腺包括三对唾液腺、胰腺、肝脏和胆囊等大消化腺及散在于消化管各部的管壁内的小消化腺；还有一些位于消化道外的器官，如胰腺、肝脏和胆囊。

消化系统的消化功能由机械性消化和化学性消化共同完成。

二、消化系统常见疾病

①食管疾病；②胃、十二指肠疾病；③小肠疾病；④结肠疾病；⑤肝脏疾病；⑥胆道疾病；⑦胰腺疾病；⑧腹膜、肠系膜疾病。

第二节　常见疾病用药及联合用药

一、胃食管反流病

（一）病因

1. 胃食管反流病（GERD）是指胃内容物反流入食管，引起不适症状和（或）并发症的一种疾病。具体来说是以食管下括约肌（LES）功能障碍为主的胃食管动力障碍性疾病。

2. 胃食管反流病的发病原因与抗反流屏障结构及功能异常、食管清除作用降低、食管黏膜屏障功能降低有关。

3. 长期饮酒、吸烟、食物或药物刺激、妊娠、肥胖、精神心理因素（紧张、焦虑）等都可增加胃食管反流病的发生风险。

（二）症状

1. 胃食管反流病可分为三种类型：①非糜烂性反流病（NERD，食管黏膜无明显病变），即"病症性反流"；②糜烂性食管炎（EE，有明显糜烂、溃疡等炎症），即"病理性反流"；③Barrett 食管（BE，食管远端黏膜、鳞状上皮被化生的腺上皮所替代），也可称 GERD 相关疾病。

2. 反流和胃灼热是本病最常见和典型的症状。

3. 还有胸痛、吞咽困难、咽喉痛、嗳气、声音嘶哑、慢性咳嗽、哮喘、胸闷气短、口腔异味、牙腐蚀等症状。

4. 个别患者反复发生吸入性肺炎，甚至出现肺间质纤维化。

（三）用药方案

用药方案 1[抑胃酸分泌药即质子泵抑制剂(PPI)-1]：如奥美拉唑 20mg，口服，一日 2 次；儿童 1mg/kg，一日 1 次或分 2 次等剂量服用——初始治疗。或奥美拉唑 20mg，口服，一日 2 次。儿童 1mg/kg，一日 1 次或分 2 次等剂量服用——维持治疗。通常 4 周内可治愈，但糜烂性食管炎的疗程需 8～12 周。

用药方案 2（抑胃酸分泌药即质子泵抑制剂-2）：如埃索美拉唑镁肠溶片，40mg，一日 1 次。或其他质子泵抑制剂，如泮托拉唑等。

用药方案 3[抑胃酸分泌药即 H_2 受体拮抗剂（H₂RA)-1]：如雷尼替丁 150mg，口服，一日 2 次。

用药方案 4（抑胃酸分泌药即 H_2 受体拮抗剂-2）：如法莫替丁 20mg，口服，一日 2 次；1 周岁以上儿童 1mg/（kg·d），一日 2 次，一次最大剂量 40mg。或其他 H_2 受体拮抗剂，如西咪替丁、尼扎替丁等。

用药方案 5（促动力药-1）：如多潘立酮片即吗丁啉，10mg，必要时 20mg，一日 3 次，饭前半小时服用。或其他促动力药，如西沙必利、甲氧氯普胺等。

用药方案 6（促动力药-2）：如莫沙必利 5mg，口服，一日 3 次。

用药方案 7（黏膜保护剂）：如胃膜素，口服，一次 3～5 粒，一日 4

次。或其他黏膜保护剂，如复方铝酸铋、蒙托石粉、吉法酯等。

用药方案 8（抗胃酸剂）：如复方氢氧化铝，成人一次 2～4 片，一日 3 次。饭前半小时或胃痛发作时嚼碎后服。或其他抗胃酸剂，如碳酸氢钠、铝碳酸镁咀嚼片等。

用药方案 9（抗抑郁或焦虑药）：如黛力新即氟哌噻吨/美利曲辛，10.5mg，一次 1 片，一日 2 次，服用时间为每日早晨，疗程 8 周。成人一日 2 片，早晨一次顿服或早晨及中午各服 1 片。严重者每日 3 片，早晨 2 片，中午 1 片。维持剂量为每日 1 片，早晨服。注：黛力新 10.5mg，含氟哌噻吨 0.5mg、美利曲辛 10mg。

用药方案 10（三环类抗抑郁药或焦虑药）：如盐酸阿米替林片，口服。成人常用量开始一次 25mg，一日 2～3 次，然后根据病情和耐受情况逐渐增至一日 150～250mg，一日 3 次，高量一日不超过 300mg，维持量一日 50～150mg；或其他三环类抗抑郁药或焦虑药，如多塞平、氯丙咪嗪等。

用药方案 11（选择性 5-羟色胺再摄取抑制剂抗抑郁药或焦虑药）：如氟西汀片，口服，一般只需每日早上一次口服 20mg，必要时可加至一日 40mg，剂量和疗程遵医嘱。或其他选择性 5-羟色胺再摄取抑制剂如帕罗西汀、氟伏沙明、舍曲林、西酞普兰或者是艾斯西酞普兰等。

用药方案 12（中药-1）：如左金丸，一次 3～6g，一日 2 次。或其他治疗胃食管反流病中药，如加味逍遥丸、六君子丸等。

用药方案 13（中药-2）：如舒肝调气丸，口服，一次 6g，一日 1～2 次。

（四）联合用药

1. 一般胃食管反流，伴有恶心、呕吐、烧灼感的患者

用药方案 1（抑胃酸分泌药即质子泵抑制剂-1：奥美拉唑）＋用药方案 5（促动力药-1：吗丁啉即多潘立酮）。

2. 难治性胃食管反流或夜间酸反流的患者

用药方案 1（抑胃酸分泌药即质子泵抑制剂-1：奥美拉唑）＋用药方案 3（抑胃酸分泌药即 H_2 受体拮抗剂-1：雷尼替丁）。

注：通常 4 周内可治愈，但糜烂性食管炎的疗程需 8～12 周。

3. 中、重度非糜烂性胃食管反流，并伴焦虑抑郁症患者

用药方案 1（抑胃酸分泌药即质子泵抑制剂-1：奥美拉唑）＋用药方

案9（抗抑郁或焦虑药：黛力新即氟哌噻吨/美利曲辛）。

注：在上述联合用药中，凡注射剂联用时、凡中西药联用时以及与必须单独使用的药品联用时（包括联用药物相互有拮抗作用时）等，其联用方案中的药品均应独立、分时或序贯进行使用。

 提示

1. 生活管理：①避免进食降低食管下括约肌压力的食物，如巧克力、咖啡等；避免饮用含气或酸性饮料和进食刺激性食品，如橘汁、柠檬汁、烟酒、浓茶、咖啡、辣椒等；避免多吃促进反流的高脂肪食物，以减轻体重。②少吃多餐，睡前 2 小时内不宜进食，睡时可将床头抬高 15～20cm。③肥胖患者可适当减肥，减少引起腹压增高的因素。④保持健康的生活方式，如少食多餐、避免过饱、餐后适当站立走动、睡前不要进食、戒烟、戒酒等。

2. 用药建议：①多潘立酮是一种作用较强的多巴胺受体拮抗剂，是较好的促进胃肠动力药（不单独使用治疗胃食管反流），奥美拉唑是一种抑制胃酸分泌的药，二者常常联合用于治疗胃肠道疾病。因为奥美拉唑能抑制多潘立酮的口服生物利用度，降低药物的疗效。所以，建议饭前 15～30 分钟口服多潘立酮，饭后口服奥美拉唑或二者不同时口服。②控制夜间酸突破是 GERD 治疗的措施之一，夜间酸突破是指在每日早晚餐前服用 PPI 治疗的情况下，夜间胃内 $pH < 4$ 持续时间 > 1 小时，治疗方法包括调整 PPI 用量，睡前加用 H_2 受体拮抗剂、应用血浆半衰期更长的 PPI 等。③多巴胺受体拮抗剂（如多潘立酮）或西沙必利与组胺 H_2 受体拮抗剂或质子泵抑制剂联合应用。④上述联合用药中可酌情加用药方案 13（中药-2：舒肝调气丸）。⑤药物维持治疗至少 6 个月。但不宜用抗胆碱药物，如阿托品。可降低食管下段括约肌张力；有幽门螺杆菌患者可用二联、三联、四联药物，如三联：埃索美拉唑镁肠溶片 20mg＋阿莫西林 1g＋克拉霉素 500mg，一日 2 次，共 7 日。⑥维持方案有持续治疗和非连续治疗 2 种，前者是在反流症状控制后使用常规剂量的抑酸剂，一日 1 片，口服，连续服用半年以上。非连续治疗可以是间歇给药或按需给药。间歇给药是指间隔一定的时间短期给药，一般是 1～2 周。按需治疗是由患者决定用药，没有固定的疗程，出现症状时用药，症状控制后停药。

3. 奥美拉唑用于治疗十二指肠溃疡、胃溃疡和反流性食管炎；与抗生素联合用药，治疗幽门螺杆菌引起的十二指肠糜烂；预防非甾体抗炎药相关的消化性溃疡或胃十二指肠糜烂或消化不良症状；亦用于慢性复发性消化性溃疡和反流性食管炎的长期治疗；用于胃食管反流病的胃灼热感和反流的对症治疗，溃疡样症状的对症治疗及酸相关性消化不良；用于卓-艾综合征的治疗。禁忌：对奥美拉唑过敏者禁用，奥美拉唑不应与阿扎那韦合用。另外奥美拉唑有治疗上消化道出血的作用。

4. 多潘立酮属胃排空药。用于治疗消化不良、腹胀、嗳气、恶心、呕吐、腹部胀痛。禁忌：已知对多潘立酮或本品任一成分过敏者、增加胃动力有可能产生危险时（如胃肠道出血、机械性梗阻、穿孔）禁用；分泌催乳素的垂体肿瘤（催乳素瘤）患者禁用；嗜铬细胞瘤、乳癌、机械性肠梗阻、胃肠出血患者禁用；禁止与酮康唑口服制剂、红霉素或其他可能会延长 QTc 间期的 CYP3A4 酶强效抑制剂（如氟康唑、伏立康唑、克林霉素、胺碘酮、泰利霉素）合用。注意事项：孕妇慎用，哺乳期妇女使用本品期间应停止哺乳。

5. 雷尼替丁为抑胃酸分泌药即 H_2 受体拮抗药。用于治疗十二指肠溃疡、胃溃疡、反流性食管炎、卓-艾综合征及其他高胃酸分泌疾病。禁忌：8 岁以下儿童禁用；孕妇及哺乳期妇女禁用。

6. 黛力新即氟哌噻吨/美利曲辛，为复方制剂，主要成分为盐酸氟哌噻吨和盐酸美利曲辛。用于治疗轻、中度抑郁和焦虑，如神经衰弱、心因性抑郁，抑郁性神经官能症，隐匿性抑郁，心身疾病伴焦虑和情感淡漠，更年期抑郁，嗜酒及药瘾者的焦躁不安及抑郁。禁忌：①对美利曲辛、氟哌噻吨或本品中任一非活性成分过敏者禁用。②禁用于循环衰竭、任何原因引起的中枢神经系统抑制（如急性酒精、巴比妥类或阿片类中毒）、昏迷状态、肾上腺嗜铬细胞瘤、血恶液质、未经治疗的闭角型青光眼。不推荐用于心肌梗死的恢复早期、各种程度的心脏传导阻滞或心律失常及冠状动脉缺血患者。③禁止与单胺氧化酶抑制剂同时使用。④同其他三环类抗抑郁药一样，美利曲辛也不能用于正在服用单胺氧化酶抑制剂的患者。停止服用非选择性单胺氧化酶抑制剂和司来吉兰 14 日后，以及停用吗氯贝胺至少 1 日后才能开始使用美利曲辛治疗。同样，单胺氧化酶抑制剂的治疗也应在停用美利曲辛观察 14 日后开始。

7. 所有药品的药物相互作用、不良反应、禁忌和注意事项见其"说明书"。

二、急性胃炎

（一）病因

1. 急性胃炎（acute gastritis）是指各种病因引起的胃黏膜的急性炎症，包括急性单纯性胃炎、细菌性胃炎、急性糜烂出血性胃炎、急性腐蚀性胃炎和急性化脓性胃炎。

2. 常见的病因包括：①理化因素，如物理因素，有过冷、过热、刺激、粗糙的食物、药物等，如阿司匹林等药物能干扰胃黏膜上皮细胞合成硫糖蛋白，使胃内黏液减少，脂蛋白膜的保护作用消弱，引起胃腔内氢离子逆扩散，导致黏膜固有层肥大细胞释放组胺，血管的透性增加，以致胃黏膜充血、水肿、糜烂和出血等。②生物因素，如细菌及其毒素。③精神、神经因素，如精神、神经功能失调，各种急重症的危急状态，以及机体的变态（过敏）反应均可引起胃黏膜的急性炎症损害。④胃内异物或胃石、胃区放射治疗为外源性刺激，可引发本病。情绪波动、应激状态及体内各种因素引起的变态反应为内源性刺激而引致本病。

（二）症状

1. 一般急性胃炎起病急，临床症状轻重不一，临床上以感染或食用被细菌毒素污染的食物后所致的急性单纯性胃炎为多见。

2. 急性单纯性胃炎表现为上腹痛、腹胀、恶心、呕吐、纳差、腹泻、发热，甚至脱水、休克等。

3. 急性糜烂出血性胃炎伴胃黏膜糜烂出血，可有呕血、黑便等；急性化脓性胃炎可以出现寒战、高热。

4. 急性腐蚀性胃炎表现为吞服腐蚀剂后口腔、咽喉、胸骨后、上腹部剧痛，伴恶心呕吐，甚至呕血。

（三）用药方案

用药方案 1（抑胃酸分泌药即 H_2 受体拮抗剂-1）：如雷尼替丁，口服，150mg，一日 2 次。

用药方案 2（抑胃酸分泌药即 H_2 受体拮抗剂-2）：如法莫替丁，口服，20mg，一日 2 次。1 周岁以上儿童 1mg/（kg·d），每日分 2 次口服，一次最大剂量 40mg。或其他 H_2 受体拮抗剂，如西咪替丁、尼扎替丁等。

用药方案 3（黏膜保护剂-1）：如枸橼酸铋钾，口服，110mg，一日 4

次，前 3 次于三餐前半小时服用，第 4 次于晚餐后 2 小时服用；或一日 2 次，早晚各服 220mg。

用药方案 4（黏膜保护剂-2）：如胶体果胶铋，口服，150mg，一日 4 次，餐前与睡前服用。

用药方案 5（抗胃酸剂）：如铝碳酸镁，口服，0.5～1g，一日 3 次；或复方铝酸铋颗粒，口服，一次 1～2 袋，一日 3 次。饭后服用，将颗粒倒入口中，用水送服，疗程 1～2 个月。或硫糖铝口服混悬液：口服，一次 5～10ml（1～2g），一日 2～4 次，服用时应摇匀。疗程 4～6 周，或遵医嘱。

用药方案 6（促动力药-1）：如多潘立酮，口服，10～20mg，一日 3 次，饭前半小时服用；儿童（年龄＞12 岁，体重≥35kg），一日口服最多 3 次，一次 10mg。

用药方案 7（促动力药-2）：如莫沙必利，口服，5mg，一日 3 次，饭前或饭后服用。

用药方案 8（止呕吐药）：如甲氧氯普胺（胃复安），口服，5～10mg，一日 3 次。5～14 岁，一次 2.5～5mg，一日 3 次，餐前 30 分钟口服，总剂量不得超过 0.1mg/（kg·d）；或注射甲氧氯普胺（胃复安），一次 10mg，一日 2～3 次。

用药方案 9（止痛中成药）：如颠茄片，口服，10mg，疼痛时服用。必要时 4 小时后可重复 1 次。儿童 0.03ml/kg，一日 3 次。

用药方案 10（止痛药）：如匹维溴铵，口服，50mg，一日 3 次。

用药方案 11（抗胆碱止痛药）：如山莨菪碱，口服，5～10mg，一日 3 次；或肌内注射，一日 1～2 次。儿童一次 0.1～0.2mg/kg，一日 3 次。或其他止痛药如阿托品、匹维溴铵等。

用药方案 12（抗感染药-1）：如复方磺胺甲噁唑（或磺胺嘧啶）1g，一日 2 次，疗程 3～5 日。

用药方案 13（抗感染药-2）：如诺氟沙星 0.2g，一日 2 次，疗程 3～5 日。

用药方案 14（抗感染药-3）：如环丙沙星 0.25g，一日 2 次，疗程 3～5 日；或左氧氟沙星 0.4g，一日 1 次，疗程 3～5 日。无法口服药者可用诺氟沙星或环丙沙星静脉注射液。

用药方案 15（止血补水）：如 5%葡萄糖注射液 500ml＋氨甲苯酸注射液 0.1～0.3g，静脉滴注，一日不超过 0.6g。或其他止血药，如生长抑素、氨基己酸、抑肽酶等。

用药方案 16（止痛补水）：如 5%葡萄糖注射液 500ml＋山莨菪碱注射液 5～10mg，静脉滴注，一日 1～2 次。或其他解痉止痛药，如阿托品、阿司匹林、对乙酰氨基酚。

用药方案 17（止泻抗菌药）：如氟哌酸酸（氟哌酸），成人常用量，一次 0.4g，加入 5%葡萄糖注射液 250ml 中缓慢静脉滴入，每 12 小时一次。或其他抗菌止泻药如小檗碱（黄连素）、呋喃唑酮（痢特灵）、磺胺类制剂、庆大霉素等及盐酸洛哌丁胺、双歧杆菌等。

用药方案 18（根除幽门螺杆菌三联）：如奥美拉唑 20mg，一日 2 次，早餐、晚餐前＋阿莫西林 1.0g，一日 2 次，早餐、晚餐后＋克拉霉素 0.5g，一日 2 次，早餐、晚餐后；或奥美拉唑 20mg＋阿莫西林 1.0g＋甲硝唑 0.4g。

用药方案 19（根除幽门螺杆菌四联用药）：如奥美拉唑 20mg＋枸橼酸铋钾 220mg＋阿莫西林 1.0g＋甲硝唑 0.4g，或奥美拉唑 20mg＋枸橼酸铋钾 220mg＋左氧氟沙星 0.5g，一日 1 次＋甲硝唑 0.4g，或奥美拉唑 20mg＋枸橼酸铋钾 220mg＋阿莫西林 1.0g＋左氧氟沙星 0.5g，一日 1 次；或补救治疗：奥美拉唑 20mg＋枸橼酸铋钾 220mg＋阿莫西林 1.0g＋克拉霉素 0.5g。

根除幽门螺杆菌各方案均为一日 2 次（除特别标明者），疗程 7～14 日（对耐药严重的地区，可考虑疗程 14 日，但不要超过 14 日）。服药方法：质子泵抑制剂早、晚餐前服用，抗菌药物餐后服用。

用药方案 20（抑胃酸分泌药即质子泵抑制剂-1）：如奥美拉唑 20mg，口服，一日 2 次。通常疗程为 4 周，但糜烂性食管炎的疗程需 8～12 周。

用药方案 21（抑胃酸分泌药即质子泵抑制剂-2）：如埃索美拉唑镁肠溶片，20～40mg，一日 1 次。或其他质子泵抑制剂如泮托拉唑等。

用药方案 22（消炎中成药）：如胃苏颗粒，一次 1 袋，一日 3 次。15 日为一个疗程。或其他中成药，如炎立消胶囊、摩罗丹等。

（四）联合用药

1. 急性胃炎，伴反酸、上腹隐痛、烧灼感

用药方案 1（抑胃酸分泌药即 H_2 受体拮抗剂-1：雷尼替丁）＋用药方案 6（促动力药-1：多潘立酮）＋用药方案 5（抗胃酸剂：硫糖铝口服混悬液）。

2. 急性胃炎，伴胃痛、恶心、呕吐

用药方案 1（抑胃酸分泌药-1：雷尼替丁）＋用药方案 22（消炎中成药：胃苏颗粒）＋用药方案 8（止呕吐药：甲氧氯普胺）。

3. 有幽门螺杆菌的急性胃炎，并以痉挛性疼痛为主

用药方案 18（根除幽门螺杆菌三联：奥美拉唑＋阿莫西林＋甲硝唑）＋用药方案 16（止痛补水：5%葡萄糖注射液 500ml＋山莨菪碱注射液）。

4. 急性胃炎有胃黏膜糜烂、出血

用药方案 20（抑胃酸分泌药即质子泵抑制剂-1：奥美拉唑肠溶片）＋用药方案 3（黏膜保护剂-1：枸橼酸铋钾）。

注：在上述联合用药中，凡注射剂联用时、凡中西药联用时以及与必须单独使用的药品联用时（包括联用药物相互有拮抗作用时）等，其联用方案中的药品均应独立、分时或序贯进行使用。

提示

1. 生活管理：①对急性胃炎要去除病因，短期禁食（1～2 餐），输液补水补营养，卧床休息，停止对胃有刺激的饮食和药物，然后给予易消化的清淡少渣的流质饮食，不要饮含糖多的饮料，呕吐频繁的患者可在一次呕吐完毕后少量饮水（50ml 左右）；②要去除体内的感染病灶（口、鼻、咽喉），及时、妥善地处理急性胃炎；③讲究生活规律，注意气候变化，注意饮食卫生，避免过劳和精神紧张，改变不良生活习惯，合理饮食、定时定量，戒烟限酒。

2. 用药建议：①对急性胃炎呕吐、腹泻时补充电解质和水，给予胃黏膜保护剂和抑酸剂；细菌感染者应给予抗生素、镇痛药；②如有幽门螺杆菌阳性，应服用抗生素，如克拉霉素、羟氨苄西林等，一般选用两种，常与胃黏膜保护剂和抑酸剂联合，常用三联、四联药物。③治疗应以去除病因为主（如停用 NSAIDs、戒酒、根除 Hp），辅以对症治疗。④对有上消化道出血表现者，临床常用法莫替丁或雷尼替丁静脉滴注，但使用质子泵抑制剂更好。质子泵抑制剂抑酸效果更强，疗效更显著，如奥美拉唑 40～80mg 静脉注射或静脉滴注，一日 2～3 次。⑤对以急性腹痛为主要表现者，应注意通过病史、查体及辅助检查排除急性胰腺炎、胆囊炎、急性阑尾炎等急腹症。⑥一般不需要抗感染治疗，但由细菌引

起尤其伴腹泻者，可选用小檗碱（黄连素）、呋喃唑酮（痢特灵）、磺胺类制剂、诺氟沙星（氟哌酸）等喹诺酮制剂、庆大霉素等抗菌药物。⑦因呕吐、腹泻导致水、电解质紊乱时，轻者可给予口服补液，重者应予静脉补液，可选用平衡盐液或 5%葡萄糖盐水，并注意补钾；对于有酸中毒者可用 5%碳酸氢钠注射液予以纠正。⑧有研究表明对急性胃肠炎患者运用诺氟沙星、颠茄酊治疗配合精心的护理干预，疗效显著，且利于尽早缓解相关临床症状，值得推荐。

3. 雷尼替丁见"第八章第二节一、胃食管反流病的提示 5"。

4. 多潘立酮见"第八章第二节一、胃食管反流病的提示 4"。

5. 硫糖铝口服混悬液用于治疗胃、十二指肠溃疡及胃炎。禁忌：对本品过敏者禁用。

6. 胃苏颗粒用于气滞型胃脘痛，症见胃脘胀痛，窜及两肋，得嗳气或矢气则舒，情绪郁怒则加重，胸闷食少，排便不畅及慢性胃炎见上述证候者。禁忌：孕妇忌服。

7. 甲氧氯普胺为镇吐药。主要用于：①各种病因所致恶心、呕吐、嗳气、消化不良、胃部胀满、胃酸过多等症状的对症治疗；②反流性食管炎、胆汁反流性胃炎、功能性胃滞留、胃下垂等；③残胃排空延迟症、迷走神经切除后胃排空延缓；④糖尿病性胃轻瘫、尿毒症、硬皮病等胶原疾患所致胃排空障碍。下列情况禁用：①对普鲁卡因或普鲁卡因胺过敏者；②癫痫发作的频率与严重性均可因用药而增加；③胃肠道出血、机械性肠梗阻或穿孔，可因用药使胃肠道的动力增加，病情加重；④嗜铬细胞瘤可因用药出现高血压危象；⑤不可用于因行化疗和放疗而呕吐的乳癌患者。

8. 奥美拉唑见"第八章第二节一、胃食管反流病的提示 3"。

9. 阿莫西林见"第三章第二节四、实证风寒证感冒的提示 8"。

10. 甲硝唑见"第四章第二节五、肺脓肿的提示 5"。

11. 葡萄糖注射液见"第五章第二节三、梅尼埃病的提示 4"。

12. 山莨菪碱注射液为抗 M 胆碱药，主要用于解除平滑肌痉挛，胃肠绞痛、胆道痉挛以及急性微循环障碍及有机磷中毒等。禁忌：颅内压增高、脑出血急性期、青光眼、幽门梗阻、肠梗阻及前列腺肥大者禁用；反流性食管炎、重症溃疡性结肠炎慎用。

13. 枸橼酸铋钾用于慢性胃炎及缓解胃酸过多引起的胃痛、胃灼热感和反酸。禁忌：严重肾病患者及孕妇禁用。

14. 所有药品的药物相互作用、不良反应、禁忌和注意事项见其"说明书"。

三、慢性胃炎

（一）病因

慢性胃炎是由多种病因引起的胃黏膜慢性炎症或萎缩性病变。本质是胃黏膜上皮反复受到损害使黏膜发生改变，最终导致不可逆的胃固有腺体的萎缩，甚至消失。其病因如下：

1. 生物因素，如幽门螺杆菌（Hp）感染是慢性胃炎最主要的原因（90%以上）。

2. 化学因素，如抗血小板药物、非甾体消炎药（NSAIDs）、酒精等。

3. 进食因素，如进食过冷、过热以及粗糙、饮酒、进食刺激性食物等。

4. 自身免疫：我国少见。

5. 自身疾病，如胆汁反流、心力衰竭、肝硬化、糖尿病、甲状腺疾病等，以及其他感染性、嗜酸性粒细胞性、淋巴细胞性、肉芽肿性胃炎和其他自身免疫性疾病累及所致（少见）。

6. 其他因素，如年龄增长、营养不良、劳累、心理因素等。

7. 慢性浅表性胃炎是慢性胃炎发展的最初阶段。主要病因为刺激性食物和药物、细菌或病毒及其毒素、胆汁反流、幽门螺杆菌感染及精神因素等。

8. 慢性萎缩性胃炎是胃黏膜在炎症基础上出现胃腺体数目绝对或相对减少等组织病理学改变的一类慢性胃炎。主要病因包括幽门螺杆菌感染、胃酸和胃蛋白酶侵蚀、十二指肠胃反流、胃排空异常、药物（包括食物）因素、机体自身免疫紊乱以及影响胃黏膜修复能力的全身疾病等。

9. 胆汁反流性胃炎是因肠内碱性内容物及胆汁反流至胃造成胃黏膜损伤所致。

（二）症状

1. 一般无明显症状，主要表现为上腹痛、腹胀、早饱感、嗳气、反酸、恶心等消化不良表现，部分还伴焦虑、抑郁等精神心理症状。

2. 严重萎缩性胃炎患者可有消瘦、舌炎、腹泻。

3. 自身免疫性胃炎，首诊症状常以贫血和维生素 B_{12} 缺乏引起神经系统症状为主。

4. 症状的严重程度与内镜所见及病理组织学分级并不完全一致。

5. 慢性浅表性胃炎主要表现为消化不良症状，如上腹部饱胀不适、恶心、嗳气等；或酸相关性症状，合并糜烂时，可出现反复少量出血，表现为黑便、呕血或便潜血阳性，可伴有贫血，多为缺铁性贫血。

6. 慢性萎缩性胃炎主要为与酸相关症状以及消化吸收不良症状，大部分患者症状无特异性。合并糜烂时可出现少量出血，表现为黑便或便潜血阳性。

7. 胆汁反流性胃炎症状，包括上腹痛、胃灼热、厌食、恶心、呕吐、口苦等。临床表现以消化不良症状为主，单纯抗酸剂治疗多无效。极少数合并糜烂出现少量消化道出血，表现为黑便或便潜血阳性。

（三）用药方案

用药方案 1（根除幽门螺杆菌三联用药）：如奥美拉唑 20mg，一日 2 次，早、晚餐前＋阿莫西林 1.0g，一日 2 次，早、晚餐后＋克拉霉素 0.5g，一日 2 次，早、晚餐后。或奥美拉唑 20mg＋阿莫西林 1.0g＋甲硝唑 0.4g。

用药方案 2（根除幽门螺杆菌四联用药）：如奥美拉唑（20mg）＋枸橼酸铋钾（220mg）＋阿莫西林（1.0g）＋甲硝唑（0.4g）；或奥美拉唑（20mg）＋枸橼酸铋钾（220mg）＋左氧氟沙星（0.5g，一日 1 次）＋甲硝唑（0.4g）；或奥美拉唑（20mg）＋枸橼酸铋钾（220mg）＋阿莫西林（1.0g）＋左氧氟沙星（0.5g，一日 1 次）；或补救治疗：奥美拉唑（20mg）＋枸橼酸铋钾（220mg）＋阿莫西林（1.0g）＋克拉霉素（0.5g）。疗程为 10 日或 14 日，停药 1 个月后复查。

注：根除幽门螺杆菌各方案均为一日 2 次（除特别标明者），疗程 7～14 日（对耐药严重的地区，可考虑疗程 14 日，但不要超过 14 日）。服药方法：质子泵抑制剂早、晚餐前半小时服，抗菌药物餐后服用（特别是青霉素 V 钾、甲硝唑类、磺胺类等），枸橼酸铋钾餐前半小时服用，最后一次睡前服用。

用药方案 3（促动力药-1）：如多潘立酮，口服，10～20mg，一日 3 次，饭前半小时服用；儿童（年龄＞12 岁，体重≥35kg）一日口服最多 3 次，一次 10mg；或甲氧氯普胺：口服，5～10mg，一日 3 次。5～14 岁一次 2.5～5mg，一日 3 次，餐前 30 分钟口服，总剂量不得超过 0.1mg/（kg·d）。

用药方案 4（促动力药-2）：如莫沙必利，口服，5mg，一日 3 次，饭前或饭后服用；或枸橼酸莫沙必利片，成人常量：口服，一次 1 片，一日 3 次，饭前服用。或其他促动力药如伊托必利等。

用药方案 5（抗胃酸药）：如铝碳酸镁，口服，0.5～1g，一日 3 次；或复方氢氧化铝，2 片，一日 3 次，饭前 30 分钟或胃痛发作时嚼碎后服用。或硫糖铝口服混悬液，口服，一次 5～10ml（1～2g），一日 2～4 次，服用时应摇匀。疗程 4～6 周，或遵医嘱。或其他抗胃酸药，如复方氢氧化铝、替普瑞酮、瑞巴派特等。

用药方案 6（抑胃酸分泌药即质子泵抑制剂-1）：如奥美拉唑 20mg，餐前半小时口服，一日 2 次；儿童 1mg/kg，一日 1 次或分 2 次等剂量服用——初始治疗。或奥美拉唑 20mg，口服，一日 2 次；儿童 1mg/kg，一日 1 次或分 2 次等剂量服用——维持治疗。通常 4 周内可治愈，但糜烂性食管炎的疗程需 8～12 周。

用药方案 7（抑胃酸分泌药即质子泵抑制剂-2）：如埃索美拉唑镁肠溶片，40mg，一日 1 次；或泮托拉唑，口服，每日早晨餐前 40mg（1 粒）。十二指肠溃疡疗程通常为 2～4 周，胃溃疡和反流性食管炎疗程通常为 4～8 周。或其他质子泵抑制剂，如艾司奥美拉唑、雷贝拉唑、艾普拉唑等。应避免长期服用。

用药方案 8（抑胃酸分泌药即 H_2 受体拮抗剂-1）：如雷尼替丁，空腹口服，150mg，一日 2 次。

用药方案 9（抑胃酸分泌药即 H_2 受体拮抗剂-2）：如法莫替丁，空腹口服，20mg，一日 2 次。1 周岁以上儿童 1mg/（kg·d），一日分 2 次口服，一次最大剂量 40mg。或其他 H_2 受体拮抗剂如西咪替丁、尼扎替丁等。

用药方案 10（黏膜保护剂-1）：如枸橼酸铋钾，口服，110mg，一日 4 次，前 3 次于三餐前半小时服用，第 4 次于晚餐后 2 小时服用；或一日 2 次，早晚各服 0.22g。

用药方案 11（黏膜保护剂-2）：如胶体果胶铋，口服，150mg，一日 4 次，餐前与睡前服用。

用药方案 12（助消化药）：如乳酶生，0.3～0.9g，一日 3 次，慢性浅表性胃炎饭前服用，慢性萎缩性胃炎饭后服用。儿童依据年龄不同，用法也不同，1～3 岁（体重 10～15kg），0.3～0.6g，一日 3 次，慢性浅表性胃炎饭前服用，慢性萎缩性胃炎饭后服用；大于 3 岁，0.3～0.9g，一日 3 次，慢性浅表性胃炎饭前服用，慢性萎缩性胃炎饭后服用。疗程 2～4 周。或米曲菌胰酶片，成人和 12 岁以上的儿童应于饭中或饭后吞服一片。原则治疗持续时间不限。或其他助消化药，如复方阿嗪米特肠溶片、复方消化酶等。消化酶联合促动力药效果更为明显。

用药方案 13（胆治疗药）：如熊去氧胆酸，胆汁反流性胃炎者，晚上睡前用水吞服，必须定期服用，一次一粒（250mg），一日 1 次。一般服用 10～14 日，遵从医嘱决定是否继续服药。

用药方案 14（中成药）：如胃苏颗粒，一次 1 袋，一日 3 次。15 日为一个疗程。或其他中成药，如炎立消胶囊、摩罗丹、猴头菌颗粒、胃舒泰胶囊、养胃颗粒等。

（四）联合用药

1. 感染幽门螺杆菌的慢性浅表性胃炎

用药方案 1（根除幽门螺杆菌三联用药：奥美拉唑 20mg，一日 2 次，早晚餐前+阿莫西林 1.0g，一日 2 次，早晚餐后+克拉霉素 0.5g，一日 2 次，早晚餐后）+用药方案 5（抗胃酸药：硫糖铝口服混悬液）。

注：一般来说三联疗法的疗程至少为 7 日，也有 10 日和 14 日疗程的治疗方案；必要时加铋剂，采用四联疗法。

2. 慢性萎缩性胃炎

用药方案 8（抑胃酸分泌药即 H_2 受体拮抗剂-1：雷尼替丁）+用药方案 10（黏膜保护剂-1：枸橼酸铋钾）+用药方案 3（促动力药-1：多潘立酮）+用药方案 12（助消化药：乳酶生）。

3. 胆汁反流性胃炎

用药方案 8（抑胃酸分泌药即 H_2 受体拮抗剂-1：雷尼替丁）+用药方案 10（黏膜保护剂-1：枸橼酸铋钾）+用药方案 3（促动力药-1：多潘立酮）+用药方案 13（胆治疗药：熊去氧胆酸）。

注：在上述联合用药中，凡注射剂联用时、凡中西药联用时以及与必须单独使用的药品联用时（包括联用药物相互有拮抗作用时）等，其联用方案中的药品均应独立、分时或序贯进行使用。

提示

1. 生活管理：①注意饮食卫生，避免或减少对胃刺激性过大的食物，如粗糙食物、咖啡、大量饮酒和长期吸烟。②加强锻炼，增加营养，保证身体健康，提高抵抗力。③及时、彻底治疗急性胃炎，防止转化成慢性胃炎。④有效解决体内的其他感染因素，特别是口、鼻、咽喉等，避免慢性胃炎产生。⑤慎用、忌用对胃黏膜有损伤的药物。⑥保持精神愉快，精神抑郁或过度紧张和疲劳，容易造成幽门括约肌功能紊乱、胆汁反流而发生慢性胃炎。

2. 用药建议：①Hp 阳性慢性胃炎：根除 Hp 有利于胃黏膜的修复，显著改善胃黏膜炎性反应，阻止或延缓胃黏膜萎缩、肠上皮化生的发生和发展，甚至有可能部分逆转萎缩。目前推荐根除治疗方案为铋剂四联方案：质子泵抑制剂（PPI）＋铋剂＋2 种抗菌药物，疗程为 10 日或 14 日，停药 1 个月后复查。需要注意的是，Hp 对克拉霉素、甲硝唑和左氧氟沙星的耐药率（包括多重耐药率）高，而对阿莫西林、四环素和呋喃唑酮的耐药率仍很低。我国多数地区为抗菌药物高耐药地区，推荐经验性铋剂四联治疗方案疗程为 14 日，除非当地的研究证实 10 日治疗有效（根除率＞90%）；三联方案：即质子泵抑制剂（奥美拉唑等）＋第一抗生素（克拉霉素）＋第二抗生素（阿莫西林或甲硝唑，或痢特灵），疗程 7～14 日，也可用铋剂＋雷尼替丁＋1～2 种抗生素。②伴焦虑、抑郁等精神心理因素、常规治疗无效和疗效差的患者可给予抗抑郁药物或抗焦虑药物。如焦虑抑郁症状比较明显，应建议患者就诊精神卫生专科。③PPI 是预防和治疗 NSAIDs 相关消化道损伤的首选药物，优于 H_2 受体拮抗剂和胃黏膜保护剂。常用的 PPI 有奥美拉唑、兰索拉唑、泮托拉唑、艾司奥美拉唑、雷贝拉唑、艾普拉唑等。应避免长期服用，并注意 PPI 的不良反应。④治疗效果不佳可进一步用三联或四联疗法；解痉剂，用于减轻痉挛性疼痛，须短期应用。⑤有研究表明，胶体果胶铋颗粒联合替普瑞酮治疗慢性萎缩性胃炎效果显著，可明显改善患者的临床症状，降低血清炎性因子水平，改善机体氧化应激状态及 G-17、PG1、PG2 水平，具有一定的临床推广应用价值。⑥中成药如胃苏颗粒、炎立消胶囊、摩罗丹、猴头菌颗粒、胃舒泰胶囊、养胃颗粒等对慢性胃炎也有辅助治疗作用。⑦还有研究表明奥美拉唑联合克拉霉素治疗慢性胃炎的临床疗效确切，可抑制胃酸分泌，且安全性较高。

3. 奥美拉唑见"第八章第二节一、胃食管反流病的提示 3"。

4. 克拉霉素适用于对其敏感的致病菌引起的下列感染，包括：下呼吸道感染，如支气管炎、肺炎等；上呼吸道感染，如咽炎、鼻窦炎等；皮肤及软组织感染，如毛囊炎、蜂窝织炎、丹毒；由鸟型分枝杆菌或细胞内分枝杆菌引起的局部或弥散性感染。由海龟分枝杆菌、意外分枝杆菌或堪萨斯分枝杆菌引起的局部感染；克拉霉素适用于 CD4 淋巴细胞数小于或等于 $100/mm^3$ 的 HIV 感染的患者预防由弥散性鸟型分枝杆菌引起的混合感染；存在胃酸抑制剂时，克拉霉素也适用于根除幽门螺杆菌，从而减少十二指肠溃疡的复发；牙源性感染的治疗。禁忌：已知对大环内酯类抗生素或其辅料过敏的患者；克拉霉素禁止与下列任何药物合用：阿司咪唑、西沙必利、匹莫齐特、特非那定，克拉霉素与上述药物合用时可能导致 QT 间期延长和心律失常，包括室性心动过速、室颤和尖端扭转型室速；克拉霉素禁止与麦角胺或双氢麦角胺合用，否则可能导致麦角碱中毒；克拉霉素禁止与口服咪达唑仑合用；有 QT 间期延长（先天性或获得性 QT 间期延长）或室性心律失常史（包括尖端扭转型室速）的患者不得服用克拉霉素；克拉霉素不应与 HMG-CoA 还原酶抑制剂（他汀类药物），如洛伐他汀或辛伐他汀合用，否则可能会有横纹肌溶解风险。接受克拉霉素治疗期间应停止服用这些药物；克拉霉素禁用于低钾血症患者（有 QT 间期延长的风险）；克拉霉素禁用于伴有肾功能不全的严重肝功能不全患者；克拉霉素（和其他 CYP3A4 强效抑制剂）禁止与秋水仙碱合用；克拉霉素禁止与替卡格雷或雷诺嗪合用。

5. 阿莫西林见"第三章第二节四、实证风寒证感冒的提示 5"。

6. 硫糖铝口服混悬液见"第八章第二节二、急性胃炎的提示 5"。

7. 雷尼替丁见"第八章第二节一、胃食管反流病的提示 5"。

8. 枸橼酸铋钾见"第八章第二节二、急性胃炎提示 13"。

9. 多潘立酮见"第八章第二节一、胃食管反流病提示 4"。

10. 乳酶生用于消化不良、腹胀及小儿饮食失调所引起的腹泻、绿便等。

11. 熊去氧胆酸用于胆囊胆固醇结石——必须是 X 射线能穿透的结石，同时胆囊收缩功能须正常；胆汁淤积性肝病（如原发性胆汁性肝硬化）；胆汁反流性胃炎。禁忌：急性胆囊炎和胆管炎、胆道阻塞（胆总管和胆囊管）。如果胆囊不能在 X 射线下被看到、胆结石钙化、胆囊不能正常收缩以及经常性的胆绞痛等不能使用熊去氧胆酸胶囊。

四、消化性溃疡

（一）病因

1. 消化性溃疡（peptic ulcer）主要包括胃溃疡和十二指肠溃疡，此外亦可发生于食管下段、小肠、胃肠吻合口及附近肠襻以及异位胃黏膜。

2. 消化性溃疡形成的基本因素为酸性胃液分泌过多；幽门螺杆菌感染和胃黏膜保护作用减弱等因素是引起消化性溃疡的主要环节；胃排空延缓、胆汁反流、胃肠肽的作用、遗传因素、药物因素、环境因素和精神因素等都与消化性溃疡的发生有关。总之，外因有：各种刺激的应激反应、胃酸分泌过多、胃蛋白酶、幽门螺杆菌感染（HP）、非甾体类抗炎药等；内因有：胃黏膜保护作用减弱等，如胃排空延缓和胆汁反流、胃肠肽的作用、遗传因素、其他疾病、环境因素、精神因素、不良生活习惯等。

（二）症状

消化性溃疡的主要症状是上腹部疼痛、反酸、胃灼热。还会出现唾液分泌增多、反胃、嗳气、恶心、呕吐等其他胃肠道症状。其症状特点是具有周期性和节律性等。

1. 疼痛的节律性：十二指肠溃疡疼痛多在餐后2～3小时出现，持续至下次进餐或服用抗酸药后完全缓解；胃溃疡疼痛多在餐后半小时出现，持续1～2小时逐渐消失，直至下次进餐后重复上述规律。十二指肠溃疡可出现夜间疼痛。

2. 疼痛的周期性：大多数患者反复发作，持续数日至数月后继以较长时间的缓解，病程中发作期与缓解期交替。

3. 疼痛的特点：长期反复发作。

4. 疼痛部位：十二指肠溃疡的疼痛多出现于中、上腹部，或在脐上方，或在脐上方偏右处；胃溃疡疼痛的位置也多在中、上腹，但稍偏高处，或在剑突下和剑突下偏左处。疼痛范围约数厘米直径大小。因为空腔内脏的疼痛在体表上的定位一般不十分确切，所以，疼痛的部位也不一定能准确反映溃疡所在解剖位置。

（三）用药方案

用药方案1（抗胃酸药）：如复方氢氧化铝，成人2～4片，一日3次。

饭前半小时或胃痛发作时嚼碎后服。或硫糖铝口服混悬液：口服，一次 5～10ml（1～2g），一日 2～4 次，服用时应摇匀。疗程 4～6 周，或遵医嘱。或铝碳酸镁，口服，0.5～1g，一日 3 次。或其他抗胃酸药，如替普瑞酮、瑞巴派特等。

用药方案 2（H$_2$ 受体拮抗剂-1）：如雷尼替丁，成人 0.15g，一日 2次。于清晨和睡前服用。

用药方案 3（H$_2$ 受体拮抗剂-2）：如法莫替丁，20mg，一日 2 次。早、晚餐后或睡前服。4～6 周为一个疗程。溃疡愈合后的维持量减半。1 周岁以上儿童 1mg/（kg·d），一日分 2 次口服。

用药方案 4［抑胃酸分泌药即质子泵抑制剂（PPI）］：如奥美拉唑，常用剂量 20～40mg，一日 1～2 次，餐前服用。治疗十二指肠溃疡和胃溃疡的疗程分别为 4 周和 6～8 周。儿童 1mg/（kg·d）。或注射用奥美拉唑钠，静脉滴注，本品应溶于 100ml 0.9%氯化钠注射液或 100ml 5%葡萄糖注射液中，一次 40mg，应在 20～30 分钟或更长时间内静脉滴注，一日 1～2 次。禁止用其他溶剂或其他药物溶解和稀释。PPI 为治疗消化性溃疡的首选药。

用药方案 5（黏膜保护剂-1）：如枸橼酸铋钾，成人 110mg，一日 4次，前 3 次于三餐前半小时、第 4 次于晚餐后 2 小时服用；或一日 2 次，早晚各服 220mg。或复方铝酸铋颗粒，口服，一次 1～2 袋，一日 3 次，饭后服用（将颗粒倒入口中，用水送服），疗程 1～2 个月。或其他黏膜保护剂，如胃膜素、蒙脱石粉、吉法酯等。

注：服药前半小时不可服用抗酸或抗碱药物。

用药方案 6（黏膜保护剂-2）：如胶体果胶铋 150mg，一日 4 次，餐前与睡前服用；或铝碳酸镁 0.5～1g，一日 3～4 次，餐后 1～2 小时或胃部不适时服用。

用药方案 7（根除幽门螺杆菌单药）：如阿莫西林 1.0g，口服，一日 2 次；或注射用阿莫西林钠克拉维酸钾，小儿每次 30mg/kg，一日 3～4次；新生儿一日 2～3 次；成人一次 1.2g，一日 3～4 次，疗程 10～14 日。取本品一次用量溶于 50～100ml 氯化钠注射液中，静脉滴注 30 分钟；或克拉霉素 500mg，一日 2 次。

用药方案 8（根除幽门螺杆菌二联用药）：如奥美拉唑 20mg 或法莫替丁 20mg＋阿莫西林 1.0g，一日 2 次，疗程 10～14 日。或胶体果胶铋

150mg+呋喃唑酮 100mg 或克拉霉素 500mg，一日 2 次，疗程 10～14 日。

用药方案 9（根除幽门螺杆菌三联用药）：如奥美拉唑 20mg，一日 2 次，早、晚餐前+阿莫西林 1.0g，一日 2 次，早、晚餐后+甲硝唑 0.4g/克拉霉素 0.5g，一日 2 次，早、晚餐后。

用药方案 10（根除幽门螺杆菌四联用药）：如奥美拉唑 20mg+枸橼酸铋钾 220mg+阿莫西林 1.0g+甲硝唑 0.4g；或奥美拉唑 20mg+枸橼酸铋钾 220mg+左氧氟沙星 0.5g，一日 1 次+甲硝唑 0.4g；或奥美拉唑 20mg+枸橼酸铋钾 220mg+阿莫西林 1.0g+左氧氟沙星 0.5g，一日 1 次；或补救治疗：奥美拉唑 20mg+枸橼酸铋钾 220mg+阿莫西林 1.0g+克拉霉素 0.5g。

注：根除幽门螺杆菌各方案均为一日 2 次（除特别标明者），疗程 7～14 日（对耐药严重的地区，可考虑疗程 14 日，但不要超过 14 日）。服药方法：质子泵抑制剂早晚餐前服用，抗菌药物餐后服用。

用药方案 11（解痉止痛药）：如阿托品，口服，0.3～0.6mg，一日 3 次，极量一次 1mg，一日 3mg；皮下、肌内或静脉注射，一次 0.5～1mg，极量一次 2mg。或其他解痉止痛药，如山莨菪碱等。出血或急性期不可口服此类药。

用药方案 12（解痉止痛中成药）：如元胡止痛片，口服，一次 4～6 片，一日 3 次，或遵医嘱。或其他解痉止痛中成药，如颠茄片、六位木香胶囊、气滞胃痛冲剂、左金丸等。

用药方案 13（消化性溃疡中成药）：如康复新液，口服，一次 10ml，一日 3 次；或遵医嘱。外用，用医用纱布浸透药液后敷于患处，感染创面先清创后再用本品冲洗，并用浸透本品的纱布填塞或敷用。或其他解痉止痛中成药，如复方田七胃痛胶囊、建中颗粒、健胃愈疡颗粒、胃乃安胶囊、荆花胃康胶丸等。

用药方案 14（止血药-1）：如 5%葡萄糖注射液 500ml+氨甲苯酸注射液 0.1～0.3g，静脉滴注，一日不超过 0.6g；或奥曲肽 0.1mg 加入 5%葡萄糖溶液 20ml，接着以 25μg/h 微量泵持续静脉推注。或其他止血药，如生长抑素、氨基己酸、抑肽酶等。

用药方案 15（止血药-2）：如凝血酶，用 0.9%氯化钠溶液溶解成每毫升中含 10～100U 的溶液口服或通过胃管注入胃中。

用药方案 16（对症支持疗法）：如酚磺乙胺、氨甲苯酸，补充 K 族维生素和补充血容量、纠正休克和稳定生命体征。

（四）联合用药

1. 消化性溃疡引起的腹痛、腹胀以及反酸、胃灼热等症

用药方案 6（黏膜保护剂-2：胶体果胶铋）＋用药方案 7（根除幽门螺杆菌单药：阿莫西林或注射用阿莫西林钠克拉维酸钾）＋用药方案 4（抑胃酸分泌药即质子泵抑制剂：注射用奥美拉唑钠）。

注： 阿莫西林钠克拉维酸钾、奥美拉唑餐后 1 小时静脉滴注。果胶铋餐后半小时口服。

2. 感染幽门螺杆菌（慢性胃炎）的消化性溃疡（四联）

用药方案 4（抑胃酸分泌药即质子泵抑制剂：奥美拉唑）＋用药方案 7（根除幽门螺杆菌单药：阿莫西林）＋用药方案 7（根除幽门螺杆菌单药：克拉霉素）＋用药方案 5（黏膜保护剂-1：枸橼酸铋钾）。治疗 7～10 日。

3. 老年人严重消化性溃疡伴急性上消化道出血

用药方案 16（对症支持疗法）＋用药方案 14（止血药-1：奥曲肽）＋用药方案 15（止血药-2：凝血酶）＋用药方案 4（抑胃酸分泌药即质子泵抑制剂：注射用奥美拉唑钠）。

注 1： 用药时先采用常规禁食，应用酚磺乙胺、氨甲苯酸（止血芳酸），补充 K 族维生素和补充血容量等对症支持疗法。

注 2： 在上述联合用药中，凡注射剂联用时、凡中西药联用时以及与必须单独使用的药品联用时（包括联用药物相互有拮抗作用时）等，其联用方案中的药品均应独立、分时或序贯进行使用。

 提示

1. 生活护理：①保持乐观的情绪、规律的生活，避免过度紧张与劳累。②当溃疡活动期，症状较重时，卧床休息几日乃至 1～2 周；以少食多餐为宜，每日进餐 4～5 次，但症状得到控制后，应鼓励较快恢复为平时的一日 3 餐。③有规律的定时进食，饮食不过饱，细嚼慢咽，避免急食，餐间避免零食，睡前不宜进食。④避免服用对胃黏膜有损害的食物和药物，戒烟限酒，停服非甾体抗炎药；并避免咖啡、浓茶、浓肉汤和辣椒、酸醋等刺激性调味品或辛辣的饮料，以及损伤胃黏膜的药物。

2. 用药建议：①根除 Hp 的药物：根除 Hp 可以减少或预防消化性溃疡的复发，常用药物有铋剂、硫糖铝、质子泵抑制剂和某些抗菌药如阿莫西林、甲硝唑、替硝唑、克拉霉素、四环素及呋喃唑酮等；H_2 受体拮抗剂，如西咪替丁、雷尼替丁、法莫替丁等；M_1 受体阻断药，如哌仑西平、替仑西平等；胃泌素受体阻断药，如丙谷胺；胃壁细胞质子泵抑制药，如奥美拉唑等；胃黏膜保护药，如米索前列醇、硫糖铝、枸橼酸铋钾等。②胶体铋剂既是胃黏膜保护药，也是有效的杀灭 Hp 药物；质子泵抑制药和 H_2 受体拮抗剂虽然是抑制胃酸分泌的药物，但与抗生素合用能提高 Hp 根除率。③根除幽门螺杆菌的二联疗法是一种抑酸药（质子泵抑制剂，或 H_2 受体拮抗剂）或一种铋制剂加一种适当抗生素治疗幽门螺杆菌的疗法，疗程 2 周。④根除幽门螺杆菌的三联疗法是质子泵抑制剂/铋剂＋两种抗生素。⑤根除幽门螺杆菌的四联疗法是铋剂＋质子泵抑制剂＋两种抗生素。⑥维持用药对反复复发患者是必要的，特别对于 Hp 阴性的消化性溃疡，如非甾体抗炎药相关性溃疡，在溃疡愈合后仍应适当维持用药，一般用 H_2RAs，按每日剂量的半量维持，其他药也要酌情减少，其维持时间视病情而定。⑦对少数伴有焦虑、紧张、失眠等症状的患者，可短期使用一些镇静药或安定剂。⑧有研究表明康复新液联合雷贝拉唑三联疗法治疗 Hp 阳性胃肠溃疡，可提高 Hp 根除率，促进溃疡愈合，降低血清 TGF-β_1 和 hs-CRP 水平，提高疗效及患者生活质量，且不良反应发生率及复发率均较低。还有研究表明艾普拉唑肠溶片联合克拉霉素片及呋喃唑酮片治疗老年消化性溃疡的临床疗效确切，有助于调节血清 VEGF、bFGF 和 NO 的水平，且不增加药物不良反应的发生率。

3. 胶体果铋胶囊用于慢性胃炎及缓解胃酸过多引起的胃痛、胃灼热感、反酸。禁忌：严重肾功能不全者及孕妇禁用。

4. 阿莫西林见"第三章第二节四、实证风寒证感冒的提示 5"。

5. 注射用阿莫西林钠克拉维酸钾用于以下情况：①上呼吸道感染；②下呼吸道感染；③泌尿系统感染；④皮肤和软组织感染；⑤其他感染，如中耳炎、骨髓炎、败血症、腹膜炎和手术后感染。禁忌：青霉素皮试阳性反应者、对本品及其他青霉素类药物过敏者及传染性单核细胞增多症患者禁用。

6. 注射用奥美拉唑钠用于以下情况：①消化性溃疡出血、吻合口溃疡出血；②应激状态时并发的急性胃黏膜损害，以及非甾体类抗炎药引起的急性胃黏膜损伤；③预防重症疾病（如脑出血、严重创伤等）应激状态及胃手术后引起的上消化道出血等；④全身麻醉或大手术后以及衰弱昏迷患者防止胃酸反流合并吸入性肺炎；⑤用于当口服疗法不适用时下列病症的替代疗法：十二指肠溃疡、胃溃疡、反流性食管炎及Zollinger-Ellison 综合征。禁忌：对本品过敏者禁用。

7. 奥美拉唑见"第八章第二节一、胃食管反流病的提示 3"。

8. 克拉霉素适用于对其敏感的致病菌引起的下列感染，包括：①下呼吸道感染，如支气管炎、肺炎等；②上呼吸道感染，如咽炎、鼻窦炎等；③皮肤及软组织感染，如毛囊炎、蜂窝织炎、丹毒；④由鸟型分枝杆菌或细胞内分枝杆菌引起的局部或弥散性感染，以及由海龟分枝杆菌、意外分枝杆菌或堪萨斯分枝杆菌引起的局部感染；⑤CD4 淋巴细胞数小于或等于 $100/mm^3$ 的 HIV 感染的患者预防由弥散性鸟型分枝杆菌引起的混合感染；⑥存在胃酸抑制剂时，克拉霉素也适用于根除幽门螺杆菌，从而减少十二指肠溃疡的复发；⑦牙源性感染的治疗。禁忌：①对本品或大环内酯类药物过敏者禁用；②克拉霉素禁止与下列药物合用：阿司咪唑、西沙必利和特非那丁。

9. 枸橼酸铋钾见"第八章第二节二、急性胃炎的提示 13"。

10. 奥曲肽注射液用于以下情况：①肝硬化所致食管-胃静脉曲张出血的紧急治疗，与特殊治疗（如内窥镜硬化剂治疗）合用；②缓解与胃肠胰内分泌肿瘤有关的症状和体征；③预防胰腺术后并发症；④经手术、放射治疗或多巴胺受体激动剂治疗失败的肢端肥大症患者，可控制症状，降低生长激素及生长素介质 C 的浓度；⑤适用于不能或不愿手术的肢端肥大症患者，以及放射治疗无效的间歇期患者。禁忌：对奥曲肽或本品中任一赋形剂过敏者禁用。

11. 凝血酶用于手术中不易结扎的小血管止血、消化道出血及外伤出血等。禁忌：对本品有过敏史者禁用。

12. 所有药品的药物相互作用、不良反应、禁忌和注意事项见其"说明书"。

五、功能性消化不良

（一）病因

功能性消化不良（functional dyspepsia，FD）是指一组持续性或反复发作的，以上腹部为中心，包括上腹不适、疼痛、饱胀、早饱、食欲缺乏等消化不良症状的疾病。与多种因素有关。

1. 进食后胃底容受性舒张发生障碍，胃窦十二指肠运动协调紊乱及内脏高敏等因素会引起功能性消化不良发生。

2. 心理、环境及社会因素可影响、加重功能性消化不良患者的临床症状。

（二）症状

本病可以分为餐后不适综合征和上腹痛综合征两个类型。无特征性的临床表现。

1. 主要有上腹痛、上腹胀、早饱、嗳气、食欲不振、恶心、呕吐等。可单独或以一组症状出现。

2. 不少患者同时伴有失眠、焦虑、抑郁、头痛、注意力不集中等精神症状。

3. 起病多缓慢，病程时间长或反复发作中症状也可发生变化。

4. 餐后不适综合征：①平常餐量餐后饱胀不适，每周发作数次或早饱感使患者不能完成平常餐量的进食，每周发作数次；②可出现上腹胀、恶心、过度嗳气等。

5. 上腹痛综合征：①中或重度的上腹痛或烧灼感，每周至少一次。②疼痛为间断性。③不放散或不在腹部其他区域及胸部出现。④排便或排气后不缓解。

（三）用药方案

用药方案 1（促动力药-1）：如多潘立酮，10mg（必要时 20mg），一日 3 次，饭前 15～30 分钟服用。

用药方案 2（促动力药-2）：如莫沙必利 5mg，一日 3 次，饭前 15～30 分钟服用。或其他促动力药如伊托必利。

用药方案 3（促动力药-3）：如甲氧氯普胺，口服，5～10mg，一日 3 次，饭前 15～30 分钟服用。

用药方案 4（助消化药）：如乳酶生，口服，12 岁以上儿童及成人一次 2～6 片，一日 3 次，饭前服；或多酶片，一次 2～3 片，一日 3 次；或复方阿嗪米特肠溶片，成人一次 1～2 片，一日 3 次，餐后服用。12 岁以下儿童用量遵医嘱，如乳酶生：1～3 岁（10～15kg）儿童，一次 1～2 片，一日 3 次，饭前服。或其他助消化药，如复合消化酶、木瓜蛋白酶、纤维素酶等。——为餐后不适综合征用药。

用药方案 5（抑胃酸分泌药即 H_2 受体拮抗剂-1）：如雷尼替丁，口服，150mg，一日 2 次；或 300mg，睡前服 1 次。

用药方案 6（抑胃酸分泌药即 H_2 受体拮抗剂-2）：如法莫替丁，空腹口服，20mg，一日 2 次。1 周岁以上儿童 1mg/（kg·d），一日分 2 次口服，一次最大剂量 40mg。或其他 H_2 受体拮抗剂，如西咪替丁、尼扎替丁等。

用药方案 7（抗胃酸药）：如复方氢氧化铝，口服，一次 2～4 片，一日 3 次，饭前半小时或胃痛发作时嚼碎后服。连续使用不得超过 7 日。或铝碳酸镁，口服，0.5～1g，一日 3 次。或硫糖铝口服混悬液，口服，一次 5～10ml（1～2g），一日 2～4 次，服用时请摇匀。疗程 4～6 周，或遵医嘱。或其他抗胃酸药，如替普瑞酮、瑞巴派特等。——为上腹痛综合征用药。

用药方案 8（抑胃酸分泌药即质子泵抑制剂-1）：如奥美拉唑 20mg，口服，一日 2 次；儿童 1mg/kg，一日 1 次或分 2 次等剂量服用——初始治疗。或奥美拉唑 20mg，口服，一日 2 次。儿童 1mg/kg，一日 1 次或分 2 次等剂量服用——维持治疗。或泮托拉唑 40mg，一日 1 次，早餐前口服。通常 4 周内可治愈，但糜烂性食管炎的疗程需 8～12 周。

用药方案 9（抗抑郁或焦虑药）：如黛力新即氟哌噻吨/美利曲辛，10.5mg，一次 1 片，轻者一日 1 次，服用时间为每日早晨，疗程 8 周。或成人每日 2 片，早晨一次顿服或早晨及中午各服 1 片；严重者每日 3 片，早晨 2 片，中午 1 片。维持剂量为每日 1 片，早晨服。

注：黛力新 10.5mg（含氟哌噻吨 0.5mg，美利曲辛 10mg）。

用药方案 10（三环类抗抑郁药或焦虑药）：如盐酸阿米替林片，口服。成人常用量开始一次 25mg，一日 2～3 次，然后根据病情和耐受情况逐渐增至一日 150～250mg，一日 3 次，高量一日不超过 300mg，维持量一日 50～150mg。或其他三环类抗抑郁药或焦虑药，如多虑平、氯丙咪嗪等。

用药方案 11（选择性 5-羟色胺再摄取抑制剂类抗抑郁药或焦虑药）：如氟西汀片，口服，一般只需每日早上一次口服 20mg，必要时可加至一日 40mg，剂量和疗程遵医嘱。或其他选择性 5-羟色胺再摄取抑制剂，如帕罗西汀、氟伏沙明、舍曲林、西酞普兰或者是艾斯西酞普兰等。

　　用药方案 12（根除幽门螺杆菌三联）：如奥美拉唑 20mg，一日 2 次，早、晚餐前＋阿莫西林 1.0g，一日 2 次，早、晚餐后＋克拉霉素 0.5g，一日 2 次，早、晚餐后。

　　用药方案 13（根除幽门螺杆菌四联用药）：如奥美拉唑（20mg）＋枸橼酸铋钾（220mg）＋阿莫西林（1.0g）＋甲硝唑（0.4g）；或奥美拉唑（20mg）＋枸橼酸铋钾（220mg）＋左氧氟沙星（0.5g，一日 1 次）＋甲硝唑（0.4g）；或奥美拉唑（20mg）＋枸橼酸铋钾（220mg）＋阿莫西林（1.0g）＋左氧氟沙星（0.5g，一日 1 次）；或补救治疗：奥美拉唑（20mg）＋枸橼酸铋钾（220mg）＋阿莫西林（1.0g）＋克拉霉素（0.5g）。疗程为 10 日或 14 日，停药 1 个月后复查。

　　注：根除幽门螺杆菌各方案均为一日 2 次（除特别标明者），疗程 7～14 日（对耐药严重的地区，可考虑疗程 14 日，但不要超过 14 日）。服药方法：质子泵抑制剂早晚餐前半小时服，抗菌药物餐后服用（特别是甲硝唑类、磺胺类等），枸橼酸铋钾餐前半小时服用，最后一次睡前服用。雷尼替丁，一次 2 粒（400mg），一日 2 次，餐前后半个小时服用。

　　用药方案 14（中成药）：如六味安消胶囊，一次 3～6 粒（1 粒 0.5g），一日 2～3 次。或其他治疗功能性消化不良中药，如大山楂颗粒、健胃消食片、乳酸菌素片等。

（四）联合用药

　　1. 功能性消化不良餐后不适综合征

　　用药方案 1（促动力药-1：多潘立酮）＋用药方案 4（助消化药：乳酶生）。

　　2. 功能性消化不良上腹痛综合征

　　用药方案 5（抑胃酸分泌药即 H_2 受体拮抗剂-1：雷尼替丁）＋用药方案 7（抗胃酸药：复方氢氧化铝）。

　　3. 功能性消化不良合并焦虑抑郁

　　用药方案 2（促动力药-2：莫沙必利）＋用药方案 8（抑胃酸分泌药即质子泵抑制剂-1：泮托拉唑）＋用药方案 9（抗抑郁或焦虑药：黛力新即氟哌噻吨/美利曲辛）。

　　注：在上述联合用药中，凡注射剂联用时、凡中西药联用时以及与必须单独使用的药品联用时（包括联用药物相互有拮抗作用时）等，其联用方案中的药品均应独立、分时或序贯进行使用。

提示

1. 生活管理。①建立良好的生活习惯，少吃多餐，定时定量，保持轻松的心情，不要匆促进食，更不要站着或边走边食，应该细嚼慢咽；②避免烟、酒及服用非甾体抗炎药。注意根据患者不同特点进行心理治疗。③减轻精神压力，进行适当体育锻炼，合理饮食等。④需要注意与器质性疾病相鉴别。⑤少食过甜、过咸以及辛辣油腻的食物；尽量减少饮酒，餐前餐后尽量不吸烟。

2. 用药建议：①对各种功能性消化不良患者必要时可加用药方案 4（助消化药），也可酌情试加相应的中成药；②黛力新宜从小剂量开始，注意药物的不良反应；③抑制胃酸分泌药一般用于以上腹痛为主要症状的患者，可选择性地用 H_2 受体拮抗剂或质子泵抑制剂；④促胃肠动力药一般适用于以上腹胀、早饱、嗳气为主要症状的患者，但要选择性地服用多潘立酮、伊托必利等，可同时加服助消化药如乳酶生。⑤根除幽门螺杆菌治疗，对小部分有幽门螺杆菌感染的 FD 患者可能有效，对于症状严重者可试用。⑥上腹痛综合征患者可服用复方氢氧化铝，也可同时给予雷尼替丁。

3. 多潘立酮见"第八章第二节一、胃食管反流病的提示 4"。

4. 乳酶生片用于消化不良、腹胀及小儿饮食失调所引起的腹泻、绿便等。

5. 雷尼替丁见"第八章第二节一、胃食管反流病的提示 5"。

6. 复方氢氧化铝用于缓解胃酸过多引起的胃痛、胃灼热感、反酸，也可用于慢性胃炎。禁忌：阑尾炎、急腹症患者禁用。

7. 莫沙必利为消化道促动力剂，主要用于功能性消化不良伴有胃灼热、嗳气、恶心、呕吐、早饱、上腹胀等消化道症状；也可用于胃食管反流性疾病、糖尿病性胃轻瘫及部分胃切除患者的胃功能障碍。禁忌：对本品过敏者禁用。

8. 泮托拉唑钠肠溶片用于活动性消化性溃疡（胃、十二指肠溃疡）、反流性食管炎和卓-艾综合征。禁忌：哺乳期妇女及妊娠头三个月妇女、对本品过敏者禁用。

9. 黛力新即氟哌噻吨/美利曲辛用于轻、中度抑郁和焦虑及神经衰弱。禁忌：①对美利曲辛、氟哌噻吨或本品中任一非活性成分过敏者禁用；②禁用于循环衰竭、中枢神经系统抑制、未经治疗的闭角型青光眼，禁止与单胺氧化酶抑制剂同时使用。

10. 所有药品的药物相互作用、不良反应、禁忌和注意事项见其"说明书"。

六、肠易激综合征

（一）病因

1. 肠易激综合征（irritable bowel syndrome，IBS）是一组持续或间歇发作，以腹痛、腹胀、排便习惯或大便性状改变为表现，但缺乏胃肠道结构和生化异常的肠道功能紊乱性疾病。根据症状特点，可以分为四种亚型：①便秘型；②腹泻型；③混合型；④不定型。

2. 肠易激综合征的病因和发病机制尚不十分清楚，被认为是胃肠道动力紊乱、内脏感觉异常、中枢感觉异常、脑-肠轴调节异常、肠道感染与炎症反应和精神心理等多种因素共同作用的结果。

（二）症状

1. 肠易激综合征是一种功能性肠病，以腹痛、腹胀或腹部不适为主要症状，排便后症状多改善，伴有大便次数或性状的异常，部分患者易在进食后出现，腹痛可发生于腹部任何部位，疼痛性质多样，腹胀白天较重，尤其在午后，夜间睡眠后减轻。

2. 持续性或间歇性腹泻（粪量少，呈糊状，含大量黏液），常有腹泻与便秘（大便干结，量少，可带较多黏液）交替现象。

3. 近半数患者有胃烧灼感、恶心、呕吐等上胃肠道症状。

4. 背痛、头痛、心悸、尿频、尿急、性功能障碍等胃肠外症状较器质性肠病显著多见，部分患者尚有不同程度的心理精神异常表现，如焦虑、抑郁、紧张等。

（三）用药方案

用药方案 1（解痉止痛药-1）：如颠茄片 10mg，疼痛时服。必要时 4 小时后可重复 1 次。

用药方案 2（解痉止痛药-2）：如匹维溴铵 50mg，一日 3 次；或山莨菪碱 5～10mg，一日 3 次。

用药方案 3（解痉止痛药-3）：如马来酸曲美布丁 200mg，一日 3 次。或其他解痉止痛药，如阿托品、盐酸美贝维林等。

　　用药方案 4（止泻药-1）：如蒙脱石粉，成人一次 1 袋（3g），一日 3 次。儿童：1 岁以下，一日 1 袋，分 3 次服；1～2 岁，一日 1～2 袋，分 3 次服；2 岁以上，一日 2～3 袋，分 3 次服，服用时将本品倒入半杯温开水（约 50ml）中混匀快速服完。治疗急性腹泻时剂量应加倍，可长期服用，与其他药物同时应用时，需间隔两小时服用。

　　用药方案 5（止泻药-2）：如盐酸小檗碱，口服，成人 0.1～0.3g，一日 3 次；1～3 岁（10～15kg）儿童 0.05～0.1g，一日 3 次；4～6 岁（16～21kg）儿童 0.1～0.15g，一日 3 次；7～9 岁（22～27kg）儿童 0.15～0.2g，一日 3 次；10～12 岁（28～32kg）儿童 0.2～0.25g，一日 3 次，症状缓解后停药。

　　用药方案 6（止泻药-3）：如洛哌丁胺，成人起始剂量 4mg，一日 1 次，维持剂量一日 2～12mg；儿童起始剂量 2mg，一日 1 次，一日最大剂量不超过 6mg/20kg。慢性腹泻者可 4～8mg/d，长期维持。或其他止泻药，如黄连素、氟哌酸、复方苯乙哌啶、阿洛司琼；轻症者可选用八面体蒙脱石等吸附剂等。

　　用药方案 7（泻药）：如乳果糖，口服，成人 15ml，一日 2 次，空腹服用。或聚乙二醇 10～20g，一日 1～2 次。或其他泻药，如甲基纤维素、欧车前子制剂等。

　　用药方案 8（促动力药）：如西沙必利，口服剂量为一次 5～10mg，一日 3 次，一日总量 15～30mg；或莫沙必利，口服，一次 0.2mg/kg，一日 3 次。或其他促动力药，如多潘立酮等。

　　用药方案 9（内脏止痛剂）：如奥曲肽，食管-胃静脉曲张出血时，持续静脉滴注 0.025mg/h；最多治疗 5 日，可用生理盐水稀释或葡萄糖液稀释。或 5-HT$_3$ 受体拮抗剂阿洛司琼，口服，开始剂量一次 1mg，一日 1 次；用药 4 周后，如能良好耐受并且 IBS 症状未得到控制，剂量增加到一次 1mg，一日 2 次。按该剂量治疗 4 周后病情未得到控制者应停止用药。是否与食物同服均可。

　　用药方案 10（抗精神病药）：如盐酸帕罗西汀片（赛乐特），10～20mg，一日 1 次；或氟哌噻吨/美利曲辛即黛力新（氟哌噻吨 0.5mg/片和美利曲辛 10mg/片），一次 1 片，一日 2 次。或其他抗精神病药，如阿米替林、氟硝西泮等。

　　用药方案 11（胃肠道菌群调节药）：如双歧杆菌三联活菌散即培菲康

500mg，一日 3 次，温水冲服，早晚各服一次，儿童酌减，餐后口服；或地衣芽孢杆菌活菌胶囊 2 粒，一日 3 次，连续服用 3 周。或其他胃肠道菌群调节药，如双歧四联活菌片、金双歧、双歧杆菌等。

用药方案 12（中成药）：如康复新，一次 10ml，一日 1 次。

用药方案 13（抗腹泻中成药）：如谷参肠胺，一次 2～3 粒，一日 3 次，疗程 1～4 周。或其他抗腹泻中药，如固本益肠丸、固肠止泻丸等。

用药方案 14（抗便秘中成药）：如六味安消胶囊，一次 3～6 粒（1 粒 0.5g），一日 2～3 次。或其他抗便秘中药，如四磨汤等。

（四）联合用药

1. 肠易激综合征，伴腹胀、腹痛、腹泻

用药方案 1（解痉止痛药-1：颠茄）＋用药方案 4（止泻药-1：蒙脱石粉）＋用药方案 11（胃肠道菌群调节药：双歧杆菌三联活菌散）。

2. 肠易激综合征，以便秘为主要症状

用药方案 8（促动力药：西沙必利）＋用药方案 7（泻药：乳果糖）＋用药方案 12（中成药：康复新）。

3. 肠易激综合征，有腹胀和腹痛等腹部不适、排便异常，伴有焦虑、抑郁症状

用药方案 3（解痉止痛药-3：马来酸曲美布丁）＋用药方案 10（抗精神病药：氟哌噻吨/美利曲辛）＋用药方案 11（胃肠道菌群调节药：双歧杆菌三联活菌散即培菲康）。

注：在上述联合用药中，凡注射剂联用时、凡中西药联用时以及与必须单独使用的药品联用时（包括联用药物相互有拮抗作用时）等，其联用方案中的药品均应独立、分时或序贯进行使用。

 提示

1. 生活管理：①注意饮食，如避免含过量的脂肪及刺激性食物，如咖啡、浓茶、酒精等，并减少产气食物（如奶制品、大豆、扁豆等）的摄取。对可疑不耐受的食物，如虾、蟹、牛奶、花生等，及辛辣、冰冻、油腻生冷食物，尽量不食。②建立良好的生活习惯，饮食定量，不过饥过饱，避免烟、酒及服用非甾体抗炎药，便秘患者除多饮水外，应养成定时排便习惯并增加含纤维素多的食物。③劳逸结合，进行有规律的体

力活动，适当参加文体活动，积极锻炼身体，增强体质，预防疾病。④避免精神刺激，解除紧张情绪，保持乐观态度，失眠、焦虑时可适当给予镇静药。

2. 用药建议：①康复新是近几年来临床上新研制的治疗肠易激综合征的药物之一，该药物的主要成分是美洲大蠊干燥虫体内提取出的物质，其具有疏通机体的血脉、滋阴生肌的作用。②小剂量黛力新联合匹维溴胺对腹痛型肠易激综合征具有良好的效果。③对便秘型肠易激综合征发作的患者，采用乳果糖口服液、康复新联合莫沙必利治疗效果显著，可缓解患者症状，改善排便状况，较少复发。④有研究表明利福昔明可改善非便秘型肠易激综合征总体症状以及腹胀、腹泻症状。可能因为利福昔明对革兰阳性需氧菌和厌氧菌、革兰阴性需氧菌和厌氧菌都具有高度抗菌活性，其只局限性针对肠道病原体，使耐药性和全身不良反应最小化，而且对肠道微生物的影响很小。⑤严重肾功能不全、孕妇及哺乳期妇女禁用抑酸药物；8 岁以下儿童禁用雷尼替丁。⑥中药可能对改善肠易激综合征的症状有一定疗效，根据病情可针对病症加用中成药。

3. 颠茄用于胃及十二指肠溃疡，以及胃肠道、肾、胆绞痛等。禁忌：前列腺肥大、青光眼、心动过速者，以及哺乳期妇女等禁用。

4. 蒙脱石粉用于成人及儿童急、慢性腹泻。

5. 双歧杆菌三联活菌散用于肠道菌群失调引起的腹泻和腹胀，也可用于治疗轻、中度急性腹泻及慢性腹泻。铋剂、鞣酸、药用炭、酊剂等能抑制、吸附或杀灭活菌，不应合用。

6. 西沙必利为全胃肠促动力药。主要用于功能性消化不良，X 线、内窥镜检查为阴性的上消化道不适，症状为早饱、饭后饱胀、食量减退、胃胀、嗳气过多、食欲缺乏、恶心、呕吐或类似溃疡的主诉（上腹部灼痛）。另可用于轻度反流性食管炎的治疗。禁忌：①已知对本品过敏者禁用。②禁止同时口服或非肠道使用强效 CYP3A4 酶抑制剂，包括三唑类抗真菌药、大环内酯类抗生素、HIV 蛋白酶抑制剂、萘法唑酮。③心脏病、心律失常、QT 间期延长者禁用，禁止与可引起 QT 间期延长的药物同用；有水、电解质紊乱的患者禁用，特别是低血钾和低血镁者禁用；心动过缓者禁用；先天 QT 延长或有先天 QT 间期延长综合征家族史者禁用；肺、肝、肾功能不全的患者禁用。④禁用于因增加胃肠道动力可导致胃肠梗阻等的患者。⑤对早产新生儿，不建议使用本品治疗。

7. 乳果糖口服溶液用于以下情况：①慢性便秘；②肝性脑病（PSE）：治疗和预防肝昏迷或昏迷前状态。禁忌：①半乳糖血症。②肠梗阻、急腹痛者及与其他导泻剂同时使用。③对乳果糖及其组分过敏者。

8. 康复新液见"第六章第二节二、急性假膜型念珠菌性口炎的提示 6"。

9. 马来酸曲美布丁片用于胃肠道功能紊乱引起的食欲不振、恶心、呕吐、嗳气、腹胀、腹痛、腹泻、便秘等症状的改善。亦可用于肠道易激惹综合征。禁忌：对本品过敏者禁用。

10. 黛力新见"第八章第二节五、功能性消化不良的提示 9"。

11. 所有药品的药物相互作用、不良反应、禁忌和注意事项见其"说明书"。

七、慢性便秘

（一）病因

便秘（constipation）是指大便次数减少，一般每周小于 3 次，伴排便困难、粪便干结或不尽感。便秘可分为功能性便秘和继发性便秘；按犯病时间，便秘也可分为急性便秘与慢性便秘两类。

1. 功能性便秘病因：①不良的饮食习惯，食物过于精细，缺少纤维素，使肠道所受刺激不足，反射性蠕动减弱。②不良的生活习惯，睡眠不足，持续高度精神紧张状态等。③精神抑郁或过分激动，使条件反射发生障碍。④在结肠的总蠕动后，粪块进入直肠，从而引起排便反射。但当便意经常被忽视，久之排便反射消失。

2. 继发性便秘病因：①疾病，如内分泌疾病、代谢性疾病、神经系统疾病、肠神经系统（ENS）疾病、肠道菌群失衡等。②相关药物，如抗组胺药、解痉药、非甾体抗炎药、止泻药等。

3. 急性便秘病因：急性便秘由肠梗阻、肠麻痹、急性腹膜炎、脑血管意外、急性心肌梗死、肛周疼痛性疾病等急性疾病引起，主要表现为原发病的临床表现。

4. 慢性便秘病因：有功能性病因、器质性病因、药物及其他（习惯、精神、代谢等）因素。

（二）症状

1. 排便意识少或不明显、排便频次少（一般每周少于 2 次）、排便艰难、费力，伴有腹痛或腹部不适。

2. 有时排泄少量黏液稀便，次数频繁，但排便不畅，并伴有里急后重，此时易将便秘误诊为"腹泻"。

3. 排便时可有左腹痉挛性痛、下坠感、左下腹不适、排气多等。

（三）用药方案

用药方案 1（促动力药-1）：如多潘立酮，饭前 15～30 分钟服用，10mg，一日 3 次。

用药方案 2（促动力药-2）：如莫沙必利，饭前 15～30 分钟服用，5mg，一日 3 次。

用药方案 3（促动力药-3）：如甲氧氯普胺，饭前 30 分钟服用，5～10mg，一日 3 次。

用药方案 4（促动力药-4）：如琥珀酸普芦卡必利片，始服 1mg，一日 1 次。2 日后改为 2mg，一日 1 次。或其他促动力药，如马来酸曲美布丁（双向调节）、西沙必利、鲁比前列酮。

用药方案 5（通便药：渗透性泻剂-1）：如乳果糖，口服，15ml，一日 2 次或 3 次，治疗几日后可根据情况酌情减量。1～6 岁儿童，一日 5～10ml，7～14 岁儿童，一日 15ml。

用药方案 6（通便药：渗透性泻剂-2）：如聚乙二醇，口服，一次 1 袋，一日 2 次（20g），每次加水 200～250ml 服用。

用药方案 7（通便药：润滑性泻剂）：如开塞露，肛塞，一次 1 支（20ml）。

用药方案 8（通便药：容积性泻剂）：如欧车前亲水胶散剂，一次 1 包，一日 1～3 次。儿童：6～12 岁为成人的一半，6 岁以下请遵医嘱。将欧车前亲水胶散剂倒入杯中，加入 200ml 凉水或温水，搅拌均匀，尽快饮完，如混合液太稠，补加适量水搅匀后服。或其他容积性泻剂，如果胶、甲基纤维素、植物纤维、燕麦麸。用于轻度便秘患者。

用药方案 9（通便药：刺激性泻剂）：如比沙可啶肠溶片，口服，6 岁以上儿童，一次 1 片；成人，一次 1～2 片；一日 1 次。或比沙可啶栓，塞入肛门，成人，一次 1 枚（10mg），一日 1 次。或蒙脱石，口服，成人一次 1 袋（3g），一日 3 次。服用时将本品倒入半杯温开水（约 50ml）中混匀快速服完。或洛哌丁胺，口服，成人起始剂量 4mg，一日 1 次，维持剂量 2～12mg/d，一最大剂量不超过 16mg。

用药方案 10（胃肠道菌群调节药）：如双歧杆菌三联活菌散（胶束）

即培菲康，温水冲服。0～1 岁儿童，一次半包；1～5 岁儿童，一次一包；6 岁以上儿童及成人，一次两包；一日 3 次。或双歧四联活菌片，一次 3 片，一日 3 次，饭后半小时口服，儿童酌减，重症可加倍服用或遵医嘱。餐后用温水或温牛奶送服。或乳酶生、枯草杆菌二联活菌。

用药方案 11（抗精神病药）：如盐酸帕罗西汀片（赛乐特），10～20mg，一日 1 次。或其他抗精神病药，如阿米替林、氟哌噻吨/美利曲辛（黛力新）、氟硝西泮等。

用药方案 12（维生素类）：如复合维生素 B，口服，一次 1～3 片，一日 3 次。或其他维生素类。

用药方案 13（抗便秘中药）：如实热型便秘，番泻叶冲剂，口服，一次 1 袋，一日 2 次；儿童用量酌减。或虚证便秘，苁蓉润肠口服液，口服，一次 20ml，一日 3 次。实热病禁用。或其他抗便秘中药，如气机郁滞型四磨汤、气虚便秘型黄芪口服液、血虚便秘型麻仁润肠丸、肾气亏虚型苁蓉通便胶囊、肝肾阴虚型杞菊地黄口服液等。

（四）联合用药

1. 轻度慢性功能性便秘

用药方案 8（容积性泻剂：欧车前亲水胶散剂）＋用药方案 6（渗透性泻剂-2：聚乙二醇）。

2. 严重粪便嵌塞便秘

用药方案 9（刺激性泻剂：比沙可啶肠溶片或比沙可啶栓）＋用药方案 6（渗透性泻剂-2：聚乙二醇）。

注 1：酌情可加用药方案 7（润滑性泻剂：开塞露，肛塞）或用药方案 10（胃肠道菌群调节药：双歧四联活菌片）。

注 2：在上述联合用药中，凡注射剂联用时、凡中西药联用时以及与必须单独使用的药品联用时（包括联用药物相互有拮抗作用时）等，其联用方案中的药品均应独立、分时或序贯进行使用。

提示

1. 生活管理：①养成定时排便的习惯，形成定时排便的条件反射。②调整饮食，多食富含纤维素的食物和润肠食物，以增加膳食纤维，刺激和促进肠道蠕动。③适当多饮水。每日早晨空腹时饮一杯淡盐水或蜂蜜水，每日饮水 1500～1700ml，以增加肠道蠕动，促进排便。④适当地参加体育运动，特别是腹肌锻炼，可经常做腹部按摩，以便增强腹部肌肉的力量和促进肠蠕动，提高排便能力。⑤保持乐观的情绪。避开压力，要保持心情愉快，不要生气，避免多愁善感，改善焦虑状况，减少引发便秘的因素。⑥按时作息。生活规律，避免熬夜，养成早睡早起、定时睡觉的习惯，合理安排生活和工作，做到劳逸结合。⑦配合药物治疗。排便困难时可使用药物帮助排便。但不宜长期使用药物导泻。

2. 用药建议：①普芦卡必利（又名普卢卡必利，普卡必利）是一种新型肠动力药，通过激动 5-HT 受体，促进肠蠕动反射，增强结肠收缩，并加速胃排空，恢复肠道功能，可用于治疗各种慢性便秘；普芦卡必利联合聚乙醇 4000（福松）治疗慢性功能性便秘疗效显著，与培菲康联合福松疗效相当，且起效快、不良反应可控，是目前治疗功能性便秘的可行方案。②容积性泻剂与法华林、地高辛、抗生素等同服会影响吸收。③各种用药方案均可考虑加用药方案 12（维生素类：复合维生素 B）有助于促进胃肠蠕动，利于排便。因为缺乏 B 族维生素时胃肠蠕动无力、消化液分泌不良，造成消化不良、便秘、口臭、大便奇臭。④对于功能性便秘患者，首选是渗透性泻剂，如聚乙二醇类。常用泻剂有：容量性泻药，如硫酸镁、硫酸钠、甲基纤维素、琼脂等；刺激性泻剂，如番泻叶、蓖麻油、双醋酚汀等；粪便软化剂，如液体石蜡、乳果糖等；直肠内给药，如甘油栓、开塞露等。应避免长期滥用泻剂而导致泻剂性肠病。⑤肠动力药：是通过加强肠肌张力来发挥作用，但常需要与其他药联合使用。代表药物有替加色罗、聚乙二醇等。替加色罗对便秘型的肠易激综合征有一定疗效，特别适用于已经使用渗透性泻药和肠用纤维素仍无效的患者。聚乙二醇由于不被肠道吸收，也不会在肠道内分解产酸，可用于成年人的多种因素所致的便秘。但该药不宜用于炎症性器质性肠病及未确诊的腹痛患者，服用此药时最好与其他药物间隔 2 小时。⑥便秘常用中成药有麻仁丸（胶囊）、麻仁润肠丸、通便宁片、枳实导滞丸、清肠通便胶囊、四磨汤口服液、厚朴排气合剂、芪蓉润肠口服液、滋阴润肠口服液、苁蓉通便口服液、便通胶囊等。⑦莫沙必利联合金双歧及莫沙必利联合福松均有很好的治疗效果。⑧灌肠药和栓剂通过肛内给药，润滑并刺激肠壁，软化粪便，使其易于排出，适用于粪便干结、粪便嵌塞患者临时使用。便秘合并痔者可用复方角菜酸酯制剂。

3. 欧车前亲水胶散剂用于功能性便秘、肠易激综合征、疼痛性憩室病、高胆固醇血症、非特异性腹泻、糖尿病及肛肠手术后的辅助治疗。禁忌：原因不明的腹痛、炎症性肠道病变、肠梗阻、胃肠出血及粪便嵌塞；对本品过敏者禁用。偶可导致轻微的腹胀、恶心，从小剂量开始用药可避免，坚持服用可消失。

4. 聚乙二醇 4000 用于成人便秘的症状治疗。对有某些小肠或结肠疾病如肠梗阻、肠穿孔、胃潴留、消化道出血、中毒性肠炎、中毒性巨结肠或肠扭转患者及腹痛（胃痛）患者禁用。

5. 比沙可啶肠溶片与比沙可啶栓用于急、慢性便秘和习惯性便秘。禁忌：6 岁以下儿童及孕妇、急腹症、炎症性肠病患者禁用。

6. 开塞露用于便秘。禁忌：对本品过敏者禁用。

7. 双歧四联活菌片用于治疗与肠道菌群失调相关的腹泻、便秘、功能性消化不良。

8. 所有药品的药物相互作用、不良反应、禁忌和注意事项见其“说明书”。

八、慢性乙型肝炎

（一）病因

慢性乙型肝炎是由于感染乙型肝炎病毒（HBV）引起的。HBV 可通过母婴、血和血液制品、破损的皮肤黏膜及性接触传播。感染 HBV 后，由于受病毒因素、宿主因素、环境因素等影响，当免疫功能低下时，会出现不同临床类型的慢性乙型肝炎。

（二）症状

慢性乙型肝炎的临床表现为乏力、畏食、恶心、腹胀、肝区疼痛、黄疸、肝脾大，肝质地为中等硬度，有轻压痛，肝功能可异常或持续异常。根据临床表现分为轻度、中度和重度。

（三）用药方案

用药方案 1 ［干扰素（IFN）］：如重组人干扰素 α-2b 注射液即 rIFNα-2b，一次 300 万 U，每周 3 次，肌内注射，连用 4 个月。或 rIFNα-2b，一次 3～5MU，每周 3 次，皮下或肌内注射，1 年后改为核苷酸类药物治疗。

用药方案 2 ［核苷类药（NUC）-1］：如拉米夫定（LAM），口服，成人一次 0.1g，一日 1 次，连续用药 3～12 个月，儿童推荐剂量为 3mg/（kg·d），极量为 100mg/d。或其他核苷类药，如恩替卡韦（ETV）、替比夫定（LdT）、替诺福韦酯（TDF）。

用药方案 3［核苷类药（NUC）-2］：如阿德福韦酯（ADV），口服，成人一次 0.01g，一日 1 次，连续用药 3～12 个月。或其他核苷类药。

用药方案 4（抗病毒药）：如膦甲酸钠注射液，成人 3.0g，静脉滴注，一日 1 次，疗程 15～30 日。或其他抗病毒药，如利巴韦林、阿糖胞苷、无环鸟苷、病毒唑等。

用药方案 5（免疫功能药）：胸腺肽 α_1，用前每瓶胸腺肽 α_1（1.6mg）以 1ml 注射用水溶解后立即皮下注射（不应肌内注射或静脉注射）。治疗慢性乙型肝炎的推荐剂量：一次 1.6mg，一周 2 次，两次相隔 3～4 日。连续给药 6 个月（共 52 针），不应间断。临床试验提示胸腺肽 α_1 与 α-干扰素联用可能比单用 α 干扰素或单用胸腺肽 α_1 效果为好。如联用 α-干扰素，应参考 α-干扰素处方资料内的剂量和注意事项。一般胸腺肽 α_1 在上午给药而 α-干扰素在晚上给药。作为免疫损害病者的疫苗免疫应答增强剂，一次 1.6mg，一周 2 次，两次相隔 3～4 日，连续 4 周（共 8 针），第一针应在给疫苗后立即皮下注射。或其他免疫功能药如胸腺五肽、白细胞介素、免疫核糖核酸、乙肝疫苗等。

用药方案 6（抗炎、抗氧化和保肝降酶药-1）：如谷胱甘肽 0.6～2.4g，静脉滴注，一日 1 次；或甘草酸二铵 150ml，静脉滴注，一日 1 次；或双环醇片，成人一次 25mg（1 片），必要时可增至 50mg（2 片），一日 3 次，最少服用 6 个月，应逐渐减量；或水飞蓟胶囊，口服，成人一日 3 次，一次 1 粒；或遵医嘱。或其他抗炎、抗氧化和保肝降酶药，如联苯双酯、五味子制剂、多不饱和卵磷脂、葡醛内酯、多烯磷脂酰胆碱、硫普罗宁等（可两种合并使用）。

用药方案 7（改善肝细胞功能药）：如维生素 C，100mg/片，一日 1～2 次；或维生素 E，14mg/d；或复合维生素 B，口服，一次 1～3 片，一日 3 次。或其他改善肝细胞功能药，如肌苷、维生素 K、促肝细胞生长素、谷胱甘肽等。

用药方案 8（中药）：如强肝胶囊，口服。一次 5 粒，一日 2 次。每服 6 日停 1 日，8 周为一疗程，停 1 周，再进行第二疗程。或其他治疗慢性乙型肝炎中药，如双虎清肝颗粒、乙肝清热解毒胶囊、乙肝宁冲剂、熊胆胶囊等。

（四）联合用药

1. NUC 之间的初始联合用药治疗轻度慢性乙型肝炎

用药方案 2［核苷类药（NUC）-1：拉米夫定］＋用药方案 3［核苷类药（NUC）-2：阿德福韦酯］。

注：有研究人员建议，开始接受治疗 4 周内就加用谷胱甘肽 2.4g，一日 1 次，静脉滴注，随后加用甘草酸二胺 150ml，静脉滴注，一日 1 次，保肝治疗，之后停用保肝药观察 48 周。

2. NUC 与干扰素（IFN）之间的初始联合治疗中度慢性乙型肝炎

用药方案 1［干扰素（IFN）：重组人干扰素 α-2b 注射液］连用 4～16 周后＋用药方案 2［核苷类药（NUC）-1：拉米夫定］连用 48～52 周。

注：有研究人员建议用药治疗期间同时口服维生素 C、维生素 E 等。

3. 保肝抗炎类药联合核苷类药或 α-干扰素治疗乙型肝炎疗效比单药显著

用药方案 1［干扰素（IFN）：重组人干扰素 α-2b 注射液］或用药方案 2［核苷类药（NUC）-1：拉米夫定］或用药方案 3［核苷类药（NUC）-2：阿德福韦酯］＋用药方案 6（抗炎、抗氧化和保肝降酶药-1：甘草酸二铵或双环醇或谷胱甘肽或水飞蓟胶囊）。

注：在上述联合用药中，凡注射剂联用时、凡中西药联用时以及与必须单独使用的药品联用时（包括联用药物相互有拮抗作用时）等，其联用方案中的药品均应独立、分时或序贯进行使用。

 提示

1. 生活管理：①在病情活动期应适当卧床休息；病情好转后应注意动静结合，不可劳累过度；②适度锻炼，提高免疫力，增强抗病毒能力；③合理的饮食，在日常饮食中应忌食发霉、辛辣、油腻等食物；定时进餐，饮水有节，不宜过饱，防止便秘，荤素搭配，忌饮酒；饮食起居要有规律，按时起居，确保充足睡眠，增强身体素质；④定期检查，在医生指导下规范服药，减少药物的伤害；⑤保持心情舒畅，心态平和、乐观向上，积极战胜疾病。

2. 用药建议：①慢性乙型肝炎患者用药不宜过多、过杂，根据患者的具体情况，针对性采取联合抗病毒用药。目前已经上市的药物有常规

IFN-α、Peg-IFN、LAM、ADV、ETV、LdT、TDF、恩曲他滨（ETB）及其与 TDF 的合剂特鲁瓦达（truvada）等。其中任何两种或两种以上药物都有可能同时或先后应用。联合抗病毒治疗主要有 3 种类型，如初始联合用药、优化联合用药、挽救联合用药等，选择无交叉耐药的药物，减少耐药情况。②对于 NUC 之间的初始联合治疗方案推荐以下药物组合：LAM＋ADV 或 LdT＋ADV。③目前主要的抗感染保肝药物有甘草酸类、水飞蓟类、五味子制剂及其衍生物、化学合成的单体化合物双环醇、细胞膜保护剂及抗氧化剂等。④在抗病毒药物的基础上联合 IFN-α、胸腺素α₁、胸腺五肽或白细胞介素制剂等免疫调节剂。⑤用药治疗核苷（酸）类似物耐药的预防和处理：首先初始治疗患者强调选择强效低耐药药物，推荐 ETV、TDF、TAF；然后在治疗中定期检测 HBV DNA，以便尽早给予挽救用药进行治疗：LAM 或 LDT 耐药时换用 TDF 或 TAF；ADV 耐药时，之前未使用 LAM 或 LDT 换用 ETV、TDF 或 TAF；ADV 耐药，且对 LAM/LDT 耐药时换用 TDF 或 TAF；ETV 耐药时换用 TDF 或 TAF；ETV 和 ADV 耐药时，ETV 联合 TDF，或 ETV 联合 TAF。⑥有研究人员建议抗病毒药膦甲酸钠与拉米夫定（LAM）之间的初始联合治疗重度慢性乙型肝炎。⑦近些年中医药、中西医结合治疗慢性乙型肝炎的临床研究成果很多，可以与西药联合治疗慢性乙型肝炎。

3. 拉米夫定用于伴有丙氨酸氨基转移酶（ALT）升高和病毒活动复制的、肝功能代偿的成年慢性乙型肝炎患者的治疗。少数患者停止使用本品后，肝炎病情可能加重。因此如果停用本品，要对患者进行严密观察，若肝炎恶化，应考虑重新使用本品治疗。

4. 阿德福韦酯用于治疗有乙型肝炎病毒活动复制证据，并伴有血清氨基酸转移酶（ALT 或 AST）持续升高或肝脏组织学活动性病变的肝功能代偿的成年慢性乙型肝炎患者。禁忌：禁止用于已证实对本品的任何组分过敏的患者。

5. 谷胱甘肽适用于：化疗患者、放疗患者，以及各种低氧血症、肝脏疾病患者。亦可用于有机磷、胺基或硝基化合物中毒的辅助治疗，解药物毒性。禁忌：对本品有过敏反应者禁用。

6. 甘草酸二铵适用于伴有谷丙转氨酶升高的急、慢性病毒性肝炎的治疗。禁忌：严重低钾血症、高钠血症、高血压、心力衰竭、肾功能衰竭患者禁用；孕妇、新生儿、婴儿暂不可用。

7. 重组人干扰素 α-2b 注射液用于治疗某些病毒性疾病，如急慢性病毒性肝炎、带状疱疹、尖锐湿疣；治疗某些肿瘤，如毛细胞性白血病、慢性髓细胞性白血病、多发性骨髓瘤、非霍奇金淋巴瘤、恶性黑色素瘤、肾细胞癌、喉乳头状瘤、卡波西肉瘤、卵巢癌、基底细胞癌、表面膀胱癌等。禁忌：对重组人干扰素 α-2b 或该制剂的任何成分有过敏的患者禁用；患有严重的心脏疾病者，严重的肝、肾或骨髓功能不正常者，癫痫及中枢神经系统功能损伤者，患有其他严重疾病不能耐受本品副作用者不宜使用。

8. 维生素 C 见"第三章第二节一、普通感冒的提示 4"。

9. 维生素 E 用于心、脑血管疾病及习惯性流产、不孕症的辅助治疗。禁忌：对本品过敏者禁用。

10. 所有药品的药物相互作用、不良反应、禁忌和注意事项见其"说明书"。

九、肝硬化

（一）病因

肝硬化（liver cirrhosis）不是一种独立的疾病，而是多种慢性肝病发展的一个阶段。在我国肝硬化的病因主要是 HBV 和 HCV 感染，占病因的 60%～80%，其次是酒精性肝病、非酒精性脂肪型肝病，其他病因还有自身免疫性肝病、遗传代谢性疾病、药物或化学毒物、寄生虫感染、营养不良及循环障碍等。部分肝硬化原因不明，称为隐源性肝硬化。肥胖和胰岛素抵抗为危险因素。大多数肝硬化只有一个病因，也有多个病因同时作用，如 HBV、HCV 重叠感染；乙型肝炎或丙型肝炎患者长期大量饮酒等。此外，在主要病因的基础上，一些协同因素可以促进肝硬化的发展，两种病因先后或同时作用于肝脏，更易产生肝硬化。

（二）症状

1. 代偿期症状：无症状或症状较轻，可有腹部不适、乏力、食欲减退等，一般在劳累、紧张或伴随其他疾病时出现，休息和助消化的药物可以缓解症状。代偿期肝硬化属于 Child-Pugh A 级。

2. 失代偿期症状：①肝功能减退，如消化不良，多见食欲减退、恶心、腹胀、餐后加重，吃肉后容易腹泻；②营养不良，全身状态较差，消瘦、乏力，精神不振；③黄疸，多见皮肤、巩膜黄染，尿色深；④出血和贫血，常有黏膜瘀斑、鼻腔及牙龈出血或消化道出血等；⑤内分泌失调，多见女性月经失调、男性乳房发育、腮腺肿大等；⑥不规则低热；⑦低清蛋白血症，多见双下肢水肿、尿少等；⑦门静脉高压，如脾功能亢进及脾大；⑧腹腔积液，多见腹胀、腹部膨隆，甚至导致脐疝、呼吸困难和心悸。失代偿期肝硬化则属 Child-Pugh B～C 级。

（三）用药方案

用药方案 1（利尿剂-1）：如保钾利尿剂螺内酯 20～40mg，一日 3 次，可以每隔 3～5 日增加剂量，最大剂量一日 400mg。腹水消退后减量。

用药方案 2（利尿剂-2）：如排钾利尿剂呋塞米 20mg，一日 3 次，可以每隔 3～5 日增加剂量，最大剂量一日 160mg。腹水消退后减量。

用药方案 3（降血氨增高）：如精氨酸 15～20g，用 5%的葡萄糖注射液 1000ml 稀释后静脉滴注，一次 15～20g 于 4 小时内滴完。出现肝性脑病、肝昏迷时使用。

用药方案 4（抗炎、抗氧化和保肝降酶药-1）：如水飞蓟胶囊，口服，重症患者起始 140mg，一日 3 次，维持剂量 140mg，一日 2 次。或其他抗炎、抗氧化和保肝降酶药，如联苯双酯、五味子制剂、多不饱和卵磷脂等。

用药方案 5（抗炎、抗氧化和保肝降酶药-2）：如甘草酸二钠肠溶胶囊，一次 150mg，一日 3 次，口服。或甘草酸二钠 150mg+5%葡萄糖溶液静脉滴注。或还原型谷胱甘肽，一次 0.6～1.2g，一日 1 次，静脉滴注。

用药方案 6（激素）：如泼尼松（龙）初始剂量一般为 30～40mg/d，4～6 周内逐渐减至 15mg/d，并以 5～7.5mg/d 维持。

用药方案 7（免疫抑制药）：如硫唑嘌呤，剂量为 50mg/d 或 1mg（kg·d），可尝试在维持治疗中完全停用泼尼松（龙）而以硫唑嘌呤单药维持治疗。或其他免疫抑制药如布地奈德。

用药方案 8（血管加压素 2 型受体拮抗剂-1）：如托伐普坦，起始剂量 7.5～15mg/d，最大剂量 60mg/d。

用药方案 9（血管加压素 2 型受体拮抗剂-2）：如特利加压素，4～8mg/d。

用药方案 10（α_1 受体激动剂）：如米多君，1.25mg，一日 1～2 次。

用药方案 11（营养支持）：如白蛋白 10g，隔日 1 次，静脉滴注；或白蛋白 20～40g。或静脉输入高渗葡萄糖液或静脉输入鲜血浆。

用药方案 12〔核苷类（NUC）抗病毒用药〕：如拉米夫定，0.1g/片，一次 0.1g，一日 1 次；或替比夫定，600mg/d；或阿德福韦酯，10mg/d。或其他核苷类药。均继续用药 3～12 个月。

用药方案 13〔干扰素（IFN）〕：如重组人干扰素 α-2b 注射液（甘乐能）即 rIFNα-2b，一日 300 万～600 万 U，一周 3 次，连用 16 周以上。医生可根据患者情况调整剂量。

用药方案 14（维生素）：如复合维生素 B 片，一次 2 片，一日 3 次。

用药方案 15（抗肝硬化中药-1）：如扶正化瘀胶囊，每粒 0.5g，一次 3 粒，一日 3 次。用药 3 个月。

用药方案 16（抗肝硬化中药-2）：如复方鳖甲软肝片，一次 4 片，一日 3 次，6 个月为一疗程，或遵医嘱。或其他抗肝硬化中药，如乙肝扶正胶囊、熊胆胶囊、强肝胶囊等。

（四）联合用药

1. 乙肝病原的肝硬化代偿期

用药方案 14（维生素：维生素 B 片）+用药方案 5（抗炎、抗氧化、保肝降酶用药-2：甘草酸二钠肠溶胶囊）+用药方案 12〔核苷类（NUC）抗病毒用药：拉米夫定〕。

注：在上述基础上加扶正化瘀胶囊/安络化纤丸可进一步减轻肝纤维化。

2. 乙肝病原的肝硬化失代偿期

用药方案 12〔核苷类（NUC）抗病毒用药：替比夫定〕或用药方案 12〔核苷类（NUC）抗病毒用药：阿德福韦酯〕+用药方案 15（抗肝硬化中药-1：扶正化瘀胶囊）。均继续用药 3～12 个月。

3. 肝硬化腹水联合用药

用药方案 1（利尿剂-1：保钾利尿剂螺内酯）+用药方案 2（利尿剂-2：排钾利尿剂呋塞米）。

4. 自身免疫性肝病所致肝硬化联合用药

用药方案 6（激素：泼尼松）+用药方案 7（免疫抑制药：硫唑嘌呤）。

注：在上述联合用药中，凡注射剂联用时、凡中西药联用时以及与必须单独使用的药品联用时（包括联用药物相互有拮抗作用时）等，其联用方案中的药品均应独立、分时或序贯进行使用。

提示

1. 生活管理：①充分休息，肝功能代偿者，宜适当减少活动，劳逸结合，以不感疲惫为主；失代偿期患者应以卧床休息为主，有并发症时应绝对卧床休息。②注意饮食。一般以高热量、高蛋白质、维生素丰富而可口的食物为宜。适当补充维生素和益生菌，如维生素 C、维生素 B_2、维生素 K 和嗜酸乳杆菌等，稳定机体内环境；伴腹水者应低盐或无盐饮食，饮水限制在 100ml 左右。食管胃底静脉曲张者应清淡、易消化、温凉饮食。③保持平和的心态。④皮肤护理，预防皮肤破损和继发感染。⑤肝硬化患者严禁饮酒，忌食辛辣、刺激性食物，适当限制动物脂肪、动物油的摄入。⑥遵医嘱正确用药，严禁乱投医、乱用药，禁用损肝药。

2. 用药建议：①托伐普坦联合盐酸米多君治疗顽固性腹水或复发性腹水，优于单药托伐普坦或盐酸米多君，可试用联合用药方案：用药方案 8（血管加压素 2 型受体拮抗剂-1：托伐普坦）＋用药方案 10（α_1 受体激动剂：米多君）。②特利加压素加白蛋白可显著改善肝硬化患者肾功能，可试用联合用药方案：用药方案 9（血管加压素 2 型受体拮抗剂-2：特利加压素，4～8mg/d）＋用药方案 11（营养支持：白蛋白 20～40g）。③肝硬化时由于低蛋白血症，容易导致腹腔积液，需要给予利尿剂（如螺内酯，数日后＋呋塞米），但加利尿剂的同时应补充营养，补充白蛋白，保持每日体重减轻＜0.5kg。④目前常用的抗肝纤维化中成药有安络化纤丸、扶正化瘀胶囊、复方鳖甲软肝片等，在抗病毒治疗基础上加用这些药物治疗慢性乙型肝炎可进一步减轻肝纤维化。⑤在"联合用药"中可根据需要试加用药方案 15（抗肝硬化中药-1：扶正化瘀胶囊）或用药方案 16（抗肝硬化中药-2：复方鳖甲软肝片）等。⑥肝硬化腹水患者避免应用非甾体抗炎药及氨基糖苷类抗菌药物。⑦肝硬化腹水患者使用抗感染药物需慎重，密切观察药物不良反应，利福昔明可预防自发性细菌性腹膜炎反复发生。

3. 维生素 B 用于预防和治疗 B 族维生素缺乏所致的营养不良、厌食、脚气病、糙皮病等。

4. 甘草酸二钠肠溶胶囊用于伴有谷丙氨基转移酶升高的急、慢性肝炎的治疗。禁忌：对主药甘草酸二铵过敏者禁用；对卵磷脂过敏者禁用；

严重低钾血症、高钠血症、高血压、心力衰竭、肾衰竭患者禁用。

5. 拉米夫定见"第八章第二节八、慢性乙型肝炎的提示3"。

6. 阿德福韦酯用于治疗有乙型肝炎病毒活动复制证据，并伴有血清氨基酸转移酶（ALT 或 AST）持续升高或肝脏组织学活动性病变的肝功能代偿的成年慢性乙型肝炎患者。禁忌：禁止用于已证实对本品的任何组分过敏的患者。

7. 扶正化瘀胶囊，含有丹参、发酵虫草菌粉、桃仁、松花粉、绞股蓝、五味子（制）等成分，有活血祛瘀、益精养肝功能。用于乙型肝炎肝纤维化属"瘀血阻络，肝肾有足"证者，症见胁下痞块、胁肋疼痛、面色晦暗，或见赤缕红斑、腰膝酸软、疲倦乏力、头晕目涩、舌质暗红或有瘀斑，苔薄或微黄，脉弦细。禁忌：孕妇忌服。

8. 螺内酯见"第四章第二节九、慢性肺源性心脏病的提示10"。

9. 呋塞米用于以下情况：①水肿性疾病，与其他药物合用治疗急性肺水肿和急性脑水肿等。②高血压：一般不作为治疗原发性高血压的首选药物，但当噻嗪类药物疗效不佳，尤其当伴有肾功能不全或出现高血压危象时，本类药物尤为适用。③预防急性肾功能衰竭：用于各种原因导致肾脏血流灌注不足，例如失水、休克、中毒、麻醉意外以及循环功能不全等，在纠正血容量不足的同时及时应用，可减少急性肾小管坏死的可能。④高钾血症及高钙血症。⑤稀释性低钠血症：尤其是当血钠浓度低于120mmol/L 时。⑥抗利尿激素分泌过多症（SIADH）。⑦急性药物毒物中毒，如巴比妥类药物中毒等。禁忌：①对本品以及磺胺药、噻嗪类利尿药过敏者禁用。②妊娠 3 个月以内的孕妇禁用。

10. 泼尼松见"第四章第二节九、慢性肺源性心脏病的提示6"。

11. 硫唑嘌呤用于以下情况：①急慢性白血病，对慢性粒细胞型白血病近期疗效较好，作用快，但缓解期短。②后天性溶血性贫血、特发性血小板减少性紫癜、系统性红斑狼疮。③慢性类风湿关节炎、慢性活动性肝炎（与自体免疫有关的肝炎）、原发性胆汁性肝硬变。④甲状腺功能亢进症、重症肌无力。⑤其他，如慢性非特异性溃疡性结肠炎、节段性肠炎、多发性神经根炎、狼疮性肾炎、增殖性肾炎、Wegener 肉芽肿等。禁忌：①已知对本品高度过敏的患者禁用；②可导致肝功能损害，故肝功能差者忌用；③亦可发生皮疹，偶致肌肉萎缩，用药期间严格检查血象；④孕妇及哺乳期妇女用药可致畸胎，故孕妇忌用。

12. 所有药品的药物相互作用、不良反应、禁忌和注意事项见其"说明书"。

十、胆结石

（一）病因

胆结石又称胆石症，是指胆道系统包括胆囊或胆管内发生结石的疾病。

1. 饮食因素：长期食用高脂、高蛋白、高热量食物，不进食早餐均促进胆石形成。

2. 个体因素：成年女性、肥胖、多产、体重骤减以及高血脂、肝硬化和糖尿病等。

3. 遗传因素：胆石症本家系发生率是普通人群的 4～5 倍。

4. 代谢因素：各种因素的综合作用，影响体内代谢，使胆固醇与胆汁酸浓度比例改变，造成胆汁淤滞而导致结石形成。如胆固醇结晶、草酸钙、磷酸钙等均可引起结石。

（二）症状

按部位分为胆囊结石、胆总管结石（肝外胆管结石）、肝胆管结石（肝内胆管结石）；按症状分为有症状结石和无症状结石。

1. 有症状结石：常见共同症状有典型症状为胆绞痛、黄疸、发热、消化不良。①胆囊结石：症状为胆绞痛并有恶心、呕吐、上腹隐痛，伴有嗳气、呃逆、胆囊积液及胆囊肿大；②胆总管结石：症状有腹痛（阵发性绞痛）或黄疸，如继发胆管炎时有腹痛、寒战、高热（39～40℃），黄疸多有皮肤瘙痒；③肝胆管结石：有上腹和胸背部胀痛不适，急性胆管炎会有寒战高热和腹痛，严重者出现急性梗阻性化脓性胆管炎、全身脓毒症或感染性休克。

2. 常见并发症有急性胆囊炎、急性胰腺炎、胆石性肠梗阻等。

（三）用药方案

用药方案 1（促进胆汁排泄利胆用药）：如 50% 硫酸镁，10ml，口服，一日 3 次；或硫酸镁注射液，首次剂量为 2.5～4g，用 25% 葡萄糖注射液 20ml 稀释后，5 分钟内缓慢静脉注射，以后每小时 1～2g 静脉滴注维持。24 小时总量为 30g。或其他促进胆汁排泄利胆剂，如 50% 古巴酸镁、氢氧化镁、去氢胆酸片等。

用药方案 2（止痛用药-1）：如阿托品，0.5mg，肌内注射，每 4 小时

1 次。或其他止痛药如盐酸消旋山莨菪碱注射液（654-2 注射液）、间苯三酚肌内注射或静脉注射，双氯芬酸、吲哚美辛等。

用药方案 3（止痛用药-2）：如盐酸哌替啶注射液（杜冷丁），成人肌内注射常用量：一次 25～100mg，一日 100～400mg；极量：一次 150mg，一日 600mg。静脉注射成人一次按体重以 0.3mg/kg 为限；或非那根即异丙嗪，止吐，开始时一次 25mg，必要时可每 4～6 小时服 12.5～25mg。

用药方案 4（血管扩张药）：如硝酸甘油酯 0.5mg，每 3～4 小时含于舌下。

用药方案 5（抗菌消炎用药）：如青霉素 $8×10^6$U＋丁胺卡那 0.4g＋甲硝唑（灭滴灵）0.2g，静脉注射，一日 2 次；或左氧氟沙星 0.2g＋甲硝唑 0.2g，静脉注射，一日 2 次；或头孢哌酮/舒巴坦 0.2g＋左氧氟沙星 0.2g＋甲硝唑 0.2g，静脉注射，一日 2 次。或哌拉西林/他唑巴坦＋左氧氟沙星＋甲硝唑。

用药方案 6（利胆退黄溶石用药-1）：如鹅去氧胆酸 150mg，口服，一日 3 次。或一日剂量为 8～10mg/kg，疗程 12～24 个月，成功溶石后继续治疗 6 个月。

用药方案 7（利胆退黄溶石用药-2）：如熊去氧胆酸 150mg，口服，一日 3 次。或一日剂量为 8～10mg/kg，疗程 12～24 个月，成功溶石后继续治疗 6 个月。

用药方案 8（钙离子通道拮抗剂）：如匹维溴铵，一日 3～4 片，少数情况下，如有必要可增至一日 6 片。

用药方案 9（消化酶类药）：如复方阿嗪米特肠溶片，成人，一次 1～2 片，一日 3 次，餐后服用。或其他消化酶类药如米曲菌胰酶片。

用药方案 10（消化道及代谢用药）：如茴三硫，口服，一次 1 粒，一日 3 次，或遵医嘱。

用药方案 11（胆石症中药）：如十味蒂达胶囊，一次 2 粒，一日 3 次；或排石颗粒，开水冲服，一次 1 袋，一日 3 次，或遵医嘱；或消炎利胆片，口服，一次 6 片〔规格（1）、（3）〕或 3 片〔规格（2）〕，一日 3 次。

（四）联合用药

1. 胆结石急性发作，引发胆囊感染、平滑肌痉挛、腹痛、呕吐、纳差、发热等症状

用药方案 2（止痛用药-1：阿托品）＋用药方案 4（血管扩张药：硝

酸甘油酯）＋用药方案 5（抗菌消炎用药：青霉素＋丁胺卡那＋甲硝唑，静脉注射，一日 2 次）＋用药方案 9（消化酶类药：复方阿嗪米特肠溶片）。

2. 缓解期（包括无症状胆石症）胆结石溶石

用药方案 6［利胆退黄溶石药-1：鹅去氧胆酸（100mg/d）］＋用药方案 7［利胆退黄溶石用药-2：熊去氧胆酸（100mg/d）］＋用药方案 11（胆石症中药：十味蒂达胶囊）。

注 1：消化不良时用药方案 9（消化酶类药：复方阿嗪米特肠溶片）＋用药方案 10（消化道及代谢用药：茴三硫）；合并有不同程度上腹部疼痛患者，可加用钙离子通道拮抗剂缓解症状，如用药方案 8（钙离子通道拮抗剂：匹维溴铵）。

注 2：在上述联合用药中，凡注射剂联用时、凡中西药联用时以及与必须单独使用的药品联用时（包括联用药物相互有拮抗作用时）等，其联用方案中的药品均应独立、分时或序贯进行使用。

提示

1. 生活管理：①平时注意休息，加强锻炼，劳逸结合，适当参加户外活动，避免感冒，防止胆汁淤积。②养成正确的饮食习惯，进食低脂肪、易消化食物，宜少食多餐、多饮水，不宜过饱。在饮食结构上，减少富含脂肪和胆固醇食物的摄入，宜多吃萝卜、青菜、豆类等副食。③保持心情愉快，树立战胜疾病的信心。④遵医嘱按时按量服药，不能随意增减量，也不能随意停药。⑤每年应定期体检，包括肝胆 B 超检查，便于早期发现、早期治疗。

2. 用药建议：①溶石用药适合＜1.5cm 的胆固醇结石；②长期服用考来烯胺时应补充脂溶性维生素；③丁胺卡那有耳和肾毒性，对老年人、梗阻性黄疸明显者可用氨曲南代替；④严重感染者可选用用药方案 5（抗菌消炎用药：头孢哌酮/舒巴坦 0.2g＋左氧氟沙星 0.2g＋甲硝唑 0.2g）；⑤乐活可、甲硝唑也有一定的溶石作用，苯巴比妥与鹅去氧胆酸联合应用常能增加溶石效果；⑥急性化脓性胆管炎，出现脓毒血症或败血症时，在加强抗生素的情况下，必要时可使用激素治疗，以减轻炎症反应，增强机体应激能力；⑦临床常用解痉止痛药同时可肌内注射异丙嗪、哌替啶增强镇痛效果，一般禁用吗啡，因吗啡可能促使 Oddi 括约肌痉挛进而增加胆管内压力加重胆绞痛。

3. 阿托品用于以下情况：①各种内脏绞痛，如胃肠绞痛及膀胱刺激症状。对胆绞痛、肾绞痛的疗效较差。②全身麻醉前给药、严重盗汗和流涎症。③迷走神经过度兴奋所致的窦房阻滞、房室阻滞等缓慢型心律失常，也可用于继发于窦房结功能低下而出现的室性异位节律。④抗感染中毒性休克。⑤解救有机磷酸酯类中毒。禁忌：①青光眼。②前列腺肥大。③儿童脑外伤。④唐氏综合征。⑤痉挛性瘫痪。⑥对本品过敏者。

4. 硝酸甘油酯用于冠心病心绞痛的治疗及预防，也可用于降低血压或治疗充血性心力衰竭。禁忌：禁止用于急性循环衰竭、严重低血压（收缩压 90mmHg）、急性心肌梗死伴低充盈压、肥厚型梗阻性心肌病、缩窄性心包炎、心包压塞、严重贫血、青光眼、颅内压增高、硝基化合物过敏者，脑出血或头颅外伤、严重肝肾功能损害者。

5. 青霉素见"第四章第二节五、肺脓肿的提示 3"。

6. 丁胺卡那（硫酸阿米卡星注射液）适用于铜绿假单胞菌及部分其他假单胞菌、大肠埃希菌、变形杆菌属、克雷伯菌属、肠杆菌属、沙雷菌属、不动杆菌属等敏感革兰阴性杆菌与葡萄球菌属（甲氧西林敏感株）所致严重感染，如菌血症或败血症、细菌性心内膜炎、下呼吸道感染、骨关节感染、胆道感染、腹腔感染、复杂性尿路感染、皮肤软组织感染等。由于本品对多数氨基糖苷类钝化酶稳定，故尤其适用于治疗革兰阴性杆菌对卡那霉素、庆大霉素或妥布霉素耐药菌株所致的严重感染。

7. 甲硝唑见"第四章第二节五、肺脓肿的提示 5"。

8. 复方阿嗪米特肠溶片用于因胆汁分泌不足或消化酶缺乏而引起的症状。禁忌：肝功能障碍患者、因胆石症引起胆绞痛的患者、胆管阻塞患者；急性肝炎患者等禁用。

9. 鹅去氧胆酸用于胆固醇性胆结石症，对胆色素性胆结和混合性胆结石也有一定疗效。禁忌：孕妇，肠炎、肝病患者忌用。

10. 熊去氧胆酸用于胆囊胆固醇结石（必须是 X 射线能穿透的结石，同时胆囊收缩功能须正常）、胆汁淤积性肝病（如原发性胆汁性肝硬化）、胆汁反流性胃炎。下列情况下禁用熊去氧胆酸胶囊：急性胆囊炎和胆管炎、胆道阻塞（胆总管和胆囊管）、胆囊不能在 X 射线下被看到、胆结石钙化、胆囊不能正常收缩以及经常性的胆绞痛等。

11. 十味蒂达胶囊，含有蒂达、洪连、榜嘎、波棱瓜子、茴香角、苦荭菜、金腰草、小檗皮、木香、熊胆粉等成分，具有疏肝理气、清热解毒、利胆溶石功能。用于热源性赤巴及慢性胆囊炎、胆石症。

12. 茴三硫用于胆囊炎、胆结石及消化不适，并用于急、慢性肝炎的辅助治疗。禁忌：胆道完全梗阻者、对本品过敏者禁用。

13. 匹维溴铵用于对症治疗与肠道功能紊乱有关的疼痛、排便异常和胃肠不适。禁忌：对本品或溴化物过敏者、孕妇禁服。

14. 所有药品的药物相互作用、不良反应、禁忌和注意事项见其"说明书"。

十一、胆囊炎

（一）病因

1. 胆囊炎：胆囊梗阻是胆囊炎的主要病因，最常见有胆囊管梗阻，原因是胆囊结石，其他梗阻原因有胆道蛔虫、胆囊肿瘤、胆囊扭转、胆囊管狭窄等；细菌入侵、化学性刺激等也会导致胆囊炎；此外，增龄老化、全身动脉粥样硬化也会引起胆囊炎。

2. 急性胆囊炎：胆囊内结石突然梗阻或嵌顿胆囊管、胆囊管扭转、狭窄和胆道蛔虫或胆道肿瘤阻塞等。

3. 慢性胆囊炎：主要因急性胆囊炎的后遗症所致。其中胆囊结石，细菌感染，低纤维、高能量饮食，某些药物可引起慢性结石性胆囊炎；感染、胆囊排空障碍、胆囊缺血、代谢因素可引起慢性非结石性胆囊炎。

（二）症状

胆囊炎可分为急性胆囊炎和慢性胆囊炎（结石性和非结石性）两种类型。急性结石性胆囊炎和急性无结石性胆囊炎的临床表现基本相同。

1. 急性胆囊炎：①右上腹剧痛或绞痛；②恶心、呕吐；③轻型畏寒和低热，重型寒战和高热（39℃以上），并可出现谵语、谵妄等精神症状；④黄疸，较少见。

2. 慢性胆囊炎：①持续性右上腹钝痛或不适感并反复发作，其发作常与油腻饮食、高蛋白饮食有关；②有消化不良症状，如恶心、嗳气、反酸、腹胀和胃部灼热等；③如有黄疸，一般程度较轻；④病程长，急性发作时与急性胆囊炎症状相同，缓解期有时可无任何症状。

（三）用药方案

用药方案 1（止痛用药-1）：如双氯芬酸，最初一日剂量为 100～

150mg。对轻度患者或需长期治疗的患者，一日剂量为 75～100mg。通常将一日剂量分 2～3 次服用。

用药方案 2（止痛用药-2）：如盐酸哌替啶注射液（杜冷丁），成人肌内注射常用量：一次 25～100mg，一日 100～400mg；极量：一次 150mg，一日 600mg。静脉注射成人一次按体重以 0.3mg/kg 为限；或非那根即异丙嗪，止吐，开始时一次 25mg，必要时可每 4～6 小时服 12.5～25mg。

用药方案 3（止痛用药-3）：如阿托品，0.5mg，肌内注射，每 4 小时 1 次；或非那根 250mg，临时肌内注射。（禁用吗啡）

用药方案 4（血管扩张药）：如硝酸甘油酯 0.5mg，每 3～4 小时含于舌下。

用药方案 5（促进胆汁排泄利胆用药）：如 50%硫酸镁，10ml，口服，一日 3 次；或硫酸镁注射液，首次剂量为 2.5～4g，用 25%葡萄糖注射液 20ml 稀释后，5 分钟内缓慢静脉注射，以后每小时 1～2g 静脉滴注维持。24 小时总量为 30g。或其他促进胆汁排泄利胆剂，如 50%古巴酸镁、氢氧化镁、去氢胆酸、胆酸等。

用药方案 6（抗菌消炎药）：如头孢哌酮/舒巴坦 2.0～8.0g/d（1:1）；或哌拉西林/他唑巴坦 13.5～18.0g/d；或头孢哌酮/舒巴坦 0.2g＋左氧氟沙星 0.2g＋甲硝唑 0.2g。静脉注射，一日 2 次。

用药方案 7（钙离子通道拮抗剂）：如匹维溴铵，一日 3～4 片，少数情况下，如有必要可增至一日 6 片。

用药方案 8（消化酶类药）：如复方阿嗪米特肠溶片，成人，一次 1～2 片，一日 3 次，餐后服用。或其他消化酶类药，如米曲菌胰酶片。

用药方案 9（消化道及代谢用药）：如茴三硫，口服，一次 1 粒，一日 3 次，或遵医嘱。

用药方案 10（利胆退黄溶石用药）：如鹅去氧胆酸 100～150mg/d，口服，分 3 次使用。或一日剂量为 12～15mg/kg，疗程 12～24 个月；或熊去氧胆酸（UDCA），一日剂量为 8～10mg/kg，疗程 12～24 个月。成功溶石后继续治疗 6 个月。

用药方案 11（胆囊炎注射中成药）：如茵栀黄注射液 10～20ml 溶于 10%葡萄糖注射液 250～500ml 稀释后静脉滴注，一日 1 次；症状缓解后可改用肌内注射，一日 2～4ml，共注射 7 日。

用药方案 12（胆囊炎口服中成药）：如复方胆通片，一次 2 片，一日 3 次；或消炎利胆片，一次 6 片〔规格（1）、（3）〕或 3 片〔规格（2）〕，一日 3 次。或其他胆囊炎口服中成药如金胆片、石淋通颗粒、大黄利胆胶囊、八宝丹胶囊、功劳去火片、十味黑冰片丸、肝利胆颗粒、利胆排石片、胆康胶囊等。

用药方案 13（中药汤剂）：如柴胡 15g，制半夏 10g，龙胆草 10g，金钱草 40g，青皮 10g，川楝子 10g，泽泻 10g，茯苓 15g，郁金 15g，甘草 15g。一日 1 剂，水煎 3 次混合加适量糖，分 2 次送服。

用药方案 14（补充维生素）：如复合维生素 B，口服，一次 1～3 片，一日 3 次。或其他维生素，如维生素 C。

（四）联合用药

1. 急性胆囊炎

用药方案 1（止痛用药-1：双氯芬酸）＋用药方案 5（促进胆汁排泄利胆用药：50%硫酸镁）＋用药方案 6（抗菌消炎药：头孢哌酮/舒巴坦）。

注：可用中药辅助治疗，如用药方案 12（胆囊炎口服中成药：消炎利胆片/金胆片）。

2. 慢性胆囊炎

用药方案 8（消化酶类药：复方阿嗪米特肠溶片）＋用药方案 9（消化道及代谢用药：茴三硫）＋用药方案 7（钙离子通道拮抗剂：匹维溴铵）。

注 1：有胆结石者须用药物溶石和排石，如用药方案 10（利胆退黄溶石用药-1：鹅去氧胆酸）；还可用中药辅助治疗，如用药方案 12（胆囊炎口服中成药：复方胆通片）。

注 2：在上述联合用药中，凡注射剂联用时、凡中西药联用时以及与必须单独使用的药品联用时（包括联用药物相互有拮抗作用时）等，其联用方案中的药品均应独立、分时或序贯进行使用。

 提示

1. 生活管理：①积极预防和治疗细菌感染及其并发症与肠蛔虫症。②有规律的进食，定时、定餐、定量是预防结石的最好方法。③生活起居有节制，注意劳逸结合、寒温适宜，保持乐观情绪及大便通畅。④注意饮食卫生，忌用刺激性食物和酒类。⑤适当限制饮食中脂肪和胆固醇的含量，选用低脂、低热量膳食，以减少胆汁分泌，减轻胆囊负担。⑥适度营养，保证摄入足够量的蛋白质。

2. 用药建议：①急性胆囊炎用药：解痉止痛药、消炎利胆药、抗感染药、保肝药和营养支持药等。若长期用溶石治疗（如长期服用消胆胺）时应补充脂溶性维生素，如维生素 A、维生素 D、维生素 E 及维生素 K 等，长期患有慢性胆囊炎也可补充水溶性维生素如复合维生素 B、维生素 C 等。②急性胆囊炎是细菌感染，轻度急性胆囊炎常为单一的肠道致病菌感染，可以口服抗菌药物治疗，甚至无需抗菌药物治疗；中、重度急性胆囊炎首选含β-内酰胺酶抑制剂的复合制剂抗菌药物，如头孢哌酮/舒巴坦2.0～8.0g/d（1:1）或 3.0～12.0g/d（2:1），哌拉西林/他唑巴坦 13.5～18.0g/d 等；重度急性胆囊炎应静脉用药；使用抗生素时可加用厌氧菌抗生素，如头孢哌酮/舒巴坦＋左氧氟沙星＋甲硝唑；抗菌消炎时也可试用中药制剂，如清开灵注射液 40ml 加入 5%葡萄糖液中静脉滴注、醒脑静注射液 20ml 加入 5%葡萄糖液中静脉滴注等。③在解痉、止痛、利胆治疗的同时，适当使用非甾体类抗炎药物。④出现黄疸时可加中药，如用茵栀黄注射液 10～20ml 溶于 10%葡萄糖注射液 250～500ml 稀释后静脉滴注；症状缓解后可改用肌内注射，一日 2～4ml，共注 7 日。

3. 双氯芬酸见"第六章第二节五、急性根尖周炎的提示 6"。

4. 50%硫酸镁用于妊娠期高血压，降低血压，治疗先兆子痫和子痫。禁忌：哺乳期妇女等有心肌损害、心脏传导阻滞者禁用。

5. 头孢哌酮/舒巴坦用于敏感菌所致的呼吸道感染、泌尿道感染、腹膜炎、胆囊炎、胆管炎和其他腹腔内感染、败血症、脑膜炎、皮肤软组织感染、骨骼及关节感染、盆腔炎、子宫内膜炎、淋病及其他生殖系统感染。禁忌：对本品或头孢菌素类过敏患者禁用。

6. 消炎利胆片用于肝胆湿热所致的胁痛、口苦，以及急性胆囊炎、胆管炎见上述证候者。

7. 复方阿嗪米特肠溶片见"第八章第二节十、胆结石的提示 8"。

8. 茴三硫见"第八章第二节十、胆结石的提示 12"。

9. 匹维溴铵见"第八章第二节十、胆结石的提示 13"。

10. 所有药品的药物相互作用、不良反应、禁忌和注意事项见其"说明书"。

十二、胰腺炎

（一）病因

胰腺炎是多种病因导致的胰腺炎症性损伤。临床上可分为急性和慢性两种。

1. 急性胰腺炎（AP）病因：①梗阻因素，如胆管下端明显梗阻。②酒精因素。③血管因素，如胰腺的小动、静脉急性栓塞、梗阻，淋巴管、静脉、动脉栓塞。④外伤。⑤感染因素，如各种细菌感染和病毒感染。⑥代谢性疾病，如可与高钙血症、高脂血症等疾病有关。⑦其他因素，如药物过敏、血色沉着症、遗传等。

2. 慢性胰腺炎病因：①胆系疾病，主要是胆石，此外，胆管蛔虫、Oddi 括约肌水肿、痉挛、纤维狭窄、畸形、肿瘤等均可造成胆总管下端及胰管梗阻。②酒精过量。③创伤与手术、代谢障碍、营养障碍、遗传因素、内分泌异常等。④急性胰腺炎反复发作引发的胰腺慢性进行性破坏。

（二）症状

1. 急性胰腺炎症状：急性胰腺炎可分为普通型和出血坏死型。①腹痛：突然发作，多在暴饮暴食或极度疲劳之后发生，位于上腹正中或偏左。疼痛为持续性进行性加重，似刀割样。若为出血坏死性胰腺炎，发病后短暂时间内即为全腹痛、急剧腹胀，同时很快即出现轻重不等的休克。②恶心、呕吐：发作频繁，起初为进入食物、吐出胆汁样物，病情进行性加重，很快即进入肠麻痹，则吐出物为粪样。③黄疸。④脱水。⑤体温升高：轻型胰腺炎，体温在 39℃以内，3～5 日即可下降。而重型胰腺炎，则体温常在 39～40℃，常出现谵妄，持续数周不退，并出现毒血症的表现。⑥少数出血坏死性胰腺炎和渗出液，产生大量炎性腹水和胸腔反应性积液，使局部皮肤呈青紫色、全腹肌紧、压痛、全腹胀气、肺不张、肠梗阻。

2. 慢性胰腺炎症状：腹痛、腹泻，还有一些消化不良症状，如腹胀、食欲下降、恶心、乏力、消瘦等症状。

（三）用药方案

用药方案 1（抗菌消炎药-1）：如左氧氟沙星 400mg，一日 1 次，静脉滴注，疗程不定，一般随着病情好转或感染控制而停用。

用药方案 2（抗菌消炎药-2）：如甲硝唑 500mg，每 8 小时 1 次，静脉滴注。

用药方案 3（镇吐药）：如甲氧氯普胺 10mg，静脉注射或肌内注射。多为短期使用。

用药方案 4（抑胃酸分泌药即 H$_2$ 受体拮抗剂）：如法莫替丁，20mg，一日 2 次，静脉注射；或法莫替丁，空腹口服，20mg，一日 2 次。1 周岁以上儿童 1mg/（kg·d），一日分 2 次口服，一次最大剂量 40mg。或其他 H$_2$ 受体拮抗剂，如西咪替丁、尼扎替丁等。

用药方案 5（营养支持-1）：如复方氨基酸注射液（18AA），500～750ml，以全合一的形式，缓慢静脉滴注。

用药方案 6（营养支持-2）：如多种维生素，溶于等渗生理盐水或者 5% 葡萄糖溶液中静脉滴注，一日 1 支。

用药方案 7（营养支持-3）：如复合磷酸氢钾，每 1000 大卡热量加入本品 2.5ml 滴注，剂量根据监测结果由医生决定。

用药方案 8（营养支持-4）：如脂肪乳氨基酸葡萄糖，一日 20～30kcal/kg，静脉滴注，不宜超过 1 小时 3.7ml/kg（相当于 0.25g 葡萄糖、0.09g 氨基酸、0.13g 脂肪/kg）。推荐输注时间为 12～24 小时。

用药方案 9（营养支持-5）：如中/长链脂肪乳（C6～C24，静脉滴注，一日 10%、10～20ml/kg，或本品 20%、5～10ml/kg，相当于 1～2g（最大剂量 2g）脂肪/kg。输注速度为最大速度，按体重 1 小时静脉滴注本品 10%、1.25ml/kg，或 20%、0.625ml/kg（相当于 0.125g 脂肪/kg）。

用药方案 10（营养支持-6）：如整蛋白型肠内营养剂，正常滴速为 100～125ml/h（开始时滴速宜慢。一般患者，一日给予 2000kcal）。

用药方案 11（止痛用药-1）：如盐酸哌替啶注射液（杜冷丁），肌内注射，成人常用量：一次 25～100mg，一日 100～400mg；极量：一次 150mg，一日 600mg。静脉注射，成人一次按体重以 0.3mg/kg 为限；或异丙嗪止吐，开始时一次 25mg，必要时可每 4～6 小时服 12.5～25mg。

用药方案 12（止痛用药-2）：如阿托品，0.5mg，肌内注射，每 4 小时 1 次。

用药方案 13（解痉剂-血管扩张药）：如硝酸甘油酯 0.5mg，每 3～4 小时含于舌下。

用药方案 14（蛋白酶抑制药）：如抑肽酶，发病第一、二日，静脉注射，一日 224~336 单位（40 万~60 万 kIU），首剂用量大一些，静脉缓推［每分钟不超过 56 单位（10 万 kIU）］。维持剂量应使用静脉滴注，一日 56~112 单位（10 万~20 万 kIU），分 4 次使用。

用药方案 15（抑制胰腺外分泌剂-1）：如善得定针即醋酸奥曲肽注射液，皮下注射，一次 0.1mg，每 8 小时 1 次，待患者的症状减轻且生化指标恢复后停止用药，疗程 1 个月。

用药方案 16（抑制胰腺外分泌剂-2）：如善得定针即醋酸奥曲肽注射液，0.6mg 经持续静脉泵注用药，0.025mg/h，待患者的临床症状减轻且生化指标恢复后 2~4 日后停止用药。

用药方案 17（胰腺外分泌功能不全补充剂）：如胰酶肠溶胶囊（得每通），口服，一日 5~15 粒，分 3 次使用，或 150mg，一日 3 次，餐前服。

用药方案 18（抑胃酸分泌药即质子泵抑制剂）：如奥美拉唑 20mg，口服，一日 2 次；儿童 1mg/kg，一日 1 次或分 2 次等剂量服用——初始治疗。或奥美拉唑 20mg，口服，一日 2 次；儿童 1mg/kg，一日 1 次或分 2 次等剂量服用——维持治疗。或泮托拉唑 40mg，一日 1 次，口服。通常 4 周内可治愈，但糜烂性食管炎的疗程需 8~12 周。

用药方案 19（胰腺炎中成药）：慢性胰腺炎，如茵山莲颗粒，一次 3~9g，一日 2 次；急性胰腺炎，如清胰利胆颗粒，一次 10g，一日 2~3 次。

（四）联合用药

1. 慢性胰腺炎伴腹痛

用药方案 17（胰腺外分泌功能不全补充剂：胰酶肠溶胶囊）＋用药方案 18（抑胃酸分泌药即质子泵抑制剂：奥美拉唑）＋用药方案 15（抑制胰腺外分泌剂-1：醋酸奥曲肽注射液）。

2. 有感染的重症急性胰腺炎

用药方案 12（止痛用药-2：阿托品）＋用药方案 13（血管扩张药：硝酸甘油酯）＋用药方案 1（抗菌消炎药-1：左氧氟沙星）＋用药方案 2（抗菌消炎药-2：甲硝唑）＋用药方案 4（抑胃酸分泌药即 H_2 受体拮抗剂：法莫替丁）＋用药方案 5［营养支持-1：复方氨基酸注射液（18AA）］。

注：在上述联合用药中，凡注射剂联用时、凡中西药联用时以及与必须单独使用的药品联用时（包括联用药物相互有拮抗作用时）等，其联用方案中的药品均应独立、分时或序贯进行使用。

提示

1. 生活管理：①积极治疗原发病，控制血糖和血脂，遵医嘱足量、足疗程用药，可私自停药或增减药量。②保持轻松愉快的心情、平和的心态，避免激动、紧张、愤怒等情绪刺激。③改变不良生活方式，注意饮食卫生，生活规律，少量多餐，食用低脂肪、高蛋白食物，避免暴饮暴食；适当进行体育锻炼，避免劳累。④注意补充营养、脂溶性维生素及维生素 B_{12}、叶酸、铁剂、钙剂及多种微量元素。⑤防止各种引起胰腺炎的病因，如烟酒、胆道疾病、糖尿病及避免感染和防止急性发作等。⑥遵医嘱定期复查，出现胰腺假性囊肿、胰腺脓肿者应及时就诊。

2. 用药建议：①用药过程中可根据患者病情酌情加用止痛药、抗菌消炎药、中成药等。②慎用某些可能与发病有关的药物，如柳氮磺吡啶、雌激素、糖皮质激素、吲哚美辛、氢氯噻嗪、甲基多巴等。③镇痛药应采取镇痛阶梯疗法，先用非成瘾性药，从小剂量开始，按需要逐渐加大用量，几种药分段轮流用。④必要时解痉药与止痛药联用。⑤胰腺外分泌功能不全治疗：患者出现脂肪泻、体重下降及营养不良表现时，需要补充外源性胰酶制剂，改善消化吸收功能障碍。首选含高活性脂肪酶的微粒胰酶胶囊，效果不佳可增加剂量或联合服用质子泵抑制剂。⑥抗生素的应用：急性胰腺炎患者不推荐静脉使用抗生素以预防感染。针对部分易感人群（如胆道梗阻、高龄、免疫力低下等）可能发生的肠源性细菌易位，可选择喹诺酮类、头孢菌素、碳青霉烯类及甲硝唑等预防感染。

3. 胰酶肠溶胶囊为助消化药。用于消化不良、胰腺疾病引起的消化障碍和各种原因引起的胰腺外分泌功能不足的替代治疗。禁忌：对本品过敏者禁用。

4. 奥美拉唑见"第八章第二节一、胃食管反流病的提示3"。

5. 醋酸奥曲肽注射液用于肝硬化所致食管-胃静脉曲张出血的紧急治疗，与特殊治疗（如内窥镜硬化剂治疗）合用。预防胰腺术后并发症。缓解与胃肠内分泌肿瘤有关的症状和体征，有充足的证据显示，本品对一些肿瘤有效。禁忌：对奥曲肽或本品中任一赋形剂过敏者禁用。

6. 阿托品见"第八章第二节十、胆结石的提示3"。

7. 硝酸甘油酯见"第八章第二节十、胆结石的提示4"。

8. 注射用左氧氟沙星适用于敏感细菌所引起的下列重度感染：呼吸

系统感染，如急性支气管炎、慢性支气管炎急性发作、弥漫性细支气管炎、支气管扩张合并感染、肺炎、扁桃体炎（扁桃体周脓肿）；泌尿系统感染，如肾盂肾炎、复杂性尿路感染等；生殖系统感染，如急性前列腺炎、急性副睾炎、宫腔感染、子宫附件炎、盆腔炎（疑有厌氧菌感染时可合用甲硝唑）；皮肤软组织感染，如传染性脓疱病、蜂窝织炎、淋巴管（结）炎、皮下脓肿、肛周脓肿等；肠道感染，如细菌性痢疾、感染性肠炎、沙门菌属肠炎、伤寒及副伤寒；败血症、粒细胞减少及免疫功能低下患者的各种感染；其他感染，如乳腺炎、外伤、烧伤及手术后伤口感染、腹腔感染（必要时合用甲硝唑）、胆囊炎、胆管炎、骨与关节感染以及五官科感染等。禁忌：对喹诺酮类药物过敏者、妊娠期及哺乳期妇女、18 岁以下患者禁用。

9. 甲硝唑见"第四章第二节五、肺脓肿的提示 5"。

10. 法莫替丁用于胃及十二指肠溃疡、吻合口溃疡、反流性食管炎、上消化道出血（消化性溃疡、急性应激性溃疡、出血性胃炎所致）、卓-艾综合征。禁忌：肾功能衰竭或肝病者、有药物过敏史患者慎用，孕妇慎用，哺乳期妇女使用时应停止哺乳，对小儿的安全性尚未确立，应排除肿瘤后再给药、肝、肾功能不全者及婴幼儿慎用。

11. 复方氨基酸注射液（18AA）用于低蛋白血症，蛋白质摄入不足、吸收障碍等氨基酸不能满足机体代谢需要的患者。亦用于改善手术后患者的营养状况。禁忌：严重肝肾功能不全、肝昏迷、严重氮质血症、严重尿毒症患者及氨基酸代谢障碍者禁用；严重酸中毒、充血型心力衰竭者慎用。

12. 所有药品的药物相互作用、不良反应、禁忌和注意事项见其"说明书"。

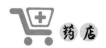

消化系统常见疾病联合用药方案（供参考）

1. 胃十二指肠溃疡

奥美拉唑＋复胃散胶囊（或者康复新液）＋复合维生素 B 片

2. 胃炎

（1）浅表性胃炎

1）胶体果胶铋＋抗 Hp（阿莫西林＋甲硝唑）

2）胃康灵或双姜胃痛丸＋西咪替丁（如有幽门螺杆菌感染可对症使用抗生素）

（2）萎缩性胃炎

1）虚寒型：参芪健胃颗粒或者丹佛胃尔康＋胃优乐（维酶素）＋复合维生素 B

2）胃阴亏虚型：养胃舒颗粒或者软胶囊＋胃优乐（维酶素）＋复合维生素 B

（3）急性胃肠炎

1）肠道邦克＋诺氟沙星（两药须间隔两小时服用）

2）消炎止痢灵＋诺氟沙星

（4）慢性胃炎

1）奥美拉唑＋克拉霉素＋猴头菌片

2）兰索拉唑＋多潘立酮＋香砂养胃丸

3）铋钾制剂＋胃刻宁＋猴头菌片＋螺旋藻

4）伊托必利＋达喜＋阿莫西林＋奥硝唑

（5）胃溃疡

1）胃刻宁＋克拉霉素＋铝碳酸镁咀嚼＋螺旋藻

2）兰索拉唑＋克拉霉素＋胶体果胶铋

3）奥美拉唑＋胃刻宁＋螺旋藻

（6）急性胃炎

1）肠胃宁＋左氧沙星＋肠康片

2）胃刻宁＋多潘立酮＋诺氟沙星

3）奥美拉唑＋藿香正气胶囊＋肠康片

4）胃苏颗粒＋法莫替丁＋替硝唑＋阿莫西林

（7）润肠通便类

1）润肠丸＋蜂蜜

2）复方芦荟胶囊＋蜂蜜

3. 乙型肝炎

（1）转氨酶高：甘利欣＋肌苷片＋维生素 C

（2）晶珠肝泰舒＋肌苷片＋维生素 C

4. 胆囊炎

（1）复方胆通胶囊＋盐酸左氧氟沙星＋甲硝唑

（2）胆康片＋头孢克肟＋甲硝唑

（3）右肋区胀痛：金胆片＋柴胡舒肝丸

5. 胆结石

（1）利胆排石片＋头孢克肟

（2）胆石通胶囊＋盐酸左氧氟沙星

6. 胃食管反流病

（1）吗丁啉＋雷尼替丁

（2）吗丁啉＋兰索拉唑

（3）甲氧氯普胺＋奥美拉唑

7. 消化性溃疡

（1）丽珠得乐＋克拉霉素＋阿莫西林＋奥美拉唑

（2）达喜＋兰索拉唑＋替硝唑＋硫酸庆大霉素

（3）蒙脱石散＋铝碳酸镁＋阿莫西林＋甲硝唑

（4）多潘立酮＋铝碳酸镁＋阿莫西林＋克拉霉素

8. 功能性消化不良

（1）西沙必利＋雷尼替丁＋胃蛋白酶

（2）多潘立酮＋雷尼替丁＋乳酸菌素

（3）654-2＋乳酶生＋安胃片

9. 溃疡性结肠炎

（1）丽珠肠乐＋柳氮磺胺吡啶

（2）柳氮磺胺吡啶＋肠炎灵＋甲硝唑

10. 慢性结肠炎

（1）丽珠肠乐＋穿心莲软胶囊

（2）双黄消炎片＋甲硝唑

（3）丽珠肠乐＋思密达＋双黄消炎片

（4）阿莫西林＋穿心莲软胶囊＋654-2

（5）甲硝唑＋穿心莲软胶囊＋麻仁丸

11. 慢性腹泻

（1）藿香正气丸＋盐酸小檗碱（黄连素）

（2）蒙脱石散（思密达、必奇或易宁）+妈咪爱+穿心莲软胶囊

12. 慢性胰腺炎

（1）多酶片+雷尼替丁+布洛芬缓释片

（2）金施尔康+多酶片+雷尼替丁+654-2

13. 慢性菌痢

（1）头孢氨苄甲氧苄啶+乳酶生

（2）小檗碱甲氧苄啶+乳酶生+灌肠剂

14. 脂肪肝

（1）复方益肝灵片+熊去氧胆酸

（2）益肝灵+熊去氧胆酸

参考文献

[1] 国家基本药物临床应用指南和处方集委员会. 2018 年版国家基本药物临床应用指南（化学药品和生物制品）[M]. 北京：人民卫生出版社，2019.

[2] 中华医学会. 临床诊疗指南：消化系统疾病分册 [M]. 北京：人民卫生出版社，2015.

[3] 中华医学会. 胃食管反流病基层诊疗指南（2019 年）[J]. 中华全科医师杂志，2019，18（7）：642-646.

[4] 刘新民，王涤非，凌敏. 全科医生诊疗手册 [M]. 第 3 版. 北京：化学工业出版社，2016.

[5] 贾公孚，谢惠民. 临床药物新用联用大全 [M]. 北京：人民卫生出版社，2001.

[6] 刘恋. 奥美拉唑联合氟哌噻吨美利曲辛对中重度非糜烂性胃食管反流病疗效 [J]. 中国医药科学，2016（15）：87-89.

[7] 中华医学会. 慢性胃炎基层诊疗指南（实践版·2019）[J]. 中华全科医师杂志，2020，19（09）：776-782.

[8] 陈光华，袁聪. 康复新液联合雷贝拉唑三联疗法治疗幽门螺杆菌阳性胃肠溃疡疗效观察 [J]. 中国药业，2019，28（05）：61-63.

[9] 林军祥，胡晓燕. 联合用药治疗老年人消化性溃疡急性上消化道出血 120 例实用 [J]. 医学杂志，2010，26（12）：2218-2219.

[10] 黄德峰，郭晓丽，王艳卿. 联合用药治疗功能性消化不良合并焦虑抑郁疗效观察 [J]. 中国煤炭工业医学杂志，2013，16（1）：77-78.

［11］ 中华医学会. 中国肠易激综合征专家共识意见 ［J］. 中华消化杂志，2016，36（5）：299-312.

［12］ 张耿坤，姚毓洲，李佩武，等. 联合用药治疗便秘型肠易激综合征的临床疗效分析 ［J］. 临床医学工程，2016，23（4）：479-480.

［13］ 中华医学会消化病学分会胃肠动力学组. 功能性胃肠病协作组"中国慢性便秘专家共识意见 ［J］. 中华消化杂志，2019，39（9）：577-598.

［14］ 中华中医药学会脾胃病分会. 2017便秘中医诊疗专家共识意见 ［J］. 北京中医药，2017，36（9）：771-776＋784.

［15］ 中华医学会消化病学分会胃肠动力组，中华医学会外科学分会结直肠肛门外科学组. 中国慢性便秘诊治指南 ［J］. 中国消化杂志，2016，66（5）：1-8.

［16］ 慢性乙型肝炎联合治疗专家委员会. 慢性乙型肝炎联合治疗专家共识 ［J］. 中国肝脏病杂志（电子版），2012，4（1）：39-46.

［17］ 中华医学会感染病学分会，中华医学会肝病学分会. 慢性乙型肝炎防治指南（2019年版）［J］. 临床肝胆病杂志，2019，35（12）：2648-2669.

［18］ 中华中医药学会肝胆病专业委员会，中国民族医药学会肝病专业委员会. 慢性乙型肝炎中医诊疗指南（2018年版）［J］. 临床肝胆病杂志，2018，34（12）：2520-2525.

［19］ 孔凡荣，魏萍，方霞明，等. 联合用药治疗拉米夫定耐药慢性乙型肝炎疗效观察 ［J］. 中外医学研究，2010，8（30）：22-23.

［20］ 中华医学会肝病学分会. 肝硬化诊治指南 ［J］. 临床肝胆病杂志，2019，35（11）：2408-2425.

［21］ 中华医学会肝病学分会. 2017年肝硬化腹水及相关并发症的诊疗指南 ［J］. 临床肝胆病杂志，2017，33（10）：25-41.

［22］ 中华医学会肝病学分会，中华医学会消化病学分会，中华医学会感染病学分会. 自身免疫性肝炎诊断和治疗共识（2015）［J］. 中华传染病杂志，2016，34（4）：193-208.

［23］ 欧阳颖，刘伟，陈玉涵. 核苷（酸）单药与联合治疗失代偿期乙型肝炎肝硬化疗效的比较 ［J］. 北京医学，2011，33（12）：966-969.

［24］ 潘端伟，何文涛，吴东刚. 代偿期乙肝肝硬化采用扶正化瘀胶囊联合西药治疗临床疗效及对患者免疫功能的影响 ［J］. 临床医学，2016（24）：69.

［25］ 中华消化杂志编辑委员会. 中国慢性胆囊炎、胆囊结石内科诊疗共识意见 ［J］. 中华消化杂志，2014，34（12）：795-799.

［26］ 中国中西医结合学会消化系统疾病专业委员会. 胆石症中西医结合诊疗共

识意见（2017 年）[J]. 中国中西医结合消化杂志，2018，26（2）：132.

[27] 中华消化杂志编辑委员会. 中国慢性胆囊炎、胆囊结石内科诊疗共识意见
（2018 年）[J]. 中华消化杂志，2019，39（2）：73-79.

[28] 中华医学会外科学分会胆道外科学组. 急性胆道系统感染的诊断和治疗指
南（2011 版）[J]. 中华外科消化杂志，2011，10（1）：9-13.

[29] 薛杰，李慧，白月仙. 甲硝唑、丁胺卡那、青霉素联合用药预防阑尾炎术
后切口感染 [J]. 中国医药论坛，2006，4（3）：19-20.

[30] 中华医学会消化病学分会胰腺疾病学组，《中华胰腺病杂志》编辑委员会，
《中华消化杂志》编辑委员会. 中国急性胰腺炎诊治指南 [J]. 中华胰腺病
杂志，2013，13（02）：73-78.

[31] 祝喜萍，刘平，赵丽萍. 得每通、善得定单独及联合使用治疗慢性胰腺炎
腹痛的疗效对比 [J]. 黑龙江医学，2004，6（28）：429-430.

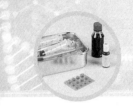

第九章

泌尿系统常见疾病用药及联合用药

第一节 概 述

一、泌尿系统基本结构和功能

人体泌尿系统由肾脏（1 对）、输尿管（两条）、膀胱（1 个）与尿道（1 条）及有关的血管神经组成，主司生成与排出尿液。

二、泌尿系统常见疾病

泌尿系统的疾病既可由身体其他系统病变引起，又可影响其他系统甚至全身。常见疾病如下。

1. 泌尿系统感染包括尿道和膀胱感染。

2. 前列腺疾病包括前列腺增生、前列腺炎、前列腺癌。

3. 泌尿系统肿瘤包括肾、肾盂、输尿管、膀胱、尿道的肿瘤。

4. 泌尿系统结石包括肾、输尿管、膀胱和尿道的结石。

5. 急性肾炎综合征多为链球菌感染。临床特点为血尿、蛋白尿、水肿、高血压、氮质血症。

6. 急进型肾炎综合征临床特点为起病更急，血尿、蛋白尿、水肿、高血压、氮质血症。

7. 原发性肾小球病分为五种临床类型：①急性肾小球肾炎；②急进性肾小球肾炎；③慢性肾小球肾炎；④隐匿型肾小球肾炎［无症状性血尿或（和）蛋白尿］；⑤肾病综合征。

第二节 常见疾病用药及联合用药

一、急性肾小球肾炎

（一）病因

1. 原发性急性肾小球肾炎是一组急性起病，以两侧肾脏弥漫性肾小球非化脓性炎症为主要病理特征的疾病，常由感染诱发的免疫反应引起。

2. 原发性急性肾小球肾炎根据致病的病原菌不同，可分为急性链球菌感染后肾小球肾炎和非链球菌感染后急性肾小球肾炎。故本病系感染诱发的免疫反应所致，常因 β-溶血性链球菌"致肾炎菌株"感染引起。

（二）症状

1. 急性肾小球肾炎是一种急性起病，以血尿、蛋白尿、高血压、水肿，或伴有暂时性肾小球滤过率降低为临床特征的肾小球疾病。常在咽炎、扁桃体炎、脓皮病、丹毒及猩红热等链球菌感染后 1～3 周出现。多见于儿童及男性。

2. 可有先于尿检异常出现的一系列少见心功能衰竭、肾功能异常、高血容量等复杂的临床症状，如呼吸窘迫、肺水肿和脑病，以及严重者可有气急、呼吸困难、心脏扩大及奔马律的高血容量。

3. 全身症状有疲乏、厌食、恶心、呕吐等。

（三）用药方案

用药方案 1（抗感染药）：如青霉素，一日 200 万～2000 万单位，溶入生理盐水 100ml，静脉滴注，分 2～4 次；或红霉素 0.9g，溶入 5%葡萄糖溶液 500ml，静脉滴注，一口 1 次。

用药方案 2（利尿消肿药-1）：如氢氯噻嗪片，成人一日 25～100mg，分 1～2 次服用；小儿常用量口服，一日 1～2mg/kg；小于 6 个月的婴儿一日 3mg/kg，分 1～2 次服用，以餐后半小时服用为宜。

用药方案 3（利尿消肿药-2）：如呋塞米，静脉注射，一次 1～2mg/kg，一日 1～2 次，再视情况酌增。——重症患者如少尿及有明显循环充血者

用药方案 4（降压药-1）：如硝苯地平 0.25～0.50mg/kg，q8h。

用药方案 5（降压药-2）：如卡托普利 0.2～1.5mg/（kg·d）。

用药方案 6（降压药-3）：如呋塞米［2mg/（kg·d）］＋利血平

（0.02mg/kg）。

用药方案 7（降压药-4）：如依那普利 5～10mg/d，用药 6 日。

用药方案 8（治疗高血压脑病药）：如硝普钠开始以每分钟 0.5～1μg/kg 速度静脉滴注，严密监测血压，随时调节药物滴入速度（每分钟不宜超过 8μg/kg），总量为 3.5μg/kg，防止发生低血压。或肼屈嗪，肌肉或缓慢静脉注射。

用药方案 9（镇静药-1）：如哌替啶，1mg/kg，皮下注射；或吗啡 0.1～0.2mg/kg。

用药方案 10（镇静药-2）：如地西泮，一次 1～2 片，一日 3 次。

用药方案 11（血管扩张剂）：如酚妥拉明，0.1～0.2mg/kg 加入葡萄糖 10～20ml 中静脉缓慢注射。

用药方案 12（注射用中成药）：如清开灵注射液，肌内注射，一日 2～4ml；重症患者，清开灵注射液 20～40ml 加入 10%葡萄糖注射液 200ml 或生理盐水注射液 100ml 中，静脉滴注，一日 1～2 次。——湿毒浸淫证

用药方案 13（口服中成药）：如银黄口服液，口服，一次 5～10ml，一日 3 次。或其他中成药，如香砂六君子丸、肾炎四味片、六味地黄胶囊。

（四）联合用药

1. 轻、中度急性肾小球肾炎引起的水肿、血尿、高血压等症状

用药方案 1（抗感染药：青霉素）＋用药方案 2（利尿消肿药-1：氢氯噻嗪片）或用药方案 3（利尿消肿药-2：呋塞米）＋用药方案 5（降压药-2：卡托普利）。

2. 急性肾小球肾炎出现高血压脑病征象

用药方案 9（镇静药：哌替啶）＋用药方案 8（治疗高血压脑病药：硝普钠）。

3. 急性肾小球肾炎出现严重循环充血、烦躁不安及肺水肿

用药方案 9（镇静药：哌替啶）＋用药方案 8（治疗高血压脑病药：硝普钠）＋用药方案 3（利尿消肿药-2：呋塞米）。

注：在上述联合用药中，凡注射剂联用时、凡中西药联用时以及与必须单独使用的药品联用时（包括联用药物相互有拮抗作用时）等，其联用方案中的药品均应独立、分时或序贯进行使用。

提示

1. 生活管理：①本病治疗以休息及对症治疗为主。急性期应卧床休息：待肉眼血尿消失、血压恢复、水肿减退即可逐步增加室内活动量；②4～6周内宜避免剧烈体力活动，待水肿消除后可适当活动；③限制盐、限制水、限制蛋白质摄入；④小儿于短期内应用优质蛋白，可按 0.5g/kg 计算。注意用糖类等提供热量。

2. 用药建议：①本病治疗以休息及对症治疗为主，休息、低盐和利尿后高血压控制仍不满意时，可加用降压药物；急性肾衰竭者应予透析，待其自然恢复。②对青霉素过敏者可用红霉素代替。③本病为自限性疾病，不宜应用糖皮质激素及细胞毒药物。④有研究证明中西医结合治疗有效，如肾康注射液联合用药治疗肾小球肾炎合并急性间质肾炎临床效果显著，可改善患者的肾功能、缩短住院时间。⑤可与西药配合使用的中成药有风水泛滥证-银黄口服液、湿毒浸淫证-清开灵注射液、水湿浸渍证-香砂六君子丸和参苓白术丸、湿热内壅证-肾炎四味片和肾炎康复片、下焦湿热证-三金片和八正合剂、阴虚湿热证-二至丸和六味地黄胶囊。⑥急进性肾小球肾炎可试用方案：甲泼尼龙 0.5～1.0g 静脉滴注冲击，一日 1 次或隔日 1 次，3 次为一疗程；间歇期 3～5 日再用 1～2 个疗程。然后改为口服甲泼尼龙 0.5～1.0/（kg•d），2～3 个月后逐渐减量；环磷酰胺注射液 2～3mg/（kg•d），累计量不宜超过 6～8g。

3. 青霉素适用于敏感细菌所致各种感染，如脓肿、菌血症、肺炎和心内膜炎等。禁忌：有青霉素类药物过敏史或青霉素皮肤试验阳性患者禁用。

4. 氢氯噻嗪片用于水肿性疾病，可排泄体内过多的钠和水，减少细胞外液容量，消除水肿。常见的包括充血性心力衰竭、肝硬化腹水、肾病综合征、急慢性肾炎水肿、慢性肾功能衰竭早期、肾上腺皮质激素和雌激素治疗所致的钠、水潴留；高血压可单独或与其他降压药联合应用，主要用于治疗原发性高血压；中枢性或肾性尿崩症；肾石症主要用于预防含钙盐成分形成的结石。

5. 呋塞米见"第八章第二节九、肝硬化的提示 9"。

6. 卡托普利用于高血压，可单独应用或与其他降压药合用；用于心力衰竭，可单独应用或与强心利尿药合用。禁忌：对本品或其他血管紧张素转换酶抑制剂过敏者禁用。孕妇禁用。

7. 哌替啶为强效镇痛药，适用于各种剧痛，如创伤性疼痛、手术后疼痛、麻醉前用药，或局麻与静吸复合麻醉辅助用药等。对内脏绞痛应与阿托品配伍应用。用于分娩止痛时，须监护本品对新生儿的抑制呼吸作用。麻醉前给药、人工冬眠时，常与氯丙嗪、异丙嗪组成人工冬眠合剂应用。用于心源性哮喘，有利于肺水肿的消除。慢性重度疼痛的晚期癌症患者不宜长期使用本品。禁忌：室上性心动过速、颅脑损伤、颅内占位性病变、慢性阻塞性肺疾患、支气管哮喘、严重肺功能不全等患者禁用。严禁与单胺氧化酶抑制剂同用。

8. 硝普钠用于高血压急症，如高血压危象、高血压脑病、恶性高血压、嗜铬细胞瘤手术前后阵发性高血压等的紧急降压；也可用于外科麻醉期间进行控制降压，急性心力衰竭，包括急性肺水肿；还用于急性心肌梗死或瓣膜（二尖瓣或主动脉瓣）关闭不全时的急性心力衰竭。禁忌：代偿性高血压如动静脉分流或主动脉缩窄时禁用。

9. 所有药品的药物相互作用、不良反应、禁忌和注意事项见其"说明书"。

二、慢性肾小球肾炎

（一）病因

慢性肾炎是一组多病因的以慢性肾小球病变为主的肾小球疾病，但多数患者病因不明，少数是由急性肾小球肾炎转变而至。大部分慢性肾炎患者可能是由于各种细菌、病毒或原虫等感染通过免疫机制、炎症介质因子及非免疫机制等引起。另外，非免疫、非炎症机制在疾病发展过程中起重要作用，如健存肾单位长期代偿处于血流高灌注、高滤过和高跨膜压的"三高"状态，导致肾小球硬化。

（二）症状

1. 水肿轻者仅见于面部、眼睑等组织疏松部位，重者全身水肿，并可有腹（胸）水。

2. 高血压：并导致头胀、头痛、眩晕、眼花、耳鸣、失眠、记忆力减退等症状。

3. 尿异常改变是慢性肾炎的基本标志。水肿期间尿量减少、蛋白尿多，呈非选择性、不同程度的血尿。

4. 贫血：患者呈现中度以上贫血，发展到终末期出现严重贫血。患者可有头晕、乏力、心悸、面色苍白、唇甲色淡等症状。

5. 肾功能不全，主要表现为肾小球滤过率（GFR）下降、肌酐清除率（Ccr）降低。

（三）用药方案

用药方案 1（降压和减尿蛋白药-1）：如血管紧张素转换酶抑制剂（ACEI）马来酸依那普利，口服。开始剂量为一日 5～10mg（1/2～1 片），分 1～2 次服，肾功能严重受损患者（肌酐清除率低于 30ml/min）为一日 2.5mg（1/4 片）。根据血压水平，可逐渐增加剂量，一般有效剂量为一日 10～20mg（1～2 片），一日最大剂量一般不宜超过 40mg（4 片）。

用药方案 2（降压和减尿蛋白药-2）：如血管紧张素转换酶抑制剂（ACEI）洛汀新即盐酸贝那普利，一日推荐剂量为 10mg，一日 1 次，若疗效不佳，可加至一日 20mg。

用药方案 3（降压和减尿蛋白药-3）：如钙通道阻滞剂（CCB）盐酸维拉帕米，一般起始剂量为 40～80mg，口服，一日 3 次。使用剂量可达一日 360～480mg。对低剂量即有反应的老年人或体型瘦小者，应考虑起始剂量为 40mg，口服，一日 3 次。

用药方案 4（降压和减尿蛋白药-4）：如氯沙坦（ARB），一日 1 次 50mg，早晨口服，用药 3～6 周可达到最大降压效果。在部分患者中，剂量增加到一日 1 次 100mg 可产生进一步的降压作用。或其他降压和减尿蛋白的药，如厄贝沙坦、缬沙坦等。

用药方案 5（利尿消肿药）：如氢氯噻嗪，一次 25～50mg，一日 1～2 次，或隔日治疗，或每周连服 3～5 日。或呋塞米，起始剂量为 20～40mg，一日 1 次，必要时 6～8 小时后追加 20～40mg，一般控制在 100mg 以内，分 2～3 次服用。

用药方案 6（中成药-1）：如肾炎康复片，口服，一次 5 片〔规格（2）〕，一日 3 次，饭后口服；或雷公藤多苷片，口服，每日 1～1.5mg/kg，分 3 次饭后服。或遵医嘱。

用药方案 7（中成药-2）：如金水宝，口服。一次 5 片〔规格（1）〕，一次 4 片〔规格（2）〕，一次 2 片〔规格（3）〕，一日 3 次；用于慢性肾功能不全者，一次 10 片〔规格（1）〕，一次 8 片〔规格（2）〕，一次 4 片〔规格（3）〕，一日 3 次等。

用药方案 8（中成药-3）：如正清风痛宁片，口服，一次 1～4 片，一日 3～12 片，饭前服或遵医嘱。

（四）联合用药

1. 慢性肾小球肾炎引起的水肿、高血压、蛋白尿等症状

用药方案 1（降压和减尿蛋白药-1：血管紧张素转换酶抑制剂（ACEI）马来酸依那普利）＋用药方案 3（降压和减尿蛋白药-3：钙通道阻滞剂盐酸维拉帕米）＋用药方案 5（利尿消肿药：氢氯噻嗪）。

2. 中西药联合治疗慢性肾小球肾炎

用药方案 4（降压和减尿蛋白药-4：氯沙坦）＋用药方案 6（中成药-1：肾炎康复片或雷公藤多苷片）。

注：在上述联合用药中，凡注射剂联用时、凡中西药联用时以及与必须单独使用的药品联用时（包括联用药物相互有拮抗作用时）等，其联用方案中的药品均应独立、分时或序贯进行使用。

　提示

1. 生活管理：①短期内出现氮质血症或第一次出现，或在近期有进行性升高者均应卧床休息、限制过多活动。②适当的锻炼身体，增强体质。③生活规律，慢性肾炎患者应养成有规律的生活习惯，有利于康复。应卧床休息，少活动，并保持室内空气流通，预防感冒等感染性疾病。④注意观察身体情况变化，特别是尿和血压。血压升高时可口服降压药，以防加重病情。⑤饮食要清淡，控制各种动物蛋白质的摄入，宜忌重盐、高钾、强酸辣和盐腌食品，应戒烟、限酒、减肥等。⑥保持良好心态，不要焦虑、多愁善感。⑦避免感染、劳累、妊娠及肾毒性药物加重肾脏损害。

2. 用药建议：①氢氯噻嗪可以消除水肿，可与其他任一降压药联用，效果更好。②有研究表明用金水宝片和正清风痛宁片中成药联合洛汀新即盐酸贝那普利，对慢性肾小球肾炎的治疗可取得显著效果。③由于 ACEI 与 ARB 除具有降低血压作用外，还有减少尿蛋白和延缓肾功能恶化的肾保护作用，应优选。但肾功能不全患者应用 ACEI 或 ARB 要防止高血钾，血肌酐大于 264μmol/L（3mg/dl）时务必严密监测血肌酐、血钾，防止副作用发生。此外，还可联合或选用 β 受体阻滞剂、钙离子通道阻

滞剂等。④可与西药配合使用的中成药：脾肾气虚证中成药有无比山药丸、参苓白术丸（散）、人参归脾丸等；肺肾气虚证中成药有通宣理肺丸、五苓丸、金水宝胶囊、百令胶囊、至灵胶囊、虫草制剂等；脾肾阳虚证中成药有济生肾气丸、肾炎舒片、黄芪注射液等；肝肾阴虚证中成药有六味地黄丸、肾肝宁胶囊等；气阴两虚证中成药有生脉注射液等；水湿证中成药有胃苓丸等；湿热证中成药有肾炎四味片、肾炎康复片等；血瘀证中成药有肾炎四味片、保肾康片、丹参注射液等；湿浊证中成药有尿毒清颗粒等。⑤低蛋白与低磷饮食可以减轻肾小球高压，采用优质低蛋白饮食或加用必需氨基酸或 α-酮酸有利于对慢性肾小球疾病的治疗。

3. 马来酸依那普利片用于治疗原发性高血压。禁忌：对本品过敏者或双侧肾动脉狭窄患者忌用；肾功能严重受损者慎用。

4. 盐酸维拉帕米片用于以下情况：①心绞痛，如变异型心绞痛、不稳定型心绞痛、慢性稳定型心绞痛；②心律失常：与地高辛合用控制慢性心房颤动和（或）心房扑动时的心室率；预防阵发性室上性心动过速的反复发作；③原发性高血压。禁忌：①心源性休克；②急性心肌梗死并发心动过缓、低血压、左心衰竭；③严重心脏传导功能障碍（如二或三度房室传导阻滞）、病窦综合征；④充血性心力衰竭；⑤房颤或房扑与预激综合征并存（由于增加触发室性心动过速的可能性）；⑥已知对维拉帕米或本品的其他任何成分过敏；⑦与葡萄柚汁同服。

5. 氢氯噻嗪片见"第九章第二节一、急性肾小球肾炎的提示4"。

6. 氯沙坦用于治疗原发性高血压。禁忌：对本品任何成分过敏者禁用。

7. 肾炎康复片，含有西洋参、人参、地黄、盐杜仲、山药、白花蛇舌草、黑豆、土茯苓、益母草、丹参、泽泻、白茅根、桔梗等成分，用于气阴两虚、脾肾不足、水湿内停所致的水肿，症见神疲乏力，腰膝酸软，面目、四肢水肿，头晕耳鸣；慢性肾炎、蛋白尿、血尿见上述证候者。

8. 雷公藤多苷有祛风解毒、除湿消肿、舒筋通络、抗炎，以及抑制细胞免疫和体液免疫等作用。用于风湿热瘀、毒邪阻滞所致的类风湿关节炎、肾病综合征、白塞三联症、麻风反应、自身免疫性肝炎等。禁忌：儿童、育龄期有孕育要求者、孕妇和哺乳期妇女禁用；心、肝、肾功能不全者禁用；严重贫血、白细胞和血小板降低者禁用；胃、十二指肠溃疡活动期患者禁用；严重心律失常者禁用。

9. 所有药品的药物相互作用、不良反应、禁忌和注意事项见其"说明书"。

三、肾病综合征

（一）病因

肾病综合征（NS）是多种原发性或继发性慢性肾小球疾病的临床表现，分为原发性、继发性和遗传性三大类。肾病综合征（NS）可由多种病因引起，凡能引起肾小球滤过膜损伤的因素都可以导致肾病综合征。常见病因如下。

1. 感染，如细菌感染，多见于链球菌感染。

2. 疾病，如代谢性疾病、肿瘤及与免疫有关的疾病（如系统性疾病等）。

3. 药物，如两性霉素 B、利福平、噻嗪类利尿剂、抗癌药、解热镇痛药等。

4. 遗传，如先天性肾病综合征、家族性肾病综合征等。

（二）症状

肾病综合征最基本的特征是大量蛋白尿、低蛋白血症、水肿、脂血症、尿量异常、腰痛疲倦、厌食、苍白及其他代谢紊乱等症。特征是"三高一低"：①尿蛋白＞3.5g/d；②血浆白蛋白＜30g/L；③严重水肿；④高脂血症。

（三）用药方案

用药方案 1（糖皮质激素-1）：如泼尼松，成年人起始剂量通常为一日 0.8～1.0mg/kg，一般为一日 40～60mg，一日最大剂量不超过 80mg，推荐早晨一次顿服，尽可能减轻泼尼松对机体内分泌节律的影响，疗程通常需要 8 周，必要时可延长至 10～12 周。

用药方案 2（糖皮质激素-2）：如甲泼尼龙，口服，一次 1mg/kg，一日 1 次，通常一日 4～48mg 之间调整，临床上需要用较高剂量进行治疗的疾病，包括多发性硬化症（200mg/d）、脑水肿（200～1000mg/d）和器官移植［可达 7mg/（kg·d）］。

注：甲泼尼龙使用方法与泼尼松相同，甲泼尼龙 4mg/片约等于泼尼松 5mg/片。较之泼尼松，甲泼尼龙在体内无须经肝脏转化直接起效，与糖皮质激素受体亲和力强，免疫抑制和抗炎作用较强，水钠潴留轻；若经过长期治疗后需停药时，建议逐量递减，而不能突然撤药。

用药方案 3（利尿消肿药-1）：如氢氯噻嗪片，一次 25mg，一日 2～3 次，或隔日治疗，或每周连服 3～5 日。或其他噻嗪类利尿剂如吲达帕胺等。作用于远曲小管近端，属于中效能利尿剂。

用药方案 4（利尿消肿药-2）：如呋塞米，成年人剂量通常为一日 20～100mg，分 1～3 次口服，或静脉注射。或其他袢利尿剂如托拉塞米、布美他尼等。作用于髓袢升支粗段，属于高效能利尿剂。

用药方案 5（利尿消肿药-3）：如螺内酯，成年人剂量通常为 20mg，一日 2～3 次；或氨苯蝶啶，成年人剂量通常为 50mg，一日 2～3 次。潴钾利尿剂。

用药方案 6（免疫抑制剂-1）：如环磷酰胺，成年人剂量通常为一次 50mg 静脉滴注，一日 1～2 次。或其他细胞毒性药物免疫抑制剂如苯丁酸氮芥（CB1348）。

用药方案 7（免疫抑制剂-2）：如环孢素，成年一日 3～5mg/kg，若出现肾功能不全，应酌情减量，维持血药浓度谷值为 100～200ng/ml，服用 3～6 个月后，根据疗效和不良反应逐渐减量，一般服用时间超过 1 年。或其他免疫抑制剂，如他克莫司（FK506）、麦考酚吗乙酯和来氟米特等。

用药方案 8（免疫抑制剂-3）：如雷公藤多苷，成年人剂量通常为 10～20mg 口服，一日 3 次，疗程多为 6 个月，治疗期间应注意观察不良反应。

用药方案 9（降压和减尿蛋白药-1）：如血管紧张素转换酶抑制剂（ACEI）马来酸依那普利，口服，开始剂量为一日 5～10mg（1/2～1 片），分 1～2 次服；肾功能严重受损患者（肌酐清除率低于 30ml/min）为一日 2.5mg（1/4 片）；根据血压水平，可逐渐增加剂量，一般有效剂量为一日 10～20mg（1～2 片）。一日最大剂量一般不宜超过 40mg（4 片）。

用药方案 10（降压和减尿蛋白药-2）：如氯沙坦（ARB），一日 1 次 50mg，早晨口服，用药 3～6 周可达到最大降压效果。在部分患者中，剂量增加到一日 1 次 100mg 可产生进一步的降压作用。或其他降压和减尿蛋白的药，如厄贝沙坦、缬沙坦等。

用药方案 11（降压和减尿蛋白-3）：如沙坦类厄贝沙坦片，起始剂量为 0.15g，一日 1 次。根据病情可增至 0.2g，一日 1 次。或 CCB 类降压药氨氯地平，5mg，口服，一日 1 次。

用药方案 12（利尿消肿并提高血浆胶体渗透压药）：如 20%白蛋白 50ml，静脉滴注；或血浆 200～400ml，静脉滴注，当白蛋白或血浆滴注后，再静脉注射呋塞米 20～40mg＋生理盐水 20ml。

用药方案 13（抗凝和纤溶及抗血小板凝聚药物）：如低分子肝素 5000单位/支，一次 100IU/kg，约 0.2ml，皮下注射，一日 2 次，持续用药时间为 4 周。

用药方案 14（中成药）：如肾炎康复片，口服。一次 5 片，一日 3 次，小儿酌减或遵医嘱。或中成药，如肾炎解热片、复肾宁片、桂蒲肾清片。

（四）联合用药

1. 肾病综合征反复发作

用药方案 3（利尿消肿药-1：氢氯噻嗪）＋用药方案 1（糖皮质激素-1：醋酸泼尼松）＋用药方案 6（免疫抑制剂-1：环磷酰胺）。

注：免疫抑制剂一般不单独使用，免疫抑制剂常与糖皮质激素联合应用治疗多种不同病理类型的肾病综合征。

2. 严重而难治肾病综合征

用药方案 2（糖皮质激素-2：甲泼尼龙）＋用药方案 6（免疫抑制剂-1：环磷酰胺）＋用药方案 13（抗凝和纤溶及抗血小板凝聚药物：低分子肝素）。

注：在上述联合用药中，凡注射剂联用时、凡中西药联用时以及与必须单独使用的药品联用时（包括联用药物相互有拮抗作用时）等，其联用方案中的药品均应独立、分时或序贯进行使用。

 提示

1. 生活管理：①加强自身观察和检测，如尿泡、尿量、水肿、血压等情况，异常时采取相应措施或及时到医院就诊，在医生的指导下用药。②利尿剂，建议服用 3 日左右，停用 3 日，过多服用可导致电解质紊乱、血栓形成、肾功能不全等并发症；如出现乏力、腹胀等不适，需立即就诊查血电解质。③注意控制饮食，避免体重上升过快；蛋白尿较多时，需优质低蛋白、清淡、低脂饮食。忌大鱼大肉、动物内脏、海鲜、烟酒；限制豆类、豆制品、硬果类食物；勿进补。④有症状的患者应卧床休息，尽量避免各种感染；限制蛋白摄入量，提倡正常量优质蛋白饮食 [1g/（kg·d）]，高热量 [30～50kcal/（kg·d）]，水肿明显者应予低盐饮食；少食动物油和含胆固醇高的食物，同时注意补充铜、铁、锌等微量元素，在激素应用过程中，应适当补充维生素及钙剂。⑤规范作息时间，不要熬夜、劳累，注意休息，适当锻炼，预防感冒。

2. 用药建议：①免疫抑制剂细胞毒药物仅在激素治疗无效，或激素依赖型或反复发作型时用。免疫抑制剂一般不单独使用，需与激素联合运用，协同激素治疗，并要注意细胞毒药物的副作用。②对于糖皮质激素抵抗、依赖以及频繁复发的患者，则应及时联合使用免疫抑制剂。③长期应用激素和（或）免疫抑制剂有引发机会性感染（结核、真菌、巨细胞病毒、卡氏肺囊虫等）的风险。免疫抑制宿主肺炎是导致肾病综合征患者死亡的重要原因，需要定期随访、密切监视免疫功能，高度疑似患者需及时停用免疫抑制剂和适当减少激素用量等。④当血浆白蛋白浓度低于 20g/L 时，应开始预防性抗凝用药，但要根据凝血调整药物剂量，维持凝血时间要高于正常 1 倍。⑤在"严重而难治肾病综合征者"试例中可酌情试加用药方案 14（中成药：肾炎康复片）。⑥在使用雷公藤多苷时应注意：有严重心血管疾病的老年患者、严重肝和肾功能损伤的患者应慎用；雷公藤多苷对生殖系统有一定影响，可导致女性患者月经紊乱甚至闭经等，可影响男性患者精子的发育等；偶有导致粒细胞减少的报道。⑦在使用泼尼松或甲泼尼龙时应注意：大剂量服用时，可出现严重不良反应或并发症，如感染、股骨头坏死和骨折、活动性出血、高血压、电解质紊乱等。使用的禁忌证包括：严重感染（包括细菌、病毒、真菌等感染）、内脏手术后、胃和十二指肠溃疡、急性心肌梗死、精神病等；应嘱患者定期就诊，根据病情变化和不良反应、并发症等，及时调整剂量或停止使用。

3. 氢氯噻嗪片"见第九章第二节一、急性肾小球肾炎的提示 4"。

4. 醋酸泼尼松"见第四章第二节九、慢性肺源性心脏病的提示 6"。

5. 环磷酰胺是广泛应用的抗癌药物之一，治疗恶性淋巴瘤、多发性骨髓瘤、乳腺癌、小细胞肺癌、卵巢癌、神经母细胞瘤、视网膜母细胞瘤、尤文瘤、软组织肉瘤以及急性白血病和慢性淋巴细胞白血病等都有明显疗效。目前环磷酰胺多与其他抗癌药组成联合化疗用于临床治疗。本药也作为免疫抑制剂治疗非肿瘤疾患。禁忌：①抗癌药物，必须在有经验的专科医生指导下用药。②凡有骨髓抑制、感染、肝肾功能损害者禁用或慎用。③对本品过敏者禁用。④妊娠及哺乳期妇女禁用。

6. 甲泼尼龙注射液见"第七章第二节三、角膜炎的提示 9"。

7. 低分子肝素为抗凝防栓剂，主要用于血液透析时预防血凝块形成者，也可用于预防深部静脉血栓形成者，易栓症或已有静脉血栓塞症的妊娠期妇女。禁忌：对本品过敏者，急性细菌性心内膜炎、血小板减少症、事故性脑血管出血者禁用。

8. 所有药品的药物相互作用、不良反应、禁忌和注意事项见其"说明书"。

四、尿路感染

（一）病因

1. 泌尿系感染又称尿路感染（UTI），是肾脏、输尿管、膀胱和尿道等泌尿系统各个部位感染的总称。尿路感染是尿路上皮对细菌侵入的炎症反应，通常伴随有细菌尿和脓尿。尿路感染按感染部位可分为上尿路感染（如肾盂肾炎和输尿管炎等）和下尿路感染（如膀胱炎和尿道炎等）。

2. 临床常见感染性疾病的致病病原微生物包括病毒、细菌、真菌和寄生虫等四种。尿路感染 95%以上是由单一细菌引起的，其中包括大肠埃希杆菌（90%）、白色念珠菌（3%）、其他病菌（2%）。感染途径为通过输尿管中尿液的湍流、尿液反流、细菌菌落在肠道和尿道口周围而扩散。

（二）症状

1. 总体主要症状：尿痛、尿频、血尿、背部疼痛和肋脊角压痛等。

2. 下尿路感染相关症状包括尿频、尿急、尿痛、耻骨上区不适和腰骶部疼痛，门诊尿路感染就诊患者 95%为急性膀胱炎，最常见的症状依次为尿痛、尿急和尿频，可有肉眼血尿。

3. 上尿路感染多以全身症状为主，包括寒战、发热、腰痛、恶心、呕吐等。约 1/3 仅有膀胱炎症状的患者经进一步检查发现同时存在上尿路病变。

4. 临床表现：急性单纯性膀胱炎、复杂性尿路感染、无症状菌尿、急性单纯性肾盂肾炎等。

（三）用药方案

用药方案 1（抗感染药-1）：如左氧氟沙星 500mg，静脉注射，一日 1次；或左氧氟沙星片，一次 0.1g，一日 2 次，持续用药 7 日。病情偏重者可增为一日 3 次。或环丙沙星 200mg，静脉滴注，一日 2 次。——复杂

性尿路感染轻、中度患者或初始经验治疗

用药方案 2（抗感染药-2）：如头孢克肟胶囊，口服，饭后半小时服用。成人及体重 30kg 以上儿童用量：一次 100mg，一日 2 次；成人重症感染者可增加至一次 200mg，一日 2 次；体重<30kg 的儿童：按每次 1.5～3.0mg/kg 计算给药量，一日 2 次，疗程 5 日。或其他抗感染药物头孢呋辛、头孢替安、头孢孟多。——复杂性尿路感染轻、中度患者或初始经验治疗

用药方案 3（抗感染药-3）：如磷霉素氨丁三醇 3g，口服，隔日 1 次。——复杂性尿路感染轻、中度患者或初始经验治疗

用药方案 4（抗感染药-4）：如哌拉西林/他唑巴坦 3.375～4.5g，静脉滴注，每 6 小时 1 次。——重症患者或初始经验性治疗失败患者

用药方案 5（抗感染药-5）：如头孢他啶 2g，静脉滴注，每 8 小时 1 次；或头孢吡肟 2g，静脉滴注，每 8 小时 1 次。——复杂性尿路感染重症患者或初始经验性治疗失败患者

用药方案 6（抗感染药-6）：如亚胺培南的剂量为 0.5g，静脉滴注，每 6 小时 1 次；或 1g，每 8 小时 1 次。或美罗培南 0.5～1.0g，静脉滴注，每 8 小时 1 次。——复杂性尿路感染重症患者或初始经验性治疗失败患者

用药方案 7（抗感染药-7）：如硫酸妥布霉素注射液，成人按体重一次 1～1.7mg/kg，每 8 小时 1 次，疗程 7～14 日。小儿按体重给药：早产儿或出生 0～7 日婴儿，一次 2mg/kg，每 12～24 小时 1 次。——复杂性尿路感染重症患者或初始经验性治疗失败患者

用药方案 8（抗感染药-8）：如氟罗沙星胶囊，口服，一日 0.2～0.4g，分 1～2 次服，一般疗程 7～14 日。——复杂性尿路感染重症患者或初始经验性治疗失败患者

用药方案 9（抗感染药-9）：如万古霉素 1g，静脉滴注，每 12 小时 1 次。——复杂性尿路感染重症患者或初始经验性治疗失败患者

用药方案 10（抗感染药-10）：复方磺胺甲噁唑片，一次甲氧苄啶 160mg 和磺胺异噁唑 800mg，每 12 小时服用 1 次。——在大肠埃希菌耐药率低于 20%的地区

用药方案 11（维持水、电解质平衡）：如碳酸氢钠片 1g，一日 3 次；或其他维持水电解质平衡剂，如葡萄糖溶液、氯化钾溶液、乳酸钠林格液、胶体液、枸橼酸钾碱化尿液，并可用黄酮哌酯盐或抗胆碱能类

药物等。

用药方案 12（中成药）：如三金片，口服，一次 3 片，一日 3 次，疗程为 4 周。或泌淋清胶囊，口服给药，一次 3 粒，一日 3 次，持续用药 7日。或其他中成药，如宁泌泰胶囊、金莲花分散片、复方石韦胶囊、炎可宁片、尿感宁颗粒等。

（四）联合用药

1. 单纯性尿路感染或绝经前非妊娠期妇女急性单纯性膀胱炎，有尿黄、尿频、尿急

用药方案 1（抗感染药-1：左氧氟沙星）＋用药方案 11（维持水、电解质平衡：碳酸氢钠片）＋用药方案 12（中成药：三金片）。

2. 复杂性尿路感染

用药方案 7（抗感染药-7：硫酸妥布霉素注射液）＋用药方案 8（抗感染药-8：氟罗沙星胶囊）＋用药方案 12（中成药：泌淋清胶囊）。

注：在上述联合用药中，凡注射剂联用时、凡中西药联用时以及与必须单独使用的药品联用时（包括联用药物相互有拮抗作用时）等，其联用方案中的药品均应独立、分时或序贯进行使用。

提示

1. 生活管理：注意阴部卫生、性生活后马上排尿、勤解小便，注意起居饮食、多喝水、多食富含维生素 C 的水果和蔬菜、忌辛辣刺激性食物，注意劳逸结合、不可过度劳累。

2. 用药建议（要做到有针对性的选择抗生素药物）

（1）急性无并发症的尿路感染：①肠球菌所致尿路感染宜选用氨苄西林或哌拉西林，必要时联合庆大霉素；②葡萄球菌属所致尿路感染：头孢氨苄（头孢立新）、磷霉素钙、苯唑西林、诺氟沙星等，也可与庆大霉素合用；③念珠菌所致尿路感染：选用酮康唑或氟胞嘧啶，如果致病菌是革兰阳性菌，轻症可以单用阿莫西林或阿莫西林/克拉维酸钾，重症可使用氨苄西林/舒巴坦钠，必要时可联合用药治疗；④铜绿假单胞菌所致感染者可给予诺氟沙星（氟哌酸）、依诺沙星（氟啶酸）或氧氟沙星（氟嗪酸）中之一种，也可根据药敏试验选用哌拉西林或庆大霉素等。

（2）尿路感染一般用二药联合：①对大肠埃希菌感染，多选用氨苄

西林与庆大霉素、羧苄西林与庆大霉素、先锋霉素与庆大霉素或卡那霉素或阿米卡星合用；②对变形杆菌感染，多选用呋喃妥因与红霉素合用，或者青霉素类与庆大霉素或卡那霉素合用；③对铜绿假单胞菌感染，多选用氨苄西林或羧苄西林与庆大霉素或卡那霉素合用；④对金黄色葡萄球菌感染，多选用甲氧西林或苯唑西林与头孢菌素或庆大霉素合用，红霉素与庆大霉素或卡那霉素合用；⑤较严重感染：联合用药。a. 大肠埃希菌：氨基糖苷类与第三代头孢菌素联合；b. 变形杆菌：半合成广谱青霉素类（氨苄西林、羧苄西林、阿莫西林）与氨基糖苷类联合。

（3）具体症状用药：①急、慢性肾盂肾炎，如为革兰阴性杆菌，可选用头孢菌素（头孢曲松、头孢吡肟）、广谱青霉素、氨基糖苷类抗生素、复方新诺明、喹诺酮类联合；如为革兰阳性球菌，可使用氨苄西林/舒巴坦钠，必要时可联合用药（如哌拉西林＋他唑巴坦或头孢吡肟或亚胺培南＋西司他丁）。②急性膀胱炎：首选喹诺酮类（如氧氟沙星），其次选用复方磺胺甲噁唑、头孢菌素类、呋喃妥因治疗。③急性尿道炎：首选喹诺酮类，其次选用诺氟沙星＋磺胺类。④无症状菌尿常用药物为呋喃妥因或阿莫西林或阿莫西林＋克拉维酸。⑤复杂性尿路感染联合用药：氨基糖苷类＋β-内酰胺酶抑制剂；氨基糖苷类＋氟喹诺酮；脲基青霉素（哌拉西林）＋β-内酰胺酶抑制剂，如哌拉西林/他唑巴坦 3.375～4.5g，静脉滴注，每 6 小时 1 次。

3. 左氧氟沙星见"第三章第二节三、细菌性感冒的提示 3"。

4. 碳酸氢钠片用于碱化尿液及酸血症，也可用于胃酸过多者。禁忌：对本品过敏者禁用。

5. 三金片含有金樱根、菝葜、羊开口、金沙藤、积雪草成分，有清热解毒、利湿通淋、益肾功能。用于下焦湿热所致的热淋、小便短赤、淋沥涩痛。

6. 硫酸妥布霉素注射液：用于葡萄球菌和革兰阴性杆菌所至的泌尿系统感染，如肾盂肾炎、膀胱炎、副睾炎、盆腔炎、前列腺炎等；呼吸道感染，如肺炎、急或慢性支气管炎等；皮肤软组织及骨、关节感染；腹腔感染；革兰阴性杆菌尤其是铜绿假单胞菌所致的败血症；以及革兰阴性杆菌脑膜炎、亚急性细菌性心内膜炎。禁忌：对本品或其他氨基糖苷类成分过敏者、本人或家族中有人因使用链霉素引起耳聋或其他耳聋者、肾衰竭者禁用。

7. 氟罗沙星胶囊用于对本品敏感细菌引起的急性支气管炎、慢性支气管炎急性发作及肺炎等呼吸系统感染，膀胱炎、肾盂肾炎、前列腺炎、附睾炎、淋病奈瑟菌性尿道炎等泌尿生殖系统感染，伤寒沙门菌感染、细菌性痢疾等消化系统感染，皮肤软组织感染，骨感染，腹腔感染及盆腔感染等。已有报道由于使用氟喹诺酮类药物（包括氟罗沙星胶囊）发生严重不良反应，且对于一些患者（急性细菌性鼻窦炎、慢性支气管炎急性发作、单纯性尿路感染、急性非复杂性膀胱炎有自限性），应在没有其他药物治疗时方可使用氟罗沙星胶囊。禁忌：对本品或喹诺酮类药物过敏者、孕妇、哺乳期妇女及 18 岁以下患者禁用。

8. 泌淋清胶囊，含有四季红、黄柏、酢浆草、仙鹤草、白茅根、车前草等成分，有清热解毒、利尿通淋功能。用于湿热蕴结所致的小便不利、淋漓涩痛、尿血、急性非特异性尿路感染，前列腺炎见上述证候者。

9. 所有药品的药物相互作用、不良反应、禁忌和注意事项见其"说明书"。

五、前列腺增生

（一）病因

1. 良性前列腺增生简称前列腺增生（BPH），是引起中老年男性排尿障碍最常见的疾病。病因还不十分清楚，目前一致公认的双氢睾酮学说认为老龄和有功能的睾丸是前列腺增生发病的两个重要因素。前列腺增生通常发生在 40 岁以后，表现为前列腺间质和腺体成分的增生，随着年龄的增长，上皮和间质细胞增殖和细胞凋亡的平衡遭到破坏，逐渐出现前列腺增大、膀胱刺激症状、排尿梗阻症状及相关并发症。

2. 吸烟、肥胖及酗酒、家族史、人种及地理环境与前列腺增生的发生均有关。

（二）症状

1. 尿频，尿急，夜尿量增多，排尿等待、费力，尿线变细、间断，尿不净、尿失禁、夜尿次数多。

2. 随着疾病的进展，可出现急性尿潴留、反复血尿、复发性尿路感染、结石产生以及肾功能损害等并发症。

（三）用药方案

用药方案 1（抑制前列腺增生 5α-还原酶抑制剂）：如非那雄胺 5mg，

一日 1 次，早晚、饭前、饭后均可服用。或其他 5α-还原酶抑制剂，如度他雄胺、依立雄胺等。

用药方案 2（抑制前列腺增生 α_1 受体阻滞剂）：如特拉唑嗪 2mg，每晚 1 次，长期服用。建议开始先服用 1mg，每晚 1 次，如没有明显副作用再改为 2mg，每晚 1 次。服药后 48 小时可出现症状改善。或坦洛新即盐酸坦索罗辛 0.2mg，一日 1 次，餐后服用。或其他 α_1 受体阻滞剂，如多沙唑嗪、阿夫唑嗪等。

用药方案 3（抑制前列腺增生 M 受体阻滞剂）：如酒石酸托特罗定片（舍尼亭），初始的推荐剂量为一次 1 片（2mg），一日 2 次。根据患者的反应和耐受程度，剂量可下调到一次半片（1mg），一日 2 次。

用药方案 4（植物制剂）：如普适泰（舍尼通）口服，一次 1 片，一日 2 次，疗程 3～6 个月，6 个月可以收到最佳疗效，如有必要可以继续服用。

注：本药含花粉提取物 P5 70mg，花粉提取物 EA 104mg。但为西药批文。

用药方案 5（抗炎药）：如阿莫西林-克拉维酸钾片，一次 1 片，一日 3 次；严重感染时，剂量可加倍或遵医嘱；或其他抗感染药物治疗，如喹诺酮类氟喹诺酮、第三代头孢菌素如头孢泊肟、青霉素类加 β-内酰胺酶抑制剂、氨基糖苷类、呋喃妥因、磺胺甲噁唑/甲氧苄啶等。

用药方案 6（中成药）：如前列安通，一次 4～6 片，一日 3 次。或前列通片，口服，大片一次 4 片，小片一次 6 片，一日 3 次。30～45 日为一疗程。或前列倍喜胶囊，饭前服，一次 6 粒，一日 3 次，20 日为一疗程；或遵医嘱。或其他中成药，如前列癃闭通、复方血参胶囊。

（四）联合用药

1. 轻度前列腺增生伴有感染炎症（尿频、尿急、尿痛）者

用药方案 5（抗炎药：阿莫西林-克拉维酸钾片）＋用药方案 6（中成药：前列通片）。

2. 轻度前列腺增生伴无感染炎症（尿频、尿急、尿痛）者

用药方案 6（中成药：前列倍喜胶囊）＋用药方案 4（植物制剂：普适泰）。

3. 中至重度下尿路症候群（LUTS）并且有前列腺增生进展风险的 BPH 者

用药方案 1（抑制前列腺增生 5α-还原酶抑制剂：非那雄胺）＋用药

方案 2（抑制前列腺增生 α_1 受体阻滞剂：特拉唑嗪）。

4. 排尿期症状和储尿期症状共存的中、重度 LUTS/BPH 者

用药方案 2（抑制前列腺增生 α_1 受体阻滞剂：特拉唑嗪）＋用药方案 3（抑制前列腺增生 M 受体阻滞剂：酒石酸托特罗定）。

注 1：在临床应用时需监测 PVR 并预防 AUR 的发生。

注 2：在上述联合用药中，凡注射剂联用时、凡中西药联用时以及与必须单独使用的药品联用时（包括联用药物相互有拮抗作用时）等，其联用方案中的药品均应独立、分时或序贯进行使用。

 提示

1. 生活管理：①戒烟、酒，少食辛辣肥甘酸性食品，多食水果、蔬菜、粗粮、蜂蜜、豆类、种子类食物，保持大便通畅；②保持生活规律，情绪乐观、适量运动，保持心态平和，注意外生殖器卫生，预防感染；③不可憋尿，勤排尿，防止尿潴留；④避免久坐，不可过度劳累，防止性生活过度；⑤白天多饮水，可冲洗尿路，晚上少饮水，避免膀胱过度充盈和多次起夜；⑥慎用药物，避免药物加重排尿困难和尿潴留；⑦常按摩小腹和小便后稍加压力按摩，可促进膀胱排空，有利于膀胱功能恢复。

2. 用药建议

（1）良性前列腺增生联合用药推荐：①α 受体阻滞剂联合 5-ARIs 治疗有效的 MLUTS/BPH 患者，治疗 6～9 个月后可选择停用 α 受体阻滞剂；但如果症状复发，则需要重新开始使用 α 受体阻滞剂治疗。②对于储尿期症状（如尿频、尿急、夜尿增多等）明显的 MLUTS/BPH 患者，可给予抗胆碱药物或 β_3 受体激动剂治疗。但明显膀胱出口梗阻和（或）排尿后残留尿＞250～300ml 的患者需慎用。③对于既有储尿期症状，又有排尿期症状的 MLUTS/BPH 患者，若 α 受体阻滞剂单药治疗无效，可给予 α 受体阻滞剂联合抗胆碱能药物或 β_3 受体激动剂治疗。④推荐长效磷酸二酯酶抑制剂用于治疗 MLUTS/BPH 患者，尤其是同时伴有 MLUTS 和勃起功能障碍的患者。⑤对于夜尿增多的 MLUTS/BPH 患者，推荐给予去氨加压素治疗。

（2）前列倍喜胶囊联合普适泰片治疗前列腺增生具有较好的临床

疗效。

3. 阿莫西林-克拉维酸钾片见"第三章第二节三、细菌性感冒的提示 7"。

4. 前列通片，含有蒲公英、黄柏、车前子、两头尖、泽兰、薜荔、黄芪、琥珀、八角茴香油、肉桂油等成分，有清热解毒、清利湿浊、理气活血、消炎止痛、祛瘀通淋功能。用于急性前列腺炎、前列腺增生。

5. 非那雄胺片适用于治疗和控制良性前列腺增生以及预防泌尿系统事件；本品可使肥大的前列腺缩小，改善尿流及改善前列腺增生有关的症状。禁忌：本品不适用于妇女和儿童。

6. 特拉唑嗪片用于高血压、前列腺增生症、良性前列腺增生。患者在开始治疗及增加剂量时应避免可导致头晕或乏力的突然性姿势变化或行动。

7. 酒石酸托特罗定片适用于因膀胱过度兴奋引起的尿频、尿急或紧迫性尿失禁症状的治疗。禁忌：①尿潴留、胃滞纳、未经控制的窄角型青光眼者禁用；②对本品有过敏应的患者禁用；③重症肌无力者、严重的溃疡性结肠炎者、中毒性巨结肠患者禁用。

8. 普适泰用于治疗良性前列腺增生，慢性、非细菌性前列腺炎。禁忌：儿童、对本品过敏者禁用。

9. 所有药品的药物相互作用、不良反应、禁忌和注意事项见其"说明书"。

六、肾和输尿管结石

（一）病因

1. 肾结石的形成过程是某些因素造成尿中晶体物质浓度升高或溶解度降低，呈过饱和状态，析出结晶并在局部生长、聚积，最终形成结石。影响结石形成的因素很多，如遗传性因素、代谢性因素、感染性因素、环境因素、饮食因素、解剖因素、药物因素等。最常见的成分为草酸钙，其他的结石成分如磷酸铵镁、尿酸、磷酸钙以及胱氨酸（一种氨基酸）等。肾结石很少由单纯一种晶体组成，大多有两种或两种以上，而以一种为主体。

2. 输尿管结石的原因包括尿中晶体浓度过高和尿液理化性质改变两个方面。尿内晶体浓度增高：正常尿中常含有多种晶体盐类，如草酸盐、磷酸盐、碳酸盐、尿酸盐等，有些情况使体内晶体排出增多，也可使尿晶体浓度增高；尿液理化性质改变时，也可促进结石形成。如酸性尿内易形成尿酸结石和胱氨酸结石；碱性尿有利于形成磷酸钙结石、草酸钙结石。

（二）症状

1. 腰部钝痛：大部分肾结石或输尿管结石引起肾积水时可有腰部钝痛表现。

2. 肾绞痛：是输尿管结石的主要表现，由结石在输尿管内移动所致，表现为腰腹部剧痛，有时向下腹部、腹股沟、阴囊或大阴唇放射，可伴有恶心和呕吐等。

3. 血尿：常伴随疼痛出现，少部分患者表现为肉眼血尿。

4. 脓尿：合并感染时可出现脓尿，急性发作时可有畏寒、发热、腰痛、尿频、尿急、尿痛等感染症状。

5. 严重时可以导致肾功能受损或衰竭。

6. 当结石不动、无梗阻及感染时，有的患者可长期无症状，体检时可被超声检查发现。

（三）用药方案

用药方案 1（解痉药-1）：山莨菪碱，肌内注射，成人 5～10mg，一日 1～2 次，小儿 0.1～0.2mg/kg，一日 1～2 次；静脉给药，成人 10～40mg，小儿 0.3～2mg/kg，每隔 10～30 分钟重复给药，也可将本品 5～10mg 加于 5% 葡萄糖注射液 200ml 中静脉滴注，随病情好转延长给药间隔，直至停药。

用药方案 2（解痉药-2）：硫酸阿托品，一次 0.3～0.5mg，肌内注射或静脉注射；或黄体酮一次 10～20mg，肌内注射；或硝苯地平一次 10mg 口服或舌下含化。

用药方案 3（止痛药-1）：盐酸哌替啶注射液（杜冷丁）50～100mg，肌内注射，必要时 6 小时后重复注射一次。

用药方案 4（止痛药-2）：吲哚美辛栓，50～100mg，肛门塞入。

止痛药需要配合阿托品、山莨菪碱等解痉类药物一起使用。

用药方案 5（α-受体阻滞剂）：特拉唑嗪，2mg，口服，一日 1 次。——缓解疼痛和有排石的作用

用药方案 6（抗感染药-1）：如青霉素 4×10^6U，溶入生理盐水 100ml

静脉滴注，一日 2 次；或红霉素 0.9g，溶入 5%葡萄糖溶液 500ml，静脉滴注，一日 1 次。

用药方案 7（抗感染药-2）：如左氧氟沙星 500mg 静脉滴注，一日 1 次；或左氧氟沙星片，一次 0.1g，一日 2 次，持续用药 7 日。病情偏重者可增为一日 3 次；或环丙沙星 200mg 静脉滴注，一日 2 次。——复杂性尿路感染轻至中度患者或初始经验治疗

用药方案 8（抗感染药-3）：如头孢他啶 2g，静脉滴注，每 8 小时 1 次；或头孢吡肟 2g，静脉滴注，每 8 小时 1 次；或头孢克肟胶囊，口服，饭后半小时服用。成人及体重≥30kg 的儿童用量：一次 100mg，一日 2 次；成人重症感染者可增加至一次 200mg，一日 2 次；体重＜30kg 的儿童：按每次 1.5～3.0mg/kg 计算给药量，一日 2 次，疗程 5 日。或头孢呋辛、头孢替安、头孢孟多。——复杂性尿路感染轻至中度患者或初始经验治疗

用药方案 9（抗感染药-4）：复方磺胺甲噁唑片，一次甲氧苄啶 160mg 和磺胺异噁唑 800mg，每 12 小时服用 1 次。——在大肠埃希菌耐药率低于 20%的地区

用药方案 10（抗感染药-5）：吡哌酸 0.5g 或诺氟沙星 0.2g，一日 3 次。——在大肠杆菌耐药率低于 20%的地区

用药方案 11（抗菌消炎用药）：如青霉素 $8 \times 10^6 U$ ＋丁胺卡那 0.4g ＋甲硝唑（灭滴灵）0.2g，静脉注射，一日 2 次；或左氧氟沙星 0.2g ＋甲硝唑 0.2g，静脉注射，一日 2 次。

用药方案 12（止血药）：如氨甲环酸注射液，静脉注射或滴注，一次 0.25～0.5g，一日 0.75～2g。静脉注射液以 25%葡萄糖液稀释，静脉滴注液以 5%～10%葡萄糖液稀释。为防止手术前后出血，可参考上述剂量。治疗原发性纤维蛋白溶解所致出血时，剂量可酌情加大。或氨甲环酸片，口服，一次 1～1.5g，一日 2～6g，为防止手术前后出血，可参考上述剂量，为治疗原发性纤维蛋白溶解所致出血，剂量可酌情加大。或其他止血药如羟基苄胺。

用药方案 13（中成药）：如肾石通颗粒，温开水冲服，一次 1 袋，一日 2 次；或结石通片，口服，一次 5 片，一日 3 次；或元胡止痛颗粒，开水冲服，一次 1 袋，一日 3 次。或其他中成药如排石颗粒等。

用药方案 14（中药方剂）：如三金排石汤：鸡内金 30g，金钱草 30g，海金沙（兑服）20g，萹蓄 15g，瞿麦 15g，滑石 15g，车前子（包煎）15g，

丹参 10g，王不留行 10g，赤芍 10g，陈皮 12g，枳壳 10g，芒硝（冲服）10g，牛膝 15g，甘草 6g，虎杖 30g，琥珀（研末兑服）3g。随症加减：血尿加小蓟、生地；刺痛加元胡、三七粉；发热加双花、蒲公英、黄柏；肾虚加枸杞子、山萸肉。此方一日 1 剂，水煎 500ml 左右，分 2 次服，服后大量饮温开水，并加强跳跃活动，6 剂为 1 疗程，每服 1 疗程，休息 3 日。如未见结石排出，可继续服第 2 疗程。经常进行强度大的运动对排石也好，一定要多喝水。或其他如结石通（血尿）、排石颗粒等。或其他中药方剂如补肾排石汤（经验方）。

（四）联合用药

1. 肾绞痛不严重的患者

用药方案 4（止痛药-2：吲哚美辛栓，肛门塞入）＋用药方案 2（解痉药-2：硫酸阿托品）＋用药方案 13（中成药：肾石通颗粒）。

2. 肾绞痛严重的患者

用药方案 3（止痛药-1：盐酸哌替啶注射液）＋用药方案 2（解痉药-2：硫酸阿托品）＋用药方案 5（α-受体阻滞剂：特拉唑嗪）。

3. 结石有感染，有血尿患者

用药方案 4（止痛药-2：吲哚美辛栓，肛门塞入）＋用药方案 2（解痉药-2：硫酸阿托品）＋用药方案 6（抗感染药-1：青霉素或红霉素）＋用药方案 12（止血药：氨甲环酸注射液）或用药方案 13（中成药：结石通片）。

注：在上述联合用药中，凡注射剂联用时、凡中西药联用时以及与必须单独使用的药品联用时（包括联用药物相互有拮抗作用时）等，其联用方案中的药品均应独立、分时或序贯进行使用。

提示

1. 生活管理：①补充纤维素（加食米糠），多饮水、少憋尿，防止尿液浓缩，每日饮水量不少于 2500ml。②能活动者，尽量增加活动，使结石移动排出。③长期卧床患者，应帮助患者多活动、勤翻身，以减少骨质脱钙，增进尿流通畅。④限制含钙、含草酸食物及动物蛋白的摄入量。⑤排石治疗期间要密切随诊，观察 6 周，积极配合用药或排石治疗。⑥平时要注意饮食：草酸盐结石者应禁食含草酸高的食物；磷酸盐结石者多食用酸性食物，同时限制含钙高的食物；尿酸盐结石者禁食含嘌呤高的食物；钙盐结石者限制含钙高的食物；胱氨酸结石者限制蛋氨酸及酸性食物（动物性食品），多食碱性食物（植物性食品）。

2. 用药建议：①α受体阻滞剂在缓解输尿管平滑肌痉挛，治疗肾绞痛中具有一定的效果。②消除血尿：明显肉眼血尿时可用羟基苄胺或氨甲环酸。③止痛药需要配合阿托品、山莨菪碱等解痉类药物一起使用。④按不同成分和病因用药治疗：原发性高钙尿可使用噻嗪类药和枸橼酸钾；肾小管酸中毒主要使用碱性药物；原发性高草酸尿可试用维生素 B_6；高尿酸尿者应低嘌呤饮食、大量饮水；高胱氨酸尿者应适当限制蛋白质饮食；感染后根据患者情况将结石取出，选择适宜的抗生素控制尿路感染。⑤中药排石治疗适于直径在 1cm 以内、形状椭圆、表面光滑的结石，以及肾盂造影无积水者。⑥中毒性腹泻、急性呼吸抑制、通气不足等患者禁忌使用盐酸哌替啶。

3. 吲哚美辛栓用于以下情况：①关节炎，如可缓解类风湿关节炎、骨性关节炎、强直性脊柱炎及突突综合征等症状，使疼痛和肿胀减轻及关节活动功能改善，但不能控制疾病过程的进展。②痛风，如可用于缓解急性痛风性关节炎的疼痛及炎症，但不能纠正高尿酸血症，不适用于慢性痛风的长期治疗。③滑囊炎、肌腱炎及肩周炎等非关节炎软组织炎症，在应用一般药无效时可试用。④高热的对症解热，可迅速大幅度短暂退热。⑤偏头痛、痛经、手术后痛及创伤后痛等的镇痛对症治疗。禁忌：①对本品过敏的患者。②服用阿司匹林或其他非甾体类抗炎药后诱发哮喘、荨麻疹或过敏反应的患者。③禁用于冠状动脉搭桥手术（CABG）围手术期疼痛的治疗。④应用非甾体抗炎药后发生胃肠道出血或穿孔病史的患者。⑤有活动性消化道溃疡/出血，或既往曾复发溃疡/出血的患者。⑥重度心力衰竭患者。⑦肝、肾功能不全时应慎用或者禁用。⑧孕妇及哺乳期妇女禁用。

4. 硫酸阿托品见"第八章第二节十、胆结石的提示3"。

5. 肾石通颗粒，含有金钱草、王不留行（炒）、萹蓄、延胡索（醋制）、鸡内金（烫）、丹参、木香、瞿麦、牛膝、海金沙等成分，有清热利湿、活血止痛、化石、排石功能。用于肾结石、肾盂结石、膀胱结石、输尿管结石。

6. 盐酸哌替啶注射液见"第九章第二节一、急性肾小球肾炎的提示 7"。

7. 特拉唑嗪见"第九章第二节五、前列腺增生的提示 6"。

8. 青霉素见"第四章第二节五、肺脓肿的提示 3"。

9. 红霉素见"第六章第二节四、牙周炎的提示 5"。

10. 氨甲环酸注射液用于急性或慢性、局限性或全身性原发性纤维蛋白溶解亢进所致的各种出血。弥散性血管内凝血所致的继发性高纤溶状态，在未肝素化前，慎用本品。尚适用于以下情况：①前列腺、尿道、肺、脑、子宫、肾上腺、甲状腺、肝等富有纤溶酶原激活物脏器的外伤或手术出血。②用作组织型纤溶酶原激活物（t-PA）、链激酶及尿激酶的拮抗物。③人工流产、胎盘早期剥落、死胎和羊水栓塞引起的纤溶性出血。④局部纤溶性增高的月经过多，眼前房出血及严重鼻出血。⑤防止或减轻因子Ⅷ或因子Ⅸ缺乏的血友病患者拔牙或口腔手术后出血。⑥中枢动脉瘤破裂所致的轻度出血，如蛛网膜下腔出血和颅内动脉瘤出血，应用本品止血优于其他抗纤溶药，但必须注意并发脑水肿或脑梗死的危险性，至于重症有手术指征患者，本品仅可作辅助用药。⑦治疗遗传性血管神经性水肿，可减少其发作次数和严重度。⑧血友病患者发生活动性出血，可联合应用本品。⑨可治疗溶栓过量所致的严重出血。禁忌：对本品中任何成分过敏者、正在使用凝血酶的患者禁用。

11. 结石通片，含有广金钱草、玉米须、石韦、鸡骨草、海金沙草、车前草、茯苓、白茅根等成分，有清热利湿、通淋排石、镇痛止血功能。用于泌尿系统感染、膀胱炎、肾炎水肿、尿路结石、血尿、淋沥混浊、尿道灼痛等。

12. 所有药品的药物相互作用、不良反应、禁忌和注意事项见其"说明书"。

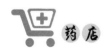

泌尿系统常见疾病联合用药方案（供参考）

（一）前列腺疾病

1. 前列腺肥大（增生）

（1）前列舒乐胶囊＋非那雄胺

（2）前列癃闭通＋非那雄胺

（3）保前列＋头孢克洛＋宁泌泰胶囊

2. 前列腺炎

（1）复方血参胶囊＋阿奇霉素或者盐酸左氧氟沙星＋前列安栓

（2）前列欣胶囊＋阿奇霉素或者盐酸左氧氟沙星＋前列安栓

（二）泌尿消炎

（1）复方石韦胶囊＋甲硝唑＋盐酸左氧氟沙星

（2）复方石韦胶囊＋头孢克肟分散片（重症患者可结合静脉输液）

（三）肾结石

（1）肾石通颗粒＋头孢克肟（适量）

（2）结石康胶囊＋盐酸左氧氟沙星（适量）

（四）慢性肾功能衰竭

（1）卡托普利＋呋塞米＋大黄苏打片＋钙尔奇 D

（2）氨氯地平＋大黄苏打片＋丁脲胺

（3）缬沙坦＋呋塞米＋富马酸亚铁＋促红细胞生成素

（4）依那普利＋拉西地平＋大黄苏打片＋包醛氧淀粉

（5）大黄苏打片＋呋塞米＋迪巧＋爱西特＋肾炎舒

（五）慢性肾小球肾炎

（1）双嘧达莫＋雷公藤多苷＋保肾康＋依那普利

（2）双嘧达莫＋肾炎康复片＋尼群地平＋双氢克尿噻

（3）双嘧达莫＋肾炎舒＋卡托普利＋美托洛尔＋呋塞米

（4）肝素＋保肾康＋贝那普利＋尼群地平＋双氢克尿噻

（六）肾盂肾炎

（1）磺胺甲基异噁唑＋甲氧苄啶＋小苏打片

（2）氟哌酸＋头孢哌酮＋碳酸氢钠

（3）复方磺胺甲噁唑＋环丙沙星

（4）呋喃妥因＋小苏打片

（5）复方新诺明＋小苏打片

（七）膀胱炎

（1）复方新诺明＋甲氧苄啶＋小苏打片

（2）阿米卡星＋头孢曲松钠

（八）肾病综合征

（1）泼尼松＋肠溶阿司匹林＋来适可＋依那普利＋呋塞米＋螺内酯

（2）泼尼松＋雷公藤多苷＋双嘧达莫＋来适可＋呋塞米＋螺内酯＋依那普利

参考文献

［1］中国人民解放军医学会儿科分会肾脏病学组．急性肾小球肾炎的循证诊治指南［J］．临床儿科杂志，2013，31（6）：561-564．

［2］中华中医药学会．中医内科常见病诊疗指南（中医病症部分）［M］．北京：中国中医药出版社，2008．

［3］中华中医药学会．急性肾小球肾炎诊疗指南［J］．中国中医药现代远程教育，2011（9）：128-129．

［4］刘新民，王涤非，凌敏．全科医生诊疗手册［M］．第3版．北京：化学工业出版社，2016．

［5］魏敏杰，陈磊．注射液联合应用药手册［M］．北京：人民军医出版社，2010．

［6］东京．肾炎康复片联合氯沙坦钾片治疗慢性肾小球肾炎蛋白尿的疗效观察研究［J］．世界最新医学信息文摘，2019，19（03）：176．

［7］董艳华．肾炎康复片与雷公藤多苷片联合对系膜增生性肾小球肾炎患者肾功能和血清生化指标的影响［J］．世界中医药，2019，14（01）：170-173．

［8］国家基本药物临床应用指南和处方集委员会．2018年版国家基本药物临床应用指南（化学药品和生物制品）［M］．北京：人民卫生出版社，2019．

［9］中华医学会．临床诊疗指南：肾脏病学分册［M］．北京：人民卫生出版社，2015．

［10］中华医学会．临床诊疗指南：泌尿外科分册［M］．北京：人民卫生出版社，2015．

［11］中国成人肾病综合征免疫抑制治疗专家组．中国成人肾病综合征免疫抑制治疗专家共识［J］．中华脏学杂志，2014，30（6）：467-474．

［12］郭志强．成人原发性肾病综合征治疗专家共识［M］．北京：人民卫生出版社，2010．

［13］何琦．联用低分子肝素、甲泼尼龙和环磷酰胺治疗难治性肾病综合征的效果分析［J］．当代医药论丛，2018，16（9）：73-74．

［14］中华医学会，泌尿外科学分会（CUA）．中国泌尿外科疾病诊断治疗指南（2014版）［M］．北京：人民卫生出版社，2014．

［15］ 中华医学会泌尿外科学分会（CUA）. 2019 版中国泌尿外科疾病诊断治疗指南泌尿系统感染诊断治疗［M］. 北京：人民卫生出版社，2019.

［16］ 尿路感染诊断与治疗中国专家共识编写组. 尿路感染诊断与治疗中国专家共识（2015 版）——复杂性尿路感染［J］. 中华泌尿外科杂志，2015，36（04）：241-244.

［17］ 李宗山. 左氧氟沙星片联合泌淋清胶囊治疗急性膀胱炎的疗效研究［J］. 临床医药文献杂志，2015，2（11）：2204.

［18］ 中国中西医结合学会男科专业委员会. 良性前列腺增生中西医结合诊疗指南（试行版）［J］. 中华男科学杂志，2017，23（3）：280-285.

［19］ 王晓明，蒲春晓，韩平. 良性前列腺增生的药物治疗新进展［J］. 2015，20（6）：439-442.

［20］ 张春和，李曰庆，裴晓华. 良性前列腺增生症中医诊治专家共识［J］. 北京中医药，2016，35（11）：1076-1080.

［21］ 张祥华. 良性前列腺增生临床诊治指南［J］. 中华外科杂志，2007，45（24）：1704-1707.

［22］ 李伟，冯勇，王福利. 通过进行前列倍喜胶囊联合普适泰片治疗前列腺增生的疗效观察［J］. 现代药物与临床，2017，32（10）：1955-1958.

［23］ 中国中西医结合学会男科专业委员会. 良性前列腺增生中西医结合诊疗指南（试行版）［J］. 中华男科学杂志，2017，23（3）：280-285.

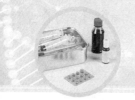

第十章

妇科常见疾病用药及联合用药

第一节 概 述

一、妇科疾病概念

妇科是医疗机构的一个诊疗科目，妇科是妇产科的一个分支专业，是以诊疗女性妇科病的专业科室，分为西医妇科与中医妇科。妇科疾病又称妇科病，女性生殖系统的疾病即为妇科疾病，是女性生殖系统常见病的统称，主要的妇科病包括外阴疾病、阴道疾病、子宫疾病、输卵管疾病、卵巢疾病等，妇科疾病是女性常见病和多发病。

二、妇科常见疾病

妇科疾病按疾病起因主要分为：妇科炎症、人工流产、性病、月经不调、不孕不育、妇科整形、妇科肿瘤等 7 大类别，每个类别又有多个小病种；按疾病部位主要分为：阴道、子宫、卵巢、乳房、输卵管、盆腔、外阴等 7 大类别；妇科疾病的常见种类：阴道炎、子宫颈炎、盆腔炎、尿道炎、附件炎、子宫肌瘤等。

第二节 常见疾病用药及联合用药

一、阴道炎

（一）病因

1. 生理因素：宫颈炎或阴道炎时，阴道分泌物多，分泌物流至外阴，因卫生问题导致病原体感染；外阴阴道毗邻于尿道、肛门等，易受尿液、粪便污染。

2. 疾病因素：如糖尿病患者糖尿的直接刺激、粪瘘患者粪便的刺激、尿瘘患者尿液长期浸渍等，使阴道内酸度增加，抵抗力下降，宜于念珠菌生长繁殖。

3. 药物因素：抗生素和洗液使阴道内的菌群发生紊乱与酸碱度失衡，白色念珠菌得以大量繁殖；皮质类固醇和免疫抑制剂降低机体免疫力；雌激素有利于念珠菌生长。

4. 常见病原体为念珠菌、阴道滴虫、阿米巴原虫、阴道加德纳菌、肠杆菌、沙门菌、葡萄球菌、微球菌、纤毛菌及假丝酵母菌。

（二）症状

1. 常见症状有外阴肿胀、瘙痒、烧灼感、尿急、尿痛、白带增多、白带异常、性交痛等。

2. 急性炎症期症状有外阴充血、肿胀、灼热感、疼痛，行动或排尿时症状加重；严重时可发生溃疡、浸软或脓疱，甚至蜂窝织炎；有时会引起腹股沟淋巴结肿大、压痛，体温略升高，白细胞增多等。

3. 慢性炎症时，由于长期刺激，皮肤增厚、粗糙、皲裂，有时呈苔藓化。

4. 不同的阴道炎临床表现各异。如细菌性阴道炎：鱼腥臭味的灰白色白带；滴虫性阴道炎：白带为黄绿色脓性，呈泡沫状，有特殊臭味；念珠菌性阴道炎：有外阴及阴道灼热瘙痒、尿频、尿急、尿痛等症；老年性阴道炎：白带增多，多为黄水样，常伴有下腹及阴道坠胀感；幼儿性阴道炎：可见脓性分泌物，外阴痛痒，有脓性分泌物自阴道口流出；月经性阴道炎：会阴部有下坠和灼热感，阴道分泌物增多。

（三）用药方案

用药方案1（红霉素局部用药）：如红霉素软膏，一日2次涂于患处。——外阴道局部治疗

用药方案2（高锰酸钾洗剂）：如高锰酸钾液1:5000，坐浴，一日2次。当发生腹股沟淋巴结肿大时，可酌情加用抗菌药物治疗。——外阴道局部治疗

用药方案3（甲硝唑口服药）：如甲硝唑400mg，口服，一日2次，共7日。——细菌性、滴虫性、老年性阴道炎全身治疗

用药方案4（克林霉素口服药）：如克林霉素300mg，口服，一日2

次，共 7 日。——细菌性全身治疗

　　用药方案 5（甲硝唑局部用药）：如甲硝唑阴道栓/片 200mg，一日 1 次，共 5～7 日。——细菌性局部治疗

　　用药方案 6（克林霉素局部用药）：如 2%克林霉素软膏 5g，阴道上药，每晚 1 次，共 7 日。——细菌性局部治疗

　　用药方案 7（咪康唑-1）：如咪康唑栓 200mg，阴道上药，每晚 1 次，共 7 日。——单纯外阴阴道假丝酵母菌病（VVC）局部治疗

　　用药方案 8（咪康唑-2）：如咪康唑栓 400mg，阴道上药，每晚 1 次，共 3 次；或硝呋太尔制霉菌素栓（麦咪康帕）1 枚置于阴道，每晚用药 1 次，共 7 日。——单纯 VVC 局部治疗

　　用药方案 9（克霉唑）：如克霉唑片 500mg，阴道上药，单次剂量。——单纯 VVC 局部治疗

　　用药方案 10（制霉素）：如制霉素 10 万 U，阴道上药，每晚 1 次，共 14 次。——单纯 VVC 局部治疗

　　用药方案 11（氟康唑口服药）：如氟康唑 150mg，顿服。——单纯 VVC 全身治疗

　　用药方案 12（低浓度糖皮质激素软膏或霜剂）：如卤米松乳膏，以薄层涂于患处，依症状一日可用药 1～2 次，并缓和地摩擦。——重度 VVC 局部治疗

　　用药方案 13（激素局部用药）：如雌三醇栓，阴道给药，每晚睡前置入阴道的深处。推荐用药方法为一次 1 枚（0.5mg），一日 1 次，一般持续 3 周左右，之后的维持量为每周 1～2 枚，治疗的持续时间根据症状或者由医生决定。——萎缩性（老年人）阴道炎

　　用药方案 14（内用中成药）：如金鸡胶囊，口服，一次 4 粒，一日 3 次。十日为一疗程，必要时可连服 2～3 个疗程，或遵医嘱。或其他口服中成药，如穿心莲内酯片、三金片、金钱草颗粒、尿感宁颗粒。

　　用药方案 15（外用中成药）：如苦参汤，外阴部湿热敷 6～10 分钟；或苦参碱栓，塞入阴道深部，一次 1 粒，每晚 1 次。——各种阴道炎

　　（四）联合用药

　　1. 单纯性外阴炎

　　病因治疗＋用药方案 1（红霉素局部用药：红霉素软膏）＋用药方案 2（高锰酸钾洗剂：高锰酸钾液 1:5000）。

注：当发生腹股沟淋巴结肿大时，可酌情加用抗菌药物坐浴。

2. 细菌性阴道病

用药方案4（克林霉素口服药：克林霉素）或用药方案3（甲硝唑口服药：甲硝唑）＋用药方案5（甲硝唑局部用药：甲硝唑阴道栓）或用药方案6（克林霉素局部用药：2%克林霉素软膏）。

3. 老年性阴道炎

用药方案5（甲硝唑局部用药：甲硝唑阴道栓/片，7～10日）＋用药方案3（甲硝唑口服药：甲硝唑400mg）。

4. 滴虫性阴道炎

用药方案4（克林霉素口服药：克林霉素）＋用药方案3（甲硝唑口服药：甲硝唑）。

注：严重时可用注射剂，或其他对症有效抗生素。

5. 复发性重度外阴阴道假丝酵母菌（亦称念珠菌）病

用药方案8（咪康唑-2：咪康唑栓）＋用药方案12（低浓度糖皮质激素软膏或霜剂：卤米松乳膏）＋用药方案11（氟康唑口服药：氟康唑）。

注：在上述联合用药中，凡注射剂联用时、凡中西药联用时以及与必须单独使用的药品联用时（包括联用药物相互有拮抗作用时）等，其联用方案中的药品均应独立、分时或序贯进行使用。

提示

1. 生活管理：①积极治疗可以消除易感因素。注意个人卫生、保持外阴清洁干燥、勤换内裤、避免搔抓。②单独清洗内裤，最好用专用的内衣裤除菌液浸泡几分钟。③穿着全棉内裤，不宜食用辛辣刺激性食品，控制血糖。④治疗期间禁止性交，或采用避孕套以防止交叉感染。月经期间宜避免阴道用药及坐浴。反复发作者应检查丈夫的小便及前列腺液，必要时反复多次检查，如为阳性应一并治疗。

2. 用药建议：①滴虫性阴道炎，经常合并其他部位滴虫感染，不推荐局部用药，哺乳期用药12小时内避免哺乳。②对复发性或顽固性阴道炎，可酌情加大剂量或用药频次、适当延长用药时间，并采取联合用药，如配合阴道内置药。必要时交替使用不同的对症药品。③合并细菌性阴道炎，应联合使用相应的抗生素。④复发中外阴阴道念珠菌病，应强化用药治疗，如氟康唑 150mg，口服，第 1 日、第 4 日、第 7 日；咪康唑栓 400mg 阴道上药，每晚 1 次，共 6 日间隔 3 日重复至症状缓解。⑤妊娠期外阴阴道念珠菌病，早孕期权衡利弊慎用药物，以阴道用药为宜，而不选用口服抗真菌药，可选择对胎儿无害的药，如克霉唑、制霉菌素、咪康唑，尽可能选用长疗程方案。⑥老年性阴道炎，用药可补充雌激素（如雌三醇等），增强阴道免疫力，抑制细菌生长。⑦幼女性阴道炎，用药应对症处理，针对病原体选择抗生素。⑧各种阴道炎均可加用调节阴道菌的药品，如定君生乳杆菌活菌阴道胶等；细菌、滴虫、念珠菌性阴道炎及老年性阴道炎可试加用苦参碱栓和苦参汤。

3. 红霉素软膏用于脓疱疮等化脓性皮肤病、小面积烧伤［用于程度较轻的烧伤（Ⅰ°或浅Ⅱ°）］、溃疡面的感染和寻常痤疮。

4. 高锰酸钾液用于急性皮炎或急性湿疹，特别是伴继发感染的湿敷，清洗小面积溃疡。禁止口服。

5. 克林霉素见"第四章第二节五、肺脓肿的提示 4"。

6. 甲硝唑见"第四章第二节五、肺脓肿的提示 5"。

7. 甲硝唑阴道栓用于细菌性阴道病、滴虫性阴道炎。禁忌：对本品以及成分之一过敏者禁用。

8. 克林霉素软膏用于寻常性痤疮。禁忌：对克林霉素和林可霉素有过敏史的患者禁用。

9. 咪康唑栓局部治疗念珠菌性外阴阴道病和革兰阳性细菌引起的双重感染。禁忌：已知对咪康唑/硝酸咪康唑、本品或其他成分或其他咪唑类衍生物过敏者禁用。

10. 卤米松乳膏用于对皮质类固醇治疗有效的非感染性炎症性皮肤病，如脂溢性皮炎、接触性皮炎、异位性皮炎、局限性神经性皮炎、钱币状皮炎和寻常型银屑病。禁忌：对本品任何成分过敏者，细菌和病毒性皮肤病（如水痘、脓皮病、接种疫苗后、单纯疱疹、带状疱疹）、真菌性皮肤病、梅毒性皮肤病、皮肤结核病、玫瑰痤疮、口周皮炎、寻常痤疮患者。

11. 氟康唑见"第六章第二节二、急性假膜型念珠菌性口炎的提示 5"。

12. 所有药品的药物相互作用、不良反应、禁忌和注意事项见其"说明书"。

二、子宫颈炎

（一）病因

1. 子宫颈炎（宫颈炎）包括宫颈阴道部及宫颈管黏膜炎。临床多见的宫颈炎是宫颈管黏膜炎，尤其是黏液脓性宫颈炎。

2. 急性子宫颈炎是由于机械性刺激或损伤和化学物质刺激（如性交、流产、分娩、产褥感染、诊断性刮宫等）引起宫颈损伤和病原体侵入损伤部位所致；慢性子宫颈炎可由急性子宫颈炎症迁延而来，也可因宫颈内膜皱襞及分泌物等客观因素的存在，使细菌易于生长，以及长期的慢性刺激或性生活不洁均可以导致病原体持续感染（同急性宫颈炎）。

3. 慢性子宫颈炎：由于宫颈内膜皱襞及分泌物等客观因素的存在，使细菌易于生长。另外，长期的慢性刺激，或性生活不洁，或分娩时细菌侵入感染后不易彻底清除等，均可以导致慢性子宫颈炎。

4. 子宫颈炎的病原体包括淋病奈瑟菌、沙眼衣原体、单纯疱疹病毒、葡萄球菌、大肠埃希菌、厌氧菌及链球菌和生殖支原体等。其他病原体包括需氧菌及厌氧菌、细菌阴道病有关的病原体，还有一些黏液脓性宫颈炎（MPC）的致病微生物尚不清楚。

（二）症状

1. 大部分患者无症状，有症状者主要表现为阴道分泌物增多，呈黏液脓性，并有腰酸痛、小腹不适，可出现经间期出血、性交痛、性交后出血、下腹坠痛等症状。

2. 妇科检查见宫颈充血、水肿、黏膜外翻，有黏液脓性分泌物附着甚至从宫颈管流出，接触性出血，或伴有糜烂、坏死或溃疡。

（三）用药方案

用药方案 1（抗生素-1）：如头孢曲松 250mg，单次肌内注射。——淋病奈瑟菌感染，同时应用抗衣原体感染药物，如四环素类、红霉素类

用药方案 2（抗生素-2）：如头孢克肟 400mg，单次口服；或大观霉素 4g，单次肌内注射。——淋病奈瑟菌感染

用药方案 3（抗生素-3）：如阿奇霉素 1g，单次顿服，一日 2 次，连服 7 日；或多西环素 100mg，一日 2 次，连服 7 日。——沙眼衣原体感染

用药方案 4（抗生素-4）：如左氧氟沙星 500～600mg，一日 1 次，连服 7 日；或氧氟沙星 300mg，一日 2 次，连服 7 日；或莫西沙星 400mg，

一日 1 次，连服 7 日；或红霉素 500mg，一日 4 次，连服 7 日。——沙眼衣原体感染

　　用药方案 5（抗生素-5）：如头孢曲松 250mg，单次肌内注射；或头孢克肟 400mg，单次口服，连服 7 日＋阿奇霉素 1g，单次顿服，一日 2 次，连服 7 日。

　　用药方案 6（局部用药）：如氯考片（氯霉素 250mg＋泼尼松 5mg），每晚或隔晚放于阴道深部，连用 10 次为一疗程。

　　用药方案 7（口服中成药）：如抗宫炎片，口服，一次 4 片，一日 3 次；或妇科千金片，口服，一次 6 片（0.32g/片），一日 3 次。或其他中成药，如抗妇炎胶囊、金鸡片等。

　　注：局部应用氯考片（氯霉素 250mg 与泼尼松 5mg 制成片），每晚或隔晚放于阴道深部，连用 10 次为一疗程，其效果与一般消毒剂灌洗不相上下，可根据情况选用。

　　（四）联合用药

　　1. 急性淋病奈瑟菌感染伴有衣原体感染的子宫颈炎

　　用药方案 1（抗生素-1：头孢曲松）＋用药方案 3（抗生素-3：阿奇霉素）。

　　2. 慢性子宫颈炎

　　用药方案 7（口服中成药：妇科千金片）＋用药方案 4（抗生素-4：左氧氟沙星）。

　　注 1：根据情况局部加用用药方案 6（局部用药：氯考片）。

　　注 2：在上述联合用药中，凡注射剂联用时、凡中西药联用时以及与必须单独使用的药品联用时（包括联用药物相互有拮抗作用时）等，其联用方案中的药品均应独立、分时或序贯进行使用。

 提示

　　1. 生活管理：①注意外阴卫生，外阴要保持干爽和清洁，不要穿过紧内裤、经期禁用不洁卫生巾；②防止交叉感染，避免异物损伤宫颈，经期禁止性生活；③注意适当休息、注意饮食卫生，少吃辛辣、刺激、生冷的食物及海产品。

　　2. 用药建议：①子宫颈炎以抗生素为主，急性子宫颈炎以全身用药

为主、慢性子宫颈炎以局部用药为主，不同病原体感染采用不同的抗生素。不主张阴道灌洗。②选择针对病原体的抗生素。由于淋病奈瑟菌感染常伴有衣原体感染，因此，若为淋菌性子宫颈炎，治疗时除选用抗淋病奈瑟菌药物外，同时应用抗衣原体感染药物。③如果是单纯急性淋病奈瑟菌引起的子宫颈炎，常用药物就是头孢菌素以及头霉素类药物，如头孢曲松钠、头孢克肟或者头孢西丁，也可以选择氨基糖苷类抗生素，如大观霉素等。④若出现双重感染，或合并细菌性阴道炎者，需选择对应抗生素联合用药。⑤慢性宫颈炎根据情况局部加用氯考片（氯霉素250mg 与泼尼松 5mg 制成片），每晚或隔晚放于阴道深部，连用 10 次为一疗程，其效果与一般消毒剂灌洗不相上下。同时可配合中药治疗，常用中成药如抗宫炎片、妇科千金片、抗妇炎胶囊、金鸡片等。

3. 头孢曲松：头孢曲松钠敏感致病菌所引起的各种感染，特别是重症、危症和其他抗生素治疗无效的病例，如肺炎、支气管炎、肺化脓症和脓胸，耳、鼻、喉感染，肾脏及尿道感染，败血症，脑膜炎，手术前感染的预防，骨、关节、软组织、皮肤及伤口的感染和烧伤感染，腹部感染，包括腹膜炎、胆管及胃肠道感染，生殖器感染，包括淋病。禁忌：对头孢菌素类药物过敏者、对青霉素过敏者，孕妇和哺乳期妇女慎用；有黄疸或有黄疸倾向的新生儿应慎用或避免使用。

4. 阿奇霉素见"第四章第二节四、肺炎的提示 7"。

5. 妇科千金片，含有千斤拔、金樱根、穿心莲、功劳木、单面针、当归、鸡血藤、党参等成分，有清热除湿、益气化瘀功能。用于湿热瘀阻所致的带下病，腹痛，带下量多、色黄质稠、小腹疼痛、腰骶酸痛、神疲乏力等慢性盆腔炎见上述证候者。禁忌：气滞血瘀、寒凝血瘀者忌用；孕妇忌用；糖尿病患者慎用；忌辛辣厚味之品。

6. 左氧氟沙星见"第三章第二节三、细菌性感冒的提示 3"。

7. 所有药品的药物相互作用、不良反应、禁忌和注意事项见其"说明书"。

三、盆腔炎

（一）病因

1. 女性内生殖器及其周围的结缔组织、盆腔腹膜发生的炎症，称为盆腔炎症性疾病。属上生殖道感染，盆腔炎（PID）分急性盆腔炎和慢性盆腔炎。

2. 急性盆腔炎绝大部分由阴道和宫颈的细菌经生殖道黏膜或淋巴系统上行感染而引起，少数是由邻近脏器炎症（如阑尾炎）蔓延及血液传播所致；慢性盆腔炎常为急性盆腔炎治疗不彻底或患者体质较差，病程迁延所致。但也可无急性盆腔炎病史，如沙眼衣原体感染所致的输卵管炎。

3. 急性盆腔炎常见的病原体主要有链球菌、葡萄球菌、大肠埃希菌、厌氧菌、淋球菌、铜绿假单胞菌、结核杆菌以及衣原体、支原体等。

（二）症状

1. 急性盆腔炎患者有腹痛、发热等症状，严重者可出现高热，伴畏寒、寒战、头痛、食欲不振、阴道分泌物增多、脓性或脓血性白带，月经期患者出现经量增多、经期延长、阴道可有充血，宫颈举痛，还有消化系统症状，如恶心、呕吐、腹胀、腹泻等；以及膀胱直肠刺激症状，如排尿困难、尿急、尿频和里急后重、排便困难。

2. 慢性盆腔炎全身症状多不明显，有时可有低热、易感疲乏，病程时间较长者可有下腹坠胀痛、腰骶部痛、性交痛、月经失调、自带增多等症状，部分患者可有神经衰弱症状；易急性发作。

（三）用药方案

1. 静脉药物治疗

用药方案 1（抗生素用药-1）：如头孢替坦 2g，静脉滴注，1 次/12 小时；或头孢西丁 2g，静脉滴注，1 次/6 小时；或头孢曲松 1g，静脉滴注，1 次/24 小时。——静脉 A 方案

用药方案 2（抗生素用药-2）：如甲硝唑 0.5g，静脉滴注，1 次/12 小时。——静脉 A 方案覆盖厌氧菌

用药方案 3（抗生素用药-3）：如多西环素 0.1g，口服，1 次/12 小时，14 日；或米诺环素 0.1g，口服，1 次/12 小时，14 日；或阿奇霉素 0.5g，静脉滴注或口服，一日 1 次，1～2 日后改为口服 0.25g，一日 1 次，5～7 日。——为配合静脉 A 方案覆盖非典型病原微生物，在使用用药方案 1 或加用药方案 2 时可加用药方案 3

用药方案 4（抗生素用药-4）：如左氧氟沙星 0.5g，静脉滴注，一日 1 次；或莫西沙星 0.4g，静脉滴注，一日 1 次。——静脉 B 方案；为覆盖厌氧菌感染，加用硝基咪唑类药物，如甲硝唑 0.5g，静脉滴注，1 次/12 小时。

用药方案 5（抗生素用药-5）：如阿莫西林/克拉维酸 1.2g，静脉滴注，1 次/6～8 小时。——静脉 C 方案；为覆盖厌氧菌和覆盖非典型病原微生物同静脉 A 方案

用药方案 6（抗生素用药-6）：如克林霉素 0.9g，静脉滴注，1 次/8 小时＋庆大霉素，首次负荷剂量 2mg/kg，静脉滴注或肌内注射，维持剂量 1.5mg/kg，1 次/8 小时；也可采用一日 1 次给药。——静脉 D 方案

2. 非静脉药物治疗

用药方案 7（抗生素用药-7）：如头孢曲松，250mg，肌内注射，单次给药。——非静脉 A 方案

用药方案 8（抗生素用药-8）：如甲硝唑 0.4g，口服，1 次/12 小时。——非静脉 A 方案覆盖厌氧菌

注：为配合非静脉 A 方案覆盖非典型病原微生物，在使用用药方案 7 或加用药方案 8 时可加用药方案 3。

用药方案 9（抗生素用药-9）：如左氧氟沙星 0.5g，口服，一日 1 次。——非静脉 B 方案

用药方案 10（抗生素用药-10）：如甲硝唑 0.4g，口服，一日 2 次，共 14 日。——非静脉 B 方案覆盖厌氧菌

用药方案 11（抗生素用药-11）：如莫西沙星 0.4g，口服，一日 1 次。——非静脉 B 方案

用药方案 12（激素类药物）：泼尼松 5mg，口服，一日 1～2 次，用药 7～10 日。

用药方案 13（其他药物）：α-糜蛋白酶 5mg，约 4000 单位；或透明质酸 1500 单位，肌内注射，隔日 1 次，7～10 次为一疗程。

用药方案 14（口服中成药）：杏香兔耳风胶囊，口服，一次 4～6 粒，一日 3 次，30 日为一疗程；或妇炎消胶囊，口服，一次 3 粒，一日 3 次；或妇科千金片，口服，一次 6 片，一日 3 次；或黄藤素片，口服，一次 0.2～0.4g，一日 0.6～1.2g。或其他中成药如盆炎宁颗粒等。

（四）联合用药

1. 慢性盆腔炎

用药方案 9（抗生素用药-9：左氧氟沙星）＋用药方案 10（抗生素用药-10：甲硝唑）＋用药方案 14（口服中成药：杏香兔耳风胶囊）。

2. 急性盆腔炎（感染细菌、厌氧菌及非典型病原微生物，如支原体、衣原体等）

用药方案 1（抗生素用药-1：头孢替坦）＋用药方案 2（抗生素用药-2：甲硝唑）＋用药方案 3（抗生素用药-3：多西环素）。

注：在上述联合用药中，凡注射剂联用时、凡中西药联用时以及与必须单独使用的药品联用时（包括联用药物相互有拮抗作用时）等，其联用方案中的药品均应独立、分时或序贯进行使用。

 提示

1. 生活管理：①注意个人卫生，加强妇女保健工作，注意避孕，保持会阴部清洁、干燥，每晚用清水清洗外阴，专盆专用。②注意饮食调护，合理膳食，加强营养，进高热量、高蛋白、高维生素食物。③应选择棉质、宽松内裤，不宜长久穿着紧身内裤。④注意锻炼身体、劳逸结合，提高机体抵抗力。

2. 用药建议：①由于急性盆腔炎的病原体多为需氧菌、厌氧菌及衣原体的混合感染，需氧菌及厌氧菌又有革兰阴性及革兰阳性之分，因此，在抗生素的选择上多采用联合用药。②静脉药物治疗者应在临床症状改善后继续静脉给药至少 24 小时，然后再转为口服药物治疗，共持续 14 日。③如确诊为淋病奈瑟菌感染，首选静脉或口服 A 方案，对于选择非三代头孢菌素类药物者应加用针对淋病奈瑟菌的药物。④选择静脉 D 方案者应密切注意药物的耳、肾毒副作用，此外有报道克林霉素和庆大霉素联用偶出现严重神经系统不良事件。⑤药物治疗持续 72 小时无明显改善者应重新确认诊断并调整治疗方案。⑥慢性盆腔炎长期或反复多种抗菌药物的联合用药有时并无显著疗效，但是对于年轻需保留生育功能者，最好同时采用抗衣原体或支原体的药物，同时也可加用糜蛋白酶或玻璃酸酶（透明质酸酶），在单用抗生素疗效不明显时，还可加地塞米松或泼尼松等。但停药前应注意逐渐减量。⑦在"联合用药"均可考虑试加中成药，可给予活血行气、清热利湿、温经散寒的药物。⑧较严重急、慢性盆腔炎可试用联合用药腹腔灌注：0.5%甲硝唑注射液 200ml＋生理盐水 250ml＋庆大霉素 16 万 U＋地塞米松 10mg＋α-糜蛋白酶 5mg（约 4000U）腹腔灌注。

3. 左氧氟沙星见"第三章第二节三、细菌性感冒的提示 3"。

4. 甲硝唑见"第四章第二节五、肺脓肿的提示 5"。

5. 杏香兔耳风胶囊，有清热解毒、祛湿功能。用于湿热下注之带下病，表现为白带。孕妇禁用。

6. 头孢替坦用于敏感菌所致的呼吸系统、泌尿系统、生殖系统、腹腔、骨与关节、皮肤与软组织等部位感染，也用于败血症。禁忌：对头孢替坦过敏者禁用。

7. 多西环素：①作为首选或选用药物可用于下列疾病：立克次体病，包括流行性斑疹伤寒、地方性斑疹伤寒、洛矶山热、恙虫病和 Q 热；支原体属感染；衣原体属感染，包括鹦鹉热、性病性淋巴肉芽肿、非淋菌性尿道炎、输卵管炎、宫颈炎及沙眼；回归热、布鲁菌病、霍乱、兔热病、鼠疫、软下疳。②治疗布鲁菌病和鼠疫时需与氨基糖苷类联合应用。③由于目前常见致病菌对四环素类耐药现象严重，仅在病原菌对此类药物敏感时，方有指征选用该类药物，本品不宜用于溶血性链球菌感染及葡萄球菌感染。④可用于对青霉素类过敏患者的破伤风、气性坏疽、雅司、梅毒、淋菌性尿道炎、宫颈炎和钩端螺旋体病以及放线菌属和李斯特菌感染。⑤可用于中、重度痤疮的辅助治疗。禁忌：有四环素类药物过敏史者禁用。

8. 所有药品的药物相互作用、不良反应、禁忌和注意事项见其"说明书"。

四、子宫肌瘤

（一）病因

1. 子宫肌瘤确切病因尚未明确，可能与正常肌层的体细胞突变、性激素及局部生长因子间的相互作用有关，如遗传易感性、性激素水平和干细胞功能失调等。

2. 高危因素为年龄＞40 岁、初潮年龄小、未生育、晚育、肥胖、多囊卵巢综合征、激素补充治疗、黑种人及子宫肌瘤家族史等。

3. 通常由于长期精神紧张抑郁、高雌激素饮食、月经初潮年龄早和分娩次数多、长期性生活失调、肥胖等因素而致。

（二）症状

1. 月经增多、经期延长、淋漓出血及月经周期缩短，阴道分泌物增多或阴道排液，可发生继发性贫血。

2. 肌瘤较大时可见腹部包块，压迫下腹、膀胱，引起痛经、急腹痛。

3. 肌瘤红色变性时可出现腹痛伴发热。

4. 子宫肌瘤可能导致不孕。

5. 其他极少数子宫肌瘤患者可产生红细胞增多症、低血糖，一般认为与肿瘤产生异位激素有关。

（三）用药方案

用药方案 1（NSAID 类止痛药）：如布洛芬缓释胶囊，口服。成人，一次 1 粒，一日 2 次（早晚各一次）。或其他止痛药如酮洛芬、吲哚美辛、尼美舒利、萘普生等。——控制与月经相关的贫血和疼痛

用药方案 2（止血药）：如氨甲环酸，静脉滴注，一般成人一次 0.25～0.50g，必要时可一日 1～2g，分 1～2 次给药。

用药方案 3（补血药）：如右旋糖酐铁片，口服，成人一次 2～4 片，一日 1～3 次，饭后服。或右旋糖酐铁注射液，深部肌内注射，一次 50mg～0.1g（Fe），1～3 日一次。

用药方案 4（维生素）：如维生素 C 注射液，肌内或静脉注射，成人一次 100～250mg，一日 1～3 次；小儿一日 100～300mg，分次注射。救治克山病可用大剂量，由医师决定；口服，成人一日 50～100mg。或爱乐维即复合维生素片，口服，一次 1 片，一日 1 次，与早餐同时服用，一般用药 17～30 日。

注：用药方案 2～4 止血同时应补铁。最好同时服用维生素 C。

用药方案 5（左炔诺孕酮宫内缓释系统）：如曼月乐（LNG-IUS），一支 52mg，一日释放 20μg。

用药方案 6（复合避孕药）：如复方口服避孕药（COC），一日 1 片，每日同一时间服用 1 片，每片含去氧孕烯（DG）0.15mg 及炔雌醇（EE）0.03mg。

用药方案 7（抗雌孕激素制剂-1）：如米非司酮，10mg，一日 1 次，疗程为 3 个月。

用药方案 8（抗雌孕激素制剂-2）：如三苯氧胺，10mg，一日 3 次，口服，连服 3 个月为一疗程，疗程为 3～6 个月。对 ER 阳性效果较好。

用药方案 9［促性腺激素释放激素激动剂（GnRH-a）］：如醋酸戈舍瑞林缓释植入剂，自月经期第 1～5 日内开始下腹部皮下注射 3.6mg/支，每 4 周 1 针。或皮下注射醋酸亮丙瑞林，自月经期第 1～5 日内开始皮下

注射 3.75mg/支，每 4 周 1 针。或曲普瑞林，自月经期第 1～5 日内开始肌内注射 3.75mg/支，每 4 周 1 针。疗程为 3～6 个月。

注：用药方案 5～9 可改善贫血症状又能缩小肌瘤体积。

用药方案 10（调节物）：如黑升麻提取物，从 GnRH-a 注射第 1 针开始，一日服用 2 次 20～40mg 以三萜皂苷水平（2.5%）为标准的黑升麻提取物（一日总剂量=1～2mg 三萜皂苷）。需要 4～8 周的服用期以缓解更年期症状，服用至 GnRH-a 治疗停止后 1 个月。

用药方案 11（孕激素）：如醋酸甲孕酮 200～500mg。

用药方案 12（中成药-1）：如桂枝茯苓胶囊，口服，一次 3 粒，一日 3 次，饭后服，经期停服，疗程 3 个月；或宫瘤清，口服，一次 3 粒，一日 3 次或遵医嘱，饭后服，经期停服，疗程 3 个月；或止痛化症胶囊，一次 3 片，一日 3 次，持续 3 个月。

用药方案 13（中成药-2）：如益母草浸膏，口服，一次 5ml，一日 3 次。或麦角浸膏，口服，一次 5ml，一日 3 次；或麦角新碱，一次 3 片，一日 3 次，持续 3 个月。

注：用药方案 10～13 为辅助用药（适用于月经量过多、月经频发或经期延长者）。

（四）联合用药

1. 米非司酮联合桂枝茯苓胶囊治疗子宫肌瘤

用药方案 12（中成药-1：桂枝茯苓胶囊）+ 用药方案 7（抗雌孕激素制剂-1：米非司酮）。

2. "联合调节"治疗子宫肌瘤

用药方案 9（促性腺激素释放激素激动剂：戈舍瑞林埋植剂）+ 用药方案 10（调节物：黑升麻提取物）。

3. 子宫肌瘤疼痛、出血和贫血

用药方案 1（NSAID 类止痛药：布洛芬）+ 用药方案 2（止血药：氨甲环酸）+ 用药方案 3（补血药：右旋糖酐铁）+ 用药方案 4（维生素：爱乐维即复合维生素片）。

注：在上述联合用药中，凡注射剂联用时、凡中西药联用时以及与必须单独使用的药品联用时（包括联用药物相互有拮抗作用时）等，其联用方案中的药品均应独立、分时或序贯进行使用。

提示

1. 生活管理：①培养健康的生活习惯；②合理饮食：饮食应均衡营养，多吃五谷杂粮、水果、时鲜蔬菜，坚持低脂肪饮食，不要进食凉、酸、辣的食品；③自我调节，保持积极乐观的心态；④注意避孕，严防人流伤害；⑤注意月经期卫生保健；⑥适当运动，加强锻炼，增强身体素质。

2. 用药建议：①选择药物治疗前，均宜先行诊断性刮宫做内膜活检，排除恶性变，尤其对月经紊乱或经量增多者，刮宫兼有诊断及止血作用。②在肌瘤患者的出血期，出血量较多，可用子宫收缩药，或口服、肌内注射止血药，如益母草流浸膏、益母草膏、缩宫素、麦角新碱等。止血药有妇血宁、三七片、止血敏、止血芳酸、止血环酸、6-氨基己酸等。钙剂可兴奋子宫肌张力和增加血液的凝固性能，也可试用。如 10%葡萄糖酸钙 5～10ml 静脉注射，或用 5%氯化钙 30～35ml 温液灌肠。③子宫肌瘤红色变性时，需卧床休息、补液及采取一般支持治疗，应用抗生素预防感染，有宫缩者予宫缩抑制剂，必要时予镇静剂、止痛剂等。国内也有报道小剂量肝素（25mg）治疗妊娠期子宫肌瘤红色变性已取得良好疗效，用药 3 日后有效率达 95%。④在用 LHRH 激动剂（LHRH-A）时，序贯应用醋酸甲孕酮效果更好；在用棉酚（常用复方醋酸棉酚片）时，通常需加服 10%枸橼酸钾。

3. 桂枝茯苓胶囊，含有桂枝、茯苓、桃仁、白芍、牡丹皮等成分，有活血、化瘀功能。用于妇人淤血阻络所致经闭、痛经、产后恶露不尽、子宫肌瘤、慢性盆腔炎包块、痛经、子宫内膜异位症、卵巢囊肿见上述症候者。禁忌：孕妇忌服。

4. 米非司酮片用于无保护性生活后或避孕措施失败。术后辅助小剂量米非司酮联合中药如香棱丸，实施中西药结合治疗，能够改善子宫肌瘤剔除术后患者的生活质量，预防其病情的复发，且不良反应少，值得应用。禁忌：对本品过敏者和心、肝、肾疾病患者及肾上腺皮质功能不全者禁用。

5. 醋酸戈舍瑞林缓释植入剂用于可用激素治疗的前列腺癌及绝经前及围绝经期的乳腺癌。也可用于子宫内膜异位症的治疗，如缓解疼痛并减少子宫内膜损伤。禁忌：已知对促黄体生成素释放激素类似物过敏的患者，妊娠及哺乳期妇女禁用。

6. 黑升麻提取物具有抗菌、降压、抑制心肌、减慢心率、镇静作用，主治关节炎、骨质疏松症等症状。

7. 布洛芬缓释胶囊见"第三章第二节五、实证风热证感冒的提示 6"。

8. 氨甲环酸见"第九章第二节六、肾和输尿管结石的提示 10"。

9. 右旋糖酐铁片用于明确原因的慢性失血、营养不良、妊娠、儿童发育期等引起的缺铁性贫血。禁忌：对本品过敏者禁用；肝肾功能严重损害，尤其是伴有未经治疗的尿路感染者禁用；铁负荷过高、血色病或含铁血黄素沉着症患者禁用；非缺铁性贫血（如地中海贫血）患者禁用。

10. 爱乐维即复合维生素片用于妊娠期和哺乳期妇女对维生素、矿物质和微量元素的额外需求；并用于预防妊娠期因缺铁和叶酸所致的贫血；还可降低子宫肌层对雌激素的敏感性，对神经内分泌系统有调节作用，使甾体激素代谢正常化而促使肌瘤缩小。禁忌：高维生素 A 血症、高维生素 D 血症、高钙血症、高钙尿症、肾功能不全、铁蓄积、铁利用紊乱者禁用。

11. 所有药品的药物相互作用、不良反应、禁忌和注意事项见其"说明书"。

五、痛经

（一）病因

1. 痛经不是一种疾病，而是一组综合征，与月经有关的疼痛称为痛经。痛经分为原发性和继发性两类，原发性痛经指无器质性病变的痛经，继发性痛经指由器质性病变引起的痛经。

2. 痛经的确切病因至今尚不明确，目前考虑多与精神因素及体内大量前列腺素分泌有关。原发性痛经多数为功能性原因，少数为器质性原因。而继发性痛经多数为器质性，少数为功能性原因。器质性原因多见于子宫内膜异位症、子宫腺肌症、盆腔炎、子宫肌瘤。

（二）症状

1. 经期下腹痛、坠胀，多为痉挛性疼痛。多在月经来潮前的 1～2 日开始，持续 2～3 日。

2. 轻者仅表现为下腹坠胀不适，重者可伴有呕吐，影响工作和生活。但继发性痛经若内膜异位则痛经常进行性加重，或为反跳痛。

3. 常伴有恶心、呕吐、腹泻、头晕、乏力等症状，严重时表现为面色发白、出冷汗。妇科检查无异常发现。部分患者除了腹痛还伴有性交痛。

（三）用药方案

用药方案 1（止痛、解痉药-1）：如阿托品 0.3mg，口服，必要时 4 小时后可重复 1 次；或阿托品 0.5mg，皮下注射。

用药方案 2（止痛、解痉药-2）：如颠茄片 10mg，于疼痛时口服，必要时 4 小时后可重复 1 次；或双氯芬酸 25mg，口服，一日 3 次；或氨酚帕马溴片，成人及 12 岁以上儿童为一次 2 片，一日 3 次。12 岁以下的未成年人禁用。

用药方案 3（前列腺素拮抗剂）：如吲哚美辛栓剂 25mg，疼痛时肛门置入，可每 6～8 小时一次；或布洛芬 400mg，每 6～8 小时服用一次。或酮洛芬胶束，一次 50mg，一日 3 次。

用药方案 4（镇静剂-1）：如地西泮（安定）2.5mg，一日 3 次。——伴精神紧张、情绪不稳定的患者

用药方案 5（镇静剂-2）：如氯丙嗪，口服，一次 12.5～100mg，极量一次 150mg，一日 600mg。或其他镇静药，如氯氮平、奥氮平等。——伴精神紧张、情绪不稳定的患者

用药方案 6（激素-1）：如醋酸甲羟孕酮，口服，一日 4～8mg，从经前 12 日开始，连服 10 日。

用药方案 7（激素-2）：如黄体酮，一日 10mg 肌内注射，一日 1 次，从经前 7 日开始，连用 5 日，一般用 3 个周期。

用药方案 8（避孕药）：如去氧孕烯炔雌醇片即妈富隆，从月经的第 3～5 日开始，一日服用 1 片，连续服用 21 日。然后停药 7 日，从停药第 8 日开始服用下一盒药。最好一日在同一时间服用。在停药期，通常在服用最后一片药物之后 2～3 日开始出现撤退性出血，且可能持续到服用下一盒药时还未结束。——适用于要求避孕的痛经妇女

用药方案 9（维生素）：如维生素 B_6，口服，成人，一日 1～2 片（200mg/d），3～6 个周期为一疗程。——出现恶心、呕吐时

用药方案 10（中成药-1）：如颠茄片 10mg，于疼痛时口服，必要时 4 小时后可重复 1 次。

用药方案 11（中成药-2）：如痛经宁颗粒，口服，一次 1 袋，一日 2

次。空腹时用温开水冲服，于经前 7 日开始服用，连服 10 日；或散结镇痛胶囊，口服，一次 4 粒，一日 3 次，连服 3 个月，月经期不停服。或其他中成药，如痛经片、调经活血胶囊、艾附暖宫丸、少腹逐瘀丸、元胡止痛片。

用药方案 12（中成药-3）：如康复消炎栓（每粒 2.8g），一粒塞肛，每晚一次，每月连用 14 日为 1 个周期，连用 3 个月经周期。

（四）联合用药

1. 原发性痛经，且精神过度紧张患者

用药方案 1（止痛、解痉药-1：阿托品）＋用药方案 6（激素-1：醋酸甲羟孕酮）＋用药方案 4（镇静剂-1：地西泮）。

2. 有避孕需求的原发性痛经患者，且出现恶心、呕吐时

用药方案 8（避孕药：去氧孕烯炔雌醇片即妈富隆）＋用药方案 3（前列腺素拮抗剂：吲哚美辛栓剂）＋用药方案 9（维生素：维生素 B_6）。

注：在上述联合用药中，凡注射剂联用时、凡中西药联用时以及与必须单独使用的药品联用时（包括联用药物相互有拮抗作用时）等，其联用方案中的药品均应独立、分时或序贯进行使用。

 提示

1. 生活管理：①消除紧张和恐惧心理，保证足够的休息和睡眠。②进行规律而适度的锻炼，避免受寒及经期感冒。③注意经期卫生：经期禁止游泳、盆浴、冷水浴等，保持阴道清洁；经期禁食冷饮及寒凉食物；经期注意保暖，避免受寒及经期感冒；经期避免剧烈运动和寒冷刺激。④避免不洁性生活，注意避孕。⑤如出现剧烈性痛经，甚至昏厥，应先保暖，再予解痉镇痛剂。⑥饮食调理，饮食应均衡，避免过甜、过咸、过辛辣刺激性食物，多吃蔬菜、水果、鸡肉、鱼肉。

2. 用药建议：①绝大多数原发性痛经对前列腺素合成酶抑制剂（如布洛芬、吲哚美辛和口服避孕药）有反应，少部分患者可能需要行扩张宫颈术才能缓解痛经。②与原发性痛经相比，非类固醇抗炎药物（如布洛芬、吲哚美辛和口服避孕药）不能缓解继发性痛经女性的疼痛。③约80%的原发性痛经对前列腺素合成酶抑制剂有反应，一般在疼痛发作前或发作时服药，以后每 6～8 小时服用一次，以防止重新合成前列腺素。④口

服避孕药可使 90%以上的原发性痛经患者的症状得到缓解。⑤在对痛经的联合用药时，可酌情加中药辅助以提高疗效，如颠茄片、痛经宁颗粒、散结镇痛胶囊、艾附暖宫丸、少腹逐瘀丸、元胡止痛片、桂枝茯苓丸、三七片、痛经贴、康复消炎栓、桃仁承气汤等。⑥有研究表明散结镇痛胶囊联合康妇消炎栓可治疗继发性痛经。

3. 阿托品见"第八章第二节十、胆结石的提示 3"。

4. 醋酸甲羟孕酮片用于乳腺癌、子宫内膜癌、前列腺癌、肾癌。禁忌：乳腺、子宫、卵巢恶性肿瘤患者禁用，子宫内膜异位尚未绝经者禁用，急性血栓性疾病者禁用，不明原因阴道出血者禁用，尚未绝经的子宫肌瘤患者禁用，孕妇及哺乳期妇女禁用。

5. 地西泮：地西泮片主要用于抗焦虑、镇静催眠；还可用于抗癫痫和抗惊厥、缓解炎症引起的反射性肌肉痉挛等，治疗惊恐症、肌紧张性头痛，治疗家族性、老年性和特发性震颤，麻醉前给药。地西泮注射液：适用于抗癫痫和抗惊厥；静脉注射为治疗癫痫持续状态的首选药，对破伤风轻度阵发性惊厥也有效；静脉注射还可用于全麻的诱导和麻醉前给药。禁忌：孕妇、妊娠期妇女、新生儿禁用。

6. 去氧孕烯炔雌醇片即妈富隆用于避孕和月经周期调控。如有下列情况之一，应禁服本品：血栓（静脉或动脉）发生或有血栓病史（如深部静脉血栓、肺栓塞、心肌梗死、脑血管病变）、血栓先兆史或有血栓先兆存在（如短暂性缺血、心绞痛）、伴血管损害的糖尿病及伴有局部神经病灶的偏头痛、伴有高甘油三酯血症的胰腺炎、存在血栓高危因素、严重的肝病或既往病史，肝功能尚未恢复，以及肝脏肿瘤（良性或恶性）或既往病史、已知或怀疑有性激素依赖的生殖器官或乳腺恶性肿瘤、原因不明的阴道出血、已知或怀疑妊娠、对本品有效成分或赋形剂过敏者。

7. 吲哚美辛栓剂用于风湿性关节炎、类风湿关节炎、强直性脊柱炎、骨关节炎及急性痛风发作等。禁忌：肝肾功能不全、孕妇、哺乳期妇女和 14 岁以下儿童，有活动性肠道病灶或非甾体消炎药过敏者禁用；老人、癫痫、帕金森病或精神障碍者慎用。

8. 维生素 B_6 见"第五章第二节三、梅尼埃病的提示 5"。

9. 所有药品的药物相互作用、不良反应、禁忌和注意事项见其"说明书"。

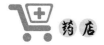

妇科常见疾病联合用药方案（供参考）

1. 调经类

（1）女金丸＋双氯芬酸（疼痛严重患者）

（2）田七痛经胶囊＋逍遥丸

（3）益母草颗粒＋妇科调经片

（4）妇科调经片＋田七痛经胶囊

（5）妇科调经胶囊＋乌鸡白凤丸

2. 妇科炎症盆腔炎

（1）妇炎净片＋甲硝唑＋盐酸左氧氟沙星

（2）金刚藤胶囊＋甲硝唑＋阿奇霉素

（3）妇科止带片＋菲伯瑞＋甲硝唑＋舒蜜尔纳米栓

（4）康妇炎胶囊＋甲硝唑＋盐酸左氧氟沙星

（5）抗宫炎片（胶囊）＋氨苄西林胶囊＋左氧氟沙星＋妇科外用

3. 阴道炎

（1）克霉唑栓＋妇炎康＋妇科千金洗液＋转移因子

（2）克霉唑片＋妇科千金片＋康乃馨洗液＋拜普洛

（3）阿希米＋肤阴舒＋氟康唑＋蜂胶

4. 细菌性阴道炎

（1）左氧氟沙星＋抗宫炎片＋聚维酮洗液＋阿希米

（2）妇科千金＋消糜泡腾片＋苦柏止痒洗液＋头孢克肟

（3）苦柏止痒洗液＋消糜泡腾片＋贝特巴沙片＋阿奇霉素

（4）罗红霉素＋甲硝唑＋洁尔阴洗液

（5）头孢呋辛酯＋甲硝唑＋妇炎康＋复发莪术油栓

5. 滴虫性阴道炎

（1）罗红霉素＋甲硝唑＋洁尔阴泡腾片（洗液）

（2）阿奇霉素＋抗宫炎（妇炎康、盆炎净）＋湿痒洗液＋甲硝唑

6. 霉菌性阴道炎（念珠菌性阴道炎）

（1）氟康唑＋咪唑类抗真菌药外用

（2）氟康唑+咪唑类抗真菌药外用+湿痒洗液

7. 宫颈糜烂

（1）左氧氟沙星+抗宫炎片+消糜阴道泡腾片

（2）苦参宫糜栓+左氧氟沙星+二十五味鬼臼丸

（3）阿希米+抗宫炎片+蜂胶+阿奇霉素

8. 更年期用药

（1）更年宁+大豆异黄酮+羊胎素

（2）更年安+卵巢保养+羊胎素

9. 乳腺增生

（1）乳癖消颗粒+小金丸+乳康贴（外用）

（2）乳宁片+乳康贴（外用）

10. 乳腺炎

（1）消炎片+盐酸左氧氟沙星

（2）乳癖消胶囊+头孢克肟+逍遥丸

11. 痛经

（1）布洛芬+益母草膏

（2）己烯雌酚+黄体酮

（3）妇女痛经丸+痛经贴

（4）田七痛经胶囊+痛经贴+乌鸡白凤丸

参考文献

［1］ 国家基本药物临床应用指南和处方集委员会. 2018 年版国家基本药物临床应用指南（化学药品和生物制品）［M］. 北京：人民卫生出版社，2019.

［2］ 刘新民，王涤非，凌敏. 全科医生诊疗手册［M］. 第 3 版. 北京：化学工业出版社，2016.

［3］ 中华医学会妇产科分会感染协作组. 黏液脓性宫颈炎的诊断与治疗（专家共识）［J］. 中国实用妇科与产科杂志，2012（4）：241-242.

［4］ 林寒梅. 妇产科中西医结合诊疗手册［M］. 北京：化学工业出版社，2015.

［5］ 张敏. 探讨妇科千金片联合盐酸左氧氟沙星片治疗慢性宫颈炎的临床疗效研究［J］. 心血管外科杂志（电子版），2018，7（4）：677-678.

［6］ 申玲玲. 氯考片联合新洁尔灭溶液治疗慢性宫颈炎的临床疗效分析［J］. 中国现代药物应用，2015，9（8）：132-133.

［7］　樊尚荣，黎婷．2015 年美国疾病控制中心性传播疾病诊断和治疗指南——
　　　　盆腔炎的诊断和治疗指南［J］.中国全科医学，2015，18（28）：3423-3425.

［8］　万贯平，彭大根，柴利强，等．妇产科临床处方手册［M］.南京：江苏科
　　　　学技术出版社，2017.

［9］　子宫肌瘤的诊治中国专家共识专家组．子宫肌瘤的诊治中国专家共识（完
　　　　整版）［J］.中华妇产科杂志，2017，52（12）：793-800.

［10］　段涛，狄文.妇产科住院医师手册［M］.南京：江苏科学技术出版社，2008.

［11］　魏敏杰，陈磊．注射液联合用药手册［M］.北京：人民军医出版社，2010.

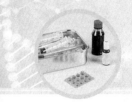

第十一章

内分泌和代谢系统常见疾病用药及联合用药

第一节　概　述

一、内分泌和代谢系统

人体内有些腺体或器官能分泌激素，不通过导管，直接分泌于血液（体液），并由血液带到全身，来调节有机体的生长、发育和生理机能，这种分泌叫作内分泌。进行内分泌的腺体称为内分泌腺，其内分泌物称为激素。

代谢是指摄入机体内的分子由酶等的作用而引起的变化，包括物质代谢和能量代谢。

内分泌系统的分泌物质参与机体代谢（新陈代谢、细胞代谢），支持生命活动、完成生命过程（生长、发育、生殖、衰老）。

二、内分泌和代谢系统常见疾病

垂体腺瘤、甲状腺疾病、Cushing 综合征、原发性醛固酮增多症、糖尿病、妊娠糖尿病、骨质疏松症、肥胖症、脂质异常血症、代谢综合征的药物干预等为内分泌和代谢系统常见疾病。

第二节　常见疾病用药及联合用药

一、甲状腺功能亢进症

（一）病因

1. 甲状腺功能亢进症简称"甲亢"，是由于甲状腺合成释放过多的甲状腺激素，造成机体代谢亢进和交感神经兴奋。其病因 80%以上是由于弥漫性毒性甲状腺肿（也称 Graves 病）。

2. 其次是炎症、药物和垂体 TSH 瘤等。弥漫性毒性甲状腺肿，可能和发热、睡眠不足、精神压力大等因素有关。甲亢具体病因与遗传、生活方式、年龄、种族、外伤、手术、分娩、精神刺激等有关。

（二）症状

1. 常见症状：怕热、心悸、多汗、皮肤潮湿、易饿多食和体重减少等。

2. 多数患者还常常同时有突眼、眼睑水肿、视力减退、失眠、焦虑等症状。

3. 甲亢患者长期没有得到合适治疗，会引起消瘦，甲亢性心脏病，甲状腺肿或肿大，女性可有月经失调甚至闭经，男性可有阳痿或乳房发育等，甚至死亡。

（三）用药方案

用药方案 1（初始阶段抗甲状腺药物-1）：如甲巯咪唑（他巴唑，MMI）起始剂量为一日 20～40mg，一日 1 次或 2 次口服；或其他抗甲状腺药，如卡比马唑。

用药方案 2（初始阶段抗甲状腺药物-2）：如丙硫氧嘧啶（PTU）起始剂量为一日 300mg，视病情轻重可调整为一日 150～400mg，最大量一日 600mg，分 2～3 次口服；或其他抗甲状腺药，如甲硫氧嘧啶等。

用药方案 3（减量阶段抗甲状腺药物-1）：如甲巯咪唑，当症状好转、甲状腺功能接近正常时，可逐步减少药物用量。在减量过程中，每 2～4 周随访 1 次，每次减少甲巯咪唑 5mg，不宜减量过快，此阶段约需 2～3 个月；或其他抗甲状腺药，如卡比马唑。

用药方案 4（减量阶段抗甲状腺药物-2）：如丙硫氧嘧啶，当症状好转、甲状腺功能接近正常时，可逐步减少药物用量。在减量过程中，每 2～4 周随访 1 次，每次减少丙硫氧嘧啶 50mg，不宜减量过快，此阶段需 2～3 个月；或其他抗甲状腺药，如甲硫氧嘧啶等。

用药方案 5（维持阶段抗甲状腺药物-1）：如甲巯咪唑，一日 2.5～10mg，视病情调整剂量，一些患者只需要更少的剂量即可维持正常的甲状腺功能，每 2 个月复查甲状腺功能，为期 1～2 年。个别患者需要延长维持治疗疗程；或其他抗甲状腺药，如卡比马唑。

用药方案 6（维持阶段抗甲状腺药物-2）：如丙硫氧嘧啶，一日 25mg，视病情调整剂量，一些患者只需要更少的剂量即可维持正常的甲状腺功能，每 2 个月复查甲状腺功能，为期 1～2 年。个别患者需要延长维持治疗疗程；或其他抗甲状腺药，如甲硫氧嘧啶等。

用药方案 7（抗甲状腺功能减退药）：如左甲状腺素钠片（L-T4），一般人群起始剂量，一日 25～50μg，每 3～7 天增加 25μg，直至需要的剂量，维持剂量，一日 75～150μg；老年人、有心脏病者应小剂量起始，如一日 12.5μg 起始，缓慢加量，如每 1～2 周增加 12.5μg。妊娠妇女则应完全替代剂量起始或尽快增至治疗剂量。儿童遵医嘱；或甲状腺片初始剂量，一日 10～20mg，口服，逐渐加量，维持剂量，一日 40～80mg，口服；或其他抗甲状腺功能减退药物，如碘塞罗宁等。

用药方案 8（β_2 受体阻滞剂）：如盐酸普萘洛尔，一日 10mg，每 6～8 小时口服 1 次。

注：支气管哮喘或喘息型支气管炎患者禁用

用药方案 9（β_1 受体阻滞剂）：如酒石酸美托洛尔，一日 2～3 次，一次 12.5～25mg。

注：支气管哮喘或喘息型支气管炎患者

用药方案 10（放射性碘）：如 ^{131}I 治疗剂量、方法由医生根据患者情况来定。如碘（^{131}I）化钠口服溶液，其用量遵医嘱。

注：^{131}I 用药剂量（MBq）=甲状腺重量（g）×每克甲状腺 ^{131}I 用量（2.6～4.44MBq）/甲状腺最高吸碘率（%）

用药方案 11（甲状腺功能亢进症危象用药）：如丙硫氧嘧啶，600mg，首次口服或者经胃管注入，以后一次 200mg，每 4 小时 1 次。

用药方案 12（抑制甲状腺激素释放剂）：如复方碘溶液（SSPI），服用 PTU 后 1 小时开始服用，30～60 滴，以后一次 5～10 滴（0.25ml 或者 250mg），每 8 小时口服 1 次，一般使用 3～7 日；或碘化钠，其作用机制是抑制甲状腺激素释放。

用药方案 13（糖皮质激素）：如氢化可的松，一日 100mg，加入 5% 葡萄糖溶液 500ml 静脉滴注；或静脉注射地塞米松 2mg，每 6 小时 1 次，以后逐渐减少剂量。

用药方案 14（抗甲状腺中成药）：如抑亢丸一次 5g（25 丸），口服，一日 2 次；或其他抗甲状腺中成药，如甲亢灵、甲亢消、抑亢散、逍遥丸等。

用药方案 15（升白生血中成药）：如地榆升白片，口服，一次 2～4 片，一日 3 次；或其他升白生血中成药，如升血小板胶囊、益气养血口服液等。

（四）联合用药

1. 甲亢合并阵发性房颤，心悸明显患者初始阶段联合用药

用药方案 1（初始阶段抗甲状腺药物-1：甲巯咪唑，一日 20～40mg）或用药方案 2（初始阶段抗甲状腺药物-2：丙硫氧嘧啶，一日 150～400mg）+用药方案 8（β_2 受体阻滞剂：盐酸普萘洛尔，非哮喘或喘息者）或用药方案 9（β_1 受体阻滞剂：酒石酸美托洛尔，哮喘或喘息者）。

2. 甲亢维持阶段联合用药

用药方案 5（维持阶段抗甲状腺药物-1：甲巯咪唑，一日 2.5mg）或用药方案 6（维持阶段抗甲状腺药物-2：丙硫氧嘧啶，一日 25～100mg）+用药方案 7（抗甲状腺功能减退药：左甲状腺素钠片）。

3. 甲状腺功能亢进症危象联合用药

用药方案 11（甲状腺功能亢进症危象用药：丙硫氧嘧啶，600mg，首次口服或者经胃管注入，以后一次 200mg，每 4 小时 1 次），给予丙硫氧嘧啶 1 小时后+用药方案 12（抑制甲状腺激素释放剂：复方碘溶液）。

注：在上述联合用药中，凡注射剂联用时、凡中西药联用时以及与必须单独使用的药品联用时（包括联用药物相互有拮抗作用时）等，其联用方案中的药品均应独立、分时或序贯进行使用。

提示

1. 生活管理：①保持合理生活方式和戒烟，控制食物中的碘摄入量在合理水平，避免碘过量。②合理安排饮食，补充高热量、高蛋白质和高维生素及低碘营养。③适当休息，避免重体力活动，改善睡眠。④有突眼患者，应低盐饮食或辅以利尿剂以减轻眼部水肿，外出时戴深色眼镜防强光。

2. 用药建议：①抗甲状腺功能亢进药物治疗分为三个阶段：初治期、减量期和维持期。总疗程 12～18 个月，一般中途不停药。②抗甲状腺药

物最重要的副作用为粒细胞减少，可给予利可君、鲨肝醇等，也可试加中成药，尝试减少西药量，降低副作用。③β 受体阻滞剂：抑制儿茶酚胺升高的作用，可抗心律失常、改善肌肉震颤等症状。另外，还能抑制外周组织 T4 转换为 T3，阻断甲状腺激素对心肌的直接作用。在不能耐受 β 受体阻滞剂的患者中，非二氢吡啶类钙离子通道阻滞剂，如地尔硫䓬等对控制心率可能有作用。④注意：初始及减量阶段不主张联用左甲状腺素（L-T4），维持期可联用 L-T4 维持正常的甲状腺功能。⑤糖皮质激素适用于有高热或休克者。

3. 甲巯咪唑用于各种类型的甲状腺功能亢进症，哺乳期妇女禁用，服药期间宜定期检查血常规。

4. 丙硫氧嘧啶用于各种类型的甲状腺功能亢进症。应定期检查血常规及肝功能；严重肝功能损害，白细胞严重缺乏，对硫脲类药物过敏者禁用，哺乳期妇女禁用。

5. 盐酸普萘洛用于以下情况：①作为二级预防，降低心肌梗死死亡率。②高血压。③劳力型心绞痛。④控制室上性快速心律失常、室性心律失常，特别是与儿茶酚胺有关或洋地黄引起的心律失常。⑤减低肥厚型心肌病流出道压差，减轻心绞痛、心悸与昏厥等症状。⑥配合 α 受体阻滞剂用于嗜铬细胞瘤患者控制心动过速。⑦用于控制甲状腺功能亢进症的心率过快，也可用于治疗甲状腺功能亢进症危象。下列情况禁用：①支气管哮喘。②心源性休克。③心脏传导阻滞（Ⅱ～Ⅲ度房室传导阻滞）。④重度或急性心力衰竭。⑤窦性心动过缓。

6. 酒石酸美托洛尔用于治疗高血压、心绞痛、心肌梗死、肥厚型心肌病、主动脉夹层、心律失常、甲状腺功能亢进症、心脏神经官能症等。近年来尚用于心力衰竭的治疗，此时应在有经验的医师指导下使用。禁忌：低血压、显著心动过缓（心率＜45 次/分钟）、心源性休克、重度或急性心力衰竭、末梢循环灌注不良、Ⅱ度或Ⅲ度房室传导阻滞、病态窦房结综合征、严重的周围血管疾病。

7. 左甲状腺素钠片本品用于先天性甲状腺功能减退症（克汀病）与儿童及成人由于各种原因引起的甲状腺功能减退症的长期替代治疗，也可用于单纯性甲状腺肿，慢性淋巴性甲状腺炎，甲状腺癌手术后的抑制（及替代）治疗，也可用于诊断甲状腺功能亢进症的抑制试验。禁忌：患有非甲状腺功能低下性心力衰竭、快速型心律失常和近期出现心肌梗死者禁用，对本药过敏者禁用。

8. 复方碘溶液用于地方性甲状腺肿的治疗和预防；甲状腺功能亢进症手术治疗前的准备；甲状腺功能亢进症危象。禁忌：活动性肺结核患者、对碘化物过敏者应禁用。

9. 所有药品的药物相互作用、不良反应、禁忌和注意事项见其"说明书"

二、甲状腺功能减退症

（一）病因

1. 甲状腺功能减退症简称"甲减"，是由于甲状腺激素合成和分泌减少或组织作用减弱导致的全身代谢减退综合征。

2. 原发性甲减中自身免疫损伤是最常见的原因，其次为甲状腺破坏，包括手术、^{131}I 治疗及药物等因素。

3. 中枢性甲减或继发性甲减少见，是由于下丘脑和（或）垂体病变引起的促甲状腺激素释放激素或者促甲状腺激素合成和分泌减少所致。

4. 少见病因：甲状腺激素抵抗综合征（RTH）、消耗性甲减等。

（二）症状

成年进展缓慢，主要为代谢率减低和交感神经兴奋性下降的表现。

1. 外观异常如面色苍白，眼睑和颊部虚肿等。

2. 低代谢症候群：畏寒、少汗、乏力、体重增加、行动迟缓、言语缓慢、音调低哑。因血循环差和产热减少，体温可低于正常。

3. 其他表现为：神经精神系统如记忆力减退、重者痴呆等；心血管系统如心动过缓等；消化系统如厌食、腹胀等；肌肉与骨关节系统如肌肉无力，可有肌萎缩等；血液系统如需氧量减少；呼吸系统如可有胸腔积液；生殖系统如性腺发育不全；内分泌系统如女性月经过多、久病闭经、男性阳痿，性欲减退等；黏液性水肿昏迷如嗜睡、低体温等。

（三）用药方案

用药方案 1（甲减用药-1）：如左甲状腺素即优甲乐，一日 25～50μg，早餐前 30～60 分钟或睡前口服，每 3～7 日增加 25μg，直至需要的剂量，维持剂量，一日 75～150μg；老年人、有心脏病者应小剂量起始，如一日 12.5μg 起始，缓慢加量，如每 1～2 周增加 12.5μg。终身替代用药。妊娠妇女和儿童遵医嘱。不应与干扰 L-T4 吸收的药物同服，服用间隔应 >4

小时。

用药方案 2（甲减用药-2）：如甲状腺片，口服，10～20mg，一日 1 次。根据患者甲状腺激素 FT3、FT4 与促甲状腺激素测定的水平调整剂量，一般服药 4 周后可维持服用剂量一日 40～80mg。终身替代用药。

用药方案 3（甲减用药-3）：如碘塞罗宁注射剂 T3，静脉注射，首次 40～120μg，以后每 6 小时 5～15μg，至患者清醒改为口服；或碘塞罗宁片剂鼻饲一次 20～30μg，每 4～6 小时 1 次。清醒后改为口服。有心脏病者起始量为常规用量的 1/5～1/4。

用药方案 4（激素）：如氢化可的松，静脉滴注，一日 200mg，待患者清醒及血压稳定后减量。

用药方案 5（补血药）：如右旋糖酐铁片，口服，成人一次 2～4 片，一日 1～3 次，饭后服；或右旋糖酐铁注射液，深部肌内注射，一次 50～100mg（Fe），每 1～3 日一次；或其他补血药，如维生素 B_{12}、叶酸等。

用药方案 6（中成药）：如当归补血丸，一次 9 丸，一日 2 次；当归补血口服液，1 次 10ml，一日 2 次。

（五）联合用药

1. 甲状腺功能减退症贫血患者

用药方案 1（甲减用药-1：左甲状腺素）或用药方案 2（甲减用药-2：甲状腺片）+ 用药方案 5（补血药：右旋糖酐铁片）或用药方案 6（中成药：当归补血丸）。

2. 甲状腺功能减退症黏液性水肿昏迷患者

用药方案 3（甲减用药-3：碘塞罗宁）或和用药方案 4（激素：氢化可的松）。

注：在上述联合用药中，凡注射剂联用时、凡中西药联用时以及与必须单独使用的药品联用时（包括联用药物相互有拮抗作用时）等，其联用方案中的药品均应独立、分时或序贯进行使用。

 提示

1. 生活管理：①适量补充碘，避免长期大量食用致甲状腺肿的食物，例如卷心菜、芜菁、甘蓝、白菜、油菜，木薯，核桃等。②注意营养，食用足量蛋白质和丰富维生素，限制脂肪和富含胆固醇的饮食，纠正贫血。③碳酸锂、硫脲类、磺胺类、对氨基水杨酸钠、过氯酸钾、保泰松、硫氢酸盐、酪氨酸激酶抑制剂等、白介素-2、γ-干扰素等可能导致甲减，应用时应该监测甲状腺功能。④适当锻炼，劳逸结合，注意休息，不可劳累。

2. 用药建议：①除个体因其他疾病或不良反应严重而不能继续用药外，替代用药应是终身用药，初期应从小剂量开始，每隔 2～3 个月后，根据甲状腺激素 FT3、FT4 与促甲状腺激素测定的水平调整剂量。②对中、晚期重型病例，除口服甲状腺片或左甲状腺素外，需对症治疗如给氧、输液、控制感染、控制心力衰竭等。③有研究表明，左甲状腺素钠片联合硒酵母片治疗原发性甲状腺功能减退症的疗效优于单用左甲状腺素钠片，其可提高患者的治疗效果，改善患者 FT3、FT4 及 TSH 水平。④注意左甲状腺素钠片的药物相互作用，合用时应及时整剂量；如发现过量所致的不良反应，应立即停药。

3. 左甲状腺素见"第十一章第二节一、甲状腺功能亢进症的提示 7"。

4. 甲状腺片用于各种原因引起甲状腺功能减退症。心绞痛、冠心病和快速型心律失常者禁用。

5. 右旋糖酐铁片见"第十章第二节四、子宫肌瘤的提示 9"。

6. 当归补血丸，有当归、黄芪等成分，有补养气血功能。用于身体虚弱、气血两亏。

7. 碘塞罗宁用于甲状腺激素缺乏的替代治疗，黏液性水肿的治疗诊断甲状腺功能亢进症，并可治疗甲状腺癌。

8. 氢化可的松见"第五章第二节三、梅尼埃病的提示 8"。

9. 所有药品的药物相互作用、不良反应、禁忌和注意事项见其"说明书"

三、糖尿病

（一）病因

1. 糖尿病是由遗传和环境因素共同作用导致胰岛素分泌缺陷和（或）作用受损，或两者兼有引起的代谢紊乱，以高血糖为主要特点的代谢性疾病。其分型有四型：1 型糖尿病；2 型糖尿病；特异型糖尿病；妊娠糖尿病等。

2. 糖尿病病因有遗传因素（1 型和 2 型糖尿病）、环境因素（主要为

2 型糖尿病）如摄入高热量食物及饮食结构不合理、精神刺激等、病毒感染（1 型糖尿病）及遗传-环境因素相互作用如免疫功能紊乱、微生物感染的各种致病因子作用于机体导致胰岛功能减退、胰岛素抵抗等而引发的糖、蛋白质、脂肪、水和电解质等一系列代谢紊乱综合征。其发病机制是胰岛 B 细胞受损等。

（二）症状

1. 临床上以高血糖为主要特点。

2. 常见症状：①多尿、多饮、多食和消瘦等"三多一少"（多见于 1 型糖尿病）；②疲乏无力，肥胖（多见于 2 型糖尿病）。③其他症状：头昏、视物不清等。

（三）用药方案

用药方案 1（双胍类降糖药）：如盐酸二甲双胍片，口服。成人开始一次 0.25～0.5g，一日 2～3 次，以后根据疗效逐渐加量，一般一日量 1～1.5g，最多一日不超过 2g（8 片）。餐前、餐中、餐后服用均可。如效果不理想，加用其他口服降糖药或胰岛素。——用于 2 型糖尿病，或与胰岛素联合用于 1 型糖尿病；减少肝糖生成、加速糖的无氧酵解、减少糖的吸收。

用药方案 2（磺酰脲类-1）：如格列本脲（优降糖），1.25～5mg，一日 2～3 次，可从小剂量开始服用，最大剂量为一日 15mg，餐前 20 分钟服用。可单独使用或与二甲双胍等降糖药联合应用。——为第二代磺酰脲类药，可促进胰岛素分泌，用于轻、中度非胰岛素依赖型糖尿病，易发生低血糖反应，老人和肾功能不全者慎用。

用药方案 3（磺酰脲类-2）：如格列吡嗪，2.5～10mg，一日 2～3 次，可从小剂量开始服用，最大剂量为一日 30mg，餐前 20 分钟服用。可单独使用或与二甲双胍等降糖药联合应用。——为促泌剂，对降低餐后高血糖特别有效。

用药方案 4（磺酰脲类-3）：如格列齐特，40～80mg，一日 1 次起始，以血糖调整剂量，最大日剂量不超过 320mg，分两次服用。可单独使用或与二甲双胍等降糖药联合应用。——为促泌剂，适于 2 型糖尿病伴有肥胖症或伴有血管病变者。老年人及肾功能减退者慎用。

用药方案 5（磺酰脲类-4）：如格列喹酮（糖适平），15～60mg，一日 3 次，于餐前半小时服用。可从小剂量开始服用，一日最大剂量不超过 180mg。可单独使用或与二甲双胍等降糖药联合应用。——用于 2 型糖尿病，可诱导产生适量胰岛素。

用药方案 6（磺酰脲类-5）：如格列美脲，1～6mg，一日 1 次，固定于餐前服用，早、中、晚餐均可。起始剂量为一日 1mg，如果不能满意控制代谢状况，应根据血糖控制情况增加剂量。每隔 1～2 周，逐步增加剂量至一日 2mg、3mg 甚至 4mg。可单独使用或与二甲双胍等降糖药联合应用。——为促泌剂，第三代新的口服磺酰脲类药，更少影响心血管。

用药方案 7（非磺酰脲类）：如瑞格列奈，从 0.5mg 起始，于餐前 15 分钟内服用，一日 2～4 次。以血糖调整剂量，最大单次剂量为 4mg，最大日剂量不超过 16mg。可单独使用或与二甲双胍等降糖药联合应用。——为短效促胰岛素分泌剂，用于 2 型糖尿病。

用药方案 8（噻唑烷二酮类胰岛素增敏剂）：如吡格列酮，15～45mg，口服，一日 1 次。可单独使用或与二甲双胍等降糖药联合应用；或其他胰岛素增敏剂，如罗格列酮等。——为增敏剂，用于 2 型糖尿病。

用药方案 9（GLP-1 类似物）：如利拉鲁肽，起始剂量为一日 0.6mg，可在任意时间皮下注射。根据血糖和患者消化道反应耐受情况，1 周后可增加剂量至 1.2mg，再 1 周后增加剂量至 1.8mg，推荐一日剂量不超过 1.8mg。轻度肾功能损害的患者不需要进行剂量调整。可单独使用或与二甲双胍等降糖药联合应用；或其他 GLP-1 类似物或激动剂，如艾塞那肽等。——为内源性肠促胰岛素激素，用于 2 型糖尿病。

用药方案 10［二肽基肽酶 4（DPP-4）抑制剂-1］：如西格列汀，100mg，一日 1 次，口服。轻度肾功能不全患者，不需调整剂量；中度肾功能不全患者，剂量调整为 50mg，一日 1 次；严重肾功能不全患者或需血液透析或腹膜透析患者，剂量调整为 25mg，一日 1 次。可单独使用或与二甲双胍等降糖药联合应用。——可减少内源性 GLP-1 的灭活，用于 2 型糖尿病。

用药方案 11（二肽基肽酶 4 抑制剂-2）：如利格列汀（净），推荐剂量 5mg，一日 1 次，口服。肝、肾功能不全患者，不需调整剂量。可单独使用或与二甲双胍等降糖药联合应用。——可减少内源性 GLP-1 的灭活，用于 2 型糖尿病。

用药方案 12［钠-葡萄糖协同转运蛋白 2（SGLT2）抑制剂］：如达格列净，推荐起始剂量 5mg，可增至 10mg，一日 1 次，口服。轻度肾功能不全［eGFRN 60ml/（min·1.73m^2）］的患者无须调整剂量，eGFRN

持续在 30～60ml/（min·1.73m²），不推荐使用本品。轻、中度或重度肝功能受损患者无须调整剂量。可单独使用或与二甲双胍等降糖药联合应用。——可增加尿糖排泄，用于 2 型糖尿病。

用药方案 13（葡萄糖苷酶抑制剂）：如阿卡波糖即拜唐苹，50～100mg，一日 1～3 次，一般推荐剂量为起始剂量一次 50mg，一日 3 次，最大剂量至一次 100mg，一日 3 次，餐前嚼服。——用于 2 型糖尿病，或与胰岛素联合用于 1 型糖尿病。

用药方案 14（人胰岛素类似物-1）：如来得时（甘精胰岛素注射液），用量应因人而异，剂量调整幅度是 2U，最大的单次注射剂量为 40U。通常，10U，一日 1 次，睡前或固定的时间皮下注射给药。

用药方案 15（人胰岛素类似物-2）：如地特胰岛素，10U，皮下注射，一日 1 次，睡前服用。——基础胰岛素治疗。

用药方案 16（人胰岛素-1）：如人胰岛素 R，6U/6U/6U，皮下注射，三餐前 30 分钟。

用药方案 17（人胰岛素-2）：如门冬胰岛素，6U/6U/6U，皮下注射，三餐前 5 分钟。

用药方案 18（人胰岛素-3）：如赖脯胰岛素注射液，6U/6U/6U，皮下注射，三餐前 5 分钟。

用药方案 19（中成药-1）：如甘露消渴胶囊，口服，一次 4～5 粒，一日 3 次。

用药方案 20（中成药-2）：如消渴丸，口服，一次 5～10 丸，一日 2～3 次。饭前用温开水送服。或遵医嘱。

注：胰岛素：有动物胰岛素、重组人胰岛素注射液和预混 30R 制剂、长效胰岛素类似物如甘精胰岛素等，适于 1 型糖尿病患者和 2 型糖尿病患者。使用方法见说明书和遵医嘱。

（四）联合用药

1. 2 型糖尿病有效的用药组合，用于口干、口渴、多饮、多尿等症状

用药方案 1（双胍类降糖药：盐酸二甲双胍片）＋用药方案 4（磺酰脲类-3：格列齐特）＋用药方案 19（中成药-1：甘露消渴胶囊）。

2. 1 型糖尿病有效的用药组合，用于口干、多饮、多尿、消瘦等不适

用药方案 14（人胰岛素类似物-1：甘精胰岛素注射液）＋用药方案 18（人胰岛素-3：赖脯胰岛素注射液）或用药方案 1（双胍类降糖药：盐

酸二甲双胍片）。

注：赖脯胰岛素餐前 10 分钟皮下注射，甘精胰岛素晚睡前皮下注射。

3. 2 型糖尿病单一药或双联用药无效患者

用药方案 1（双胍类降糖药：盐酸二甲双胍片）＋用药方案 13（葡萄糖苷酶抑制剂：阿卡波糖）＋用药方案 7（非磺酰脲类：瑞格列奈）。

注：在上述联合用药中，凡注射剂联用时、凡中西药联用时以及与必须单独使用的药品联用时（包括联用药物相互有拮抗作用时）等，其联用方案中的药品均应独立、分时或序贯进行使用。

提示

1. 生活管理：①糖尿病患者或其高危人群在日常生活中应控制体重、合理膳食、适量运动、戒烟、限酒、限盐、心理平衡、减轻精神压力、保持心情愉悦。其中饮食控制是各种类型糖尿病治疗的基础，运动是糖尿病治疗的关键。②饮食治疗主要控制碳水化合物、蛋白质、脂肪及其总热量。③运动治疗一般为有氧运动，运动时间每日至少 30 分钟以上。

2. 用药建议：①糖尿病应联合用药，一般情况下以"二甲双胍"为基础，加其他糖尿病药联用，不同类型口服药可联合增效，口服药与胰岛素可联合增效。常用的五类抗高血糖药：磺脲类和非磺脲类为促泌剂；双胍类为减少葡萄糖的输出；葡萄糖苷酶抑制剂；噻唑烷二酮类（TZDs）为增敏剂；其他降糖药物如二肽基肽酶 4 抑制剂等；胰岛素控制高血糖等，其控制高血糖的机制各不相同，均可联合应用。②二联用药：以"二甲双胍"为基础，根据个体情况选择分别加：胰岛素促泌剂或葡萄糖苷酶抑制剂或噻唑烷二酮类注射类胰岛素（一日 1～2 次）及其他类。③三联用药：二甲双胍＋任意两种药。④如果三联用药仍不达标，应采用胰岛素多次注射：二甲双胍＋基础胰岛素＋餐时胰岛素每日多次预混胰岛素。但应停用胰岛素促泌剂。⑤当二甲双胍不适用时，可由有独特机制的拜唐苹代替。⑥对症选药联用时，要注意各类药的互相作用。⑦胰岛素的起始治疗：2 型糖尿病患者经过改变生活方式和口服降糖药联合治疗 3 个月，若血糖仍未达到控制目标，应及时开始胰岛素治疗。2 型糖尿病患者的胰岛素起始治疗可以采用一日 1～2 次胰岛素，一日 1 次胰岛素治疗者往往需要联合应用口服降糖药。

3. 盐酸二甲双胍片用于单纯饮食控制不满意的 2 型糖尿病患者，尤其是肥胖和伴高胰岛素血症者，用本药不但有降血糖作用，还可能有减轻体重和高胰岛素血症的效果。禁用：2 型糖尿病伴有酮症酸中毒；肝及肾功能不全（血清肌酐超过 1.5mg/dl）；肺功能不全；心力衰竭；急性心肌梗死；严重感染和外伤；重大手术以及临床有低血压和缺氧情况；糖尿病合并严重的慢性并发症（如糖尿病肾病、糖尿病眼底病变）；静脉肾盂造影或动脉造影前；酗酒者；严重心、肺病患者；维生素 B_{12}、叶酸和铁缺乏的患者；全身情况较差的患者（如营养不良、脱水）等。

4. 格列齐特缓释片用于当单用饮食疗法、运动治疗和减轻体重不足以控制血糖水平的成人非胰岛依赖型糖尿病（2 型）。禁忌：已知对格列齐特或其中某一种赋形剂、其他磺脲类、磺胺类药物过敏；1 型糖尿病；糖尿病昏迷前期；糖尿病酮症酸中毒；严重肾或肝功能不全（对这些病例建议应用胰岛素）；应用咪康唑治疗者；哺乳期。

5. 甘露消渴胶囊，含有熟地黄、地黄、枸杞子、地骨皮、山茱萸、玄参、人参、党参、黄芪、菟丝子、天花粉、当归、黄连、白术、桑螵蛸、天冬、麦冬、泽泻、茯苓等成分，有滋阴补肾、健脾生津功能。用于非胰岛素依赖型糖尿病。

6. 甘精胰岛素注射液用于需用胰岛素治疗的糖尿病患者。禁忌：对甘精胰岛素或其注射液中任何一种赋形剂过敏者（参见赋形剂）、糖尿病酮症酸中毒的治疗，不能选用甘精胰岛素，推荐静脉注射常规胰岛素。

7. 赖脯胰岛素注射液适用于需控制高血糖的糖尿病患者。禁用：低血糖发作时、对赖脯胰岛素或其赋形剂过敏者。

8. 阿卡波糖配合饮食控制治疗 2 型糖尿病。禁用：对阿卡波糖和（或）非活性成分过敏者；鉴于尚无本品对儿童和青春期少年的疗效和耐受性的足够资料，本品不应使用于 18 岁以下的患者；有明显消化和吸收障碍的慢性胃肠功能紊乱患者；患有由于肠胀气而可能恶化的疾患（如 Roemheld 综合征、严重的疝、肠梗阻和肠溃疡）的患者；严重肾功能损害（肌酐清除率＜25ml/min）的患者；妊娠期妇女及哺乳期妇女等。

9. 瑞格列奈用于饮食控制、减轻体重及运动锻炼不能有效控制其高血糖的 2 型糖尿病（非胰岛素依赖型）患者。当单独使用二甲双胍不能有效控制其高血糖时，瑞格列奈可与二甲双胍合用。治疗应从饮食控制和运动锻炼降低餐时血糖的辅助治疗开始。禁忌：①已知对瑞格列奈或本品中的任何赋型剂过敏的患者。②1 型糖尿病患者（胰岛素依赖型，IDDM），C-肽阴性糖尿病患者。③伴随或不伴昏迷的糖尿病酮症酸中毒患者。④重度肝功能异常。⑤伴随使用吉非贝齐。

10 所有药品的药物相互作用、不良反应、禁忌和注意事项见其"说明书"

四、高脂血症

（一）病因

1. 高脂血症（血脂异常）通常指血清中胆固醇和（或）TG 水平升高，俗称高脂血症。泛指包括低 HDL-C 血症在内的各种血脂异常。其病因可分为原发性和继发性两大类。

2. 原发性高脂血症除了不良的生活方式（如高能量、高脂和高糖饮食、过度饮酒等）与血脂异常有关，大部分原发性高脂血症是由于单一基因或多个基因突变所致。故带有先天性和遗传性。

3. 继发性高脂血症是指由于其他疾病所引起的血脂异常，其中主要是代谢性紊乱疾病（如糖尿病，甲状腺功能减退症、痛风、肝病、肾病等）。此外与服用某些药物（如利尿剂、非心脏选择性 β-受体阻滞剂、糖皮质激素等）、年龄、性别、饮酒、吸烟、饮食、体力活动、精神情绪等因素有关。

（二）症状

主要是黄色瘤、头晕不适。常见多数患者无明显症状和异常体征。一般会有肥胖、血黏度增高等。

（三）用药方案

用药方案 1（他汀类-1）：如阿托伐他汀，成人常用量 口服：10～80mg，一日 1 次，睡前或晚餐后服用。剂量可按需要调整，但最大剂量不超过一日 80mg。——降低胆固醇、低密度脂蛋白（TC 血清总胆固醇升高为主的患者）。

用药方案 2（他汀类-2）：如瑞舒伐他汀，成人常用量，口服 5～20mg，一日 1 次，晚餐时服用。剂量可按需要调整，但最大剂量不超过一日 20mg。——适用于高胆固醇血症（Ⅱa 型）或混合型血脂异常症（Ⅱb 型）。

用药方案 3（他汀类-3）：如辛伐他汀，成人常用量，口服 10～20mg，每晚 1 次，剂量可按需要调整，但最大剂量不超过一日 40mg；或其他他汀类药。——降低总胆固醇和低密度脂蛋白胆固醇。

用药方案 4（贝特类即苯氧芳酸类）：如非诺贝特，100mg，一日 3 次；或微粒型，200mg，每晚一次；或吉非贝齐，一次 0.6g，一日 2 次；或苯扎贝特，一次 0.2g，一日 3 次。——适用于甘油三酯（TG）升高为主的患者。

用药方案 5（胆酸螯合剂）：如考来烯胺，初始剂量为一日 5g（无水考来烯胺），分 2 次服用，维持剂量为一日 2～4g（无水考来烯胺），分 2 次或多次服用；或其他胆酸螯合剂，如考来替泊、考来维仑、降胆葡胺等。——降低血浆总胆固醇（TC）和低密度脂蛋白胆固醇（LDL-C）；与他汀类联用，可明显提高调脂疗效。

用药方案 6（烟酸类）：如烟酸缓释片，口服，推荐第 1～4 周剂量为一次 1 片（0.5g），一日 1 次；第 5～8 周剂量为一次 2 片（1g），一日 1 次。8 周后，根据患者的疗效和耐受性渐增剂量，最大剂量为 2g。维持剂量为一日 1～2g，睡前服用。女性患者的剂量低于男性患者；或其他烟酸类药物，如烟酸肌醇酯、阿昔莫司、维生素 E 烟酸酯胶囊等。——降低血清甘油三酯、胆固醇、VLDL 和 LDL。

用药方案 7（高纯度鱼油制剂）：如 ω-3 脂肪酸，常用剂量为一次 0.5～1.0g，一日 3 次。——主要用于治疗高甘油三酯（TG）血症。

用药方案 8（改善脂质代谢泛硫乙胺类）：如潘特生，常用剂量为 100～200mg（1～2 粒），一日 3 次，可长期服用。——降低血清胆固醇、促进动脉壁积存的胆固醇酯消散。

用药方案 9（选择性胆固醇吸收抑制剂）：如依折麦布片，一日 1 次，一次 10mg，可单独服用或与他汀类联合应用，可在一日之内任何时间服用，可空腹或与食物同时服用。——单独应用他汀类药，胆固醇水平不能达标或不能耐受较大剂量他汀治疗的患者。

用药方案 10［调脂新药前蛋白转化酶枯草杆菌蛋白酶 Kexin-9（PCSK9）抑制剂］：如 Repatha（Evolocumab Injection）瑞百安（依洛尤单抗注射液），一次 140mg，每两周 1 次（成人原发性疾病）或一次 420mg，每月 1 次（成人和 12 岁及以上儿童纯合子型家族性胆固醇血症）；或 Praluent 即 Alirocumab，推荐剂量为一次 75mg 或 150mg，每两周 1 次；或其他调脂新药，如洛美他派、米泊美生、普罗布考等。——适用于严重血脂异常，特殊血脂异常。

用药方案 11（降压药）：如苯磺酸左氨氯地平片，口服，一次 5～10mg，一日 1 次。

用药方案 12（中成药及其他调脂药）：如血脂康胶囊，一次 0.6g（2 粒），一日 2 次，饭后服用；或脂必妥片，口服，一次 3 片，一日 2 次，早晚饭后服用或遵医嘱；或其他中成药，如脂必泰胶囊、降脂宁片、多甘烷醇等，及影响脂蛋白代谢药，普罗布考。——具有轻、中度降低胆固醇作用。

（四）联合用药

1. 高脂血症并动脉硬化性心血管疾病（ASCVD）极高危患者及慢性肾脏疾病（CKD）患者

用药方案 1（他汀类-1：阿托伐他汀）+ 用药方案 9（选择性胆固醇吸收抑制剂：依折麦布片）。

2. 高 TG 伴低 HDL-C 水平患者

用药方案 4（贝特类即苯氧芳酸类：吉非贝齐）+ 用药方案 2（他汀类-2：瑞舒伐他汀）。

注：开始合用时，宜用小剂量，采取晨服贝特类药物、晚服他汀类药物的方式，避免血药浓度的显著升高，并密切监测肌酶和肝酶，如无不良反应，可逐步增加他汀类药物剂量。

3. 混合型高脂血症患者

用药方案 1（他汀类-1：阿托伐他汀）或用药方案 2（他汀类-2：瑞舒伐他汀）+ 用药方案 7（高纯度鱼油制剂：ω-3 脂肪酸）。

注：不宜长期应用。

4. 严重血脂异常尤其是 FH、HoFH（高胆固醇血症）患者

用药方案 1（他汀类-1：阿托伐他汀）+ 用药方案 9（选择性胆固醇吸收抑制剂：依折麦布）+ 用药方案 10［调脂新药前蛋白转化酶枯草杆菌蛋白酶 Kexin-9（PCSK9）抑制剂：Repatha］。——三联合用

注：在上述联合用药中，凡注射剂联用时、凡中西药联用时以及与必须单独使用的药品联用时（包括联用药物相互有拮抗作用时）等，其

联用方案中的药品均应独立、分时或序贯进行使用。

 提示

1. 生活管理：①减少饱和脂肪酸和胆固醇的摄入，选择能够降低 LDL-C 的食物（如植物甾醇、可溶性纤维）。如控制饮食结构，低热量饮食。每日摄入碳水化合物占总能量的 50%～65%，饮食应包含 25～40g 膳食纤维（其中 7～13g 为水溶性膳食纤维）；要低脂（植物油一日 25～30g）、低盐（一日 5g）。②改善生活习惯，须戒烟限酒，规律工作与生活。③控制体重，适量运动，注重锻炼，每周 5～7 日、一次 30 分钟的中等强度代谢运动。

2. 用药建议：①他汀类药物经过 CYP3A4 酶代谢，红霉素、环孢素、葡萄柚汁等抑制该酶活性的药物或食物会增加他汀类药物发生肌病等风险，联合使用时需密切监测肌酸激酶水平；利福平等其他该酶诱导剂，可降低他汀类药物的血药浓度；与非诺贝特、吉非贝齐、烟酸、秋水仙碱等联用时，有增加肌病、横纹肌溶解发生的风险。②非诺贝特禁止与其他贝特类药物合用，会增加横纹肌溶解等不良反应；不建议与他汀类药物合用；与香豆素类抗凝剂合用时，会增强后者的抗凝效应。③吉非贝齐与他汀类药物合用发生肌病的危险性相对较多，开始合用时宜用小剂量，采取晨服贝特类药物、晚服他汀类药物的方式，避免血药浓度的显著升高，并密切监测肌酶和肝酶，如无不良反应，可逐步增加他汀类药物剂量。④他汀类药物与 n-3 脂肪酸联合应用时，由于服用较大剂量 n-3 多不饱和脂肪酸有增加出血的危险，并增加糖尿病和肥胖患者热卡摄入，不宜长期应用。⑤注意他汀药联合用药中的配伍禁忌如长期服用他汀类等降脂药的患者，要慎重选用抗生素，尤其是红霉素和抗真菌药物，会导致发生横纹肌溶解的危险性增加；他汀类降脂药与贝特类、烟酸制剂、环孢素同时使用，有可能引起伴有急剧肾功能恶化的横纹肌溶解症等。⑥中药血脂康胶囊其调脂机制与他汀类似，由特制红曲加入稻米生物发酵精制而成，主要成分为 13 种天然复合他汀，系无晶型结构的洛伐他汀及其同类物。常用剂量为 0.6g，一日 2 次，值得提倡。另外，脂必泰是一种红曲与中药（山楂、泽泻、白术）的复合制剂、多廿烷醇是从甘蔗蜡中提纯的一种含有 8 种高级脂肪伯醇的混合物，它们的不良反应都少见。

3. 阿托伐他汀钙片用于治疗高胆固醇血症和混合型高脂血症。禁用：对洛伐他汀过敏的患者；对其他 HMG-CoA 还原酶抑制剂过敏者；有活动性肝病或不明原因血氨基转移酶持续升高的患者。

4. 依折麦布用于原发性高胆固醇血症。益适纯（依折麦布片）作为饮食控制以外辅助治疗，可单独或与 HMG-CoA 还原酶抑制剂（他汀类）联合应用于治疗原发性（杂合子家族性或非家族性）高胆固醇血症，可降低总胆固醇（TC），低密度脂蛋白胆固醇（LDL-C），载脂蛋白 B（Apo B）。对于纯合子家族性高胆固醇血症（HoFH），本品与他汀类联合应用，可作为其他降脂治疗的辅助疗法（如 LDL-C 血浆分离置换法），或在其他降脂治疗无效时用于降低 HoFH 患者的 TC 和 LDL-C 水平。对于纯合子谷甾醇血症（或植物甾醇血症），本品作为饮食控制以外的辅助治疗，用于降低纯合子家族性谷甾醇血症患者的谷甾醇和植物甾醇水平。禁忌：对本品任何成分过敏者，活动性肝病，或原因不明的血清转氨酶持续升高的患者，所有 HMG-CoA 还原酶抑制剂被限制使用于怀孕及哺乳期妇女，当本品与此类药物联合用药于有潜在分娩可能性的妇女时，应参考 HMG-CoA 还原酶抑制剂产品标签（见孕妇及哺乳期妇女用药）。

5. 吉非贝齐用于提高脂蛋白酯酶活性，使血浆甘油三酯清除增加；抑制外周血液中脂肪酸分解，并减少肝脏游离脂肪酸分泌，使胆固醇和甘油三酯合成原料减少，胆固醇和甘油三酯合成减少；抑制极低密度脂蛋白和载脂蛋白 B 合成，虽可轻度降低血低密度脂蛋白胆固醇血浓度，但在Ⅳ型高脂蛋白血症可能使低密度脂蛋白有所增高。升高高密度脂蛋白胆固醇，有利于胆固醇转运和清除。禁忌：对本药过敏者，严重肝、肾功能不全，原发性胆汁性肝硬化，胆囊疾患或胆石症患者禁用。

6. 瑞舒伐他汀钙片，本品适用于经饮食控制和其他非药物治疗（如运动治疗、减轻体重）仍不能适当控制血脂异常的原发性高胆固醇血症（Ⅱa 型，包括杂合子家族性高胆固醇血症）或混合型血脂异常症。禁忌：对瑞舒伐他汀或本品中任何成分过敏者；动性肝病患者，包括原因不明的血清转氨酶持续升高和任何血清转氨酶升高超过 3 倍的正常值上限（ULN）的患者；重度肾功能损害的患者（肌酐清除率<30ml/min）；肌病患者；同时使用环孢素的患者；妊娠期间、哺乳期间，以及有可能怀孕而未采用适当避孕措施的妇女。

7. ω-3 脂肪酸（心脑金）经全球医学界研究发现，ω-3 对于多种疾病具有显著作用，可能让人觉得不可思议。然而 ω-3 确实是一种很特别的营养素，在众多的营养保健品中，ω-3 是唯一被全球医学界研究最多、最深、和被发现功效最广的天然物质。

8. 瑞百安 Repatha（依洛尤单抗注射液，evolocumab，属 PCSK9 类），是一种人单克隆免疫球蛋白 G2（IgG2）。用于纯合子型家族性高胆固醇血症：如成人或 12 岁以上青少年的纯合子型家族性高胆固醇血症，可与饮食疗法和其他降低低密度脂蛋白（LDL）的治疗（例如他汀类药物、依折麦布、LDL 分离术）合用，用于患有纯合子型家族性高胆固醇血症（HoFH）且需要进一步降低低密度脂蛋白胆固醇（LDL-C）的患者。用于成人动脉粥样硬化性心血管疾病（ASCVD）的治疗，以降低心肌梗死、卒中等等。

9. 所有药品的药物相互作用、不良反应、禁忌和注意事项见其"说明书"。

五、骨质疏松症

（一）病因

1. 骨质疏松症是一种以骨量低、骨组织微结构损坏导致骨脆性增加、易发生骨折为特征的全身性代谢性骨病。骨质疏松症按病因分为原发性和继发性两大类。骨吸收增加和（或）骨形成减少及骨质量下降会导致骨质疏松症。

2. 骨吸收增加因素：性激素缺乏、活性维生素 D 缺乏和 PTH（甲状旁腺激素）分泌增多、细胞因子表达紊乱、其他年龄因素等。

3. 骨形成减少的因素：遗传因素、发育、营养、生活方式和全身性疾病（如内分泌因素疾病等）等可致峰值骨量降低，加上年龄可致骨重建功能衰退，继而致使骨形成减少。

4. 多重诱因可引发过度骨重建或骨重建过程中骨吸收与骨形成的失衡，造成骨量减少、骨质量下降，导致骨强度降低，最终发生骨质疏松症。

（二）症状

疼痛（多见腰背痛）、身长缩短、驼背、易骨折、呼吸功能下降、胸廓畸形、不明原因跌倒、便秘腹胀等。

（三）用药方案

用药方案1（促进骨矿化药物-1）：如碳酸钙 D_3 片，每片含碳酸钙 1.5g（相当于钙 600mg）；或维生素 D_3，125U，口服，一次 1 片，一日 1～2 次；或钙尔奇 D，口服，一次 1～2 片，一日 2 次；或维生素 D_2 软胶囊，一日 400～800U（一次 1～2 粒，一日 1 次）；或碳酸钙片，每片 0.75g，一日 1～4 片，分 1～2 次饭后服用。——基础治疗

用药方案 2（促进骨矿化药物-2）：如维 D 钙咀嚼片，一次 2 片，一日 1 次，2 个月为 1 个疗程；或维生素 D 滴剂，口服，一次 1 粒，一日 2 次；或多维元素片，口服，成人一日 1 片，饭时或饭后服用。——基础治疗

用药方案 3（促进骨矿化药物-3）：如阿法骨化醇，一日 0.5～1μg，为了防止高血钙的发生，阿法骨化醇从一日 0.25μg 开始，服药初期必须 1～4 周测定血钙水平，剂量可按一日 0.25～0.5μg 的增量逐步增加，1 个月为 1 个疗程，连续 2 个疗程；或骨化三醇，0.25μg，一日 2 次。——增加肠道钙的吸收

用药方案 4（骨吸收抑制药物-1）：如鲑鱼降钙素注射液（密盖息），一日 50 U 或隔日 100 U，皮下或肌内注射，35 日为 1 个疗程，连续使用时间一般不超过 3 个月；或其他降钙素，如依降钙素等。——缓解骨痛，绝经后骨质疏松症、骨质疏松症性骨折疼痛。

用药方案 5（骨吸收抑制药物-2）：如阿仑膦酸钠，推荐剂量为 70mg，每周 1 次，或 10mg，一日 1 次。本品必须在用药当日第一次进食、喝饮料或应用其他药物治疗之前至少半小时，用一满杯白水送服，服药后至少 30 分钟内不要躺卧；或唑来膦酸静脉注射剂 5mg，静脉滴注，至少 15 分钟，每年 1 次，药物使用前应充分水化；或其他骨吸收抑制药物，如利塞膦酸钠、依替膦酸二钠等。阿仑膦酸钠应在补充钙剂和维生素 D 基础上使用。——对低、中度骨折风险者，骨质疏松症及老年性骨质疏松症；对口服不能耐受、禁忌、依从性欠佳及高骨折风险者用注射制剂（如唑来膦酸等）。

用药方案 6（骨吸收抑制药物-3）：如尼尔雌醇片，口服，一次 2mg，每两周 1 次；或其他雌激素，如己烯雌酚片、雌二醇片、戊酸雌二醇片、替勃龙片、大豆异黄酮及选择性雌激素受体调节剂（SERMs）等。——雌激素替代疗法，绝经期或更年期综合征

用药方案 7（骨形成促进药物-1）：如甲基睾酮，一日 5～10mg；或其他雄性激素，如苯丙酸诺龙等。——骨折不愈合及严重的骨质疏松

用药方案 8（骨形成促进药物-2）：如注射用重组人甲状旁腺激素，20μg，皮下注射，一日 1 次，使用时间小于 2 年；或骨肽粉针，每支 10mg，肌内注射，一次 1 支，一日 1 次，2 个月为 1 个疗程；或其他促进骨形成药物，如特立帕肽（甲状旁腺激素类似物）和生长激素（GH）等。——治疗绝经后妇女骨质疏松。

用药方案 9（中成药）：如仙灵骨宝胶囊，口服，一次 3 粒，一日 2 次，4～6 周为一疗程，或遵医嘱；或其他中成药，如强骨胶囊、金天格胶囊、续断壮骨胶囊、骨疏康、恒古骨伤愈合剂等。

用药方案 10（中药方剂）：如益肾健髓汤，何首乌、熟地黄、杜仲、黄芪各 15g，狗脊、肉苁蓉、当归、骨碎补、淫羊藿、菟丝子、桑寄生各 10g，一日 1 剂，水煎服，2 个月为 1 个疗程；或其他中药，如补中益气汤、六味地黄汤等。

（四）联合用药举例

1. 轻度骨质疏松者

用药方案 1（促进骨矿化药物-1：碳酸钙 D_3 片）＋用药方案 2（促进骨矿化药物-2：多维元素片）＋用药方案 3（促进骨矿化药物-3：骨化三醇）。

2. 中、重度骨质疏松症及其骨折引起的骨痛者

用药方案 2（促进骨矿化药物-2：维 D 钙咀嚼片）＋用药方案 3（促进骨矿化药物-3：阿法骨化醇软胶囊）＋用药方案 4［骨吸收抑制药物-1：鲑鱼降钙素注射液（密盖息）］＋用药方案 10（中药方剂：益肾健髓汤）。

注：有人建议加骨肽粉针；钙剂＋维生素 D 和（或）双磷酸盐类药物：可用于原发性骨质疏松症 I 型（特别是不愿意接受雌激素治疗者）及骨质疏松症 II 型；上述联合治疗中，如患者存在严重骨痛可加用降钙素治疗。

3. 中、重度骨质疏松有低、中度骨折风险者

用药方案 1（促进骨矿化药物-1：碳酸钙 D_3 片）＋用药方案 2（促进骨矿化药物-2：维生素 D 滴剂）＋用药方案 5（骨吸收抑制药物-2：阿仑膦酸钠）。

注：对口服不能耐受、禁忌、依从性欠佳及高骨折风险者使用注射

制剂（如唑来膦酸等）。

4. 女性绝经后骨质疏松症

用药方案 1（促进骨矿化药物-1：碳酸钙 D_3 片）＋用药方案 3（促进骨矿化药物-3：骨化三醇）＋用药方案 6（骨吸收抑制药物-3：尼尔雌醇片）或加用药方案 5（骨吸收抑制药物-2：阿仑膦酸钠片）。短期联合使用。

注：在上述联合用药中，凡注射剂联用时、凡中西药联用时以及与必须单独使用的药品联用时（包括联用药物相互有拮抗作用时）等，其联用方案中的药品均应独立、分时或序贯进行使用。

　提示

1. 生活管理：①加强营养食补：多食用含钙、磷、维生素 D 等的食物，如黄豆、牛奶、鸡蛋、鱼、虾、杂粮、绿叶蔬菜等。②坚持体育锻炼，适当运动，多接受阳光，防止摔跤等。③规范生活习惯：不吸烟，不饮酒，少喝咖啡、浓茶及含碳酸饮料，少吃糖及食盐等。④服用钙剂要多饮水，空腹服用效果较好。

2. 用药建议：①抗骨质疏松联合用药方案有两种形式，即同时联合方案及序贯联合方案，但其基础为"钙制剂＋维生素 D"。②同时联合方案如，基础用药（钙制剂＋维生素 D）＋骨吸收抑制（双膦酸盐类/降钙素类/激素替勃龙/选择性雌激素受体调节剂雷诺昔芬等）；或基础用药（钙制剂＋维生素 D）＋骨形成促进剂（甲状旁腺激素类/氟化物/生长激素类/他汀类等）。③序贯联合方案如，基础用药一段时间后停用→替代（基础用药＋骨吸收抑制）一段时间后停用→替代（基础用药＋骨形成促进剂）。不建议同时应用相同作用机制的药物来治疗骨质疏松症，如同时用（双膦酸盐＋甲状旁腺激素制剂），得不到加倍的效果。④基础用药可加骨化醇类，如（钙制剂＋维生素 D＋阿法骨化醇）。⑤"联合用药举例"中均可试加用药方案 9（中成药：仙灵骨宝胶囊等）。⑥注意：高钙血症不宜使用钙剂、补钙超量有增加肾结石和心血管疾病风险。故在用药治疗过程中要定期监测血钙、尿钙水平，避免发生高钙血症及肾结石等情况。⑦雷尼酸锶为抑制骨吸收和促进骨形成双重作用的锶盐类抗骨质疏松药物。⑧阿巴洛肽、骨硬化素抑制剂、选择性组织蛋白酶、选择性组织蛋白酶 K 抑制剂等为抗骨质疏松新型药物。

3. 碳酸钙片用于预防和治疗钙缺乏症，如骨质疏松，手足抽搐症，骨发育不全，佝偻病以及儿童、妊娠和哺乳期妇女、绝经期妇女、老年人钙的补充。禁忌：高钙血症、高钙尿症、含钙肾结石或有肾结石病史者禁用。

4. 多维元素片用于预防和治疗因维生素与矿物质缺乏所引起的各种疾病。禁忌：慢性肾功能衰竭、高钙血症、高磷血症伴肾性佝偻病患者禁用。

5. 骨化三醇用于以下疾病：①绝经后骨质疏松。②慢性肾功能衰竭尤其是接受血液透析患者之肾性骨营养不良症。③术后甲状旁腺功能低下。④特发性甲状旁腺功能低下。⑤假性甲状旁腺功能低下。⑥维生素 D 依赖性佝偻病。⑦低血磷性维生素 D 抵抗型佝偻病等。禁忌：①禁用于与高血钙有关的疾病，亦禁用于已知对本品或同类药品及其任何赋形剂过敏的患者；②禁用于有维生素 D 中毒迹象的患者。

6. 维 D 钙咀嚼片用于妊娠和哺乳期妇女、更年期妇女、老年人、儿童等的钙补充剂，并帮助防治骨质疏松症。高钙血症、高尿酸血症者禁用。

7. 阿法骨化醇软胶囊用于以下疾病：①佝偻病和软骨病。②肾性骨病。③骨质疏松症。④甲状旁腺功能减退症。禁忌：对维生素 D 及其类似物过敏、具有高钙血症、有维生素 D 中毒征象者禁用。

8. 鲑鱼降钙素注射液（密盖息）用于以下疾病：①禁用或不能使用常规雌激素与钙制剂联合治疗的早期和晚期绝经后骨质疏松症以及老年性骨质疏松症。②继发于乳腺癌、肺癌或肾癌、骨髓瘤和其他恶性肿瘤骨转移所致的高钙血症。③变形性骨炎。④甲状旁腺功能亢进症、缺乏活动或维生素 D 中毒（包括急性或慢性中毒）。⑤痛性神经营养不良症或 Sudeck 病。禁忌：对降钙素过敏者禁用；孕妇及哺乳期妇女禁用。

9. 益肾健髓汤有益肾健脾，化湿消肿功能。主肾气亏虚，水湿泛滥，脾运失职。用于治疗早泄、月经不调等。

10. 维生素 D 滴剂预防维生素 D 缺乏性佝偻病、预防骨质疏松症。维生素 D 增多症、高钙血症、高磷血症伴肾性佝偻病者禁用。

11. 阿仑膦酸钠片用于治疗绝经后妇女的骨质疏松症。预防髋部和脊髓骨折（脊骨压缩性骨折）。禁忌：对食管动力障碍，如食管迟缓不能、食管狭窄者禁用，严重肾损害者、骨软化症患者禁用。

12. 尼尔雌醇片用于雌激素缺乏引起的绝经期或更年期综合征，如潮热、出汗、头痛、目眩、疲劳、烦躁易怒、神经过敏、外阴干燥、老年性阴道炎等。禁忌：雌激素依赖性疾病（如乳腺癌、子宫内膜癌、宫颈癌、较大子宫肌瘤等）病史者、血栓病、高血压病患者禁用。

13. 所有药品的药物相互作用、不良反应、禁忌和注意事项见其"说明书"。

六、痛风

（一）病因

1. 痛风是一种单钠尿酸盐（MSU）沉积在关节所致的晶体相关性关节病，其与嘌呤代谢紊乱和（或）尿酸排泄减少所致的高尿酸血症直接相关。高血尿酸长期在血液或组织液中的饱和度可在关节局部形成尿酸钠晶体并沉积，诱发局部炎症反应和组织破坏即痛风。另外，饮食不当也是诱发痛风的重要原因。

2. 原发性痛风：多有遗传性，其原因主要是嘌呤代谢酶缺陷，次黄嘌呤-鸟嘌呤磷酸核糖转移酶（HGPRT）缺乏和磷酸核糖焦磷酸盐（PRPP）合成酶活性亢进。

3. 继发性痛风：主要指继发于肾脏疾病、骨髓增生性疾病及肿瘤等及某些药物（如噻嗪类利尿药、呋塞米、乙胺丁醇、吡嗪酰胺、小剂量阿司匹林和烟酸等）所致尿酸排泄减少、化疗所致尿酸生成增多等。

（二）症状

1. 痛风的自然病程可分无症状高尿酸血症期、急性发作期、发作间歇期和慢性痛风石病变期等。

2. 急性发作期，典型痛风发作常于夜间发作，起病急骤，疼痛进行性加剧，12小时左右达高峰。疼痛呈撕裂样、刀割样或咬噬样，难以忍受。受累关节及周围软组织红肿，皮温升高，触痛明显。症状多于数日或2周内自行缓解。

3. 慢性痛风石病变期，表现为持续关节肿痛、压痛、畸形和功能障碍，其可造成关节骨质的破坏、关节周围组织纤维化、继发退行性变等。

（三）用药方案

用药方案1（抑制尿酸合成的药-1）：如别嘌醇，作为一线治疗选择。成人初始剂量为一日50～100mg，每4周左右监测血尿酸水平1次，未达标患者一次可递增 50～100mg，最大剂量为一日 300mg，分 3 次服用。肾功能不全患者需谨慎，起始剂量一日不超过 1.5mg/eGFR，缓慢增加剂量，严密监测皮肤改变及肾功能。eGFR 原为表皮细胞生长因子受体，此处表示肾小球滤过率，小于 15ml/min 者禁用。——急性痛风

用药方案 2（抑制尿酸合成的药-2）：如非布司他，初始剂量为一日 20～40mg，每 4 周左右评估血尿酸，不达标者可逐渐递增加量，最大剂量为一日 80mg。——急性痛风，轻、中度肾功能不全（eGFR≥30ml/min）者无须调整剂量，重度肾功能不全（eGFR＜30ml/min）者慎用。

用药方案 3（促尿酸排泄药）：如苯溴马隆，成人初始剂量为一日 25～50mg，每 4 周左右监测血尿酸水平，若不达标，则缓慢递增剂量至一日 75～100mg；或排尿酸药丙磺舒片，成人一次 0.25g，一日 2 次，1～2 周后可增至一次 0.5g，一日 2 次，最大剂量一日不超过 2g；或其他促尿酸排泄药，如 RDEA594，可与黄嘌呤氧化酶抑制剂联合使用。——间歇性和慢性期痛风，可用于轻、中度肾功能异常或肾移植患者。

用药方案 4（抗炎镇痛药）：如急性痛风，秋水仙碱，首剂 1mg，此后 0.5mg，一日 3 次。24 小时内最大剂量 6mg，3 日内不得重复此疗程。最宜在痛风急性发作 12 小时内开始用药，超过 36 小时疗效明显下降。eGFR 30～60ml/min 时，秋水仙碱最大剂量为一日 0.5mg；eGFR 15～30ml/min 时，秋水仙碱最大剂量为两日 0.5mg。预防痛风急性发作，秋水仙碱 0.5mg，一日 1～2 次。——急性痛风

用药方案 5（非甾体类抗炎药）：如保泰松，急性痛风，口服，初始剂量 0.2～0.4g，以后每 6 小时 0.1～0.2g。症状好转后减为一次 0.1g，一日 3 次，饭后服用，连服三日；或双氯芬酸钠缓释片，口服，成人一次 0.05g，一日 3 次，或遵医嘱；或其他非甾体类抗炎药，如布洛芬、吲哚美辛、依托考昔片等。——消炎镇痛

用药方案 6（口服糖皮质激素）：如醋酸泼尼松，口服，0.5mg/（kg·d）连续用药 5～10 日停药；或小剂量泼尼松，一日 5～10mg，预防发作用量。疗程 7～10 日。——抗炎、抗风湿

用药方案 7（注射糖皮质激素）：如醋酸泼尼松龙注射液，肌内注射或关节腔注射：一日 10～40mg，必要时可加量，症状好转后停用。一般推荐泼尼松 0.5mg/（kg·d）连续用药 5～10 日停药，或用药 2～5 日后逐渐减量，总疗程 7～10 日。——抗炎、抗风湿

用药方案 8（促进尿酸分解降尿酸药）：如拉布立酶，一日 0.20mg/kg，于 30 分钟内静脉滴注。用药时加至 50ml 的 9mg/ml 氯化钠溶液（0.9%*w/v*）中。本品治疗时间一般为 5～7 日。或其他促进尿酸分解药，如普瑞凯希、培戈洛酶和新型降尿酸药物 RDEA594，仍不能达标的痛风患者，可与黄嘌呤氧化酶抑制剂联合使用。——化疗引起的高尿酸血症起始一次 0.5～1.0g。

用药方案 9（碱化尿液药）：如碳酸氢钠，尿 pH 在 6.0 以下时应用，一日 3～6g，分 3 次口服，与其他药物相隔 1～2 小时服用；或其他碱化尿液药，如枸橼酸盐合剂等。——间歇性和慢性期痛风

用药方案 10（中成药）：如痛风定胶囊，口服，一次 4 粒，一日 3 次；或痛风舒片，口服，一次 2～4 片，一日 3 次，饭后服；或其他中成药，如风痛灵、痛风舒片、二妙丸、克痹通络等。

（四）联合用药

1. 痛风急性发作症状较重者

用药方案 4（抗炎镇痛药：秋水仙碱）＋用药方案 5（非甾体抗炎药：保泰松）。

注：在 24 小时内，若有胃溃疡者可改用依托考昔，并可加用奥美拉唑等药护胃。

2. 痛风急性发作症状较重，又无法耐受 NSAIDs 和秋水仙碱（或这两种药效果不好）者

用药方案 4（抗炎镇痛药：秋水仙碱，一次 0.5mg，一日 3 次）＋用药方案 7（注射糖皮质激素：醋酸泼尼松龙注射液）或用药方案 6（口服糖皮质激素：醋酸泼尼松片）。

3. 急性痛风关节炎频繁发作（＞2 次/年），有慢性痛风关节炎或痛风石的患者

用药方案 1（抑制尿酸合成的药-1：别嘌醇）＋用药方案 3（促尿酸排泄药：苯溴马隆片）。——必要时加秋水仙碱可提高疗效

注：在上述联合用药中，凡注射剂联用时、凡中西药联用时以及与必须单独使用的药品联用时（包括联用药物相互有拮抗作用时）等，其联用方案中的药品均应独立、分时或序贯进行使用。

提示

1. 生活管理：①限酒。②减少高嘌呤食物的摄入。③防止剧烈运动或突然受凉。④减少富含果糖饮料的摄入。⑤大量饮水（一日2000ml以上）。⑥控制体重。⑦增加新鲜蔬菜的摄入。⑧规律饮食和作息。⑨规律运动。⑩禁烟。

2. 用药建议：①痛风急性发作期主要是应用非甾体抗炎药、秋水仙碱和糖皮质激素。应及早（一般应在24小时内）进行抗炎止痛，糖皮质激素只能短期用，最好单用（一日30mg），连续3日。②急性痛风发作期联合用药：秋水仙碱和非甾体抗炎药，口服糖皮质激素和秋水仙碱，黄嘌呤氧化酶抑制剂（别嘌醇或非布索坦）和促尿酸排泄药物（如丙磺舒），同时服用胃保护剂，关节腔局部使用糖皮质激素和其他药物，但不建议非甾体抗炎药和口服糖皮质激素联合使用。③慢性期和间歇期主要是进行降尿酸，用药期间可发生尿酸转移性痛风发作，可辅以秋水仙碱（如抑制尿酸合成药物别嘌呤醇，辅以秋水仙碱），如出现持续高热，可以结合糖皮质激素应用。④一般不建议糖皮质激素和碳酸氢钠长期使用。⑤对继发性痛风患者除对原发疾病用药外，应按前述对痛风的用药原则和方法用药。⑥对无症状高尿酸血症以异嘌呤醇为首选。⑦服用NSAIDs或环氧合酶-2抑制剂（coxibs）的患者应同时服用胃保护剂。⑧非布司他、培戈洛酶定为二线用药；对于经黄嘌呤氧化酶抑制剂（XOI）治疗、促尿酸排泄药以及其他干预措施治疗均不能实现血尿酸（SU）达标，且存在频繁的痛风发作（＞2次/年）或皮下痛风石未溶解的患者，强烈推荐转换为培戈洛酶治疗，而非维持当前的ULT（起始降尿酸治疗）治疗方案。⑨为了减少糖皮质激素副作用可试用采取局部注射。如醋酸曲安奈德混悬液10ml（50mg/5ml）＋0.25%盐酸普鲁卡因注射液2ml混合后，用5～6号针头在压痛点局部注射，一周1次，两次即可。

3. 秋水仙碱治疗痛风性关节炎的急性发作，预防复发性痛风性关节炎的急性发作。对骨髓增生低下，及肾和肝功能不全者禁用。

4. 保泰松主要用于治疗风湿性关节炎、类风湿关节炎、强直性脊柱炎。本药大剂量可减少肾小管对尿酸盐的再吸收，促进尿酸盐排泄，故可用于治疗急性痛风。禁忌：对阿司匹林过敏者，有溃疡病史，水肿，高血压、精神病、癫痫、支气管哮喘、心脏病及肝、肾功能不良者禁用。

5. 醋酸泼尼松龙注射液用于过敏性与自身免疫性炎症疾病。现多用于活动性风湿性、类风湿关节炎、红斑狼疮、严重支气管哮喘、肾病综合征、血小板减少性紫癜、粒细胞减少症、各种肾上腺皮质功能不足症、严重皮炎、急性白血病等，也用于某些感染的综合治疗。禁忌：对本品及甾体激素类药物过敏者禁用，以下疾病患者一般不宜使用，特殊情况下应权衡利弊使用，注意病情恶化的可能：严重的精神病（过去或现在）和癫痫，活动性消化性溃疡病，新近胃肠吻合手术，骨折，创伤修复期，角膜溃疡，肾上腺皮质功能亢进症，高血压，糖尿病，孕妇，抗菌药物不能控制的感染（如水痘、麻疹、霉菌感染），较重的骨质疏松症等。

6. 醋酸泼尼松片见"第四章第二节九、慢性肺源性心脏病的提示6"。

7. 别嘌醇主要用于治疗痛风和防止痛风性肾病、继发性高尿酸血症以及重症癫痫的辅助治疗。禁忌：对该品有过敏史或目前正在急性痛风期的患者，有肝、肾病史及孕妇慎用或忌用。老年人由于肾功能衰减宜用较小剂量。

8. 苯溴马隆片用于单纯原发性高尿酸血症以及非发作期痛风性关节炎。禁忌：中度至重度肾功能损害者（肾小球滤过率低于20ml/min以及患有肾炎者）禁用、孕妇或妊娠可能性的妇女以及哺乳期妇女禁用。

9. 所有药品的药物相互作用、不良反应、禁忌和注意事项见其"说明书"

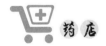

内分泌和代谢系统常见疾病联合用药方案（供参考）

1. 甲状腺功能亢进症

（1）甲巯咪唑（他巴唑）＋普萘洛尔＋复合维生素B

（2）倍他乐克＋甲巯咪唑（他巴唑）＋复合维生素B

（3）甲巯咪唑（他巴唑）＋甲状腺片＋复合维生素B

（4）丙硫氧嘧啶＋维生素B$_1$

2. 甲状腺功能减退

（1）左甲状腺素钠＋维生素B$_{12}$

（2）甲状腺片＋维生素 B_{12}/叶酸片

3. 糖尿病

（1）孚莱迪＋盐酸二甲双胍缓释胶囊＋蜂胶＋螺旋藻

（2）消渴降糖＋立沙片（格列齐特）＋苦瓜素＋蜂胶

（3）降糖宁＋二甲双胍＋蛋白粉

（4）糖适平＋二甲双胍＋拜糖苹

（5）二甲双胍缓释片＋拜糖苹

（6）拜糖苹＋胰岛素

（7）胰岛素＋拜糖苹＋二甲双胍

4. 降脂类

（1）辛伐他汀＋降脂排毒胶囊＋天然维生素 EC 丸

（2）非诺贝特＋降脂排毒胶囊＋天然维生素 EC 丸

（3）康尔心胶囊＋银杏叶片＋深海鱼油＋卵磷脂

（4）辛伐他汀片＋脂脉康＋银杏叶＋卵磷脂＋深海鱼油

（5）考来烯胺＋烟酸

（6）非诺贝特＋考来替泊

5. 骨质疏松症

（1）己烯雌酚＋黄体酮＋乳酸钙

（2）碳酸钙＋维生素 D＋阿伦磷酸钠

（3）葡萄糖酸钙＋维生素 D＋阿法骨化醇

（4）碳酸钙＋维生素 D＋骨化三醇

6. 痛风

（1）秋水仙碱＋吲哚美辛/塞来昔布

（2）别嘌醇＋碳酸氢钠（小苏打）

（3）枸橼酸氢钾钠＋苯溴马隆或丙磺舒

（4）土茯苓＋虎杖＋菝葜＋姜黄（此为中药方案，能抑制黄嘌呤氧化酶的活性，降低血尿酸水平）

参考文献

［1］ 国家基本药物临床应用指南和处方集委员会．2018 年版国家基本药物临床应用指南（化学药品和生物制品）［M］．北京：人民卫生出版社，2019.

［2］ 中华医学会，中华医学会杂志社，中华医学会全科医学分会，等．甲状腺功能亢进症基层诊疗指南（2019年）［J］.中华全科医师杂志，2019，18（12）：1118-1128.

［3］ 刘新民，王涤非，凌敏．全科医生诊疗手册［M］．第3版．北京：化学工业出版社，2016.

［4］ 孙权．丙基硫氧嘧啶、普萘洛尔联合用药治疗亚临床甲亢合并阵发性房颤的疗效分析［J］.中国医药指南，2015，13（5）：181-182.

［5］ 周昭远．小剂量强的松在 Graves 病治疗中的缩甲状腺肿作用［J］.广东医学，1996，17（7）：487.

［6］ 中华医学会糖尿病学分会，国家基层糖尿病防治管理办公室．国家基层糖尿病防治管理指南（2018）［J］.中华内科杂志，2018，57（12）：885-893.

［7］ 中国成人血脂异常防治指南修订联合委员会．中国成人血脂异常防治指南（2016年修订版）［J］.中国循环杂志，2016，31（10）：937-952.

［8］ 中华医学会，中华医学会杂志社，中华医学会全科医学分会，等．原发性骨质疏松症基层诊疗指南（2019年）［J］.中华全科医师杂志，2020，19（4）：304-315.

［9］ 中国中西医结合学会骨伤科专业委员会．骨质疏松症中西医结合诊疗指南［J］.中华医学杂志，2019，99（45）：3524-3533.

［10］ 杨承镔，刘忠华，于仁波．女性绝经后骨质疏松症阿仑膦酸钠联合骨化三醇治疗的疗效［J］.中国骨质疏松杂志，2015，21（1）：75-79.

［11］ 中国医师协会风湿免疫科医师分会痛风专业委员会．2020 痛风诊疗规范（完整版）［J］.中华内科杂志，2020，59（6）：421-426.

［12］ 中华医学会风湿病学分会．2016中国痛风诊疗指南［J］.中华内科杂志，2016，55（11）：892-899.

［13］ 中华医学会内分泌学分会．中国高尿酸血症与痛风诊疗指南（2019）［J］.中华内分泌代谢杂志，2020，36（1）：1-13.

［14］ 中国医师协会风湿免疫科医师分会痛风专业委员会．2020 痛风诊疗规范（完整版）［J］.中华内科杂志，2020，59（6）：421-426.

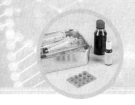

第十二章

心血管系统常见疾病用药及联合用药

第一节 概 述

一、心血管系统

心血管系统是人体"循环系统"之一，是循环系统的中心器官。它由心脏、动脉、静脉和毛细血管组成。它是一个密闭的循环系统，血液将氧、各种营养物质、激素等供给各器官和组织，又将组织代谢的废物运送到排泄器官，以保持机体内环境的稳态，保持新陈代谢，维持生命正常活动。

二、心血管系统常见疾病

心力衰竭、心律失常、高血压、冠状动脉粥样硬化性心脏病（冠心病：心绞痛、心肌梗死）、风湿性心脏病、病态窦房结综合征、心肌病及心包炎和心内膜炎等是心血管系统常见疾病。

第二节 常见疾病用药及联合用药

一、心力衰竭

（一）病因

1. 心力衰竭是指在多种致病因素作用下，使心脏结构或功能异常导致心室充盈或射血能力受损的一组复杂临床综合征。

2. 所有的心血管疾病最终都可能导致心力衰竭。主要病因如冠心病、高血压和风湿性心脏病及心脏以外的疾病、治疗、手术后的并发症等；

3. 心力衰竭加重的主要诱因如感染、劳累或应激反应、心肌缺血及药物作用（如洋地黄中毒或不恰当的停用洋地黄等）等。

（二）症状

1. 根据心力衰竭发生的缓急，临床可分为急性心力衰竭和慢性心力衰竭；根据心力衰竭发生的部位可分为左心、右心和全心衰竭。

2. 其心力衰竭主要临床表现为呼吸困难和乏力（活动耐量受限），以及液体潴留（肺瘀血和外周水肿）。

3. 急性心力衰竭症状为发病急骤，患者突然出现严重呼吸困难，端坐呼吸，频繁咳嗽、咳粉红色泡沫样痰。

4. 慢性心力衰竭患者的左心衰竭血流动力学机制是肺瘀血、肺水肿；而其右心衰竭则是体循环静脉瘀血和水钠潴留。

（三）用药方案

用药方案 1（袢利尿剂）：如氢氯噻嗪，口服 12.5～25mg，一日 1～2 次，一日最大剂量 100mg，一日常用剂量 25～50mg；或呋塞米 20～40mg，口服一日 1 次，一日最大剂量 120～160mg，一日常用剂量 20～80mg。

注：常用呋塞米，宜先静脉注射 20～40mg，之后可静脉滴注 5～40mg/h，其总剂量在起初 6 小时不超过 80mg，起初 24 小时不超过 160mg。亦可应用托拉塞米 10～20mg 静脉注射。

用药方案 2（保钾利尿剂）：如氨苯蝶啶，口服 25～50mg，一日 1 次，一日最大剂量 200mg，一日常用剂量 100～200mg；或螺内酯 20～40mg，口服一日 1 次，一日最大剂量 100mg，一日常用剂量 20mg。

用药方案 3（血管加压素 V2 受体拮抗剂）：如托伐普坦，口服 7.5～15.0mg，一日 1 次，一日最大剂量 30mg，一日常用剂量 15/30mg。

用药方案 4 ［血管紧张素转换酶抑制剂（ACEI）］：如卡托普利，初始剂量 12.5～25mg，口服，一日 2～3 次，酌情逐渐增至一日 50mg；近期大量服用利尿剂者初始剂量一日 6.25mg；或依那普利 2.5mg，一日 2 次；或培哚普利，一日 4～8mg，一日 1 次，晨服；或其他 ACEI，如贝那普利、赖诺普利等。

用药方案 5 ［血管紧张素 Ⅱ 受体（AT1）拮抗剂（ARB）类］：如坎地沙坦，起始剂量 4mg，一日 1 次，必要时可增加剂量至 12mg，一日 1 次；或缬沙坦，起始剂量 40mg，一日 1 次，目标剂量 160mg，一日 2 次；或其他 ARB，如氯沙坦钾、奥美沙坦、厄贝沙坦等。

用药方案 6（β 受体阻滞剂）：如酒石酸美托洛尔，初始剂量一次

6.25mg，口服，一日 2～3 次，最大剂量可用至一次 50～100mg，一日 2 次。最大剂量一日不应超过 300～400mg。或 β 受体阻滞剂，如比索洛尔、卡维地洛、普萘洛尔等。

用药方案 7（醛固酮受体拮抗剂）：如螺内酯，初始剂量 10～20mg，一日 1 次，至少观察 2 周后再加量，目标剂量 20～40mg，一日 1 次。使用醛固酮受体拮抗剂治疗后 3 日和 1 周，应监测血钾和肾功能，前 3 个月每月监测 1 次，以后每 3 个月 1 次。出现男性乳房疼痛或乳房增生症时，建议停用；或其他醛固酮受体拮抗剂，如依普利酮等。

注：使用 ACEI/ARB/血管紧张素受体脑啡肽酶抑制剂（ARNI）和 β 受体阻滞剂治疗后仍有症状的 HFrEF 患者（Ⅰ，A）；急性心肌梗死后且 LVEF ≤40%，有心力衰竭症状或合并糖尿病者使用醛固酮受体拮抗剂。

用药方案 8（ARNI）：如沙库巴曲缬沙坦钠片，从 ACEI 转换成本品，必须在停止 ACE 抑制剂治疗至少 36 小时之后，起始剂量为一次 100mg，一日 2 次。在目前未服用 ACEI 或血管紧张素Ⅱ受体拮抗剂（ARB）的患者或服用低剂量上述药物的患者中，用药经验有限，推荐本品的起始剂量为 50mg，一日 2 次。根据患者耐受情况，本品剂量应该每 2～4 周倍增一次，直至达到一次 200mg，一日 2 次的目标维持剂量。

注：已用指南推荐剂量或达到最大耐受剂量的 ACEI/ARB 后，收缩压＞95mmHg，NYHA 心功能Ⅱ～Ⅲ级、仍有症状的 HFrEF 患者，可用 ARNI 替代 ACEI/ARB。

用药方案 9（钠-葡萄糖协同转运蛋白 2（SGLT2）抑制剂）：如达格列净 10mg，一日 1 次。

注：已使用指南推荐剂量 ACEI/ARB、β 受体阻滞剂及醛固酮受体拮抗剂或达到最大耐受剂量后，NYHA 心功能Ⅱ～Ⅳ级、仍有症状的 HFrEF 患者，加用达格列净（10mg，一日 1 次），以进一步降低 HFrEF 患者的心力衰竭恶化风险、心血管死亡风险、全因死亡风险。

用药方案 10（窦性心律药）：如伊伐布雷定，起始剂量 2.5～5mg，一日 2 次，治疗 2 周后，根据静息心率调整剂量，使患者的静息心率控制在 60 次/分左右，不宜低于 55 次/分，最大剂量 7.5mg，一日 2 次。老年、伴有室内传导障碍的患者起始剂量要小。

注：NYHA 心功能Ⅱ～Ⅳ级、LVEF≤35%的窦性心律患者，合并以下情况之一可加用伊伐布雷定；伊伐布雷定可与标准治疗 β 受体阻滞剂

联合用药，或者用于禁忌或不能耐受 β 受体阻滞剂的治疗。

用药方案 11（洋地黄类强心剂-1）：如地高辛：（1）成人：0.125～0.5mg，一日 1 次，7 日可达稳态血药浓度。若欲快速到达负荷量，可增至 0.25mg，每 6～8 小时 1 次，总量 0.75～1.25mg。（2）儿童：早产儿，一日总量按体重 0.02～0.03mg/kg，1 个月以下新生儿按体重 0.03～0.04mg/kg；1 个月～2 岁，按体重 0.05～0.06mg/kg；3～5 岁，按体重 0.03～0.04mg/kg；6～10 岁，按体重 0.02～0.035mg/kg；10 岁以上，同成人用量。总量分 3 次或每 6～8 小时 1 次给予；维持剂量为总量的 1/5-1/3，分 2 次，每 12 小时 1 次或一日 1 次。（3）老年、肾功能受损者、低体重患者可 0.125mg，一日 1 次或隔天 1 次，应监测地高辛血药浓度，建议维持在 0.5～0.9μg/L。——急性心力衰竭常用药

用药方案 12（洋地黄类强心剂-2）：如西地兰，0.2～0.4mg，15～20 分钟缓慢静脉注射，2～4 小时后可再用 0.2mg。急性心肌梗死后 24 小时内应尽量避免使用西地兰；或其他强心剂，如毒毛旋花子苷等。

用药方案 13（镇静剂）：如吗啡，3～5mg，皮下注射或静脉缓慢注射，必要时间隔 15 分钟重复一次，一日共注射 2～3 次。但对老年人，神志不清，已有呼吸抑制，休克或合并肺部感染者禁用。

用药方案 14（血管扩张剂）：如硝普钠：①心力衰竭急性期：一般剂量为 12.5～25μg/min，静脉滴注，据血压调整剂量，维持收缩压在 100mmHg 左右，血压降低绝对值＜80mmHg，维持量 50～100μg/min，最大剂量 300μg/min，硝普钠含有氰化物，用药时间不超过 7 天。②因扩张型心肌病引起心力衰竭急性加重期：成人开始按体重每分钟 0.5μg/kg，根据治疗反应以每分钟 0.5μg/kg 递增，逐渐调整剂量。常用量为每分钟 3μg/kg；极量为每分钟 10μg/kg；总量为 3500μg/kg。儿童用量按体重每分钟 1.4μg/kg；按效应逐渐调整用量。硝普钠（使用不应超过 72 小时）停药应逐渐减量，并加用口服血管扩张药，以避免反跳现象；或盐酸胺碘酮片，0.2g，第 1 周一次 200mg，一日 2～3 次；第 2 周一次 200mg，一日 2 次；第 3 周一次 200mg，一日 1 次，随后维持该剂量继续治疗；或甲磺酸酚妥拉明注射液，一般 1～2mg，加入 5%葡萄糖注射液 250ml 中静脉滴注，从每分钟 4 滴的速度开始，每分钟 0.17～0.4mg，根据血压、心率来调节药物的浓度，使平均动脉压在 75mmHg 较为合适，一日 1～2 次；或其他血管扩张剂治疗，如硝酸甘油、重组人利钠肽等。——SP 收缩压＜90mmHg；严重瓣膜狭窄者；梗阻性肥厚型心肌病。

用药方案 15（非洋地黄类正性肌力药）：如多巴酚丁胺，2.5～10μg/（kg·min）维持，一般持续用药时间不超过 3～7 日，最大剂量为 20μg/（kg·min）；或盐酸多巴胺，开始 1～3μg/（kg·min），小剂量起始，根据病情逐渐调节，最大剂量为 10μg/（kg·min）。一般均加入 5% 葡萄糖注射液 250ml 中静脉滴注，均从每分钟 4 滴的速度开始，根据血压、心率来调节药物的浓度，使平均动脉压在 75mmHg 较为合适，一日 1～2 次；或其他非洋地黄类正性肌力药，如左西孟旦、去甲肾上腺素、肾上腺素、米力农。

用药方案 16（支气管解痉药物）：如氨茶碱，静脉滴注，一次 0.25～0.5g，一日 0.5～1g，以 5%～10%葡萄糖注射液稀释后缓慢滴注；注射给药，极量一次 0.5g，一日 1g；或 25mg+5%葡萄糖溶液中，15～20min，静脉注射。

用药方案 17（中成药-1）：如芪苈强心胶囊，口服，一次 4 粒，一日 3 次；或其他治疗慢性心力衰竭的中成药，如复方丹参滴丸、补益强心片、维参锌胶囊等。

用药方案 18（中成药-2）：如参附注射液，肌内注射，一次 2～4ml，一日 1～2 次。静脉滴注，一次 20～100ml，用 5%～10%葡萄糖注射液 250～500ml 稀释后使用。静脉注射，一次 5～20ml，用 5%～10%葡萄糖注射液 20ml 稀释后使用。或遵医嘱；或其他治疗急性心力衰竭的中成药，如黄芪注射液、心宝丸、通窍益心丸等。

注：基础治疗为：洋地黄类药物、血管紧张素转换酶抑制剂及利尿剂等。

（四）联合用药

1. 慢性心力衰竭患者（"金三角"用药方案）

用药方案 4［血管紧张素转换酶抑制剂（ACEI）：培哚普利］或用药方案 5［血管紧张素Ⅱ受体（AT1）拮抗剂（ARB）：缬沙坦］+用药方案 6（β受体阻滞剂：酒石酸美托洛尔）+用药方案 7（醛固酮受体拮抗剂：螺内酯）。

注："金三角"用药治疗仍有症状者建议把 ACEI 换为 LCZ696 血管紧张素受体脑啡肽酶抑制剂如沙卡布曲缬沙坦或加用达格列净（10mg，1 次/日）。

2. 急性心力衰竭胸痛、焦虑、呼吸道痉挛、瘀血、伴低钠血症、收缩压≥90mmHg 患者

基础用药处理（控制基础病因和矫治引起心力衰竭的诱因等）+用药方案 13（镇静剂：吗啡）+用药方案 16（支气管解痉药物：氨茶碱）+用药方案 1（袢利尿剂：呋塞米）+用药方案 3（血管加压素 V2 受体拮抗

剂：托伐普坦）＋用药方案 14（血管扩张剂：硝普钠，静脉滴注 72 小时后停药应逐渐减量，并加用口服血管扩张药如盐酸胺碘酮片）。

注 1：①如收缩压＜90mmHg，则首选正性肌力药物如与多巴胺联合应用，若无效可考虑使用血管收缩药，当低灌注纠正后再使用利尿剂。②但右心室梗死伴急性右心衰竭禁用利尿剂。③症状好转后根据病情调整用药。

注 2：在上述联合用药中，凡注射剂联用时、凡中西药联用时以及与必须单独使用的药品联用时（包括联用药物相互有拮抗作用时）等，其联用方案中的药品均应独立、分时或序贯进行使用。

 提示

1. 生活管理：①一般患者应采取高枕位睡眠，较重者采取半卧位或坐位。②限制体力活动，保证充足的睡眠。③少量多餐，低盐饮食。④预防呼吸道感染。⑤育龄妇女要做好避孕。⑥一定要戒烟、戒酒。

2. 用药建议：①急性心力衰竭患者首先调整体位、吸氧、镇静等紧急对症处理，然后控制基础病因和矫治引起心力衰竭的诱因；再后缓解各种严重症状，稳定血流动力学状态，纠正水、电解质紊乱和维持酸碱平衡。病情稳定，可进一步治疗根据急性心力衰竭临床分型确定治疗方案。②心力衰竭药物治疗的"金三角"，即血管紧张素转化酶抑制剂（普利类或沙坦类）、联合 β 受体阻滞剂（洛尔类）和醛固酮拮抗剂（目前国内只有螺内酯），三种药物共同应用的治疗。该治疗的原则及要求较多，如必须达到药物的目标剂量，否则可影响治疗效果。如美托洛尔的目标剂量为一日 100～200mg；培哚普利的目标剂量为一日 4～8mg；贝那普利的目标剂量为一日 10～20mg；福辛普利的目标剂量一日 20～30mg；依那普利的目标剂量为一日 20～40mg。若患者病情较重，无法进行大剂量的药物治疗，可从小剂量开始逐渐增加至目标剂量。用药治疗仍有症状者建议把 ACEI 换为 LCZ696 血管紧张素受体脑啡肽酶抑制剂如沙卡布曲缬沙坦或加用达格列净（10mg，一日 1 次）。③在治疗慢性心力衰竭急性加重期的临床中，可用米力农联合复方丹参注射液，其作用和袢利尿剂比较类似。④慢性心力衰竭患者采取盐酸伊伐布雷定片＋稳心颗粒治疗，效果确切，能显著改善其心功能，且具有安全性。

3. 培哚普利用于高血压与充血性心力衰竭。禁忌：①对培哚普利过敏。②与使用 ACE 抑制剂有关的血管神经性水肿病史。③妊娠 4~9 个月。④哺乳。不推荐：①与保钾利尿剂、钾盐、锂盐、雌莫司汀合用。②双侧肾动脉狭窄或单侧肾动脉狭窄。③高血钾。④在妊娠的最初三个月和哺乳期。

4. 缬沙坦治疗轻、中度原发性高血压。禁忌：对任何成分过敏者。妊娠（见妊娠和哺乳）。对严重肾功能衰竭（肌酐清除率＜10ml/min）患者尚无应用本品的经验。

5. 酒石酸美托洛尔见"第十一章第二节一、甲状腺功能亢进症的提示 6"。

6. 螺内酯见"第四章第二节九、慢性肺源性心脏病的提示 10"。

7. 氨茶碱见"第四章第二节一、急性气管-支气管炎的提示 7"。

8. 呋塞米见"第八章第二节九、肝硬化的提示 9"。

9. 托伐普坦：①用于治疗临床上明显的高容量性和正常容量性低钠血症（血钠浓度＜125mEq/L，或低钠血症不明显但有症状并且限液治疗效果不佳），包括伴有心力衰竭、肝硬化以及抗利尿激素分泌异常综合征（SIADH）的患者；②重要限制事项：需要紧急升高血钠以预防或治疗严重神经系统症状的患者不应使用本品进行治疗。尚未确定使用本品使血清钠浓度升高后对症状改善的益处。禁忌急需快速升高血清钠浓度：尚未进行本品对急需快速升高血清钠作用的研究；对口渴不敏感或对口渴不能正常反应的患者：对于不能自主调节自身体液平衡的患者，会招致血清钠纠正过快、高血钠以及低容量风险的增加；低容量性低钠血症：有使低容量情况恶化的风险，包括有低血压和肾功能衰竭并发症时，弊大于利；与强效 CYP3A 抑制剂合并应用：与酮康唑 200mg 合并应用后，托伐普坦的暴露量升高了 5 倍。如果增加用量，托伐普坦暴露量可能进一步升高，目前还没有充分的经验来明确与诸如克拉霉素、酮康唑、伊曲康唑、利托那韦、茚地那韦、尼菲那韦、沙奎那韦、奈法唑酮和泰利霉素等强效 CYP3A 抑制剂合并应用时如何调整剂量才能安全地使用托伐普坦；无尿症患者：对于不能生成尿的患者，不能预期临床的有益性；对本品任何成分过敏者；高血钠症患者。

10. 硝普钠见"第九章第二节一、急性肾小球肾炎的提示 8"。

11. 所有药品的药物相互作用、不良反应、禁忌和注意事项见其"说明书"。

二、心律失常

（一）病因

心律失常是一种临床常见病，与基因相关联的心律失常为遗传性心律失常；后天获得性心律失常多见于因各种心血管疾病及（或）多种诱因导致的心律失常，也可见于单纯心电活动紊乱所致心律失常而无明显器质性心脏病。另外电解质紊乱、内分泌失调、手术、药物作用等因素及某些不明病因也可导致心律失常。

（二）症状

1. 由于心律失常的类型不同，临床表现各异。

2. 典型症状：心悸，冠状动脉、脑动脉等供血不足。

3. 常见症状：心悸、心慌、气短甚至胸闷的症状，严重的可出现晕厥，阿-斯综合征，甚至猝死。

4. 其他如咳嗽、呼吸困难、倦怠、乏力、水肿等症状。

（三）用药方案

用药方案 1（洋地黄类-1）：如去乙酰毛花苷，0.4mg＋5%葡萄糖注射液 20ml，缓慢静脉注射。2～4 小时后可重复，总量不超过 1.6mg。

用药方案 2（洋地黄类-2）：如地高辛，0.125～0.25mg，口服，一日 1次。——①终止阵发性室上性心动过速、房室颤动、房室扑动。②减慢房室颤动、房室扑动心室率。

用药方案 3（非二氢吡啶类钙离子拮抗剂-1）：如维拉帕米：①5mg＋5%葡萄糖注射液 20ml，缓慢静脉注射至少 2 分钟，同时监测心率，心动过速终止应立即停止注射。②口服，一日 240～320mg，分 3～4 次服用，主要用于房室扑动、房室颤动时心室率的控制。或地尔硫䓬，口服，30～60mg，一日 3 次。

用药方案 4（非二氢吡啶类钙离子拮抗剂-2）：如地尔硫䓬，口服，30～60mg，一日 3 次。——①终止阵发性室上性心动过速、房性心动过速。②减慢房室颤动、房室扑动时心室率。

用药方案 5（Ⅰc 类抗心律失常药物-1）：如普罗帕酮：①静脉注射，70mg＋5%葡萄糖注射液稀释，于 10 分钟内缓慢注射，必要时 10～20 分钟重复一次，总量不超过 210mg，静脉注射后改为口服维持。②口服，100～200mg，一日 3～4 次。——①终止阵发性室上性心动过速、房性心动过速。②房室颤动、房室扑动复律，控制心室率，维持窦性心律。

用药方案 6（Ⅰc 类抗心律失常药物-2）：如莫雷西嗪，口服，成人常用量 150～300mg，每 8 小时一次，极量为一日 900mg。——终止或抑制慢性室性心律失常，包括室性期前收缩及室性心动过速。

用药方案 7（Ⅰc 类抗心律失常药物-3）：如普罗帕酮：①静脉注射，70mg＋5%葡萄糖注射液稀释，于 10 分钟内缓慢注射，必要时 10～20 分钟重复一次，总量不超过 210mg，静脉注射后改为静脉滴注，滴速 0.5～1.0mg/min 或口服维持。②口服，100～200mg，一日 3～4 次，维持量，一日 300～600mg，分 2～4 次服。

用药方案 8（Ⅲ类抗心律失常药物延长动作电位间期）：如胺碘酮，①静脉滴注，心律失常发作急性期需要静脉注射控制心律失常。通常负荷量按体重 3mg/kg，一般为 150mg＋5%葡萄糖注射液 250ml，在 20 分钟内滴入（滴入时间不得短于 10 分钟），然后以每分钟 1～1.5mg 维持，6 小时后减至每分钟 0.5～1mg，一日总量 1200mg，以后逐渐减量。静脉滴注胺碘酮持续时间不应超过 3～4 日。②口服，一日 0.4～0.6g，分 2～3 次服，1～2 周后根据需要改为一日 0.2～0.4g 维持，部分患者可减至一日 0.2g。——①终止阵发性室上性心动过速、房性心动过速。②房室颤动、房室扑动复律，控制心室率，维持窦性心律。③快速型室性心律失常时，口服胺碘酮，一日 0.6～1.2g。

用药方案 9（Ⅲ类抗心律失常药物）：如伊布利特，静脉注射 1mg＋0.9%氯化钠注射液 20ml，缓慢静脉注射，持续注射 10 分钟，心律失常终止即可停止注射。如果没有终止，10 分钟后重复上述剂量。——房性心动过速、房室颤动、房室扑动复律。

用药方案 10（Ⅱ类抗心律失常药物）：如索他洛尔，40～160mg，口服，一日 2 次，从小剂量开始，逐渐加量。肾功能不全者应减少剂量。——阵发性室上性心动过速和房性心动过速、房室颤动、房室扑动复律，维持窦性心律。

用药方案 11（Ⅱ类抗心律失常药物：β 受体阻滞剂）：如普萘洛尔，10～30mg，口服，一日 3～4 次；或美托洛尔，普通片 25～100mg，一日 2 次；美托洛尔缓释片 47.5～190mg，一日 1 次；或阿替洛尔，成人剂量 12.5～100mg，一日 2 次，剂量逐渐增加，儿童：初始剂量，按体重 0.25～0.5mg/kg，一日 2 次；或比索洛尔 2.5～5mg，一日 1 次，最大剂量不要超过 10mg；或艾司洛尔，成人，先静脉注射负荷量，0.5mg/（kg·min），约 1 分钟。随后静脉滴注维持量，自 0.05mg/（kg·min）开始，4 分钟后若疗效理想则继续维持，若疗效不佳可重复给予负荷量并将维持量以 0.05mg/（kg·min）的幅度递增。维持量最大可加至 0.3mg/（kg·min），但 0.2mg/（kg·min）以上的剂量未显示能带来明显好处。——控制心室率，维持窦性心律。其终止阵发性室上性心动过速，房性心动过速和房室颤动、房室扑动复律有效率低。快速型室性心律失常时不用阿替洛尔和艾司洛尔。

用药方案 12（Ⅰb 类抗心律失常药物）：如美西律，口服，成人常用量 100～200mg，每 6～8 小时 1 次，极量为一日 1200mg。为尽快达到有效血药浓度可先给负荷量 400mg，以后每 8 小时 200mg，维持量为一日 600～900mg。——终止或抑制慢性室性心律失常，包括室性期前收缩及室性心动过速。

用药方案 13（双香豆素类抗凝剂）：如华法林，口服。起始剂量 3～5mg，一日 1 次，调整剂量，监测国际标准化比值在 2～3。——房室颤动、房室扑动复律前后抗栓治疗。

用药方案 14（Ⅱa 因子抑制剂）：如达比加群酯，口服，小剂量 110mg，一日 2 次；大剂量 150mg，一日 1 次。——房室颤动、房室扑动复律前后抗栓治疗。

用药方案 15（Ⅹa 因子抑制剂）：如利伐沙班，口服，10～20mg，一日 1 次。——房室颤动、房室扑动复律前后抗栓治疗。

用药方案 16（阻断 M 胆碱受体的抗胆碱药）：如阿托品，0.3mg，口服，一日 3～4 次；或舒喘灵，一日 7.2～9.6mg。

用药方案 17（膜抑制剂）：如利多卡因，75～100mg＋5% 葡萄糖溶液 20ml 缓慢静脉注射，继后＋利多卡因 800～1000mg＋5% 葡萄糖溶液 500ml，以 1～4mg/min 静脉滴注；或利多卡因，负荷量 1～1.5mg/kg，间隔 5～10min 可重复。但最大不超过 3mg/kg。负荷量后继以 1～4mg/min 静脉滴注维持。

用药方案 18（β 受体激动剂-1）：如异丙肾上腺素，0.5～1.0mg＋5% 葡萄糖注射液 300ml，静脉滴注；或异丙肾上腺素，5～10mg，含服，一日 4 次。

用药方案 19（β 受体激动剂-2）：如氨茶碱，0.1～0.2mg，口服，一日 2 次。

用药方案 20（腺苷加阿托品）：如三磷酸腺苷，10～20mg＋5%葡萄糖注射液 20ml＋阿托品 0.5mg 静脉注射，注射 30 秒，一日 2 次。

用药方案 21（中成药）：如稳心颗粒，开水冲服。一次 1 袋，一日 3 次或遵医嘱；或参松养心胶囊，口服，一次 2～4 粒，一日 3 次。或其他中成药，如宁心宝胶囊、复方丹参片、洋地黄毒苷等。

注：用药方案 6、7、8、12 为快速型室性心律失常用药；用药方案 1～5、7、8、9、10、11、13、14、15 为快速型室上性心律失常用药；用药方案 16、18、19、20 为缓慢型心律失常用药；用药方案 17 为室性期前收缩用药；用药方案 21 为室性期前收缩、房性期前收缩等用药。

（四）联合用药

1. 室性期前收缩（VPB）患者

急诊吸氧、抗感染、解痉平喘、化痰等常规处理＋用药方案 12（Ⅰb 类抗心律失常药物：美西律）＋用药方案 8（Ⅲ类抗心律失常药物：胺碘酮）。

2. 室性心动过速心室颤动风暴

基础处理（包括对 AMI 急性心肌梗死）＋用药方案 8（Ⅲ类抗心律失常药物：胺碘酮）＋用药方案 17（膜抑制剂：利多卡因），1～2 日后停止利多卡因，改为用药方案 11（β受体阻滞剂：美托洛尔）。

3. 心律失常室性期前收缩

用药方案 11（β受体阻滞剂：美托洛尔）＋用药方案 21（中成药：稳心颗粒，或参松养心胶囊）。

4. 心房扑动及心房颤动患者

用药方案 1（洋地黄类-1：去乙酰毛花苷）＋用药方案 11（β受体阻滞剂：美托洛尔，普通片 1.25～25mg，一日 2 次）；当心室率控制在每分钟 100 次以下后，改用用药方案 2（洋地黄类-2：地高辛）；当心室率控制在每分钟 70～80 次以下后停用洋地黄地高辛，改用用药方案 8（Ⅲ类抗心律失常药物：胺碘酮）。

注：在上述联合用药中，凡注射剂联用时、凡中西药联用时以及与必须单独使用的药品联用时（包括联用药物相互有拮抗作用时）等，其联用方案中的药品均应独立、分时或序贯进行使用。

提示

1. 生活管理：①注意防止诱发因素：如吸烟、酗酒、过劳、紧张、激动、暴饮暴食，消化不良，感冒发热，摄入盐过多，血钾血镁过低等。②保持情绪稳定：保持平和的心态，避免过喜、过悲、过怒，不看刺激的电视等。③自我监测：及时发现、及时采取措施，可减少甚至避免再发心律失常。④定期到医院检查复查有关项目，合理调整药物、合理用药。⑤按时作息，保证睡眠，熬夜、失眠可诱发心律失常。⑥养成良好的大便习惯，不要因为便秘而发生意外。⑦注意合理安排饮食：宜清淡、少辛辣，不宜暴饮暴食、少饮浓茶、咖啡、冷饮等。⑧戒烟、酒是预防心律失常的重要一环。

2. 用药建议：①长期服用抗心律失常药均有不同程度的副作用，严重的可引起心脏骤停而致命。故临床应用时，应严格掌握适应证、禁忌证、不良反应，特别是药物的相互作用。②选药时要综合考虑病情来确定首选药物及其初始的联合用药方案。③注意抗快速性心律失常药物不适宜联合应用。如在抗心律失常治疗当中同类药不适宜联合应用；抗心律失常Ⅰa类药物与Ⅲ类药物不适宜联合应用；抗心律失常Ⅰc类药物与Ⅲ类药物不适宜联合应用等。④胺碘酮联合利多卡因治疗急性心肌梗死伴非致死性室性心律失常疗效肯定。⑤合用稳心颗粒与酒石酸美托洛尔治疗冠心病心律失常不仅增强心功能，还能改善患者心律失常的症状。

3. 美西律：盐酸美西律片、盐酸美西律胶囊主要用于慢性室性心律失常，如室性期前收缩、室性心动过速；盐酸美西律注射液主要用于急性室性心律失常，如持续性室性心动过速。禁忌：应避免用于无症状的室性期前收缩心源性休克和有Ⅱ或Ⅲ度房室传导阻滞，病窦综合征者禁用。

4. 胺碘酮：（1）盐酸胺碘酮注射液：①用途：当不宜口服给药时应用本品治疗严重的心律失常，尤其适用于下列情况：房性心律失常伴快速室性心律；W-P-W 综合征的心动过速；严重的室性心律失常。②禁忌：本品在如下情况下禁用：窦性心动过缓和窦房阻滞且未安置人工起搏器的患者；病窦综合征且未安置人工起搏器的患者（有窦结停搏的危险）；高度传导障碍且未安置人工起搏器的患者；甲状腺功能亢进患者，因为胺碘酮可能加重症状；已知对碘或胺碘酮过敏者；妊娠4～6个月和7～9个月；哺乳期；与某些可导致尖端扭转性室速的药物合用，Ⅰa类抗心律失常药（奎尼丁，氢化奎尼丁，丙吡胺等）、Ⅲ类抗心律失常药（索他洛尔，多非利特，伊布利特）。（2）盐酸胺碘酮片：①用途：口服适用于危及生命的阵发性室性心动过速及心室颤动的预防，也可用于其他药物无效的阵发性室上性心动过速、阵发性心房扑动、心房颤动，包括合并预激综合征者及持续心房颤动、心房扑动电转复后的维持治疗。可用于持续心房颤动、心房扑动时室率的控制。除有明确指征外，一般不宜用于治疗房性、室性期前收缩。②禁忌：严重窦房结功能异常者禁用；Ⅱ或Ⅲ度房室传导阻滞者禁用；心动过缓引起晕厥者禁用；各种原因引起肺间质纤维化者禁用；对本品过敏者禁用。

5. 利多卡因见"第六章第二节三、药物变态反应性口炎的提示5"。

6. 美托洛尔见"第十一章第二节一、甲状腺功能亢进症的提示6"。

7. 稳心颗粒有益气养阴，活血化瘀功能。用于气阴两虚，心脉瘀阻所致的心悸不宁，气短乏力，胸闷胸痛；室性期前收缩、房室期前收缩见上述证候者。孕妇慎用。

8. 参松养心胶囊，含有人参、麦冬、山茱萸、丹参、酸枣仁（炒）、桑寄生、赤芍、土鳖虫、甘松、黄连、南五味子、龙骨等成分，有益气养阴、活血通络、清心安神功能。用于治疗冠心病室性期前收缩属气阴两虚、心络瘀阻证，症见心悸不安、气短乏力、动则加剧、胸部闷痛、失眠多梦、盗汗、神倦懒言。

9. 去乙酰毛花苷：用于心力衰竭。由于其作用较快，适用于急性心功能不全或慢性心功能不全急性加重的患者；亦可用于控制伴快速心室率的心房颤动、心房扑动患者的心室率；终止室上性心动过速起效慢，已少用。禁忌：与钙注射剂合用；任何强心苷制剂中毒；室性心动过速、心室颤动；梗阻性肥厚型心肌病（若伴收缩功能不全或心房颤动仍可考虑）；预激综合征伴心房颤动或扑动。

10. 地高辛：①用于高血压、瓣膜性心脏病、先天性心脏病等急性和慢性心功能不全。尤其适用于伴有快速心室率的心房颤动的心功能不全；对于肺源性心脏病、心肌严重缺血、活动性心肌炎及心外因素如严重贫血、甲状腺功能减退及维生素 B_1 缺乏症的心功能不全疗效差。②用于控制伴有快速心室率的心房颤动、心房扑动患者的心室率及室上性心动过速。禁忌：与钙注射剂合用；任何洋地黄类制剂中毒；室性心动过速、心室颤动；梗阻性肥厚型心肌病（若伴收缩功能不全或心房颤动仍可考虑）；预激综合征伴心房颤动或扑动。

11. 所有药品的药物相互作用、不良反应、禁忌和注意事项见其"说明书"。

三、高血压

（一）病因

1. 高血压病是指以血压升高为主要临床表现的综合征，可分原发性高血压和继发性高血压等两类。

2. 原发性高血压为多数，目前还未找到明确的病因。其病因可分为内因和外因。内因与遗传因素和部分疾病有关，外因可能与环境、生活方式、饮食习惯、年龄、药物等因素有关。

3. 继发性高血压为少数，其病因主要与某种疾病有关，如肾脏、腺体、心血管、代谢等疾病。

（二）症状

1. 约一半以上的患者无症状，约一半以下的患者有不同程度的头晕、头痛、恶心呕吐、视物不清、心悸气短及颈部发硬等症状。高血压伴心脏损害，可表现为胸闷、气短；高血压伴肾脏损害可出现夜尿增多。

2. 在多日未用抗高血压药的情况下，非同日 3 次测量其平均值收缩压≥140mmHg 和（或）舒张压≥90mmHg，可诊断为高血压。

（三）用药方案

用药方案 1［钙通道阻滞剂（CCB-地平类）］：如苯磺酸氨氯地平，口服，初始剂量 2.5～5mg，一日 1 次，最大可加量至 10mg，一日 1 次；或硝苯地平：口服，硝苯地平常释片，初始剂量 10mg，一日 3 次，维持剂量 10～20mg，一日 3 次；硝苯地平缓释片，10～20mg，一日 2 次；硝苯地平控释片 30～60mg，一日 1 次；或其他钙通道阻滞剂，如拉西地平、西尼地平等。

用药方案 2［血管紧张素转换酶抑制剂（ACEI-普利类）］：如卡托普利，初始剂量 12.5mg，一日 2～3 次，按需要 1～2 周内增至 50mg，一日 2～3 次；儿童常用初始剂量，按体重 0.3mg/kg，一日 3 次，必要时每 8～24 小时增加 0.3mg/kg；或培哚普利片 4～8mg，一日 1 片；或其他血管紧张素转换酶抑制剂，如依那普利、西拉普利、赖诺普利等。

用药方案 3［血管紧张素Ⅱ受体拮抗剂（ARB-沙坦类）］：如氯沙坦，

即科素亚 50～100mg，一日 1 片；或替米沙坦片，初始剂量为一次 1 粒（40mg），一日一次，最大剂量为 80mg，一日 1 次；或缬沙坦，口服剂量，80～160mg，一日 1 次，血压控制不理想或伴有白蛋白尿的患者可加量至一倍剂量，一日 1 次，最大剂量为一日 320mg；或其他血管紧张素 Ⅱ 受体拮抗剂，如伊贝沙坦、依普罗沙坦、奥美沙坦脂、厄贝沙坦等。

用药方案 4［β 受体阻滞剂（洛尔类）］：如酒石酸美托洛尔，口服，普通制剂 25～50mg，一日 2 次；或其他 β 受体阻滞剂，如普萘洛尔、阿替洛尔、卡维地洛、比索洛尔、拉贝洛尔等。

用药方案 5（利尿降压药）：如吲达帕胺片，口服 2.5mg，一日 1 次；缓释剂型 1.5mg，一日 1 次。兼有利尿和扩张血管作用，能有效降压而较少引起低血钾的副作用。

用药方案 6（噻嗪利尿剂）：如氢氯噻嗪，一日 12.5～25mg，分 1～2 次服用，并按降压效果调整剂量，具有排钾作用。

用药方案 7（袢利尿剂）：如呋塞米，起始一日 20～80mg，分 1～2 次服用，并酌情调整剂量，主要用于肾功能不全时。高血压急症或高血压危象时需用 20mg，肌内或静脉注射。

用药方案 8（保钾利尿剂）：如螺内酯，起始一日 20～40mg，分 1～2 次服用，至少 2 周，以后酌情调整剂量，肾功能不全的患者不宜与血管紧张素转换酶抑制剂合用，以免增加发生高钾血症风险；或其他保钾利尿剂，如氨苯蝶啶等。

用药方案 9［α 肾上腺素受体拮抗剂（唑嗪类）］：如特拉唑嗪，开始剂量为一日 1 mg，常用剂量为一日 1～5mg，最大剂量为一日 20mg；或盐酸哌唑嗪片，口服，初始剂量 0.5mg，一日 3 次，可逐渐增加剂量至一日 1～8mg，分 3 次服用。首次给药减量，临睡前服用，可预防直立性低血压发生；或其他 α 受体阻滞剂，如多沙唑嗪、乌拉地尔缓释片等。

用药方案 10（固定复方制剂）：如缬沙坦氨氯地平片，每片含缬沙坦 80mg/氨氯地平 5mg，口服初始剂量 1 片，一日 1 次。血压不达标者可以增加剂量至 2 片，一日 1 次。在单药中缬沙坦最大剂量可以用至一日 320mg，氨氯地平最大加量为一日 10mg；或其他固定复方制剂，如厄贝沙坦 150mg/氢氯噻嗪 12.5mg、培哚普利 4mg/吲达帕胺 1.25mg、精氨酸培哚普利 10mg/苯磺酸氨氯地平 5mg、阿米洛利 2.5mg/氢氯噻嗪 25mg 等。

用药方案 11（降血脂类药）：如辛伐他汀，20～40mg，每晚 1 次；

或阿托伐他汀 10～20mg，一日 1 次；或瑞舒伐他汀 5～10mg，一日 1 次；若 LDL-C 不达标或不能耐受他汀的患者可增加胆固醇吸收抑制剂依折麦布的用量，一日 10mg。

用药方案 12（抗血小板类药）：如阿司匹林，75～100mg，一日 1 次，对阿司匹林不耐受（有胃肠反应或过敏）可用吲哚布芬 100mg，一日 2 次；或氯吡格雷，50～75mg，一日 1 次代替。

用药方案 13（中成药）：如心脉通胶囊，口服，一次 4 粒，一日 3 次；或降压片，口服，一次 2～4 片，一日 2 次；或丹参片，口服，一次 3～4 片，一日 3 次；或其他中成药，如强力定眩胶囊（联合左旋氨氯地平）、牛黄降压丸、养阴降压胶囊、复方七芍降压片等。

（四）联合用药

1. 对高危组且年龄小于 60 岁伴有左心室肥厚的高血压患者

用药方案 2［血管紧张素转换酶抑制剂（ACEI-普利类）：卡托普利］或用药方案 3［血管紧张素 Ⅱ 受体拮抗剂（ARB-沙坦类）：缬沙坦］＋用药方案 1［钙通道阻滞剂（CCB-地平类）：硝苯地平］。

注：在降压不达标或有禁忌的药时，可以加用药方案 5（利尿降压药：吲达帕胺）或其他利尿降压药。

2. 高血压肾脏损害蛋白尿、血肌酐在 177μmol/L 以下的患者：

用药方案 2［血管紧张素转换酶抑制剂（ACEI-普利类）：卡托普利］或用药方案 3［血管紧张素 Ⅱ 受体拮抗剂（ARB-沙坦类）：缬沙坦］＋用药方案 5［利尿降压药：吲达帕胺片］。

注：在 ACEI 降压不达标或 ACEI 禁忌时，可以加 CCB 联用。

3. 严重高血压合并动脉粥样硬化性疾病的患者

用药方案 1［钙通道阻滞剂（CCB-地平类）：硝苯地平］＋用药方案 2［血管紧张素转换酶抑制剂（ACEI-普利类）：卡托普利］或用药方案 3［血管紧张素 Ⅱ 受体拮抗剂（ARB-沙坦类）：缬沙坦］＋用药方案 4［β 受体阻滞剂（洛尔类）：酒石酸美托洛尔］＋用药方案 11（降血脂类药：辛伐他汀）

注 1：三种降压药物足量，观察 2～4 周仍未达标，可加利尿剂达到四种降压药联用。

注 2：在上述联合用药中，凡注射剂联用时、凡中西药联用时以及与必须单独使用的药品联用时（包括联用药物相互有拮抗作用时）等，其联用方案中的药品均应独立、分时或序贯进行使用。

提示

1. 生活管理：①劳逸结合，消除紧张情绪，保持心情舒畅，保证充足睡眠。②合理的膳食，减少钠盐摄入，饮食清淡，控制体重，避免超重和肥胖，禁烟限酒。③适当体育锻炼，避免激烈运动，对重度高血压患者避免过度的脑力和体力劳动。④定期健康体检，定时测量血压，按时服药，正确用药，提高依从性。

2. 用药建议

（1）二联降压组合方案

①CCB（地平类）＋ACEI（普利类）或 ARB（沙坦类）。

②CCB（地平类）＋噻嗪利尿剂（吲达帕胺）。

③CCB（地平类）＋β 受体阻滞剂（洛尔类）。

④ACEI（普利类）或 ARB（沙坦类）＋噻嗪利尿剂（吲达帕胺）。

（2）三联降压组合方案

①CCB（地平类）＋ACEI（普利类）或 ARB（沙坦类）＋噻嗪利尿剂（吲达帕胺）。

②CCB（地平类）＋β 受体阻滞剂（洛尔类）＋噻嗪利尿剂（吲达帕胺）。

（3）四联降压组合方案

①CCB（地平类）＋ACEI（普利类）或 ARB（沙坦类）＋噻嗪利尿剂（吲达帕胺）＋其他降压药（如 α 受体阻滞剂或可乐定等）。

②CCB（地平类）＋β 受体阻滞剂（洛尔类）＋噻嗪利尿剂（吲达帕胺）＋其他降压药（如 α 受体阻滞剂或可乐定）。

（4）不主张 ACEI（普利类）与 ARB（沙坦类）联合；此外不同降压药均可联合运用；利尿剂可联合其他任何降压药；根据个体和血压及其病因选择联合降压方案；一般轻度高血压根据个体病情选择单一的降血压药和剂量（如利尿剂、β 受体阻滞剂、钙拮抗剂、血管紧张素转换酶抑制剂等）；应从低剂量开始，乃至固定剂量或复方制剂。

（5）选药时注意副作用叠加的药物慎用联用。比如 β 受体阻滞剂与非二氢吡啶类钙通道阻滞剂都有负性肌力作用，降低心脏收缩功能，对于心功能不全的患者，最好两个药禁忌联合使用；保钾利尿剂和 ACEI 类药物都会增高血钾，影响电解质代谢，所以也不可联用。阿替洛尔不宜与维拉帕米联用，以免引起严重心动过速、房室转导阻滞或心肌收缩力降低。

3. 卡托普利见"第九章第二节一、急性肾小球肾炎的提示6"。

4. 缬沙坦见"第十二章第二节一、心力衰竭的提示4"。

5. 硝苯地平用于心绞痛；变异型心绞痛；不稳定型心绞痛；慢性稳定型心绞痛；高血压（单独或与其他降压药合用）。禁忌：对硝苯地平过敏者禁用。

6. 吲达帕胺抗高血压，具有扩张血管平滑肌及利尿作用，用于原发性高血压。禁忌：对磺胺过敏者、严重的肾功能不全、肝性脑病、低钾血症，通常此药不要与锂和能引发扭转型室速的非抗心律失常药合用（参考药物的相互作用）。

7. 酒石酸美托洛尔见"第十一章第二节一、甲状腺功能亢进症的提示6"。

8. 辛伐他汀用于高脂血症、冠心病。禁忌：对辛伐他汀过敏的患者禁用、有活动性肝病或不明原因血氨基转移酶持续升高的患者禁用、禁止与四氢萘酚类钙通道阻滞剂米贝地尔合用。

9. 所有药品的药物相互作用、不良反应、禁忌和注意事项见其"说明书"。

四、心绞痛

（一）病因

1. 心绞痛的直接发病原因是心肌供血不足。因此，由于冠状动脉粥样硬化狭窄、血管腔内血栓形成、血管痉挛等冠心病引起减少心肌血液（血氧）供应不足和由于运动、情绪、寒冷、其他疾病等引起氧消耗增加，都可诱发心绞痛。

2. 其他类型的心脏病或失控的高血压也能引起心绞痛。

（二）症状

1. 世界卫生组织将心绞痛分为劳累性心绞痛、自发性心绞痛和混合性心绞痛三大类。其中劳累性心绞痛又分为稳定型劳累性心绞痛，初发型劳累性心绞痛和恶化型劳累性心绞痛。稳定型劳累性心绞痛简称稳定型心绞痛，亦称普通型心绞痛；初发型劳累性心绞痛简称初发型心绞痛和恶化型劳累性心绞痛简称恶化型心绞痛，亦称进行型心绞痛。这里重点讨论稳定型心绞痛（稳定型冠心病，SCAD）。SCAD包括3种情况，即慢性稳定性劳力型心绞痛、缺血性心肌病和急性冠状动脉综合征（ACS）。

2. 常见症状：心前区疼痛、胸闷、气短、乏力；典型症状：多为心前区闷痛、压榨性疼痛，也有胸闷；不典型症状：疼痛可位于胸骨下段、左心前区或上腹部，放射至颈、下颌、左肩胛部或右前胸，疼痛可很快或仅有左前胸不适发闷感。

（三）用药方案

用药方案 1（抗血小板药）：如阿司匹林，75～150mg，一日 1 次；或吲哚布芬一次 100mg，一日 2 次；或氯吡格雷一日 75mg；或某些高危患者选择替格瑞洛 90mg，一日 2 次，至少 6 个月；或其他抗血小板药，如华法林、双嘧达莫、西洛他唑等。（改善预后的药物）

用药方案 2（双联抗血小板药-1）：如吲哚布芬，一次 100mg，一日 2 次＋替格瑞洛 90mg，一日 2 次，至少 6 个月。——冠脉支架术，需要双联抗血小板治疗。

用药方案 3（双联抗血小板药-2）：如阿司匹林，100mg，一日 1 次＋氯吡格雷，一日 75mg，最长 30 个月；或阿司匹林，100mg，一日 1 次＋替格瑞洛，60mg，一日 2 次，最长 36 个月。——急性心肌梗死患者 DAPT（双联抗血小板）1 年后，如缺血高危，可以考虑延长 DAPT（双联抗血小板）治疗。

用药方案 4（降血脂类药）：如辛伐他汀，中等强度 20～40mg，每晚 1 次；或阿托伐他汀，中等强度 10～20mg，高强度 40～80mg，一日 1 次；或瑞舒伐他汀，中等强度 5～10mg，高强度 10～20mg，一日 1 次。

注：若 LDL-C 水平不达标，可与其他调脂药物（如依折麦布 10 mg，一日 1 次）联合应用。

用药方案 5［血管紧张素转换酶抑制剂（ACEI-普利类）］：如卡托普利，初始剂量 12.5～25mg，一日 2～3 次；或依那普利，5～20mg，一日 2 次；或赖诺普利，5～20mg，一日 1 次。——用药方案 1 至用药方案 5 及用药方案 9 均为改善预后的药物

用药方案 6（硝酸酯类-1）：如硝酸甘油片，0.3～0.6mg，每 5 分钟含服 1 次直至症状缓解，15 分钟内含服最大剂量不超过 1.2mg；或硝酸甘油喷雾剂，喷 2～3 下，可每 5 分钟 1 次，连续 3～4 次。

用药方案 7（硝酸酯类-2）：如硝酸异山梨酯（消心痛），口服，5～

10mg，一日 3 次；或单硝酸异山梨酯缓释片，20mg，一日 2 次，或 60mg，一日 1 次。

用药方案 8（β 受体阻滞剂-洛尔类）：如酒石酸美托洛尔，一次 6.25～25mg，一日 2 次，最大剂量一日 200mg，分 2 次服用；或比索洛尔，2.5～5mg，最大剂量 10mg，一日 1 次；或阿替洛尔，6.25～12.5mg，一日 2 次，口服，最大剂量一日 50～200mg，分 2 次服用；或普萘洛尔，5～10mg，一日 3～4 次，最大可一日 200mg，应分 3～4 次服用；琥珀酸美托洛尔，90～190mg，一日 1 次；或其他 β 受体阻滞剂，如卡维地洛、氧烯洛尔等。

用药方案 9［血管紧张素 Ⅱ 受体拮抗剂（ARB-沙坦类）］：如缬沙坦，口服，80～160mg，一日 1 次；或其他血管紧张素 Ⅱ 受体拮抗剂，如氯沙坦、替米沙坦片等。

用药方案 10［钙通道阻滞剂（CCB-地平类）-1］：如氨氯地平，5～10mg，一日 1 次；或硝苯地平，10～30mg，一日 3 次；或非洛地平，5～10mg，一日 1 次；或地尔硫䓬（硫氮䓬酮），30mg，一日 3 次。

用药方案 11［钙通道阻滞剂（CCB-地平类）-2］：如伊伐布雷定，5～7.5mg，一日 2 次。窦性心律且心率>70 次/分时；或尼可地尔 5～10mg，一日 3 次。尤其可以治疗微血管性心绞痛。

用药方案 12（抗心肌缺血药）：如曲美他嗪片（胶囊），口服，一次 20mg，一日 3 次，进餐时服用，肾功能损害的患者减量，3 个月后评价治疗效果，若无治疗作用可停药；或盐酸曲美他嗪缓释片，一次 35mg，口服，一日 2 次，早晚餐时服用，肾功能损害的患者减量。三个月后评价治疗效果，若无治疗作用可停药。

注：可作二线用药，与β受体阻滞剂等抗心肌缺血药物联用。

用药方案 13（中成药）：如复方丹参滴丸，口服，一次 10 丸，一日 3 次，4 周为一个疗程。或其他中成药，如速效救心丸、麝香保心丸、宽胸气雾剂、丹参片（注射液）、丹红注射液、香丹注射液、灯盏细辛注射液等。

（四）联合用药举例

1. 各种类型心绞痛急性发作期

用药方案 6（硝酸酯类-1：硝酸甘油）＋用药方案 1（抗血小板药：氯吡格雷）。

2. 各种类型心绞痛缓解期

用药方案 7（硝酸酯类-2：硝酸异山梨醇）＋用药方案 8（β 受体阻

滞剂-洛尔类：酒石酸美托洛尔）+用药方案 1（抗血小板药：阿司匹林肠溶片）。

3. 起始使用 β 受体阻滞剂效果不佳的有高血压的严重稳定型冠心病

用药方案 10［钙通道阻滞剂（CCB-地平类）-1：氨氯地平］+用药方案 8（β 受体阻滞剂-洛尔类：比索洛尔）+用药方案 12（抗心肌缺血药：曲美他嗪）+用药方案 1（抗血小板药：阿司匹林肠溶片）+用药方案 5［血管紧张素转换酶抑制剂（ACEI-普利类）：卡托普利］。

注：在上述联合用药中，凡注射剂联用时、凡中西药联用时以及与必须单独使用的药品联用时（包括联用药物相互有拮抗作用时）等，其联用方案中的药品均应独立、分时或序贯进行使用。

 提示

1. 生活管理：①血脂管理。坚持控制饮食和改善生活方式，节制饮酒，限盐，增加新鲜水果、蔬菜和低脂饮食，避免过度劳累。②血压管理。目标应<140/90mmHg 糖尿病患者血压控制 130/80mmHg。③血糖管理。糖尿病患者血糖管理患者，HbA1c 目标值≤7%。④锻炼管理。在日常锻炼强度的基础上，每周至少 5 日进行 30～60 分钟中等强度的有氧锻炼。⑤体重管理。有计划的锻炼、限制热量摄取和日常运动来控制体重，目标体重指数为 18.5～23.9kg/m。⑥酒精管理。非妊娠期女性一日饮用酒精不超过 15g（相当于 50 度白酒 30ml），男性一日不超过 25g（相当于 50 度白酒 50ml）。⑦其他管理。如戒烟、充分睡眠、排除心理障碍。

2. 用药建议：①缓解症状及改善缺血的药物主要有三类：β 受体阻滞剂、硝酸酯类药物和钙通道阻滞剂等。缓解症状与改善缺血的药物应与预防心肌梗死和死亡的药物联合使用，其中 β 受体阻滞剂同时兼有两方面的作用。②建议最佳药物治疗方案应包括至少 1 种抗心绞痛或缓解心肌缺血药物与改善预后的药物联用。③当起始使用 β 受体阻滞剂效果不佳时，建议 CCB 或长效硝酸酯类与 β 受体阻滞剂联用。④既往 1～3 年前有心肌梗死史且合并高缺血风险的患者，可考虑采用阿司匹林联合替格瑞洛（60mg，一日 2 次）治疗，最长至 36 个月。⑤能耐受 DAPT 且无出血并发症，其出血风险低而血栓风险高，可考虑应用 DAPT（氯吡格雷+阿司匹林），疗程>6 个月而≤30 个月。⑥应用中等剂量他汀治疗不达标者，可调整他汀剂量或联合应用非他汀类调脂药物（如依折麦布 10mg，一日 1 次）。⑦曲美他嗪能改善心肌对缺血的耐受性及左心功能，缓解心绞痛。可与 β 受体阻滞剂等抗心肌缺血药物联用。可作为二线用药。⑧不推荐常规联合应用 ACEI 和 ARB；对能耐受 ACEI 的患者，不推荐常规用 ARB 替代 ACEI。

3. 硝酸甘油片用于冠心病心绞痛的治疗及预防，也可用于降低血压或治疗充血性心力衰竭。禁用于心肌梗死早期（有严重低血压及心动过速时）、严重贫血、青光眼、颅内压增高和已知对硝酸甘油过敏的患者。还禁用于使用枸橼酸西地那非（万艾可）的患者，后者增强硝酸甘油的降压作用。

4. 单硝酸异山梨酯片作用与硝酸甘油相似，但较持久（能维持 4 小时以上），口服后半小时见效，含服 2～3 分钟见效，因此舌下含服用于急性心绞痛发作，口服用于预防发作。禁忌：急性循环衰竭（休克、循环性虚脱）；严重低血压（收缩压＜90mmHg）；急性心肌梗死伴低充盈压（除非在有持续血流动力学监测的条件下）；肥厚型梗阻性心肌病；缩窄性心包炎或心包填塞；严重贫血；青光眼；颅内压增高；对硝基化合物过敏者。

5. 硝酸异山梨醇（消心痛）防治心绞痛发作。禁忌：严重低血压、急性循环衰竭、伴有低充盈压的急性心肌梗死、孕妇禁用。

6. 酒石酸美托洛尔见"第十一章第二节一、甲状腺功能亢进症的提示 6"。

7. 阿司匹林肠溶片用于抗血栓。本品对血小板聚集有抑制作用，可防止血栓形成，临床用于预防一过性脑缺血发作、心肌梗死、心房颤动、人工心脏瓣膜、动静脉瘘或其他手术后的血栓形成。也可用于治疗不稳定型心绞痛。禁忌：①活动性溃疡病或其他原因引起的消化道出血。②血友病或血小板减少症。③有阿司匹林或其他非甾体抗炎药过敏史者，尤其是出现哮喘、神经血管性水肿或休克者。④对本品过敏者禁用。

8. 氨氯地平用于原发性高血压（单独用药或与其他抗高血压药物合用）；慢性稳定型心绞痛及变异型心绞痛（单独用药或与其他抗心绞痛药物合用）。禁忌：对二氢吡啶类药物或本品中任何成分过敏的患者、严重低血压的患者、重度主动脉瓣狭窄的患者禁用。

9. 比索洛尔用于治疗高血压、冠心病（心绞痛）、伴有心室收缩功能减退的中度至重度慢性稳定性心力衰竭，需要遵医嘱接受 ACE 抑制剂、利尿剂和选择性使用强心苷类药物治疗。禁忌：急性心力衰竭或处于心力衰竭失代偿期需用静脉注射正性肌力药物治疗的患者、心源性休克者、Ⅱ度或Ⅲ度房室传导阻滞者（未安装心脏起搏器）、病窦综合征患者、窦房阻滞者、引起症状的心动过缓者（有症状的心动过缓）、有症状的低血压、严重支气管哮喘或严重慢性阻塞性肺部疾病患者、严重的外周动脉闭塞疾病和雷诺综合征患者、未经治疗的嗜铬细胞瘤患者、代谢性酸中毒患者、已知对本品及其衍生物或本品任何成分过敏的患者。

10. 曲美他嗪见用于成年人，作为附加疗法对一线抗心绞痛疗法控制不佳或无法耐受的稳定型心绞痛患者进行对症治疗。禁忌：对药物任一组分过敏者禁用，帕金森病，帕金森综合征，震颤，不宁腿综合征，以及其他相关的运动障碍，严重肾功能损害（肌酐清除率＜30ml/min）。

11. 卡托普利见"第九章第二节一、急性肾小球肾炎的提示 6"。

12. 氯吡格雷预防和治疗因血小板高聚集状态引起的心、脑及其他动脉的循环障碍疾病。禁忌：对药品或本品任一成分过敏；严重的肝脏损伤；活动性病理性出血，如消化性溃疡或颅内出血者禁用。

13. 所有药品的药物相互作用、不良反应、禁忌和注意事项见其"说明书"。

五、心肌病

（一）病因

心肌疾病分原发性和继发性（特异性）心肌病。

1. 原发性心肌病的病因尚不十分清楚，是一种心肌损害，心脏扩大，心力衰竭的心肌病变为主要表现的一组疾病。可分为五种：扩张型、肥厚型、限制型、未定型（或者"隐匿性"）、致心律失常型右室心肌病等。其中扩张型心肌病可能和某些病毒、细菌、药物中毒有关；肥厚型心肌病可能与常染色体显性遗传有关；限制型心肌病是心内膜心肌纤维化、心肌僵硬及心室舒张充盈受阻所致。

2. 继发性心肌病（特异性心肌病）：是指病因明确或与系统疾病相关的心肌疾病。其病因多数为因如感染性原因、各种疾病性原因、过敏性原因、中毒性原因等导致心室扩张和因心肌病变而产生的各种心律失常或传导障碍。

（二）症状

1. 本病起病缓慢，有气急，甚至端坐呼吸、水肿和肝肿大等充血性心力衰竭的症状，部分患者可发生栓塞或猝死。症状以充血性心力衰竭为主。

2. 此处主要讨论原发性心肌病。①扩张型心肌病症状为不同程度的心功能不全，以充血性心力衰竭为主，常伴有心律失常，气短和水肿，可有栓塞或猝死。②肥厚型心肌病可以无症状，而有些患者首发症状就是猝死，也可以有心悸、劳力性呼吸困难、心前区闷痛、易疲劳、晕厥甚至猝死，晚期出现左心衰竭的表现。③限制型心肌病症状，以乏力、呼吸困难和运动耐力下降为常见，严重者出现水肿、端坐呼吸、肝脏肿大、少尿、腹水及消化道瘀血的症状。

（三）用药方案

用药方案 1（强心药-1）：如去乙酰毛花苷：成人，初始剂量 0.4～0.6mg，用 5%葡萄糖注射液 20ml 稀释后缓慢静脉注射，以后每 2～4 小时可再给 0.2～0.4mg；总量一日 1～1.6mg。此用量指 2 周内未用过洋地黄毒苷，或在一周内未用过地高辛的患者；儿童，按下列剂量分 2～3 次、每次间隔 3～4 小时给予；早产儿和足月新生儿或肾功能减退、心肌炎患儿，肌内注射或静脉注射，一日 0.022mg/kg；2 周～3 岁，一日 0.025mg/kg。静脉注射获满意疗效后，可改用地高辛常用维持量。

用药方案 2（强心药-2）：如地高辛，0.25mg，口服，一日 1 次。

用药方案 3（袢利尿剂）：如呋塞米，20～40mg，静脉注射或肌内注射，疗效差者可增加剂量；呋塞米，20～40mg，口服，一日 2～3 次。

用药方案 4（保钾利尿剂）：如螺内酯，治疗高血压，开始一日 40～80mg，分次服务，至少 2 周；治疗水肿性疾病，一日 40～120mg。

用药方案 5（血管扩张剂-1）：如硝酸甘油，起始剂量为每分钟 5～10μg；或消心痛即单硝酸异山梨酯片，10mg，口服，一日 3 次；或其他血管扩张剂。

用药方案 6（血管扩张剂-2）：如硝普钠：成人，开始按体重每分钟 0.5μg/kg。根据治疗反应以每分钟 0.5μg/kg 递增，逐渐调整剂量。常用量为每分钟 3μg/kg；极量为每分钟 10μg/kg；总量为 3500μg/kg；儿童用量按体重每分钟 1.4μg/kg。按效应逐渐调整用量。硝普钠使用不应超过 72 小时，停药应逐渐减量，并加用口服血管扩张药，以避免反跳现象。

注：用药方案 1 至用药方案 6 用于心力衰竭急性加重期患者用药。

用药方案 7（噻嗪类利尿剂）：如呋塞米 20～40mg，静脉推注或肌内注射，疗效差者可增加剂量；呋塞米 20～40mg，口服，一日 2～3 次；或氢氯噻嗪，一日 25mg，好转可间断服用。

注：慢性心力衰竭有明显液体潴留的患者，首选袢利尿剂如呋塞米；噻嗪类利尿剂仅适用于有轻度液体潴留、伴有高血压且肾功能正常的心力衰竭患者。

用药方案 8（血管紧张素转换酶抑制剂）：如卡托普利，初始剂量为 12.5mg，一日 2～3 次，酌情逐渐增至 50mg，一日 2～3 次。近期大量服用利尿药者初始剂量为 6.25mg，一日 3 次；儿童初始剂量，按体重 0.3mg/kg，一日 3 次；必要时每 8～24 小时增加 0.3mg/kg；或其他血管紧张素转换酶抑制剂，如依那普利、赖诺普利等。

用药方案 9［血管紧张素（AT1）受体拮抗剂（ARB）］：如缬沙坦，80～160mg，一日 1 次，从小剂量开始逐步增加至常规剂量。

用药方案 10（β 受体阻滞剂）：如酒石酸美托洛尔，一日 12.5～200mg，分 2 次服用。

用药方案 11（醛固酮受体拮抗剂）：如螺内酯，保钾利尿剂，初始剂量为一日 10～20mg，一日 1 次，至少观察 2 周后再加量，目标剂量为 20～40mg；或其他醛固酮受体拮抗剂，如螺内酯、依普利酮等。

注：用药方案 7 至用药方案 11 为慢性心功能不全患者用药。

用药方案 12（抗心律失常药-1）：如胺碘酮，首剂 150mg 加入 5% 葡萄糖注射液 250ml，在 20 分钟内滴入（滴入时间不得短于 10 分钟），然后以每分钟 1～1.5mg 维持，6 小时后减至每分钟 0.5～1mg；或其他抗心律失常药，如去乙酰毛花苷、美托洛尔、阿替洛尔。

注：①心律失常持续房性或室性心动过速、心房颤动患者用药。②用药方案 7 至用药方案 12 为慢性心功能不全患者用药。

用药方案 13（β 受体阻滞剂）：如普萘洛尔，10mg，一日 3 次；或比索洛尔，2.5mg，一日 1 次；或美托洛尔、阿替洛尔，12.5mg，一日 2 次。

用药方案 14（非二氢吡啶类钙拮抗剂）：如维拉帕米，口服，起始量为一次 40mg，一日 3 次，滴定至一日 480mg；或地尔硫䓬，口服，起始剂量为 30mg，一日 3 次，逐渐加量至目标剂量。注：原则上 β 受体拮抗剂不与非二氢吡啶类钙拮抗剂联用。

用药方案 15（抗心律失常药-2）：如胺碘酮，首剂 150mg 加入 5% 葡葡萄糖注射液 250ml，在 20 分钟内滴入（滴入时间不得短于 10 分钟），继以每分钟 1～1.5mg 维持，疗效差者应尽快转院。预防心律失常发作可以口服，按照第 1 周 200mg，一日 3 次，第 2 周 100～200mg，一日 2 次，然后 100～200mg，一日 1 次，长期维持的方案治疗。

注：用药方案 13 至用药方案 15 为肥厚型心肌病患者用药。

用药方案 16（中成药）：如玉丹荣心丸，口服，儿童一次 2～4 丸，成人一次 6 丸，一日 3 次，或遵医嘱；或其他中成药，如黄氏生脉饮、健心片、金泽冠心胶囊、心荣颗粒、滋心阴胶囊、香丹注射液等。

（三）联合用药

1. 扩张型心肌病慢性心功能不全

用药方案 8（血管紧张素转换酶抑制剂：卡托普利）＋用药方案 10（β 受体阻滞剂：酒石酸美托洛尔）＋用药方案 11（醛固酮受体拮抗剂：螺内酯）。

2. 肥厚型心肌病伴恶性室性心律失常

用药方案 15（控制心律失常药-2：盐酸胺碘酮）＋用药方案 10（β 受体阻滞剂：酒石酸美托洛尔）或用药方案 14（非二氢吡啶类钙拮抗剂：维拉帕米）。

注 1：心肌肥厚左心室流出道梗阻的治疗：对无法耐受 β 受体阻滞剂或有禁忌证的患者，推荐给予维拉帕米以改善症状。

注 2：在上述联合用药中，凡注射剂联用时、凡中西药联用时以及与必须单独使用的药品联用时（包括联用药物相互有拮抗作用时）等，其联用方案中的药品均应独立、分时或序贯进行使用。

3. 限制型心肌病伴有水肿和腹水

用药方案 8（血管紧张素转换酶抑制剂：卡托普利）或用药方案 9［血管紧张素 Ⅱ 受体（AT1）拮抗剂（ARB）：缬沙坦］＋用药方案 10（β 受体阻滞剂：酒石酸美托洛尔）＋用药方案 7（利尿剂：氢氯噻嗪）。（注意不要使心室充盈压下降过多）

注：在上述联合用药中，凡注射剂联用时、凡中西药联用时以及与必须单独使用的药品联用时（包括联用药物相互有拮抗作用时）等，其联用方案中的药品均应独立、分时或序贯进行使用。

提示

1. 生活管理：避免过劳，注意休息，心力衰竭者应卧床休息，有感染者应积极控制感染，以免病情恶化，积极治疗本病并采取有效措施防止并发症的发生是关键。

2. 用药建议：①扩张型心肌病用洋地黄类药时，应用较小剂量，并注意毒性反应，或使用非强心苷正性肌力药物；当心律失常快速心房颤动，合并急性心力衰竭可静脉给予去乙酰毛花苷 0.2～0.4mg，无明显心力衰竭者可以口服美托洛尔或阿替洛尔 12.5～25mg；持续房性或室性心动过速、心房颤动可以静脉给予胺碘酮，首剂 150mg 加入 5%葡萄糖注射液 250ml，在 20 分钟内滴入（滴入时间不得短于 10 分钟），然后以每分钟 1～1.5mg 维持，6 小时后减至每分钟 0.5～1mg。②肥厚型心肌病患者避免应用洋地黄制剂、硝酸甘油、异丙肾上腺素等药物；对于 β 受体阻滞剂和维拉帕米不耐受或有禁忌证的有症状左心室流出道梗阻患者，应考虑给予地尔硫䓬以改善症状（剂量可加至最大耐受剂量）原则上 β 受体阻滞剂和非二氢吡啶类钙拮抗药不联合应用，尤其在老年人，以免过度心肌抑制及降低心率。③限制型心肌病患者用药主要是控制心功能衰竭、有水肿和腹水者宜用利尿药、舒张功能损害明显者在发生快速心房颤动时，可应用洋地黄制剂改善心室充盈，亦可以使用胺碘酮转复、有附壁血栓和（或）已发生附壁血栓者应加用抗凝或抗血小板制剂。④应用利尿剂期间必须注意电解质平衡，长期使用利尿剂应每月复查电解质，防止低血钾。⑤使用胺碘酮前后应当注意甲状腺功能检测以及心电图的检测。

3. 卡托普利见"第九章第二节一、急性肾小球肾炎的提示 6"。

4. 酒石酸美托洛尔见"第十一章第二节一、甲状腺功能亢进症的提示 6"。

5. 螺内酯见"第四章第二节九、慢性肺源性心脏病的提示 10"。

6. 盐酸胺碘酮见"第十二章第二节二、心律失常的提示 4"。

7. 缬沙坦见"第十二章第二节一、心力衰竭的提示 4"。

8. 氢氯噻嗪见"第四章第二节九、慢性肺源性心脏病的提示 9"。

9. 所有药品的药物相互作用、不良反应、禁忌和注意事项见其"说明书"。

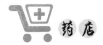

心血管系统常见疾病联合用药方案（供参考）

1. 高血压

（1）利尿剂（螺内酯、氢氯噻嗪）＋强力定眩胶囊＋大豆卵磷脂/深海鱼油/维生素 E＋血压计

（2）β 受体阻滞剂（洛尔类）＋强力定眩胶囊＋大豆卵磷脂/深海鱼油/维生素 E＋血压计

（3）钙通道阻塞剂（CCB）（地平类）＋强力定眩胶囊＋大豆卵磷脂/深海鱼油/维生素 E＋血压计

（4）血管紧张素转换酶抑制剂（ACEI）（普利类）＋强力定眩胶囊＋大豆卵磷脂/深海鱼油/维生素 E＋血压计

（5）血管紧张素 II 受体阻断剂（ARB）（沙坦类）＋强力定眩胶囊＋大豆卵磷脂/深海鱼油/维生素 E＋血压计

2. 心绞痛

（1）硝酸甘油/单硝酸异山梨酯＋β 受体阻滞剂/钙通道阻滞剂＋双嘧达莫＋丹参舒心胶囊＋银杏叶大豆卵磷脂＋深海鱼油＋蜂胶

（2）单硝酸异山梨酯＋美托洛尔或普萘洛尔＋阿司匹林肠溶片＋银杏叶片

（3）硝酸甘油＋阿司匹林肠溶片＋心通口服液

（4）复方丹参滴丸＋阿司匹林肠溶片＋硝酸异山梨酯＋美托洛尔

3. 高脂血症和高脂蛋白血症

辛伐他丁/非诺贝特＋中药降脂类药＋阿司匹林＋护肝药＋大豆卵磷脂＋深海鱼油＋维生素 E＋维生素 C

4. 脑血栓

中药抗血栓药＋蚓激酶肠溶胶囊＋拜阿司匹林＋大豆卵磷脂＋深海鱼油＋维生素 E＋维生素 C

5. 脑栓塞

中药抗血栓药＋蚓激酶肠溶胶囊＋拜阿司匹林＋大豆卵磷脂＋深海鱼油＋维生素 E＋维生素 C

6. 心肌梗死

单硝酸异山梨酯＋β 受体阻滞剂/钙通道阻滞剂＋双嘧达莫＋丹参舒心胶囊＋银杏叶＋大豆卵磷脂＋深海鱼油

7. 慢性心功能不全

（1）单硝酸异山梨酯＋氢氯噻嗪＋拉美亚/马来酸依那普利

（2）美托洛尔＋单硝酸异山梨酯＋氢氯噻嗪＋螺内酯＋地高辛

8. 病毒性心肌炎

（1）黄芪＋维生素 C＋卡托普利

（2）板蓝根＋肌苷＋辅酶 Q_{10}

（3）黄芪＋牛磺酸＋辅酶 Q_{10}

9. 心房颤动

（1）美托洛尔＋华法林钠

（2）地高辛＋阿司匹林肠溶片

（3）地高辛＋华法林钠

参考文献

[1] 国家基本药物临床应用指南和处方集委员会．2018 年版国家基本药物临床应用指南（化学药品和生物制品）［M］．北京：人民卫生出版社，2019．

[2] 中华医学会．急性心力衰竭基层诊疗指南（2019 年）［J］．中华全科医师杂志，2019，18（10）：925-930．

[3] 汪红艳，朱冬梅．胺碘酮联合琥珀酸美托洛尔治疗急性心力衰竭伴室性心律失常的疗效观察［J］．中国医院用药评价与分析，2018，18（4）：504-508．

[4] 中华医学会．慢性心力衰竭基层诊疗指南（2019 年）［J］．中华全科医师杂志，2019，18（10）：936-947．

[5] 中华医学会心电生理和起搏分会，中国医师协会心律学专业委员会．2020 室性心律失常中国专家共识（2016 共识升级版）［J］．中国心脏起搏与心电生理杂志，2020，34（3）：189-253．

[6] 中华医学会．室性心动过速基层诊疗指南（2019 年）［J］．中华全科医师杂志，2019，18（11）：1047-1056．

[7] 吉世军．分析治疗冠心病合用稳心颗粒与酒石酸美托洛尔对心律失常的影响［J］．黑龙江医学，2019（04）：330-332．

[8] 刘新民，王涤非，凌敏．全科医生诊疗手册［M］．第 3 版．北京：化学工

业出版社，2016.

[9] 李涛，师允坤，张丛. 快速性心律失常合理的联合药物治疗 [J]. 中国医学文摘中国医学文摘（内科学），1999，20（3）：350-352.

[10] 沈永强等.三磷酸腺苷与阿托品合用治疗阵发性室上性心动过速 [J].临床内科杂志，1989，（1）：24.

[11] 中华医学会心血管病学分会等. 中国高血压防治指南（2018 年修订版）[J]. 心脑血管病防治，2019，19（1）：1-44.

[12] 中华医学会心血管病学分会介入心脏病学组等. 稳定性冠心病诊断与治疗指南 [J]. 中华心血管病杂志，2018，46（9）：680-694.

[13] 中华医学会. 临床诊疗指南：心血管分册 [M]. 北京：人民卫生出版社，2015.

[14] 邹远忠. 联合用药治疗扩张型心肌病的临床效果研究 [J]. 中国地方病防治杂志，2015，30（2）：157.

[15] 李军，许洪亮，华丽. 胺碘酮联合倍他乐克治疗肥厚型心肌病伴恶性室性心律失常的疗效观察[J].临床和实验医学杂志，2014，13（20）：1696-1698.

[16] 中华医学会心血管病学分会，中国心肌炎心肌病协作组. 中国扩张型心肌病诊断和治疗指南 [J]. 临床心血管病杂志，2018，34（5）：421-434.

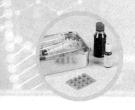

第十三章

风湿免疫系统常见疾病用药及联合用药

第一节 概 述

一、风湿免疫系统

风湿免疫科是医院内科学领域中的新兴的一种学科，主要研究和治疗风湿免疫类疾病。

人体免疫系统由免疫器官（如胸腺、脾脏、骨髓、淋巴结等），免疫细胞（淋巴细胞、巨噬细胞、自然杀伤细胞等）及免疫因子（干扰素、白细胞介素、肿瘤坏死因子等）组成。

一旦可人体免疫力下降，引起响骨、关节及其周围软组织，如肌肉、滑囊、肌腱、肌膜、神经等一系列疾病。

二、风湿免疫系统常见疾病

风湿免疫系统疾病指侵犯人体关节、肌肉、骨骼关节及周围的软组织的疾病。常见的自身免疫性结缔组织病、骨关节病变。

1993 年美国风湿病协会根据其发病机制、病理及临床特点将风湿性疾病分为十大类近 200 种疾病。目前临床上常见的风湿免疫系统的疾病包括类风湿关节炎、系统性红斑狼疮、干燥综合征、强直性脊柱炎、多发性肌炎和皮肌炎、系统性硬化症、血管炎、骨关节炎等。

第二节　常见疾病用药及联合用药

一、类风湿关节炎

（一）病因

类风湿关节炎（RA）是一种以关节滑膜炎为特征的慢性自身免疫性疾病，多见于中年女性。病因尚不明确，一般认为遗传、内分泌以及反复感染、性激素、寒冷刺激、疲劳、自身免疫等因素对发病起重要作用。

（二）症状

1. 主要症状表现为对称性、慢性、进行性多关节炎，随病情进展，造成关节软骨、骨和关节囊破坏，最终导致关节畸形和功能丧失。

2. 常见症状有晨僵，关节活动不灵活，多关节受累、关节畸形；最为常见的关节畸形是腕和肘关节强直、出现类风湿结节等。

3. 其他症状如发热、类风湿结节、类风湿血管炎及淋巴结肿大；病情严重其全身表现及脏器受累亦不少见。如心、肺、消化系统、贫血、神经炎、眼炎、指端坏疽等。

4. RA 亦可累及心、肺、消化系统等。

（三）用药方案

用药方案 1（非甾体抗炎药）：如双氯芬酸，口服，25mg，一日 3 次；或布洛芬，口服，400～600mg，一日 3～4 次；或吲哚美辛栓，塞肛，50～100mg，每晚一次或早晚一次；或其他非甾体抗炎药，如萘普生、美洛昔康、塞来昔布、洛索洛芬、尼美舒利等。

用药方案 2（抗酸剂）：如雷尼替丁，口服，150mg，一日 1～2 次；或奥美拉唑，口服，20mg，一日 1～2 次。

用药方案 3（黏膜保护剂）：如枸橼酸钾，口服，0.3g，一日 2～3 次；或胃膜素，口服，一次 3～5 粒，一日 4 次。

用药方案 4（抗风湿药-1）：如甲氨蝶呤，口服，7.5～15mg，每周 1 次，服药期间应定期检查血常规和肝功能；或氯喹 0.25g，一日 1 次；或羟氯喹（HCQ），200mg，一日 2 次。服用氯喹或羟氯喹应注意眼部损害，有心脏病史者慎用或禁用；或柳氮磺吡啶，口服，一日 0.25～0.5g 开始，之后每周增加 0.5g，直至 2.0～3.0g，维持剂量为一日 0.5～1.0g，用药期间注意血常规和肝功能；或其他免疫调节剂，如柳氮磺吡啶、硫唑嘌呤、青霉胺、环孢素（抗风湿缓解病情的慢作用药物）。

用药方案 5（抗风湿药-2）：如来氟米特（LEF），口服，成人，本品由于 $t_{1/2}$ 较长，建议间隔 24 小时给药。治疗的最初 3 日给予负荷量一日 50mg，之后根据病情给予维持量一日 10mg 或一日 20mg。在使用期间可继续使用非甾体抗炎药或低剂量皮质类固醇激素。

用药方案 6（糖皮质激素）：如泼尼松，5～10mg，一日 1～2 次，病情改善后及时减量至停用，不超过 3 个月；或其他糖皮质激素，如甲泼尼龙、复方倍他米松注射液等。

用药方案 7（生物制剂）：如依那西普注射液，推荐剂量为 25mg，每周 2 次（间隔 72～96 小时）或 50mg 每周 1 次，已证实 50mg 每周 1 次的给药方案是安全有效的；或其他生物制剂，如抗 CD20 单克隆抗体、阿达木单抗、托珠单抗等。

注：甲氨蝶呤无效时，可用依那西普与甲氨蝶呤联用治疗。

用药方案 8（维生素）：如叶酸，口服，每周 1mg 或 5mg。

用药方案 9（中成药）：如雷公藤多苷，10～20mg，一日 2～3 次。注意生殖系统损伤、肝损伤和骨髓抑制的副作用；或其他中成药，如白芍总苷胶囊、青风藤、风湿祛痛胶囊、天麻丸、壮骨关节丸等。

（四）联合用药

1. 轻度 RA 患者

用药方案 1（非甾体抗炎药：双氯芬酸）＋用药方案 2（抗酸剂：雷尼替丁）＋用药方案 5（抗风湿药-2：来氟米特）。

2. 中、高疾病活动度的 RA 患者

用药方案 6（糖皮质激素：泼尼松）＋用药方案 4（抗风湿药-1：甲氨蝶呤）＋用药方案 8（维生素：叶酸）。

3. DMARDs 治疗无效 RA 患者

用药方案 7（生物制剂：依那西普注射液）＋用药方案 4（抗风湿药-1：甲氨蝶呤）＋用药方案 8（维生素：叶酸）。

4. 对无生育要求的 RA 患者

用药方案 9（中成药：雷公藤多苷）＋用药方案 4（抗风湿药-1：甲氨蝶呤）＋用药方案 8（维生素：叶酸）。

注：在上述联合用药中，凡注射剂联用时、凡中西药联用时以及与

必须单独使用的药品联用时（包括联用药物相互有拮抗作用时）等，其联用方案中的药品均应独立、分时或序贯进行使用。

 提示

1. 生活管理：①调整注意生活方式，包括禁烟、控制体重、合理饮食和适当运动。②每周坚持 1～2 次的有氧运动（而非高强度的体育运动），改善关节功能。③注意保暖，避免湿寒，休息，严格控制脂肪的摄入量，避免食用影响机体免疫功能稳定的食物。

2. 用药建议：①类风湿关节炎除少数轻症患者外，多采用改善病情药联合用药，如甲氨蝶呤＋氯喹或甲氨蝶呤＋柳氮磺吡啶等，用药期间应注意不良反应的叠加。硫唑嘌呤与别嘌醇及血管紧张素转换酶抑制剂合用时，应减少剂量。②非甾体抗炎药可酌情加用抗酸剂和（或）黏膜保护剂。③甲氨蝶呤治疗期间补充叶酸（剂量可考虑每周 5mg）可减少胃肠道副作用、肝功能损害等不良反应。④来氟米特（LEF）在使用期间可继续使用非甾体抗炎药或低剂量皮质类固醇激素（见说明书）。⑤对中/高疾病活动度的 RA 患者，在使用传统合成的甲氨蝶呤等改善病情抗风湿药 DMARDs 的基础上联合小剂量糖皮质激素（泼尼松≥10mg/d 或等效的其他药物）可快速控制症状，协助传统合成 DMARDs 发挥作用。⑥经传统合成 DMARDs 治疗未达标的 RA 患者，建议一种传统合成 DMARDs 联合一种生物制剂 DMARDs，或一种传统合成 DMARDs 联合一种靶向合成 DMARDs 进行治疗。⑦生物制剂抗 CD20 单抗 Rituximab（利妥昔单抗）治疗类风湿关节炎取得了较满意的疗效。Rituximab 也可与环磷酰胺或甲氨蝶呤联合用药。⑧联合 3 种传统合成 DMARDs（甲氨蝶呤＋柳氮磺吡啶＋羟氯喹）能较好地控制疾病活动度，其效果不低于甲氨蝶呤联合一种生物制剂 DMARDs 或联合靶向合成 DMARDs。⑨对无生育要求的 RA 患者，雷公藤单用或与甲氨蝶呤联用，均具有一定的疗效，且不良反应发生率与单用甲氨蝶呤无显著差异，但在使用过程中需密切监测与评估其毒副作用 ⑩云克即锝［^{99m}Tc］亚甲基二磷酸盐注射液，是一种非激发状态的同位素，治疗类风湿关节炎缓解症状的起效快，不良反应较小。静脉用药，10 日为一疗程。

3. 双氯芬酸见"第六章第二节五、急性根尖周炎的提示 6"。

4. 雷尼替丁见"第八章第二节一、胃食管反流病的提示 5"。

5. 来氟米特用于复发型多发性硬化。禁忌：对本品及其代谢产物过敏者严重肝功能不全者，孕妇及哺乳期妇女禁用。18 岁以下不宜使用。

6. 泼尼松见"第四章第二节九、慢性肺源性心脏病的提示 6"。

7. 甲氨蝶呤注射液抗肿瘤治疗、抗肿瘤治疗的联合使用、银屑病化疗等。禁忌：患银屑病的孕妇；哺乳期妇女；有严重肝功能不全的银屑病患者；有严重肾功能不全的患者；有酒精中毒或酒精性肝病的银屑病患者；有明显的或实验室检查证实的免疫缺陷患者；有骨髓抑制或已存在血恶液质的银屑病患者，如骨髓发育不全、白细胞减少、血小板减少或贫血；存在严重感染的银屑病患者；已知对甲氨蝶呤或任何辅料过敏的患者；有消化性溃疡病或溃疡性结肠炎的银屑病患者；接受中枢神经系统放疗的患者不应同时接受甲氨蝶呤鞘内注射。

8. 叶酸用于各种原因引起的叶酸缺乏及叶酸缺乏所致的巨幼红细胞贫血；妊娠期、哺乳期妇女预防给药；慢性溶血性贫血所致的叶酸缺乏。禁忌：维生素 B_{12} 缺乏引起的巨幼细胞贫血不能单用叶酸治疗。

9. 依那西普注射液用于类风湿关节炎（RA）如中度至重度活动类风湿关节炎的成年患者，对包括甲氨蝶呤（如果不禁忌使用）在内的 DMARDs（改善病情的抗风湿药）无效时，可用依那西普与甲氨蝶呤联用治疗、已证实依那西普单独使用或与甲氨蝶呤联用时，可降低 X 线检测相的关节损害进展率，并改善关节功能；强直性脊柱炎（AS）如重度活动性强直性脊柱炎的成年患者对常规治疗无效时可使用依那西普治疗。禁忌：对本品中活性成分或其他任何成分过敏者、脓毒血症患者或存在脓毒血症风险的患者、对包括慢性或局部感染在内的严重活动性感染的患者不能使用本品治疗。

10. 雷公藤多苷用于风湿热瘀、毒邪阻滞所致的类风湿关节炎、肾病综合征、白塞三联征、麻风反应、自身免疫性肝炎等。禁忌：儿童、育龄期有孕育要求者、孕妇和哺乳期妇女禁用；心、肝、肾功能不全者禁用；严重贫血、白细胞和血小板降低者禁用；胃、十二指肠溃疡活动期患者禁用；严重心律失常者禁用。

11. 所有药品的药物相互作用、不良反应、禁忌和注意事项见其"说明书"。

二、系统性红斑狼疮

（一）病因

系统性红斑狼疮（SLE）是一种典型的系统性自身免疫性疾病。SLE的病因和发病机制尚未明确，目前不太确切，大量研究显示：内因与遗传、内分泌、感染、免疫异常、性激素等有关；外因与环境、药物等因素有关。

（二）症状

1. SLE 患者血清中出现以抗核抗体为代表的多种自身抗体和多系统受累是本病的两个主要临床特征，其症状复杂多样。

2. 普遍症状为隐匿起病，发热、体重下降、关节肿痛、口腔溃疡、光过敏、皮疹等症状。其中特异性皮损颜面部蝶形红斑是 SLE 突出症状。

3. 其他症状表现为多器官系统受累、与其他结缔组织病重叠。

（三）用药方案

用药方案 1（非甾体抗炎药）：如双氯芬酸，25～50mg，口服，一日2～3 次；或其他非甾体抗炎药，如布洛芬、萘普生、美洛昔康、塞来昔布、洛索洛芬、尼美舒利等。

用药方案 2（抗疟药）：如氯喹，0.25g，一日 1 次；或羟氯喹，一日0.2～0.4g。

用药方案 3（中剂量糖皮质激素）：如泼尼松，一日 0.5～1mg/kg，晨起顿服，如有发热也可分 2～3 次服用。病情稳定后 2 周，开始以每 1～2周减 10%的速度缓慢减量，减至泼尼松一日 0.5mg/kg，维持剂量泼尼松一日 5～10mg。在减药过程中，如果病情不稳定，可暂时维持原剂量不变或酌情增加剂量，或加用免疫抑制剂联合治疗不超过 3 个月。

用药方案 4（大剂量糖皮质激素）：如甲泼尼龙，500～1000mg，加入5%葡萄糖注射液 250ml。缓慢静脉滴注 1～2 小时，连续 3 日为 1 个疗程，疗程间隔期 5～30 日，间隔期和冲击后需给予泼尼松 0.5～1mg/（kg·d），疗程和间隔期长短视具体病情而定；同时给予针对受累脏器的对症支持治疗，以帮助患者度过危象。——狼疮危象时

用药方案 5（较大剂量糖皮质激素）：如泼尼松，1～2mg/（kg·d）；或等效剂量的其他激素。——重度活动的 SLE 患者

用药方案 6（小剂量糖皮质激素）：如小剂量激素（泼尼松≤10mg/d 或

等效剂量的其他激素）。——轻度活动的 SLE 患者

用药方案 7（免疫抑制剂-1）：如环磷酰胺（CTX），口服，常用剂量为一次 100mg，每周 2～3 次；或一次 400mg，静脉注射，每 1～2 周 1 次；环磷酰胺冲击剂量用于狼疮肾炎和血管炎患者，0.5～1.0g/m²，加入 0.9%氯化钠注射液 250ml 中静脉滴注，每 3～4 周 1 次。病情缓解后，延长用药间隔至约 3 个月 1 次维持 1～2 年；或霉酚酸酯（MMF），1～2g，分两次口服。

用药方案 8（免疫抑制剂-2）：如甲氨蝶呤（MTX），7.5～15mg，每周 1 次；或硫唑嘌呤，50～150mg，一日 1 次；或吗替麦考酚酯，一日 1～2g，分两次服；或来氟米特，10～20mg，一日 1 次；或环孢素，重症剂量 3～5mg/（kg·d），分两次服用，维持剂量 2～3mg/（kg·d）。

用药方案 9（生物制剂）：如免疫球蛋白（IVIG），0.4g/（kg·d），静脉滴注，连续 3～5 日为 1 疗程；或其他生物制剂，如贝利尤单抗、利妥昔单抗、钙调蛋白酶抑制剂。

用药方案 10（维生素）：如叶酸，口服，每周 1～5mg。

用药方案 11（中成药-1）：如雷公藤多苷，10～20mg，一日 2～3 次。注意生殖系统损伤、肝损伤和骨髓抑制的副作用；或其他中成药，如白芍总苷胶囊、青风藤、风湿祛痛胶囊、天麻丸、壮骨关节丸等。

用药方案 12（中成药-2）：如狼疮丸，口服，一次 5.4g，一日 2 次；系统性红斑狼疮急性期：一次服用量加 1 倍，一日 3 次；或其他中成药，如紫雪丹、金匮肾气丸等。

（四）联合用药

1. 轻度患者

用药方案 1（非甾体抗炎药：双氯芬酸）＋用药方案 2（抗疟药：羟氯喹）。

2. 中度患者

用药方案 3（中剂量糖皮质激素：泼尼松）＋用药方案 8（免疫抑制剂-2：甲氨蝶呤）＋用药方案 10（维生素：叶酸）。

3. 狼疮肾炎和重度患者

用药方案 5（较大剂量糖皮质激素：泼尼松）＋用药方案 7（免疫抑制剂-1：环磷酰胺）。

注：环孢素用于重症。

4. 狼疮危象患者

用药方案 4（大剂量糖皮质激素：甲泼尼龙）＋用药方案 7（免疫抑制剂-1：环磷酰胺）。

注：用药期间及用药后均需观察有无感染。

5. 狼疮且重症血小板减少性紫癜患者

用药方案 5（较大剂量糖皮质激素：泼尼松）＋用药方案 9（生物制剂：免疫球蛋白）。

注：在上述联合用药中，凡注射剂联用时、凡中西药联用时以及与必须单独使用的药品联用时（包括联用药物相互有拮抗作用时）等，其联用方案中的药品均应独立、分时或序贯进行使用。

 提示

1. 生活管理：①调整生活方式，适当休息、应减轻工作量、适度运动、注意保暖、避免感冒。②避免接触常见的危险物质、不能晒太阳、注重心理支持。③戒烟限酒、补充维生素、注意营养，低盐、低脂肪、高蛋白饮食，多食富含维生素的蔬菜和水果。④避免使用可能诱发狼疮的药物。

2. 用药建议：①对无禁忌的 SLE 患者，推荐长期使用羟氯喹作为基础治疗。②中度活动的 SLE 患者，推荐使用中等剂量的激素[0.5～1mg/（kg·d）]泼尼松或等效剂量的其他激素进行治疗。中等剂量激素难以快速控制病情的中度 SLE 患者，在适当增加激素剂量的基础上，可联合使用免疫抑制剂，以减少激素的累积使用剂量，降低发生长期不良反应的风险。③狼疮肾炎患者初始治疗时（诱导缓解期），相对单用激素而言，联合使用免疫抑制剂可显著提高临床缓解率，因此，初始治疗时即可考虑加用免疫抑制剂；重度活动的 SLE 患者，推荐使用标准剂量的激素［1mg/（kg·d）泼尼松或等效剂量的其他激素］联合免疫抑制剂进行治疗，待病情稳定后调整激素用量。④对发生狼疮危象的 SLE 患者，应使用激素冲击联合免疫抑制剂进行治疗。⑤对出现血小板减少症或自身免疫性溶血性贫血的患者，建议使用激素或静脉注射免疫球蛋白治疗，效果不佳者可加用免疫抑制剂治疗；上述治疗均无效者，或出现危及生命的血液系统受累者，可考虑使用利妥昔单抗治疗。⑥在"联合用药 3. 狼疮肾炎和重度患者"中可酌情试加用中成药如雷公藤多苷、狼疮丸等。

3. 双氯芬酸见"第六章第二节五、急性根尖周炎的提示 6"。

4. 羟氯喹（HCQ）用于对潜在严重副作用小的药物应答不满意的以下疾病：类风湿关节炎，青少年慢性关节炎，盘状红斑狼疮和系统性红斑狼疮，以及由阳光引发或加剧的皮肤病变。禁忌：存在因任何 4-氨基喹啉成分导致的视网膜或视野改变的患者、已知对 4-氨基喹啉化合物过敏的患者、儿童等禁用。

5. 泼尼松见"第四章第二节九、慢性肺源性心脏病的提示 6"。

6. 甲氨蝶呤见"第十三章第二节一、类风湿关节炎的提示 7"。

7. 叶酸见"第十三章第二节一、类风湿关节炎的提示 8"。

8. 环磷酰胺见"第七章第二节四、巩膜炎的提示 7"。

9. 甲泼尼龙（甲强龙）见"第七章第二节三、角膜炎的提示 9"。

10. 免疫球蛋白用于预防麻疹和传染性肝炎。若与抗生素合并使用，可提高对某些严重细菌和病毒感染的疗效。禁忌：对免疫球蛋白过敏或有其他严重过敏史者、有 IgA 抗体的选择性 IgA 缺乏者等。

11. 所有药品的药物相互作用、不良反应、禁忌和注意事项见其"说明书"。

三、干燥综合征

（一）病因

干燥综合征（SS）是一种以淋巴细胞增殖和进行性外分泌腺损伤为特征的慢性、系统性自身免疫病，又名自身免疫性外分泌腺体上皮细胞炎或自身免疫性外分泌病。干燥综合征的病因和发病机制尚不清楚，往往与遗传因素、病毒感染、炎性浸润主要是由 T 细胞驱动、内分泌因素（包括性激素促使免疫活动过强等）等有关。本病的发生和延续可能与 EB 病毒、反转录病毒、柯萨奇病毒、丙型肝炎病毒、HIV 等有关，女性多见。

（二）症状

SS 多隐匿起病，临床表现轻重不一。部分患者仅有口眼干的局部症状（口干燥症、干燥性角结膜炎），而部分患者则以重要脏器损害为首发症状（如鼻、硬腭、气管及其分支、消化道黏膜、阴道黏膜的外分泌腺体均可受累）。80%以上的患者会出现干燥、疲乏和疼痛等表现。

（三）用药方案

用药方案 1（外用局部用药）：如环孢素滴眼液，将药物滴入结膜囊内，一次 1～2 滴，一日 4～6 次；或地塞米松磷酸钠滴眼液，滴眼，一日 3～4 次，用前摇匀；或玻璃酸钠滴眼液，滴眼，一次 1 滴，一日 5～6 次，可根据症状适当增减；或 0.5%甲基纤维素滴眼，完全扭断然后去掉瓶盖，打开滴眼液瓶。滴 1～2 滴于患眼，一日 3～5 次。用后即弃；或谷胱甘肽滴眼液，相当于 1 片还原型谷胱甘肽溶解于 5ml 溶解液中，一次 1～2 滴，一日 2～3 次滴眼。

用药方案 2（口、眼、鼻干燥综合征用药）：如茴三硫片（环戊硫酮）又名正瑞片，口服，一次 1 片（25mg），一日 3 次。

用药方案 3（维生素类）：如维生素 B_1，成人，一次 1 片，一日 3 次；或其他维生素，如维生素 B_{12}、金纳多等。

注：周围神经受累可采用激素和免疫抑制剂，同时联合维生素 B_1、维生素 B_{12}、金纳多等对症治疗

用药方案 4（非甾体抗炎药）：如双氯芬酸，成人，25～50mg，口服，一日 3 次；小儿常用量为一日 0.5～2.0mg/kg，日最大量为 3.0mg/kg，分 3 次服；或布洛芬，400～600mg，一日 3～4 次，口服；或吲哚美辛栓，50～100mg，塞肛，每晚一次或早晚一次；或其他非甾体抗炎药，如萘普生、美洛昔康、塞来昔布、洛索洛芬、尼美舒利等。

用药方案 5（免疫抑制剂）：如羟氯喹（HCQ），口服，成年人（包括老年人）首次剂量为一日 0.4g，分次服用。当疗效不再进一步改善时，剂量可减至 0.2g 维持。维持时，若治疗反应有所减弱，维持剂量应增加至一日0.4g；或硫唑嘌呤（AZA），一日 50～100mg，口服，维持用药，每周监测血常规；或环磷酰胺（CTX），成人常用量：1～2mg/（kg·d）或单药静脉注射按体表面积一次 500～1000mg/m²，加 0.9%氯化钠注射液 20～30ml，静脉注射，每周 1 次，连用 2 次，休息 1～2 周重复，联合用药 500～600mg/m²；儿童常用量：静脉注射一次 10～15mg/kg，加 0.9%氯化钠注射液 20ml 稀释后缓慢注射，每周 1 次，连用 2 次，休息 1～2 周重复。也可肌内注射；肌内受累时：甲氨蝶呤每周 7.5～15mg。

用药方案 6（中剂量糖皮质激素-1）：如泼尼松，0.5～1mg/（kg·d），或一日 5～10mg 晨起顿服；或泼尼松龙片，一次 6 片，一日 1 次。

用药方案 7（大剂量糖皮质激素）：如泼尼松，1～2mg/（kg·d）。——用

于中枢神经系统和重要脏器损害受累时及严重感染性中毒症状。

用药方案 8（生物制剂）：如免疫球蛋白（IVIG），0.4g/（kg·d），连用 3～5 日，需要时可以重复使用。如果出现由 pSS 导致的中枢神经系统病变，应该采用大剂量糖皮质激素静脉冲击治疗，同时应用环磷酰胺；或 CD20 单克隆抗体（利妥昔单抗），375mg/m²。每周一次，静脉滴注；或贝利木单抗。——对于出现神经系统受累或血小板减少的患者

用药方案 9（中成药-1）：如雷公藤多苷，10～20mg，一日 2～3 次。注意生殖系统损伤、肝损伤和骨髓抑制的副作用；或其他中成药，如白芍总苷胶囊等。

（四）联合用药

1. 干燥综合征口眼干、关节肌肉疼痛、乏力以及低热患者

用药方案 4（非甾体抗炎药：双氯芬酸）+ 用药方案 5［免疫抑制剂：羟氯喹（HCQ）］+ 用药方案 2［口、眼、鼻干燥综合征用药：茴三硫片（环戊硫酮）］或用药方案 1（外用局部用药：环孢素滴眼液）。

2. 干燥综合征合并神经系统和重要脏器损害（如肝损坏、肾小球炎、肌炎等）的患者

用药方案 7（大剂量糖皮质激素：泼尼松）+ 用药方案 5［免疫抑制剂：环磷酰胺（CTX）］。

3. 干燥综合征合并冷球蛋白相关的系统性血管炎患者

用药方案 8［生物制剂：CD20 单克隆抗体（利妥昔单抗）］+ 用药方案 5［免疫抑制剂：环磷酰胺（CTX）］。

注：在上述联合用药中，凡注射剂联用时、凡中西药联用时以及与必须单独使用的药品联用时（包括联用药物相互有拮抗作用时）等，其联用方案中的药品均应独立、分时或序贯进行使用。

 提示

1. 生活管理：①适当休息，保证充足的睡眠，避免过劳，室内保持一定湿度，注意口腔清洁，宜进食富含营养的清淡饮食，多吃水果和蔬菜，多饮水，忌食辛辣及过热、冷、酸等刺激性食物，戒烟酒。②做好口腔护理、眼睛护理、皮肤护理、呼吸道护理。③定期复查肝、肾功能及血常规等。

2. 用药建议：①羟基氯喹 200～400mg [6～7mg/（kg·d）]，可以降低 SS 患者免疫球蛋白水平。在一些研究中也可以改善唾液腺功能。根据目前的临床资料，当患者除口眼干的症状外，还出现关节肌肉疼痛、乏力以及低热等全身症状时，羟基氯喹是一个合理的治疗选择。②局部用环孢素乳化剂滴眼和口腔含服小剂量干扰素，口干和眼干症状均有缓解，而没有出现明显的不良反应，目前国内尚未得到应用，需要进一步研究。③对合并有重要脏器损害者，宜在应用糖皮质激素的同时加用免疫抑制剂；对合并有神经系统疾病、肾小球肾炎、肺间质性病变、肝脏损害、血细胞减少尤其是血小板减低、肌炎等要给予糖皮质激素治疗，糖皮质激素剂量应根据病情轻重决定，剂量与其他结缔组织病治疗用法相同。肾小管酸中毒的患者主要是替代疗法，但是如果是新发病例，特别是肾脏病理显示为肾小管及其周围以炎性病变为主的，也可以考虑激素疗法或加免疫抑制剂的治疗，以泼尼松为例，剂量为 0.5～1mg/（kg·d）；对于出现神经系统受累或血小板减少的患者可用静脉用大剂量免疫球蛋白（IVIG）0.4g/（kg·d），连用 3～5 日，需要时可以重复使用。如果出现由 pSS 导致的中枢神经系统病变，应该采用大剂量糖皮质激素静脉冲击治疗，同时应用环磷酰胺。④中枢神经系统受累时可使用大剂量糖皮质激素 [1～2mg/（kg·d）] 治疗，严重者激素冲击，同时联合免疫抑制剂，如环磷酰胺、吗替麦考酚酯或硫唑嘌呤等。⑤冷球蛋白血症的治疗取决于病情的严重程度，可使用糖皮质激素（必要时可使用冲击疗法）、免疫抑制剂（如环磷酰胺、硫唑嘌呤或吗替麦考酚酯）、血浆置换利妥昔单抗等。后两者联合应用在冷球蛋白相关的系统性血管炎中可获得良好疗效。⑥白芍总苷和雷公藤等中药制剂在我国也常用于 SS 的治疗，或作为其他治疗方案的组合。

3. 双氯芬酸见"第六章第二节五、急性根尖周炎的提示 6"。

4. 羟氯喹（HCQ）见"第十三章第二节二、系统性红斑狼疮的提示 4"。

5. 茴三硫片（环戊硫酮）用于治疗舍格林综合征（口、眼、鼻干燥综合征）、纠正因服用某些药品（如安定剂、抗抑郁药、抗帕金森病药等）引起的药源性及口咽区接受放射治疗后引起的口干症。禁忌：黄疸、肝硬化、胆道及胆总管有闭塞者禁用、孕妇禁用。

6. 环孢素滴眼液用于预防和治疗眼角膜移植术后的免疫排斥反应。禁忌：对环孢素过敏者、对滴眼液中其他成分过敏者。

7. 泼尼松见"第四章第二节九部慢性肺源性心脏病的提示 6"。

8. 环磷酰胺（CTX）见"第七章第二节四、巩膜炎的提示 7"。

9. 利妥昔单抗（CD20 单克隆抗体）适用于：复发或耐药的滤泡性中央型淋巴瘤（国际工作分类 B、C 和 D 亚型的 B 细胞非霍奇金淋巴瘤）的治疗。患者应与标准 CVP 化疗（环磷酰胺、长春新碱和泼尼松）8 个周期联合治疗。禁忌：已知对本药的任何组分和鼠蛋白过敏的患者禁用利妥昔单抗。

10. 所有药品的药物相互作用、不良反应、禁忌和注意事项见其"说明书"。

四、强直性脊柱炎

（一）病因

1. 强直性脊柱炎（AS）是一种结缔组织慢性进行性疾病，主要侵犯骶髂关节、脊柱骨突、脊柱旁软组织及外周关节，并可伴发关节外表现。严重者可发生脊柱畸形和关节强直。

2. AS 的病因目前尚未完全阐明，大多认为和遗传基因（HLA-B27 即人类白细胞抗原 b27）有直接关系。基此，受感染（如克雷伯杆菌）、免疫、代谢、创伤、内分泌、环境等诸因素综合影响。

（二）症状

1. 强直性脊柱炎（AS）是以骶髂关节和脊柱附着点炎症为主要症状的疾病，典型症状为腰背部疼痛、僵硬，脊柱畸形。

2. 最常见的特征性症状：炎性下腰背僵痛，表现为背部不适、背痛伴发晨僵（发生在 40 岁以前）；缓慢发病持续 3 个月以上；活动后症状减轻或消失。

3. 约有 1/4 的患者在病程中发生眼色素膜炎，单侧或双侧交替，一般可自行缓解，反复发作可致视力障碍。

4. AS 也可侵犯全身系统，并伴发多种疾病。

（三）用药方案

用药方案 1（非甾体抗炎药-1）：如双氯芬酸，一日 25～50mg，口服，一日 2～3 次；或布洛芬，400～600mg，一日 3～4 次；或吲哚美辛栓，50～100mg，塞肛，一日 1～2 次；或吲哚美辛 25mg，口服，一日 3 次。

用药方案 2（非甾体抗炎药-2）：如罗非昔布 25mg，一日 1 次；或塞来昔布 200mg，一日 2 次。

用药方案 3（护胃药）：如雷尼替丁，150mg，一日 1～2 次；或奥美拉唑，20mg，一日 1～2 次和（或）枸橼酸铋钾，0.3g，一日 2～3 次。

用药方案 4（免疫抑制剂）：如柳氮磺吡啶（SSZ），从 0.25g，一日 3 次开始，以后每周递增 0.25～0.5g；直至 1.0g，一日 2～3 次；维持剂量为一日 0.5～1.0g；也可根据病情或患者对治疗的反应调整剂量和疗程，维持 1～3 年；用药期间注意血常规和肝功能；或活动性或前述治疗无效患者使用甲氨蝶呤，7.5～15mg，每周 1 次，服药期间应定期检查血常规和肝功能，总疗程 3 个月；或来氟米特（LEF），一日 10～20mg；或其他慢作用抗风湿药，如羟氯喹（HCQ）等。

用药方案 5（糖皮质激素）：如慢性轻症，泼尼松，一日 10～30mg，晨起顿服；急性重症，泼尼松，一日 60～100mg，晨起顿服，6～8 周后以每 1～2 周减 10% 的速度减量至 0.5mg/（kg·d），以后以一日 10mg 剂量维持。——一般不主张口服或静脉全身应用皮质激素治疗，可局部注射。

用药方案 6（生物制剂即 TNF-α 拮抗剂）：如英夫利昔单抗，5mg/kg，静脉滴注，第 1 周、第 2 周、第 6 周各一次，以后每 6 周一次；或其他生物制剂，如阿达木单抗，40mg，皮下注射，两周 1 次；依那西普，25mg，皮下注射，一周 2 次等。

用药方案 7（其他类药）：如阿米替林，30mg，每晚 1 次。

用药方案 8（中成药）：如雷公藤多苷，口服，1～1.5mg/（kg·d），分 3 次饭后服用，或 10～20mg，一日 2 次，或遵医嘱；或其他中成药，如风湿寒痛片、腰痛宁胶囊、知柏地黄丸等。

用药方案 9（其他药）：如沙利度胺，口服，初始每晚 50mg，每 10～14 日递增 50mg，至一日 150～200mg，或遵医嘱。

（四）联合用药

1. AS/SpA 患者腰背及关节的肿、疼、痛、僵等症状患者

用药方案 1（非甾体抗炎药-1：双氯芬酸）＋用药方案 3（护胃药：雷尼替丁）＋用药方案 4（免疫抑制剂：柳氮磺吡啶）。

注：必要时可加用药方案 8（中成药：雷公藤片）。

2. 活动性中度 AS 患者，上述例 1 用药治疗无效时且肌肉受累

用药方案 1（非甾体抗炎药-1：双氯芬酸）＋用药方案 3（护胃药：

雷尼替丁）＋用药方案4（免疫抑制剂：甲氨蝶呤）。

3. AS/SpA 患者标准治疗疗效不佳时

用药方案1（非甾体抗炎药-1：双氯芬酸等）＋用药方案4（免疫抑制剂：氨甲蝶呤）＋用药方案6（生物制剂即 TNF-α 拮抗剂：英夫利昔单抗）。

4. 阿米替林与非甾体抗炎药联合使用，可以更好缓解 AS 患者症状

用药方案7（其他类药：阿米替林）＋用药方案2（非甾体抗炎药-2：罗非昔布）。

5. 男性难治性的 AS 患者

用药方案1（非甾体抗炎药-1：双氯芬酸）＋用药方案9（其他药：沙利度胺）＋用药方案4（免疫抑制剂：柳氮磺吡啶）。

注：在上述联合用药中，凡注射剂联用时、凡中西药联用时以及与必须单独使用的药品联用时（包括联用药物相互有拮抗作用时）等，其联用方案中的药品均应独立、分时或序贯进行使用。

 提示

1. 生活管理：①注意保暖，避免湿寒，注意饮食卫生，多喝开水，多吃青菜水果豆类。②避免食用影响机体免疫功能稳定的食物，避免憋尿及便秘，避免强力负重，避免用腰背束缚器，慎防外伤，睡觉时平躺、避免高枕头，且不睡软床。③适当参加体育活动，以保护关节的灵活性是 AS 治疗的基础。AS 诊治应在风湿病专科医师指导下进行。

2. 用药建议：①AS/SpA 患者短期或长期应用 NSAIDs 时联合应用保护胃肠道黏膜药物如质子泵抑制剂（PPI）等。②由于柳氮磺吡啶有起效较慢（4～6 周）及抗炎作用较弱的缺点，通常选用 1 种起效快的 NSAIDs 与其并用。活动性或前述治疗无效患者可以使用甲氨蝶呤，7.5～15mg，每周 1 次，服药期间应定期检查血常规和肝功能。③AS/SpA 患者标准治疗疗效不佳可接受 TNF-α 抑制剂（注：肿瘤坏死因子抑制剂）治疗；AS/SpA 患者经 TNF-α 抑制剂治疗后缓解半年，可考虑减量维持治疗。疾病处于活动期，标准治疗包括非药物治疗和至少 2 种类型的 NSAIDs 使用至少 4 周。疗效不佳时，建议联用 TNF-α 抑制剂控制病情，尤其是持续高疾病活动度的 AS/SpA 患者更推荐 TNF-α 抑制剂治疗。④阿米替

林与非甾体抗炎药联合使用，可以更好缓解 AS 患者症状。

3. 双氯芬酸见"第六章第二节五、急性根尖周炎的提示 6"。

4. 雷尼替丁见"第八章第二节一、胃食管反流病的提示 5"。

5 柳氮磺吡啶（SSZ）用于治疗溃疡性结肠炎、类风湿关节炎等。禁忌：①柳氮磺吡啶肠溶片：对磺胺及水杨酸盐过敏者、肠梗阻或泌尿系统梗阻患者、卟啉症患者、2 岁以下患者禁用柳氮磺吡啶。②柳氮磺吡啶栓：对磺胺类药物过敏者、孕妇、哺乳期妇女、2 岁以下儿童禁用。③柳氮磺吡啶结肠溶胶囊：柳氮磺吡啶及其代谢物、磺胺、水杨酸盐过敏者禁用；2 岁以下儿童禁用；肠梗阻及尿路阻塞者、血紫质病者禁用。

6. 甲氨蝶呤见"第十三章第二节一、类风湿关节炎的提示 7"。

7. 英夫利昔单抗用于克罗恩病、溃疡性结肠炎、类风湿关节炎、强直性脊柱炎、银屑病关节炎、斑块性银屑病。禁忌：心脏衰竭的患者、过敏者等禁用。

8. 阿米替林用于治疗焦虑性或激动性抑郁症。禁忌：严重心脏病、近期有心肌梗死发作史、癫痫、青光眼、尿潴留、甲状腺功能亢进症、肝功能损害，对三环类药物过敏者。

9. 罗非昔布用于骨关节炎症状和体征的短期和长期治疗；缓解疼痛；治疗原发性痛经。禁忌：禁用于对本品任一成分过敏患者、有活动性消化性溃疡或胃肠道出血的患者、中、重度肝功能障碍者及肌酐清除率＜30ml/min 的患者。

10. 沙利度胺用于控制瘤型麻风反应症。禁用：孕妇及哺乳期妇女、儿童、对本品过敏者、从事危险工作者等禁用。

11. 所有药品的药物相互作用、不良反应、禁忌和注意事项见其"说明书"。

五、多发性肌炎和皮肌炎

（一）病因

多发性肌炎（PM）和皮肌炎（DM）是横纹肌非化脓性、自身免疫性炎性疾病。确切病因并不清楚，发病与细胞和体液免疫异常有关。可能是由于遗传、机体免疫系统紊乱、肿瘤和药物及多种病原体包括细菌、病毒、真菌和寄生虫等的感染等因素而导致以弥漫性骨骼肌炎症性疾病为主的结缔组织炎症。总之，PM 和 DM 发病机制与免疫失调有关。

（二）症状

1. 骨骼肌受累的表现。对称性四肢近端肌无力是 PM/DM 特征性表现；患者远端肌无力不常见；随着病程的延长，可出现肌萎缩；约一半的患者有颈屈肌无力，眼轮匝肌和面肌受累罕见。

2. 皮肤受累的表现。如皮肤损害、眶周皮疹、Gottron 征、甲周病变等。

3. 皮肤和骨骼肌外受累的表现。包括心脏受累如心律不齐和传导阻滞等；消化道受累如吞咽困难等；肺部受累如间质性肺炎、肺纤维化、胸膜炎等；肾脏受累如蛋白尿、血尿、管型尿等；关节表现如关节痛或关节炎等。

4. 血清肌酶升高，特别是 CK 升高。

（三）用药方案

用药方案 1（免疫调节剂-1）：如甲氨蝶呤，7.5～20mg，每周 1 次，口服、肌内注射、静脉注射等均可。用药期间应定期检查血常规和肝功能。

用药方案 2（免疫调节剂-2）：如硫唑嘌呤，50～150mg，一日 1 次。用药期间注意密切监测血常规；或环孢素 A（CsA），常用剂量 3～5mg/（kg·d）。用于 MTX 或 AZA 治疗无效的难治性病例；或吗替麦考酚酯，一日 1000～2000mg，分 2 次服，用药期间注意检查血压、血常规和血肌酐。

用药方案 3（免疫调节剂-3）：如环磷酰胺，一日 50～100mg，口服；或重症时，环磷酰胺 0.8～1g＋0.9%氯化钠注射液 250ml，静脉注射，每 3～4 周 1 次。

注：用药期间监测血常规、肝、肾功能。

用药方案 4（免疫调节剂-4）：如羟氯喹，口服，成年人（包括老年人）首次剂量为一日 0.2～0.4g，分 2～3 次服用。注意的是抗疟药可诱导肌病的发生。

注：对 DM 的皮肤病变有效，但对肌肉病变无明显作用。

用药方案 5（糖皮质激素-1）：如泼尼松，1～2mg/（kg·d），晨起顿服，如有发热也可分 2～3 次服用。病情稳定后（肌力明显恢复、肌酶趋于正常），开始以每 1～2 周减 10%的速度缓慢减量，并按病情和剂量适时调慢减药速度。维持剂量：泼尼松一日 5～10mg。

注：除少数轻症病例外，建议加用免疫抑制剂联合治疗。

用药方案 6（糖皮质激素-2）：如甲泼尼龙，一日 0.5～1.0g，静脉冲击治疗，连用 3～5 日后酌情减少剂量，然后改为一日 60mg，口服。——用于对病情发展迅速或有呼吸肌无力、呼吸困难、吞咽困难或进展性间质性肺炎者。

用药方案 7（生物制剂-1）：如免疫球蛋白（IVIG），0.4g/（kg·d），静脉滴注，每月 5 日，连续 3～6 个月。——加用于复发性和难治性多发性肌炎（PM）。

用药方案 8（生物制剂-2）：如小剂量免疫球蛋白（IVIG），0.1g/（kg·d），静脉滴注，每月 5 日，连续 3 个月。——加用于皮肌炎 DM 难治性的皮疹，对于有免疫球蛋白缺陷患者禁用 IVIG。

用药方案 9（护肝药）：如水飞蓟素胶囊，重症病例的起始治疗剂量为一次 1 粒（1 粒 140mg），一日 3 次；维持剂量为一次 1 粒，一日 2 次。饭前吞服。或请遵医嘱。——对肌酶异常，尤其合并肝功能异常者可加用水飞蓟素。

用药方案 10（中成药）：如薄芝片，口服，一次 3～4 片，一日 2～3 次。或其他中成药如强肌散、生肌振痿丹。

（四）联合用药

1. 对糖皮质激素反应不佳的 PM/DM 患者

用药方案 5（糖皮质激素-1：泼尼松）或用药方案 6（糖皮质激素-2：甲泼尼龙）＋用药方案 1（免疫调节剂-1：甲氨蝶呤）或用药方案 2（免疫调节剂-2：硫唑嘌呤）或用药方案 2（免疫调节剂-2：环孢素 A）。

2. 对于复发性和难治性患者

用药方案 5（糖皮质激素-1：泼尼松）或（和）用药方案 1（免疫调节剂-1：甲氨蝶呤）＋用药方案 7（生物制剂-1：免疫球蛋白）。

注：激素＋环孢素 A＋IVIG 更易维持肌病的缓解状态。

3. 对于 DM 难治性的皮疹患者

用药方案 5（糖皮质激素-1：泼尼松）或（和）用药方案 4（免疫调节剂-4：羟氯喹）＋用药方案 8（生物制剂-2：小剂量免疫球蛋白）。

4. PM 和 DM 肌酶异常，尤其合并肝功能异常患者

用药方案 5（糖皮质激素-1：泼尼松）或（和）用药方案 1（免疫调节剂-1：甲氨蝶呤）＋用药方案 9（护肝药：水飞蓟素胶囊）。

注：在上述联合用药中，凡注射剂联用时、凡中西药联用时以及与必须单独使用的药品联用时（包括联用药物相互有拮抗作用时）等，其

联用方案中的药品均应独立、分时或序贯进行使用。

 提示

1. 生活管理：①预防各种感染，避免日光照射，不用唇膏、化妆品、染发剂，保持平和的心态，避免劳累，给予高蛋白和高维生素饮食，但不吃或少吃芹菜、黄花菜、香菇、海鱼、虾、蟹等食物及忌烟、酒等。②保证足够睡眠，适当体育锻炼和理疗，重症者应预防关节挛缩及废用性肌萎缩，急性期患者应卧床休息，注意防止肺炎等并发症。③尽量避免妊娠，以免病情复发或恶化。④皮肤红肿或出现水疱但无渗出时，可局部使用炉甘石洗剂或单纯粉剂处理。渗出多时局部使用 3%硼酸溶液或 1:8000 高锰酸钾溶液等进行冷湿敷处理。⑤定期复查，观察病情变化。如出现异常及时处理。

2. 用药建议：①糖皮质激素是本病的首选药物，除少数轻症病例外，建议加用免疫抑制剂联合治疗。②静脉注射免疫球蛋白（IVIG）对于复发性和难治性的病例，可考虑加用 IVIG。一般治疗剂量是 0.4g/（kg·d），每月用 5 日，连续用 3～6 个月以维持疗效。对于 DM 难治性的皮疹加用小剂量的 IVIG 0.1g/（kg·d），连用 5 日，共 3 个月，可取得明显效果。有免疫球蛋白缺陷的患者应禁用 IVIG。③对症治疗对肌酶异常，尤其合并肝功能异常者可加用水飞蓟素。④关于免疫抑制剂的联合应用：2 种或 2 种以上免疫抑制剂联合疗法主要用于复发性或难治性 PM/DM 病例，但目前只见于个案报道，无系统性临床研究结果。有报道 MTX＋CsA 联合治疗激素抵抗型肌病有效；激素＋CsA＋IVIG 联合比激素＋CsA 治疗更易维持肌病的缓解状态。

3. 泼尼松见"第四章第二节九、慢性肺源性心脏病的提示 6"。

4. 甲泼尼龙见"第七章第二节三、角膜炎的提示 9"。

5. 甲氨蝶呤见"第十三章第二节一、类风湿关节炎的提示 7"。

6. 硫唑嘌呤用于急、慢性白血病，对慢性粒细胞型白血病近期疗效较好，作用快，但缓解期短；也可用于后天性溶血性贫血，特发性血小板减少性紫癜，系统性红斑狼疮，慢性类风湿关节炎，慢性活动性肝炎（与自体免疫有关的肝炎），原发性胆汁性肝硬变，甲状腺功能亢进症，重症肌无力，慢性非特异性溃疡性结肠炎，节段性肠炎，多发性神经根炎，狼疮性肾炎，增殖性肾炎，Wegener 肉芽肿等。禁忌：已知对本品高度过敏的患者禁用。

7. 环孢素 A 用于器官移植、骨髓移植及内源性葡萄膜炎、类风湿关节炎、异位性皮炎、银屑病等自身免疫性疾病；肾病综合征。禁忌：对环孢素及其任何赋形剂过敏者禁用。

8. 免疫球蛋白（IVIG）见"第十三章第二节二、系统性红斑狼疮的提示 10"。

9. 羟氯喹见"第十三章第二节二、系统性红斑狼疮的提示 4"。

10. 水飞蓟素胶囊用于中毒性肝脏损伤，慢性肝炎及肝硬化的支持治疗。禁忌：对本品过敏者禁用。

11. 所有药品的药物相互作用、不良反应、禁忌和注意事项见其"说明书"。

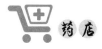

风湿免疫系统常见疾病联合用药方案（供参考）

1. 风湿、类风湿
（1）麝香风湿胶囊＋双氯芬酸钠肠溶片＋麝香追风膏
（2）风湿安泰片＋久玲＋少林风湿跌打膏
（3）复方风湿宁片＋舒筋活血片＋布洛芬缓释片

2. 风湿性关节炎
（1）风湿关节炎片＋双氯芬酸钠肠溶片＋骨筋康系列膏＋力维钙
（2）痹痛宁胶囊＋D3 高钙

3. 类风湿关节炎
（1）非甾体类抗炎药（NSAIDs）＋改善病情的抗风湿药物-DMARDs（DMARDs 为 MTX、LEF、SSZ、HCQ 中任意 2～3 种联合）
（2）布洛芬缓释胶囊＋益肾蠲痹丸＋柳氮磺吡啶肠溶片＋冯了性风湿跌打药酒＋复方南星止痛膏＋乌梢蛇佛手胶囊

4. 系统性红斑狼疮
地塞米松＋喹硫平

5. 干燥综合征

激素＋免疫制剂

6. 强直性脊柱炎

（1）沙利度胺＋柳氮磺吡啶

（2）柳氮磺吡啶＋戴芬（双氯芬酸钠）＋益肾蠲痹丸

7. 多发性肌炎和皮肌炎

（1）MTX＋CsA 联合治疗激素抵抗型肌病有效

（2）CYC＋CsA 治疗 DM 的肺间质病变有效

（3）激素＋CsA＋IVIG 联合比激素＋CsA 治疗更易维持肌病的缓解状态

参考文献

［1］ 国家基本药物临床应用指南和处方集委员会. 2018 年版国家基本药物临床应用指南（化学药品和生物制品）［M］. 北京：人民卫生出版社，2019.

［2］ 中华医学会风湿病学分会. 2018 中国类风湿关节炎诊疗指南［J］. 中华内科杂志，2018，57（4）：242-251.

［3］ 中华医学会风湿病学分会. 2020 中国系统性红斑狼疮诊疗指南［J］. 中华内科杂志，2020，59（3）：172-185.

［4］ 刘新民，王涤非，凌敏. 全科医生诊疗手册［M］. 第 3 版. 北京：化学工业出版社，2016.

［5］ 中国医师协会风湿免疫科医师分会干燥综合征学组. 原发性干燥综合征诊疗规范［J］. 中华内科杂志，2020，59（4）：269-276.

［6］ 中华中医药学会. 中医内科常见病诊疗指南（中医病症部分）［M］. 北京：中国中医药出版社，2008.

［7］ 中国风湿免疫科相关专家小组. 强直性脊柱炎/脊柱关节炎患者实践指南［J］. 中华内科杂志，2020，59（7）：511-518.

［8］ 中华医学会风湿病学分会. 多发性肌炎和皮肌炎诊断及治疗指南［J］. 中华风湿病杂志，2010，14（12）：828-831.

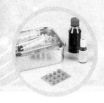

第十四章

血液系统常见疾病用药及联合用药

第一节　概　述

一、血液系统

血液系统是组成机体的系统之一，包括骨髓、胸腺、淋巴结、脾脏等器官以及通过血液运行散布在全身的血细胞。负责血细胞的生成、调节、破坏等功能；血液循环系统由血液、血管和心脏组成。血液由血浆，红细胞，白细胞，血小板等四种成分组成。人体通过血液系统的循环，维持机体生命活动。

二、血液系统常见疾病

血液系统疾病，是由于各种原因导致某一种血细胞的过多或过少，而出现的相应疾病。其临床的共同特征为：贫血、感染、出血、溶血现象和黄疸，肝、脾、淋巴结肿大等。

临床上常见的具体血液系统的疾病如：贫血、紫癜、血友病、白细胞减少症、骨髓增生异常综合征、原发性血小板增多症、粒细胞减少或缺乏症、原因不明性巨球蛋白血症、弥散性血管内凝血等。

第二节　常见疾病用药及联合用药

一、获得性再生障碍性贫血

（一）病因

1. 获得性再生障碍性贫血（AA）是指原发性无纤维化和异常浸润的

骨髓衰竭（低增生）导致的全血细胞减少的一种骨髓造血衰竭（BMF）综合征。

2. 确切病因尚未明确，再生障碍性贫血发病可能与化学药物、放射线、病毒感染及遗传因素有关。

3. 目前认为，AA 是一类 T 淋巴细胞功能亢进、骨髓细胞过度凋亡而导致的骨髓衰竭性疾病。新近研究显示遗传背景在 AA 发病及进展中也可能发挥一定作用。

（二）症状

1. 根据骨髓衰竭的严重程度和临床病程进展情况分为重型和非重型再生障碍性贫血以及急性和慢性再生障碍性贫血。

2. 急性再生障碍性贫血起病急，进展迅速，常以出血和感染发热为首起及主要表现。60%以上有内脏出血，主要表现为消化道出血、血尿、眼底出血（常伴有视力障碍）和颅内出血。皮肤、黏膜出血广泛而严重，且不易控制。

3. 慢性再生障碍性贫血起病缓慢，以贫血为首起和主要表现；出血多限于皮肤黏膜，且不严重；可并发感染，但常以呼吸道为主，容易控制。

（三）用药方案

用药方案 1［抗胸腺/淋巴细胞球蛋白（ATG/ALG）］：如国产猪 ATG，20～30mg/（kg·d），疗程 5 日。用药前先进行过敏试验，阴性者方可应用，并同时用肾上腺皮质激素预防血清病反应；或法国产马 ATG，用量为 10～15mg/（kg·d）；或德国产兔 ALG 为 3～5mg/（kg·d）。注：用药前先进行过敏试验，同时用肾上腺皮质激素严防血清病反应。

用药方案 2（免疫抑制剂）：如环孢素（CsA），3～5mg/（kg·d），分 2 次口服。与 ATG/ALG 联合应用于重型 AA。或在停用糖皮质激素后应用。一般目标血药浓度：成人 100～200μg/L、儿童 100～150μg/L、老人 100～150μg/L。在整个治疗过程，必须在有免疫抑制治疗经验医生的指导下进行。

用药方案 3（肾上腺皮质激素）：如泼尼松，按照 1mg/（kg·d）与 ATG/ALG 同步应用，疗程 15 日（前 5 日折合成静脉皮质激素），足量应用至 ATG/ALG 后第 16 日开始逐步减药，第 31 日停药。

用药方案 4（生物制剂）：如丙种球蛋白，一日 2.5～5.0g，是辅助治疗 AA 合并感染常用的免疫支持治疗，监测患者是否出现发热、荨麻疹等过敏反应。或其他生物制剂，如胸腺肽等。

用药方案 5（造血刺激因子）：如促红细胞生成素（EPO），静脉注射 1 万 U，隔日 1 次治疗或 50～100U/kg，每周 3 次；或粒细胞集落刺激因子，皮下或静脉注射，一日 150～300μg；或白细胞介素-11（IL-11），皮下注射，一日 1.5～3.0mg 或 50μg（kg·d）。

用药方案 6（雄性激素）：如十一酸睾酮（安特尔），一日 120～160mg，分次口服，疗程 6 个月以上。或其他雄性激素，如达那唑、丙酸睾酮、司坦唑醇等。

注：造血刺激因子或雄性激素与 ATG/ALG 及 CsA 合用，促进造血功能恢复。

用药方案 7（中成药）：如复方太子参颗粒，口服，一次 1 袋，一日 2 次；或复方皂矾丸，口服，一次 7～9 丸，一日 3 次，饭后即服；或其他中成药，如阿胶补血膏口服液、人参归脾丸、十全大补丸、大补阴丸、气血双补丸等。

用药方案 8（中成药注射液）：如参芪扶正注射液，口服，一次 7～9 丸，一日 3 次，饭后即服。

（四）联合用药

1. 一般获得性再生障碍性贫血（AA）患者

用药方案 1［抗胸腺/淋巴细胞球蛋白（ATG/ALG）：国产猪 ATG］＋用药方案 3（肾上腺皮质激素：泼尼松）。

2. 大于 40 岁或无供髓者的再生障碍性贫血重型患者

用药方案 2［免疫抑制剂：环孢素（CsA）］＋用药方案 5（造血刺激因子：促红细胞生成素）。

3. 促进造血功能恢复

用药方案 2（免疫抑制剂：环孢素）＋用药方案 1［抗胸腺/淋巴细胞球蛋白（ATG/ALG）：国产猪 ATG］＋用药方案 5（造血刺激因子：促红细胞生成素）或用药方案 6［雄性激素：十一酸睾酮（安特尔）］。

注：在上述联合用药中，凡注射剂联用时、凡中西药联用时以及与必须单独使用的药品联用时（包括联用药物相互有拮抗作用时）等，其联用方案中的药品均应独立、分时或序贯进行使用。

提示

1. 生活管理：①规范生活习惯，保持口腔卫生，保持皮肤清洁，避免皮下出血。②防止感染，避免感冒，注意休息，预防并发症，保持心情舒畅，避免剧烈活动和劳累，体位改变应缓慢进行，以免产生急性脑缺血而晕倒。③避免接触会引起骨髓伤害或抑制的物品和环境。④调整饮食结构多食含铁丰富的食物，如猪肝、猪血、瘦肉、牛肉、肝、肾、蛋黄、绿叶蔬菜等；忌碱性食物、忌大蒜、油炸食物，以避免血管扩张引起的出血。

2. 用药建议：①用抗胸腺/淋巴细胞免疫球蛋白（ATG/ALG）免疫抑制治疗同时用肾上腺皮质激素预防血清病反应。②环孢素（CsA）应与ATG/ALG 联合应用。③促造血治疗：雄激素、造血刺激因子等，与ATG/ALG 及 CsA 合用，促进造血功能恢复。④ATG/ALG 急性不良反应包括超敏反应、发热、皮疹、高血压等，用药过程中应备抢救设备及药品，严密监护患者生命体征，及时给予对症处理。用药后 1 周可出现血清病反应（发热、关节酸痛等），可调整肾上腺皮质激素用量。⑤应用ATG/ALG 时，应尽量为患者创造无菌环境，一旦发现感染迹象，须遵循"重锤出击、降阶梯"原则，及时给予抗生素治疗。

3. 抗胸腺细胞球蛋白/抗淋巴细胞免疫球蛋白（ATG/ALG）用于以下情况：①预防及治疗器官移植时的移植物排斥反应。对人的同种移植疗效较好，对急性排异期有效，对体液免疫所致的超急性排异无效。②用于患重型再生障碍性贫血不能做骨髓移植者，或慢性再生障碍性贫血使用其他治疗效果不佳者。③用于自身免疫性疾病。本药对肾小球肾炎、红斑狼疮、类风湿关节炎、重症肌无力等自身免疫性疾病有良好疗效；对顽固性皮炎、脉管炎、原发性肝炎、交感性眼炎等也有一定疗效。禁忌：不宜应用大剂量肾上腺皮质激素，以免引起股骨头无菌性坏死。妊娠期忌用。注意事项：长期使用可使机体免疫功能降低。说明：上述内容仅作为介绍，药物使用必须经正规医院在医生指导下进行。

4. 泼尼松见"第四章第二节九、慢性肺源性心脏病的提示 6"。

5. 环孢素（CsA）见"第十三章第二节五、多发性肌炎和皮肌炎的提示 7"。

6. 促红细胞生成素（EPO）在临床上有着广泛的应用，并且以肾脏和癌症肿瘤的贫血性治疗为首。对于癌性贫血患者、贫血患者、肿瘤病患、白血病患者血清中 EPO 的水平检测等均具有临床意义。注意事项：有高血压、癫痫病史、局部缺血性血管病或可能对本品过敏的患者慎用或禁用。孕妇、哺乳期妇女、儿童慎用；密切监测患者的血红蛋白、血压和血清电解质的变化；本品不能静脉滴注或与其他药混合使用。

7. 十一酸睾酮（安特尔）适应证，男性：原发性或继发性性腺功能低下的睾酮补充疗法；无睾症；垂体功能低下；内分泌性阳痿；由于精子生成障碍所引起的不育症；男性更年期症状，如性欲减退、脑力体力下降等。女性-男性性别转换：使女性男性化。禁忌：已确诊或怀疑为前列腺癌或乳腺癌的男性、妊娠、哺乳、对本品中的任何成分过敏等。

8. 所有药品的药物相互作用、不良反应、禁忌和注意事项见其"说明书"。

二、紫癜

（一）病因

1. 紫癜是指红细胞自血管内向皮肤、结缔组织或黏膜渗出血后颜色改变的出血性疾病总称。又名葡萄疫、肌衄、斑毒等，中医亦称紫斑。

2. 主要病因是血管壁结构缺陷和功能异常、血小板数量减少或功能的异常、凝血功能障碍及综合因素等。

3. 直接病因多半与感染、药物、食物、寒冷、花粉、虫咬、疫苗接种等因素有关。

4. 特发性血小板减少性紫癜（ITP）是因各种原因引起免疫功能异常，导致血小板破坏增多和生成障碍所致。

5. 过敏性紫癜是由不同病因引起变态反应致使的小血管炎所致组织及脏器损伤。

（二）症状

1. 一般单纯性紫癜常见症状：皮肤出现瘀点或瘀斑，不高出表面，压之不褪色、不疼痛。

2. 特发性血小板减少性紫癜多数起病缓，常见如鼻衄、牙龈出血、下肢及上肢远端等，也有患者肾脏或消化道受累。

3. 过敏性紫癜通常突然起病，以对称性紫癜、关节痛、腹痛、黑便、血尿、蛋白尿，或管型尿为特征。

（三）用药方案

用药方案 1（抗组胺药）：如氯苯那敏，口服，4mg，一日 3 次；或苯海拉明，25～50mg，一日 2～3 次，饭后服用；或赛庚啶，2～4mg，一日 2～3 次；或异丙嗪，12.5mg，一日 4 次，饭后及睡前服用，必要时睡前可增至 25mg。——有荨麻疹或血管神经性水肿。

用药方案 2（保护血管的药物-1）：如维生素 C，0.1～0.2g，一日 2～3 次；或芦丁片，成人常用量，口服，一次 20～40mg，一日 3 次+维生素 C 片，成人一日 50～100mg。或其他改善毛细血管通透性等药（如复方芦丁片、卡巴克洛等）。

用药方案 3（保护血管的药物-2）：如葡萄糖酸钙，静脉注射或静脉滴注，用 10%葡萄糖注射液稀释后缓慢注射，每分钟不超过 5ml，一次 1g，需要时可重复；或 10%氯化钙，10ml，一日 1 次，连续 7～10 日。

用药方案 4（抗纤维蛋白溶解药）：如氨甲苯酸，口服，一次 0.25～0.5g，一日 2～3 次，一日总量为 2g。必要时急性期可给予糖皮质激素，或泼尼松，0.5～1mg/（kg·d），或氢化可的松，一日 200～300mg。

用药方案 5（糖皮质激素-1）：如泼尼松，0.5～1mg/（kg·d），有效后逐渐减量，总疗程为 3～6 个月；或氢化可的松，200～300mg/（kg·d）。总疗程为 30 日。

注：用药方案 1 至用药方案 5 为单纯皮肤或关节病变者。

用药方案 6（糖皮质激素-2）：如泼尼松，1～2mg/（kg·d），有效后逐渐减量，总疗程为 2～3 周；或氢化可的松，一日 200～300mg，有效后逐渐减量，总疗程为 2～3 周。

注：用于腹痛型患者，腹痛可予解痉挛药。

用药方案 7（糖皮质激素-3）：如甲泼尼龙即甲强龙，30mg/（kg·d）冲击共 3 日，然后口服泼尼松，2mg/（kg·d），共 2 个月；或甲泼尼龙冲击治疗，15～30mg/（kg·d）或 1000mg/（1.73m² · d），一日最大量不超过 1g，一日或隔日冲击，3 次为一疗程。——重症过敏性紫癜性肾炎

用药方案 8（免疫抑制剂-1）：如硫唑嘌呤，2～3mg/（kg·d），口服，服用数月，密切注意血常规变化；或环孢素，100mg，一日 2 次，间隔 12 小时给药；或长春新碱，2mg/m² 加入 0.9%氯化钠注射液 250ml 中静脉滴注，每周 1 次，共使用 4～6 周。——多次复发的患者重症过敏性紫癜性肾炎

用药方案 9（免疫抑制剂-2）：如环磷酰胺（CTX），$0.75\sim1.0g/m^2$ 静脉滴注，每月 1 次，连续用 6 个月后，改为每 3 个月静脉滴注 1 次，总量一般不超过 8g。肾功能不全时，CTX 剂量应减半；或 CTX，$2mg/(kg \cdot d)$，共 2 个月。——重症过敏性紫癜性肾炎

用药方案 10（冠状动脉扩张剂）：如双嘧达莫，$5mg/(kg \cdot d)$，或一日 $75\sim150mg$，分三次服用，共 6 个月。——重症过敏性紫癜性肾炎

用药方案 11（止痛、解痉药-1）：如阿托品，0.3mg，口服，必要时 4 小时后可重复 1 次，或阿托品，0.5mg，皮下注射。

用药方案 12（止痛、解痉药-2）：如颠茄片，10mg，于疼痛时口服，必要时 4 小时后可重复 1 次。

用药方案 13（抑胃酸分泌药 H_2RA 即 H_2 受体拮抗剂）：如法莫替丁，20mg，一日 2 次，静脉注射；或法莫替丁，20mg，一日 2 次，空腹口服。1 周岁以上儿童 $1mg/(kg \cdot d)$，一日分 2 次口服，一次最大剂量 40mg。或其他 H_2 受体拮抗剂如西咪替丁、尼扎替丁等。——消化道出血

用药方案 14（中成药-1）：如雷公藤多苷，$10\sim20mg$，一日 $2\sim3$ 次。病情控制后可减量维持或间歇疗法。1 个月为一个疗程。注意生殖系统损伤、肝损伤和骨髓抑制的副作用。或其他中成药（如白芍总苷胶囊等）。——肾脏病变者

注：以上用药方案 $1\sim14$ 主要对过敏性紫癜用药，有的用药方案也可作为其他紫癜用药。

用药方案 15（糖皮质激素-4）：如泼尼松，一日 1mg/kg，有效者逐渐减量维持，总疗程 $3\sim6$ 个月，给药 28 日无效者脉冲式地塞米松治疗，一日 40mg，每周连用 4 日，每 4 周一疗程，共 $2\sim3$ 个疗程。——特发性血小板减少性紫癜

用药方案 16（蛋白同化激素）：如达那唑（danazol），一日 $200\sim400mg$，最大剂量为一日 800mg，疗程$\geqslant2$ 个月。

用药方案 17（生物制剂等其他药物）：如人血丙种球蛋白 $0.4g/(kg \cdot d)$，连用 5 日静脉滴注，连续 $3\sim5$ 日为 1 疗程；或促血小板生长因子，1.5 万 U，一日 1 次，连用 $7\sim14$ 日；或艾曲波帕，$25\sim75mg$，一日 1 次，空腹服用。——急症用药治疗

用药方案 18（升血小板药物）：如氨肽素，口服，一次 5 片，一日 3 次。儿童用药酌减或遵医嘱；或利可君片，口服，一次 1 片（20mg），一

日 3 次；或其他升血小板药物，如白介素-11（巨和粒）、特比澳等。

用药方案 19（免疫抑制剂-3）：如长春新碱，$2mg/m^2$ 或 $1\sim 2mg$ 加入 0.9%氯化钠注射液 250ml 中静脉滴注，每周 1 次，共使用 $4\sim 6$ 周；或长春花碱。

用药方案 20（中成药-2）：如升血小板胶囊，口服，一次 4 粒，一日 3 次；或其他血小板减少性紫癜中成药，如血美安胶囊、血宁胶囊、金薯叶止血合剂、断血流胶囊等。

注：以上用药方案 15～20 主要对特发性血小板减少性紫癜用药。

（四）联合用药

1. 单纯皮肤或关节病变的过敏性紫癜，有荨麻疹或血管神经性水肿患者

用药方案 1（抗组胺药：氯苯那敏）＋用药方案 2（保护血管的药物-1：维生素 C）＋用药方案 3（保护血管的药物-2：葡萄糖酸钙）。

2. 过敏性紫癜腹痛者

用药方案 1（抗组胺药：氯苯那敏）＋用药方案 2（保护血管的药物-1：维生素 C）＋用药方案 3（保护血管的药物-2：葡萄糖酸钙）＋用药方案 11（止痛、解痉药-1：阿托品）。

3. 过敏性紫癜消化道出血者

用药方案 6（糖皮质激素-2：泼尼松）＋用药方案 13（抑胃酸分泌药：法莫替丁）。

4. 重症过敏性紫癜性肾炎患者

用药方案 7［糖皮质激素-3：甲泼尼龙，$30mg/(kg \cdot d)$ 冲击共 3 日，然后口服泼尼松 $2mg/(kg \cdot d)$，共 2 个月］＋用药方案 9［免疫抑制剂-2：环磷酰胺 $2mg/(kg \cdot d)$，冲击后复，共 2 个月］＋用药方案 10［冠状动脉扩张剂：双嘧达莫，$5mg/(kg \cdot d)$，冲击后复，共 6 个月］。

5. 慢性 ITP 常呈间歇性反复发作患者

用药方案 8（免疫抑制剂- 1：硫唑嘌呤）＋用药方案 5（糖皮质激素-1：泼尼松）。

6. 难治性慢性 ITP 患者

用药方案 16（蛋白同化激素：达那唑）＋用药方案 5（糖皮质激素-1：泼尼松）。

7. ITP 激素无效或有效后复发或有激素禁忌证患者

用药方案 8（免疫抑制剂-1：环孢素）或（和）用药方案 20（免疫

抑制剂-3：长春新碱）+用药方案 17（生物制剂等其他药物：人血丙种球蛋白）。

8. 急性型 ITP 急症患者

用药方案 17（生物制剂等其他药物：人血丙种球蛋白）+用药方案 4（抗纤维蛋白溶解药：氨甲苯酸）。

注 1：抗纤溶药物避免与凝血酶原复合物同时使用。

注 2：在上述联合用药中，凡注射剂联用时、凡中西药联用时以及与必须单独使用的药品联用时（包括联用药物相互有拮抗作用时）等，其联用方案中的药品均应独立、分时或序贯进行使用。

 提示

1. 生活管理：①防止中毒和感染、避免外伤及内脏出血。②避免食用过敏诱发病的食物，适当补充维生素 C，多食新鲜蔬菜水果和高营养易消化食物，忌辛辣刺激油炸食物。③生活调理，调节情志，保持心情的轻松愉快，经常参加体育锻炼，增强体质、提高抗病能力。④注意适当休息、防止疲劳、消除紧张心理。

2. 用药建议：①用药指南指出，过敏性紫癜单纯皮肤或关节病变者：轻型可口服抗组胺药物如氯苯那敏，另外可以用保护血管的药物如维生素和葡萄糖酸钙注射液；过敏性紫癜腹痛可予解痉挛药。消化道出血可静脉滴注法莫替丁，可给予糖皮质激素，有效后逐渐减量。②诊疗指南指出，重症过敏性紫癜性肾炎的治疗方案可以有：甲泼尼龙冲击治疗 30mg/（kg·d）共 3 日，然后口服泼尼松 2mg/（kg·d）共 2 个月、环磷酰胺 2mg/（kg·d）共 2 个月，以及双嘧达莫 5mg/（kg·d）共 6 个月。③诊疗指南指出，慢性 ITP 常呈间歇性反复发作，免疫抑制剂治疗通常与糖皮质激素合用。如硫唑嘌呤与泼尼松合用疗效更佳；最近用达那唑（蛋白同化激素）治疗难治性 ITP 获得某些成效，剂量为一日 200～400mg，可与皮质激素合用，1～6 周出现疗效。④用药指南指出，ITP 激素无效或有效后复发或有激素禁忌证者，可酌情予脾切除手术，或采用其他免疫抑制剂，如使用长春新碱和环孢素的治疗，静脉滴注人血丙种球蛋白等；急症治疗时，酌情静脉滴注人血丙种球蛋白或单采血小板，可辅以抗纤维蛋白溶解药物，如氨甲苯酸或氨甲环酸。有条件也可以做血浆置换。⑤激素对各型病变的自然病程无明显影响，也无明确预防复发和肾脏受累的作用，应避免滥用和长期使用；用药治疗期间注意监测电解质、血糖、血压，骨质疏松、胃肠道溃疡等副作用需酌情防治。⑥患者出现肉眼血尿时，禁忌使用氨甲苯酸或氨甲环酸等抗纤溶药物。

3. 氯苯那敏见"第六章第二节三、药物变态反应性口炎的提示7"。

4. 维生素C见"第三章第二节一、普通感冒的提示4"。

5. 葡萄糖酸钙用于治疗钙缺乏，急性血钙过低、碱中毒及甲状旁腺功能低下所致的手足搐搦症；过敏性疾患；镁中毒时的解救；氟中毒的解救；心脏复苏时应用（如高血钾或低血钙，或钙通道阻滞引起的心功能异常的解救）。

6. 阿托品见"第八章第二节十、胆结石的提示3"。

7. 泼尼松见"第四章第二节九、慢性肺源性心脏病的提示6"。

8. 法莫替丁见"第八章第二节十二、胰腺炎的提示10"。

9. 甲泼尼龙见"第七章第二节三、角膜炎的提示9"。

10. 环磷酰胺见"第七章第二节四、巩膜炎的提示7"。

11. 双嘧达莫见"第六章第二节七、流行性腮腺炎的提示3"。

12. 硫唑嘌呤见"第八章第二节九、肝硬化的提示11"。

13. 达那唑用于子宫内膜异位症的治疗，也可用于治疗纤维囊性乳腺病、自发性血小板减少性紫癜、遗传性血管性水肿、系统性红斑狼疮、男子女性化乳房、青春期性早熟。禁忌：血栓病患者、心肝肾疾患者、异常性生殖器出血患者禁用。

14. 环孢素见"第十三章第二节五、多发性肌炎和皮肌炎的提示7"。

15. 长春新碱用于急性白血病，尤其是儿童急性白血病，对急性淋巴细胞白血病疗效显著；恶性淋巴瘤；生殖细胞肿瘤；小细胞肺癌、尤文肉瘤、肾母细胞瘤、神经母细胞瘤。不能作为肌内、皮下、鞘内注射。

16. 人血丙种球蛋白用于：①预防麻疹或减轻症状；②染性肝炎、麻疹、水痘、腮腺炎、带状疱疹等病毒性感染的防治；③哮喘、过敏性鼻炎、湿疹等内源性过敏性疾病；④提高机体的免疫功能：原发性免疫球蛋白缺乏症，常见变异性免疫缺陷病，免疫球蛋白G亚型缺陷病等；继发性免疫球蛋白缺陷病，如重症感染，新生儿败血症等；自身免疫性疾病，如原发性血小板减少性紫癜、川崎病。禁忌：对本品过敏者、对免疫球蛋白过敏或其他严重过敏史者、有IgA抗体的选择性IgA缺乏者禁用。

17. 氨甲苯酸用于因原发性纤维蛋白溶解过度所引起的出血，包括急性和慢性、局限性或全身性的纤溶亢进性出血，后者常见于癌肿、白血病、妇产科意外、严重肝病出血等。

18. 所有药品的药物相互作用、不良反应、禁忌和注意事项见其"说明书"。

三、血友病

（一）病因

血友病是一种 X 染色体连锁的隐性遗传性凝血功能障碍的出血性疾病，可分为血友病 A、血友病 B 和血友病 C（丙）三种。前两者为性连锁隐性遗传，分别缺乏凝血因子Ⅷ（FⅧ）与Ⅸ（FⅨ）；后者少见，为染色体不完全隐性遗传。均由相应的凝血因子基因变化引起。

（二）症状

1. 主要特征

反复自发性出血或轻微外伤后出血不止及体内各系统渗血或者出血现象为其主要特征。

2. 出血部位

最常见的出血部位是关节，其次是软组织包括肌肉、皮肤黏膜出血。严重出血主要在内脏。致死性出血多为中枢神经系统。

3. 重要特点

外伤或手术后延迟性出血是本病的重要特点。血友病 A 比血友病 B 的症状重，血友病 B 发生抗 FⅨ抗体者较少。

（三）用药方案

用药方案 1（替代疗法-1）：如 FⅧ制剂，冻干人凝血因子Ⅷ每输注 1U/kg 体重的 FⅧ可使体内 FⅧ活性（FⅧ:C）提高 2%。FⅧ在体内的半衰期约 8～12 小时，要使体内 FⅧ保持在一定水平需每 8～12 小时输注 1 次。——血友病 A 用药，无上述条件时可选用冷沉淀或新鲜冰冻血浆。

用药方案 2（替代疗法-2）：如 FⅨ制剂，人基因重组 FⅨ每输注 1U/kg 体重的 FⅨ可使体内 FⅨ活性（FⅨ:C）提高 1%，FⅨ在体内的半衰期为 18～24 小时，要使体内 FⅨ保持在一定水平需一日输注 1 次。——血友病 B 用药，无上述条件时可选用新鲜冰冻血浆。

用药方案 3（预防治疗-1）：如血友病 A：FⅧ制剂 10U/kg，每周 2～3 次；血友病 B：FⅨ制剂 20U/kg，每周 1 次。

用药方案 4（预防治疗-2）：如艾美赛珠单抗，前 4 周给予负荷剂量 3mg/kg，每周 1 次皮下注射，以快速达到目标血药浓度，第 5 周起给予维持剂量 1.5mg/kg，每周 1 次。——用于合并或不合并 FⅧ抑制物的血友病 A 患者的常规预防治疗。

用药方案 5（控制出血-1）：如大剂量 FⅧ/FⅨ：按 1BU/ml 可中和 20U/kg 外源性 FⅧ/FⅨ计算中和体内抗体所需的 FⅧ/FⅨ剂量，再加上达到预期因子水平需额外增加的 FⅧ/FⅨ剂量。——仅限于低滴度抑制物（≤5BU/ml）和非高反应型抑制物（再次输注 FⅧ/FⅨ后抑制物滴度＞5BU/ml）的患者。

用药方案 6（控制出血-2）：如旁路制剂：rFⅦa 的使用方法为静脉注射，90μg/kg，每 2～4 小时 1 次，或 270μg/kg 单次给药；或病毒灭活的血源性凝血酶原复合物（PCC），50～100 IU/（kg·d）。——适用于高滴度抑制物（＞5 BU/ml）的患者或 ITI 失败或 ITI 治疗中出血的患者。

用药方案 7（清除抑制物）：如诱导免疫耐受治疗 ITI 治疗方案：大剂量，200 IU/（kg·d），和低剂量，50 IU/kg，每周 3 次。

用药方案 8（免疫抑制剂）：如利妥昔单抗，100mg，每周 1 次，共 4 次，2 个月后获得成功。——ITI 治疗方案 3 个月仍然未能成功，加用利妥昔单抗。

用药方案 9（增加血浆因子 FⅧ水平药）：如 1-去氨基-8-D-精氨酸加压素（DDAVP），0.3μg/kg，用 50ml 0.9%氯化钠注射液稀释后静脉滴注，15 分钟以上滴完，每 12 小时 1 次，1～3 日为一个疗程。该药多次使用后疗效差，如效果不佳时应及时补充 FⅧ制剂。——抗利尿激素类合成药，需与 6-氨基己酸或氨甲环酸等联用，主要用于轻型血友病 A，少数中间型血友病 A 可能也有效。

用药方案 10（抗纤溶药物止血剂）：如 6-氨基己酸，初量可取 4～6g（20%溶液）溶于 100ml 0.9%氯化钠注射液或 5%～10%葡萄糖注射液中，于 15～30 分钟滴完。持续剂量为每小时 1g，维持 12～24 小时或更久。泌尿系统出血时禁用。避免与凝血酶原复合物同时使用；或其他止血剂，如氨甲环酸、巴特罗酶等。——泌尿系统出血时禁用，避免与血源性凝血酶原复合物 PCC 同时使用。

用药方案 11（止痛药）：如对乙酰氨基酚，口服，6～12 岁儿童，一次 0.5 片；12 岁以上儿童及成人，一次 1 片；若持续发热或疼痛，可间隔 4～6 小时重复用药一次，24 小时内不得超过 4 次。或其他止痛药，如 COX-2 抑制剂、吗啡等。

用药方案 12（中成药）：如血宁胶囊，口服，一次 5～7 粒，一日 3 次。

（四）联合用药

1. 轻型血友病甲患者

用药方案 9［增加血浆因子 FⅧ水平药：1-去氨基-8-D-精氨酸加压素（DDAVP）］或用药方案 10（抗纤溶药物止血剂：6-氨基己酸）效果不佳时应及时＋用药方案 1（替代疗法-1：FⅧ制剂）。

2. 对低滴度抑制物和非高反应型抑制物者控制出血用药

用药方案 1（替代疗法-1：大剂量 FⅧ制剂）或用药方案 2（替代疗法-2：大剂量 FIX制剂），如果输注后因免疫记忆致抗体滴度升高，达到高反应型抑制物标准时，应改用药方案 6（控制出血-2：旁路制剂：rFⅦa 或 PCC）。

3. 血友病 A 合并抑制物采用 ITI 清除抑制物效果不佳者

用药方案 6（控制出血-2：旁路制剂：PCC）＋用药方案 8（免疫抑制剂：利妥昔单抗）。

4. 非因子替代治疗与 ITI 联合用药

用药方案 7（清除抑制物：ITI-低剂量）＋用药方案 4（预防治疗-2：艾美赛珠单抗）。

注：在上述联合用药中，凡注射剂联用时、凡中西药联用时以及与必须单独使用的药品联用时（包括联用药物相互有拮抗作用时）等，其联用方案中的药品均应独立、分时或序贯进行使用。

提示

1. 生活管理：①多补充提高免疫功能的食品。②避免接触有危害或可以造成损伤的物品；尽量避免肌内注射和深部组织穿刺；避免手术。③防止外伤或其他原因引起出血，否则要及时处置。④调情志，平心态。⑤禁服使血小板聚集受抑制的药物，如阿司匹林、保泰松、吲哚美辛、双嘧达莫、低分子右旋醣酐、前列腺素 E_1 和前列腺素 E_2 等。⑥适当的运动对维持身体肌肉的强壮并保持身体的平衡以预防出血。

2. 用药建议：①用 1-去氨基-8-D-精氨酸加压素治疗轻型血友病 A 效果不佳时，应及时补充 FⅧ制剂；1-去氨基-8-D-精氨酸加压素（DDAVP）能激活纤溶系统，故须与 6-氨基己酸或氨甲环酸联用。②用大剂量 FⅧ/FⅨ控制出血时，如果输注后因免疫记忆致抗体滴度升高，达到高反应型抑制物标准，应改用旁路制剂止血；艾美赛珠单抗，相比旁路制剂按需或预防治疗，艾美赛珠单抗预防治疗在控制出血、恢复靶关节、提高血友病患者生活质量上都有显著改善。需要在艾美赛珠单抗用药之前 24 小时停止使用旁路制剂；用大剂量 FⅧ/FⅨ处理并发症的抑制物时，如果输注后因免疫记忆致抗体滴度升高，达到高反应型抑制物标准，应改用旁路制剂止血；用 ITI 清除抑制物时，效果不佳者可选择联合应用免疫抑制剂如利妥昔单抗；随着艾美赛珠单抗的上市，国外学者建议低剂量 ITI 与艾美赛珠单抗联合应用，这样既可大大减少凝血因子用量，又避免了频繁发生出血的情况。③抗纤溶药物常用药物有氨甲环酸、6-氨基己酸、止血芳酸等，泌尿系统出血时禁用，避免与 PCC 同时使用。④血友病患者止痛时禁用阿司匹林和非甾体抗炎药等，可选用对血小板功能无明显影响的药物，如对乙酰氨基酚、COX-2 抑制剂和吗啡等。⑤凝血因子计算方法：FⅧ首次需要量=（需要达到的 FⅧ浓度—患者基础 FⅧ浓度）×体重（kg）×0.5；首剂用药后，依情可每 8～12 小时输注首剂的一半剂量至完全止血；FⅨ首次需要量=（需要达到的 FⅨ浓度–患者基础 FⅨ浓度）×体重（kg）；首剂用药后，依情况可每 12～24 小时输注首剂的一半剂量至完全止血；个体的回收率和半衰期差异较大，有条件的单位，建议检测患者的相应回收率和半衰期，并指导治疗。

3. 1-去氨基-8-D-精氨酸加压素用于轻、中度血友病甲、血管性血友病 1 型和 2 型（2B 型除外）；手术及有关疾病引起的出血时间过长；尿崩症的首选药物；小儿遗尿等。禁忌：对 1-去氨基-8-D-精氨酸加压素过敏者、哺乳者禁用；烦渴症、不稳定型心绞痛和严重充血性心力衰竭患者禁用；于 2B 型遗传性假性血友病患者禁用；孕妇分娩前禁用。

4. 6-氨基己酸又称氨己酸、氨基己酸、ε-氨基己酸、抗血纤溶酸，为 SAH 常用的抗纤溶酶止血药，用于预防及治疗血纤维蛋白溶解亢进引起的各种出血。

5. 冷沉淀凝血因子用于以下情况：纤维蛋白原缺乏；血管性血友病，

甲型血友病（Ⅷ因子缺乏），获得性凝血因子缺乏，严重肝病；心功能不全患者伴凝血功能障碍需补充凝血因子,但因心脏负荷限制不能输注 FFP时；溶栓治疗后出血。

6. 重组人凝血因子Ⅷ用于血浆凝血因子Ⅷ（FⅧ）缺乏的甲型血友病治疗。在纠正或预防出血、急诊或择期手术中，本品起到暂时代替缺失的凝血因子的作用。

7. 新鲜冷冻血浆及冷沉淀物（常简称为冷沉淀）可输给凝血因子异常或缺乏的患者（比如血友病患者）用于单个凝血因子缺乏的补充（无相应浓缩剂时）；肝病患者获得性凝血功能障碍；大量输血伴发的凝血功能障碍；口服抗凝剂过量引起的出血；抗凝血酶Ⅲ（AT-Ⅲ）缺乏；免疫缺陷综合征；血栓性血小板减少性紫癜。

8. Ⅸ因子浓缩物。血友病乙又名血浆凝血活酶成分（PTC，因子Ⅸ）缺乏症，Ⅸ因子浓缩物用于治疗因子Ⅸ缺乏所致的血友病乙。

9. 细胞活化因子（BAFF，或 BLyS）（rFⅦa）是调节 B 淋巴细胞存活和成熟细胞因子，属于 TNF 家族成员，能调节 B 细胞存活、增殖、发育和分化。作为近年来发现对 B 细胞生存分化具有重要作用的因子,BAFF通过结合于三种不同受体发挥促 B 细胞分化成熟、类别转换、促进体液免疫应答及参与 T 细胞活化等功能。BAFF-R 是 BLyS 专一受体，对于 BAFF 介导 B 细胞存活和成熟是必要。但是 BAFF 过量表达会促进 B 细胞恶性增殖，导致自身免疫性疾病发生。

10. 注射用重组人凝血因子Ⅸ用于血浆凝血因子Ⅷ（FⅧ）缺乏的甲型血友病治疗。在纠正或预防出血、急诊或择期手术中，本品起到暂时代替缺失的凝血因子的作用。禁忌：儿童、孕妇禁用；长效凝血因子ⅨRebinyn 即诺那凝血素 β pegol。诺那凝血素 β pegol 是一种半衰期延长的因子Ⅸ产品，旨在作为替代疗法用于 B 型血友病的治疗。糖基聚乙二醇化是一种有效延长半衰期的技术，在 A 型血液病及其他治疗领域已被证明安全有效。

11. 利妥昔单抗美罗华用于治疗复发或化疗耐药的惰性 B 细胞性非霍奇金淋巴瘤。禁用于已知对美罗华过敏的患者，以及对美罗华的任何组分或对鼠蛋白过敏的患者。

12. 艾美赛珠单抗用于存在凝血因子Ⅷ抑制物的 A 型血友病（先天性凝血因子Ⅷ缺乏）成人和儿童患者的常规预防性治疗以防止出血或降

低出血发生的频率。本品禁用于已知对艾美赛珠单抗或任何辅料过敏的患者。

13. 所有药品的药物相互作用、不良反应、禁忌和注意事项见其"说明书"。

四、急性白血病

（一）病因

1. 急性白血病（acute leukemia，AL）是一类起源于造血干（祖）细胞的恶性克隆性疾病，发病时骨髓中异常的原始细胞及幼稚细胞（白血病细胞）大量增殖，其克隆中的白血病细胞失去进一步分化成熟的能力而停滞在细胞发育的不同阶段，在骨髓和其他造血组织中大量增生积聚并浸润多种器官和组织（广泛浸润肝、脾、淋巴结等髓外脏器），同时使正常造血受抑制。

2. 其病因尚不完全清楚，可能主要与病毒感染、化学因素（包括药物）、电离辐射、遗传基因及其他血液病等有关。

（二）症状

1. 根据白血病细胞系列归属分为急性髓系白血病（AML）和急性淋巴细胞白血病（ALL）两大类。其中急性早幼粒细胞白血病（APL）是一种特殊类型的急性髓系白血病（AML）。

2. 常见症状：①发热：大多数是由感染所致，主要与成熟粒细胞明显减少相关；②出血：主要是血小板明显减少，部位可遍及全身，表现为瘀点、瘀斑等。早期可有皮肤黏膜出血，继而内脏出血或并发弥散性血管内凝血；③贫血：常见面色苍白、疲乏、困倦和软弱无力，进行性加重；④白血病细胞的浸润表现：淋巴结、肝、脾肿大，胸骨压痛，亦可出现中枢神经系统浸润等其他组织和器官浸润等症状。

（三）用药方案

用药方案 1（诱导治疗用药-1）：如 ALL 的 VDP 方案：长春新碱，1.4mg/m² （最大剂量 2mg），静脉滴注，每周 1 次，2～3 周；或柔红霉素，45～60mg/（m²·d），连续应用 3 日；或去甲氧柔红霉素，6～10mg/（m²·d），连续应用 2～3 日；泼尼松，40～60mg/m²，口服，第 1～28 日；或其他 ALL 诱导治疗用药方案，如 VDLP 方案、VDCP 方案、VDCLP 方案等。——急性淋巴细胞白血病（ALL）的治疗方案。

用药方案 2（诱导治疗用药-2）：如 ALL 伴 Ph 染色体阳性化疗方案：VDP 方案+伊马替尼 400～600mg，一日 1 次；或达沙替尼，100mg，一日 1 次，直至达到完全缓解。——ALL 伴 Ph 染色体阳性者治疗方案。

用药方案 3（诱导治疗用药-3）：如 AML 的 DA 方案：柔红霉素，$60～90mg/m^2$，静脉滴注，第 1～3 日，或去甲氧柔红霉，$10～12mg/m^2$，静脉滴注，第 1～3 日，阿糖胞苷，$100mg/m^2$，静脉滴注，第 1～7 日，或其他 AML 诱导治疗用药方案如高三尖杉酯碱（HHT）、阿糖胞苷、阿柔比星等三药联合。——急性髓系白血病（AML）（除 M3 类型）的治疗方案。

用药方案 4（诱导治疗用药-4）：如 APL 的诱导治疗方案：ATRA（全反式维 A 酸）$25mg/（m^2·d）$，同时联合亚砷酸三氧化二砷（简称亚砷酸）$0.16mg/（m^2·d）$，或复方黄黛片 $60mg/（m^2·d）$，直到完全缓解总计 4～5 周，治疗前 WBC $（4～10）×10^9/L$，予以羟基脲 1.0g，一日 3 次，口服，应用天数按白细胞计数而定；治疗前 WBC $<4×10^9/L$，待治疗中 WBC $>4×10^9/L$ 时加羟基脲 1.0g，一日 3 次，口服，应用天数按白细胞计数而定；治疗中 WBC $>10×10^9/L$ 时，酌情加用蒽环类药物或阿糖胞苷（Ara-C）。——急性早幼粒细胞白血病（APL）的治疗方案

用药方案 5（巩固强化治疗用药-1）：如 CAM 方案：ALL 在诱导治疗完全缓解后，第 1 日，环磷酰胺 $750mg/m^2$，静脉滴注；第 1～3 日、8～10 日，阿糖胞苷 $100mg/（m^2·d）$，静脉滴注；第 1～7 日，6-巯基嘌呤 $60mg/（m^2·d）$，口服。

用药方案 6（巩固强化治疗用药-2）：如除 M3 类型的 AML 巩固强化治疗：预后良好者给予 3～4 个中大剂量阿糖胞苷 $2～3g/（m^2·q12h）$，第 1、3、5 日或者第 1～3 日；预后不良的建议进行异基因造血干细胞移植，不适合移植患者建议中大剂量阿糖胞苷或选用几个有效方案序贯治疗，总疗程达到 6～8 个疗程后可终止治疗。

用药方案 7（巩固强化治疗用药-3）：如 APL 的巩固治疗：ATRA $25mg/（m^2·d）×2$ 周，间歇 2 周，为 1 个疗程，共 7 个疗程。亚砷酸 $0.16mg/（kg·d）$，或复方黄黛片 $60mg/（kg·d）×4$ 周，间歇 4 周，为 1 个疗程，共 4 个疗程。总计约 7 个月。

用药方案 8（维持治疗用药-1）：如 ALL 的维持治疗方案：6-巯基嘌呤+甲氨蝶呤维持治疗，维持期间必须定期用原诱导缓解方案或其他方案强化，总疗程 2～3 年。

用药方案 9（维持治疗用药-2）：如 APL 的维持治疗方案：每 3 个月为 1 个周期。第 1 个月：ATRA 25mg/（m²·d）×2 周，间歇 2 周；第 2 个月和第 3 个月亚砷酸 0.16mg/（kg·d）或复方黄黛片 60mg/（kg·d）×2 周，间歇 2 周。完成 3 个周期，维持治疗期共计约 9 个月。

注 1：本文中亚砷酸均为静脉滴注。复方黄黛片（主要含四硫化四砷的复方制剂）及 ATRA 均为口服。

注 2：用药方案 4、7、9 为低（中）危 APL 患者的治疗中首先方案"ATRA ＋砷剂治疗方案"，此外还有备选方案，如 ATRA ＋砷剂＋其他化疗治疗方案、ATRA ＋其他化疗治疗方案，为砷剂不耐受或无砷剂药品时方案。

（四）联合用药

1. 急性淋巴细胞白血病（ALL）的患者

用药方案 1（诱导治疗用药-1：ALL 的 VDP 方案）＋用药方案 5（巩固强化治疗用药-1：CAM 方案）＋用药方案 8（维持治疗用药-1：ALL 的维持治疗方案）。

2. 急性髓系白血病（AML）（除 M3 类型）的患者

用药方案 3（诱导治疗用药-3：AML 的 DA/IA 方案）＋用药方案 6（巩固强化治疗用药-2：除 M3 类型的 AML 巩固强化治疗）。

3. 急性早幼粒细胞白血病（APL）的患者

用药方案 4（诱导治疗用药-4：APL 的诱导治疗方案）＋用药方案 7（巩固强化治疗用药-3：APL 的巩固治疗）＋用药方案 9（维持治疗用药-2：APL 的维持治疗方案）。

注：在上述联合用药中，凡注射剂联用时、凡中西药联用时以及与必须单独使用的药品联用时（包括联用药物相互有拮抗作用时）等，其联用方案中的药品均应独立、分时或序贯进行使用。

 提示

1. 生活管理：①注意预防感染、避免吸入甲醛、避免接触到各种放射线、女性在怀孕期间更要注意预防辐射。②注意饮食合理，摄入蛋白质及维生素含量高的食物，多吃新鲜水果，忌烟酒。③生活要规律、避寒暑、劳逸结合、保持心情舒畅，心态良好。④禁止服用对骨髓细胞有损害的药物，如氯霉素、乙双吗啉等。⑤白血病在治疗期间，需要补充营养，配合中药调理。

2. 用药建议：①中枢神经系统白血病是造成白血病复发或者死亡的重要原因之一，在治疗过程中一定要重视中枢神经系统白血病的防治，预防性治疗常用三联鞘内注射法（甲氨蝶呤 $10mg/m^2$ ＋阿糖胞苷 $30mg/m^2$ ＋地塞米松 5mg，三种药物联合鞘内注射）。②应用标准化疗方案两疗程未缓解或缓解后一年内复发或一年后复发再用原方案无效的 AL 称为难治性白血病。原因与白血病细胞耐药有关，可采用以中大剂量阿糖胞苷或甲氨蝶呤为主的化疗，阿糖胞苷主要用于 AML，甲氨蝶呤主要用于 ALL，或者应用 FLAG 方案（氟达拉滨，一日 $30mg/m^2$，静脉滴注，第 1～5 日；阿糖胞苷，$1\sim2g/m^2$，静脉滴注，于氟达拉滨用后 4 小时给予，第 1～5 日；粒细胞集落刺激因子，一日 $5\mu g/kg$，第 1～5 日，皮下注射），应用于难治性 AML 或 ALL。③高危 APL 者的治疗：ATRA＋砷剂＋化疗诱导、化疗巩固、ATRA/砷剂交替维持治疗，或 ATRA＋砷剂＋化疗诱导、ATRA＋砷剂巩固、ATRA/6-MP/MTX 维持治疗。⑤白血病患者禁用药：氨基比林、安乃近、糖皮质激素（甾体激素）、吲哚美辛、阿司匹林等。

3. 长春新碱见"第十四章第二节二、紫癜的提示 15"。

4. 柔红霉素用于急性粒细胞白血病、早幼粒细胞白血病、急性淋巴细胞性白血病、其他肿瘤等。禁忌：柔红霉素因有增加心脏毒性作用的危险，而不适用于那些有心脏病史的患者，所以对有严重或有潜在心脏病患者，不提倡用该药，对有严重感染患者亦不提倡用该药。

5. 去甲氧柔红霉素是一种抗肿瘤药物，主治急性非淋巴细胞性白血病、急性淋巴细胞性白血病。禁忌：严重肝、肾功能不全患者，感染未得到控制的患者，曾受药物或放射治疗引起骨髓抑制的患者，心脏病患者，妊娠及哺乳期妇女。

6. 泼尼松见"第四章第二节九、慢性肺源性心脏病的提示 6"。

7. 环磷酰胺见"第七章第二节四、巩膜炎的提示 7"。

8. 阿糖胞苷适用于急性白血病的诱导缓解期及维持巩固期。对急性非淋巴细胞性白血病效果较好，用于慢性粒细胞白血病的急变期，恶性淋巴瘤。禁忌：孕妇及哺乳期妇女忌用。

9. 6-巯基嘌呤用于急性白血病效果较好，对慢性粒细胞白血病也有效；用于绒毛膜上皮癌和恶性葡萄胎。另外对恶性淋巴瘤、多发性骨髓瘤也有一定疗效。

10. 甲氨蝶呤见"第十三章第二节一、类风湿关节炎的提示7"。

11. ATRA（全反式维A酸）用于治疗寻常性痤疮、扁平苔藓（包括口腔扁平苔藓）、白斑、毛发红糠疹和面部单纯糠疹等，还可作牛皮癣（银屑病）的辅助治疗药物，亦可用于治疗多发性寻常疣以及角化异常类的各皮肤病如鱼鳞病、毛囊角化症等。不宜应用于急性皮炎、湿疹类疾病。

12. 三氧化二砷（亚砷酸）适用于急性早幼粒细胞白血病。请在专科医生指导下观察使用。有肝、肾功能损害者慎用。复方黄黛片有清热解毒，益气生血的功效。本品用于初治的急性早幼粒细胞白血病。禁忌：妊娠及哺乳期患者慎用。

13. 羟基脲（HU）用于以下情况：①对慢性粒细胞白血病（CML）有效，并可用于对马利兰耐药的CML。②对黑色素瘤、肾癌、头颈部癌有一定疗效，与放疗联合对头颈部及宫颈鳞癌有效。禁忌：水痘、带状疱疹及各种严重感染禁用。

14. 所有药品的药物相互作用、不良反应、禁忌和注意事项见其"说明书"。

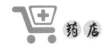

血液系统常见疾病联合用药方案（供参考）

1. 贫血
（1）阿胶＋高丽参＋鹿茸打粉＋养血当归糖浆
（2）阿胶益寿口服液＋鹿茸＋铁锌钙
（3）阿胶益寿口服液＋叶酸片＋女士多种维生素
（4）阿胶钙＋叶酸片

2. 紫癜
（1）泼尼松＋奥美拉唑（特发性血小板减少性紫癜）
（2）琥珀酸氢化可的松（HCSS）＋丙种球蛋白
（3）泼尼松＋葡萄糖酸钙

（4）小剂量肝素＋西咪替丁

3. 白血病

（1）依鲁替尼＋Venetoclax［治疗高危慢性淋巴细胞白血病（CLL）］

（2）甲氨蝶呤片＋利培酮（白血病伴发的精神障碍）

（3）ATRA＋砷剂

参考文献

[1] 国家基本药物临床应用指南和处方集委员会. 2018 年版国家基本药物临床应用指南（化学药品和生物制品）[M]. 北京：人民卫生出版社，2019.

[2] 中华医学会血液学分会红细胞疾病（贫血）学组. 再生障碍性贫血诊断与治疗中国专家共识（2017 年版）[J]. 中华血液学杂志，2017，38（1）：1-5.

[3] 刘新民，王涤非，凌敏. 全科医生诊疗手册 [M]. 第 3 版. 北京：化学工业出版社，2016.

[4] 彭正平. ATG 与环孢素 A 联合治疗重型再生障碍性贫血的近期疗效评估 [J]. 基层医学论坛，2015，19（2）：186-187.

[5] 中华中医药学会. 中医内科常见病诊疗指南 [M]. 北京：中国中医药出版社，2008.

[6] 中华医学会. 临床诊疗指南：血液学分册 [M]. 北京：人民卫生出版社，2015.

[7] 中华医学会血液学分会血栓与止血学组，中国血友病协作组. 血友病治疗中国指南（2020 年版）[J]. 中华血液学杂志，2020，41（4）：265-271.

[8] 中华医学会血液学分会血栓与止血学组，中国血友病协作组. 血友病诊断与治疗中国专家共识（2017 年版）[J]. 中华血液学杂志，2017，38（5）：364-370.

[9] 中华人民共和国国家卫生健康委员会办公厅. 儿童血友病诊疗规范（2019 年版）[J]. 全科医学临床与教育，2020，18（1）：4-9.

[10] 中华医学会血液学分会. 中国急性早幼粒细胞白血病诊疗指南（2018 年版）[J]. 中华血液学杂志，2018，39（3）：179-183.

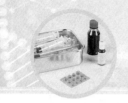

第十五章

神经系统常见疾病用药及联合用药

第一节　概　述

一、神经系统

神经系统是机体内对生理功能活动的调节起主导作用的系统，是由神经细胞（神经元）和神经胶质组成，分为中枢神经系统和周围神经系统两大部分。中枢神经系统包括脑和脊髓，分别位于颅腔和椎管内；周围神经系统包括与脑和脊髓相连的脑神经和脊神经及与各器官相连的末梢神经。

神经系统的功能包括：调节和控制其他各系统的共功能活动，使机体成为一个完整的统一体；使机体适应不断变化的外界环境，维持机体与外界环境的平衡；在人类长期的进化发展过程中起主导作用。

二、神经系统疾病

神经系统疾病是发生于中枢神经系统、周围神经系统、自主神经系统的以感觉、运动、意识、自主神经功能障碍为主要表现的疾病，又称神经病。而以精神活动障碍为主要表现的疾病称为精神病。

根据疾病的内容、发病的形式和性质可分许多类：第一类是周围神经病，第二类是脊髓疾病，第三类是脑血管病，第四类是中枢神经系统感染性疾病，第五类是锥体外系疾病，第六类是脱髓鞘疾病（包括多发性硬化、急性播散性脑脊髓炎等），第七类是神经-肌肉接头疾病，第八类是神经系统变性性疾病，第九类是神经系统先天性疾病，第十类是神经系统遗传性疾病，第十一类是神经症。

这里讨论几个最常见神经系统疾病：如三叉神经痛、脑梗死、脑出血、睡眠障碍、抑郁症、癫痫、阿尔茨海默病、头痛、偏头痛、震颤麻痹（帕金森病）等。

第二节　常见疾病用药及联合用药

一、三叉神经痛

（一）病因

1. 三叉神经痛，指局限在三叉神经支配区内的一种反复发作的短暂性阵发性剧痛。分为原发性三叉神经痛和继发性三叉神经痛。

2. 原发性三叉神经痛与其他器质性病变疾病无关，病因尚未明确。目前大家支持三叉神经微血管压迫导致神经脱髓鞘学说及癫痫样神经痛学说。

3. 继发性三叉神经痛与其他器质性病变疾病相关，如由脑干内肿瘤、脱髓鞘病、空洞症、血管畸形、动脉瘤、胆脂瘤、听神经瘤、颅底蛛网膜炎、鼻咽癌等导致。

（二）症状

1. 疼痛部位

严格限于三叉神经感觉支配区内，常见单侧，右侧多于左侧，疼痛由面部、口腔或下颌的某一点开始扩散到三叉神经某一支或多支。

2. 疼痛性质

如刀割、针刺、撕裂、烧灼或电击样剧烈难忍的疼痛，甚至痛不欲生。

3. 疼痛规律

三叉神经痛的发作常无预兆，而疼痛发作一般有规律。一次疼痛发作时间由仅持续数秒到 1～2 分钟骤然停止。

4. 扳机点

扳机点常位于上唇、鼻翼、齿龈、口角、舌、眉等处。轻触或刺激扳机点可激发疼痛发作。

（三）用药方案

用药方案 1（抗神经性疼痛药-1）：如卡马西平片，开始一次 0.1g，一日 2 次；第二日后每隔一日增加 0.1～0.2g，直到疼痛缓解，维持量一日 0.4～0.8g，分次服用；最高量一日不超过 1.2g；或起始 5mg/（kg·d），据情增量，最大量≤20mg/（kg·d）；或其他抑制神经兴奋药，如苯妥英钠、阿司匹林、布洛芬、曲马多等。

用药方案2（抗神经性疼痛药-2）：如奥卡西平片，适用于单独或与其他的抗癫痫药联合使用。联合治疗，起始剂量可以为一日600mg或8～10mg/（kg·d），分两次给药。为了获得理想的效果，调整剂量的间隔不小于1周，一次增加剂量不要超过600mg。一日维持剂量范围在600～2400mg之间；2岁以上的儿童在单药治疗和联合治疗中，治疗起始剂量为8～10mg/（kg·d），分为两次给药。根据临床需要，调整剂量的间隔不小于1周，一次增加剂量不要超过10mg/（kg·d），为达到理想的临床疗效，可增加至最大剂量60mg/（kg·d）。

用药方案3（抗神经性疼痛药-3）：如加巴喷丁，第一次睡前服300mg，以后每天增加30mg，用量可以高达每天1800mg，上述剂量需分三次服用；或治疗第1天：一日1次，一次300mg；治疗第2天：一日2次，一次300mg；治疗第3天至疗程结束：一日3次，一次300mg。两组持续用药6个月；或托吡酯：成人（17岁及以上），剂量调整应从每晚25～50mg开始（或0.8mg/kg），服用1周。随后每间隔1或2周加量，一日25～50mg（至100mg），分2次服用，但每日最大剂量≤7mg/kg；或其他神经病理性疼痛药，如普瑞巴林、拉莫三嗪、匹莫齐特、5-羟色胺去甲肾上腺素再摄取抑制剂和三环类抗抑郁药等。

用药方案4（营养神经的药）：如维生素B_{12}，肌内注射，成人，一日0.025～0.1mg或隔日0.05～0.2mg。用于神经炎时，用量可酌增；或其他营养神经药，如甲钴胺（弥可保）、腺苷钴胺等。

用药方案5（新型抗抑郁药）：如氟哌噻吨美利曲辛（黛力新），口服，每日晨、午各口服1粒；或其他抗抑郁药，如氯硝西泮、阿米替林等。

用药方案6（中成药）：如颅痛宁颗粒，开水冲服，一次8g，一日3次；或头痛宁胶囊，口服，一次3粒，一日3次；或七叶莲片，口服，痛时一次2～4片，或遵医嘱；或其他中成药，如元胡止痛片、安络痛片、汉桃叶片、根痛平等。

（四）联合用药

1. 轻度原发性三叉神经痛

用药方案1（抗神经性疼痛药-1：卡马西平片）＋用药方案4（营养

神经的药：维生素 B_{12}）。

2. 重度原发性三叉神经痛

用药方案 1（抗神经性疼痛药-1：卡马西平片）＋用药方案 4（营养神经的药：维生素 B_{12}）＋用药方案 3（抗神经性疼痛药-3：加巴喷丁＋托吡酯）或＋用药方案 6（中成药：颅痛宁颗粒）。

3. 继发性三叉神经痛

相应的器质性病变疾病治疗用药方案＋用药方案 1（抗神经性疼痛药-1：卡马西平片）＋用药方案 4（营养神经的药：维生素 B_{12}）。

注：在上述联合用药中，凡注射剂联用时、凡中西药联用时以及与必须单独使用的药品联用时（包括联用药物相互有拮抗作用时）等，其联用方案中的药品均应独立、分时或序贯进行使用。

 提示

1. 生活管理：①注意饮食，选择质软、易嚼食物，少吃煎炸、油腻、生冷、刺激、过酸、过甜的食物。②要避免滋腻补品，少吃熟地黄，麦冬、天冬等滋腻补品。③避免精神刺激，避免脸部刺激，防止脸部受冻受潮，不用太冷太热的水洗面、吃饭漱口，说话、刷牙、洗脸动作宜轻柔。④保持精神愉快，避免精神刺激，避免触及"触发点"。⑤按摩穴位，适当运动等。

2. 用药建议：①三叉神经痛诊疗中国专家共识指出：卡马西平治疗三叉神经痛的疗效确切（A 级证据，强烈推荐）。奥卡西平治疗原发性三叉神经痛可能有效（B 级证据，推荐）。加巴喷丁、拉莫三嗪、匹莫齐特可以考虑用于辅助治疗原发性三叉神经痛疼痛（C 级证据）。②奥卡西平片说明书指出：本品适于单独或与其他的抗癫痫药联合使用。③诊疗指南指出："中药治疗：有一定疗效"。治疗三叉神经痛效果好的中成药，如根痛平、颅痛宁、汉桃叶片、安络痛片、天麻丸、七叶莲片、元胡止痛片等。④用黛力新同时加用小剂量抗惊厥药物（如卡马西平）连服 14 日进行观察，结果证明：对难治性三叉神经痛患者能够取得很好的止痛效果，而且能够缓解患者的紧张和焦虑情绪，提高患者对治疗的满意度，提高他们的生活质量。⑤三叉神经痛可以应用卡马西平、奥卡西平，同时还要配合应用一些营养神经的药物，包括甲钴胺、维生素 B 族，如果疼痛比较严重时还可以应用布洛芬或者是对乙酰氨基酚。⑥在卡马西平及托吡酯的基础上，再联合加巴喷丁治疗难治性癫痫的临床疗效十分显著，可以有效改善病患的记忆功能，提高神经功能和改善日常生活质量。

3. 卡马西平片用于有房室传导阻滞、血清铁严重异常、骨髓抑制、严重肝功能不全等病史者，以及戒断综合征、癫痫、三叉神经痛、舌咽神经痛、多发性硬化、抑郁症、躁狂症、尿崩症、脊柱结核、骨科、精神科、神经内科。

4. 维生素 B_{12} 主要用于巨幼细胞性贫血，也可用于神经炎的辅助治疗。痛风患者使用本品可能发生高尿酸血症。

5. 加巴喷丁主要用于常规抗癫痫药物不能取得满意疗效的局限性发作，也用于局限性发作并继而全身化的癫痫患者的治疗。加巴喷丁已成为第一个被批准用于治疗所有神经性疼痛疾病的此类药物。该产品被英国批准治疗所有神经性疼痛，包括糖尿病性神经病、疱疹后神经痛、脊髓损伤痛、患肢痛和神经性背痛。已知对该药中任一成分过敏的人群、急性胰腺炎的患者禁服。

6. 颅痛宁颗粒有温通散寒，活血止痛功能。用于寒凝血瘀所致的三叉神经痛，症见侧头部、面颧部、唇舌及齿槽发作性疼痛。

7. 托吡酯用于初诊为癫痫的患者的单药治疗或曾经合并用药现转为单药治疗的癫痫患者，也可用于成人及 2～16 岁儿童部分性癫痫发作的加用治疗。禁忌：已知对本品过敏者禁用。

8. 所有药品的药物相互作用、不良反应、禁忌和注意事项见其"说明书"。

二、急性缺血性脑卒中

（一）病因

急性缺血性脑卒中又称急性脑梗死、脑中风，是指因脑部血液供应障碍、缺血缺氧导致局限性脑组织缺血性坏死或软化。大致可分为缺血性与出血性两大类。缺血性主要有血栓性与栓塞性两种，偶尔是血管痉挛或脑瘤压迫血管所引起。血栓性为脑血管壁因粥状样变化使血管腔愈来愈小，甚至完全阻塞；栓塞性为血管中突然出现一团物体（栓子），随血流卡在口径较小的血管，阻绝了血液的通过。

（二）症状

本病发病时以半身不遂、口眼歪斜、言语不利，甚至突然昏仆、不省人事为主症。一般情况下发病后初始 2 周内为急性期，2 周以后进入恢复期，半年以上则为后遗症期。

（三）用药方案

用药方案 1（溶解血栓用药-1）：如纤溶酶原激活剂（rt-PA）即阿替普酶，发病 3～4.5 小时内，阿替普酶，0.6～0.9mg/kg（最大剂量 90mg），其中 10%在 1 分钟内静脉注射，其余静脉滴注，1 小时内滴完。

用药方案 2（溶解血栓用药-2）：如尿激酶，发病 6 小时内，100 万～150 万 U，溶于 0.9%氯化钠注射液 100～200ml，持续静脉滴注 30 分钟。

用药方案 3（溶解血栓用药-3）：如阿替普酶，静脉溶栓 0.6mg/kg，小剂量。

用药方案 4（溶解血栓用药-4）：如替奈普酶，0.4mg/kg，DNT 静脉溶栓在 60 分钟的时间内用药。

用药方案 5（抗血小板凝聚用药）：如阿司匹林，急性发作不符合静脉溶栓或血管内取栓者，及早给予口服，一日 150～300mg；急性期后可改为预防剂量（24 小时后），一日 50～150mg，未接受静脉溶栓治疗的轻型卒中患者（NIHSS 评分≤3 分），在发病 24 小时内应尽早启动双重抗血小板治疗（阿司匹林和氯吡格雷）并维持 21 天；接受静脉溶栓治疗的重型卒中患者，阿司匹林等抗血小板药物应在溶栓 24 小时后开始使用。

用药方案 6（抗血小板凝聚用药）：如氯吡格雷，75mg，一日 1 次。

用药方案 7（双联抗血小板药-2）：如阿司匹林，100mg，一日 1 次＋氯吡格雷，一日 75mg，最长 30 个月；或阿司匹林，100mg，一日 1 次＋替格瑞洛，60mg，一日 2 次，最长 36 个月。

用药方案 8（抗凝剂）：如肝素钠注射液，静脉滴注，一日 20000～40000U，加至氯化钠注射液 1000ml 中持续滴注。滴注前可先静脉注射5000U 作为初始剂量；或其他抗凝剂，如华法林、双香豆素、藻酸双酯钠等。

用药方案 9（凝血酶抑制剂）：如阿加曲班，通常对成人在开始的两日内一日 6 支（阿加曲班 60mg），以适当量的注射液稀释，经 24 小时持续静脉滴注。其后的五日中一日 2 支（阿加曲班 20mg），以适当量的注射液稀释，每日早、晚各 1 次，一次 1 支（阿加曲班 10mg），一次以 3

小时静脉滴注。可根据年龄、症状适当增减。请在医生指导下进行。

用药方案 10（降纤药）：如降纤酶临用前，用注射用水或 0.9%氯化钠注射液水适量使之溶解，加入至无菌 0.9%氯化钠注射液 100～250ml 中，静脉滴注 1 小时以上。急性发作期：一次 10U，一日 1 次，连用 3～4 日。非急性发作期：首次 10U，维持量 5～10U，一日或隔日 1 次，2 周为一疗程。或其他降纤药，如巴曲酶、蚓激酶、蕲蛇酶及克洛酶等。

对不适合溶栓并经过严格筛选的脑梗死患者，特别是高纤维蛋白血症者可选用降纤治疗。

用药方案 11（降血脂类药）：如辛伐他汀，中等强度 20～40mg，每晚 1 次；或阿托伐他汀，中等强度 10～20mg，高强度 40～80mg，一日 1 次；或瑞舒伐他汀，中等强度 5～10mg，高强度 10～20mg，一日 1 次。

用药方案 12（改善微循环、扩充血容量药物）：如尤瑞克林，起病 48 小时内开始用药。一次 0.15PNA 单位，溶于 50ml 或 100ml 氯化钠注射液中，静脉滴注 30 分钟，一日 1 次，3 周为一疗程；或低分子右旋糖酐氨基酸注射液，单独静脉滴注，一次 500ml，一日 1 次，可连续用药 4～5 日；或尼麦角林，口服，一次 10mg，一日 3 次；或丁苯酞软胶囊，0.2g，口服，一日 3 次；或其他改善微循环、扩充血容量药物，如丁基苯酞、人尿激肽原酶。

用药方案 13（营养脑细胞和神经保护药-1）：如依达拉奉 30mg＋无菌 0.9%氯化钠注射液 100ml，静脉滴注，一日 1～2 次，连用 10 日；或注射用奥拉西坦，静脉滴注，一次 4.0g，一日 1 次，可酌情增减用量，用前加入到 100～250ml 15%葡萄糖注射液或 0.9%氯化钠注射液中，摇匀。或其他营养脑细胞和神经保护药，如吡拉西坦、胞磷胆碱。

用药方案 14（营养脑细胞和神经保护药-2）：如脑蛋白水解物，静脉滴注。一般 60mg 使用 10～30ml 注射用水溶样，稀释于 10%的葡萄糖注射液或 250ml 0.9%氯化钠注射液中缓慢滴注，一日 1 次。约 60～120 分钟滴完，可连续使用 10～14 日，为一疗程。每一疗程最好连续注射，参考患者年龄、病情以决定疗程长短及剂量；或复方脑蛋白水解物，口服，一次 4 片，一日 3 次。

用药方案 15（缓解脑水肿脱水剂）：如 20%甘露醇注射液 250ml 静脉滴注，一日 2～4 次；有心律紊乱者或心功能不全者禁用。或其脱水剂，如

10%复方甘油、30%山梨醇、高渗葡萄糖、呋塞米、甘油果糖等。——降颅压。

用药方案 16（钙离子拮抗剂）：如尼莫地平，一日 30～120mg，分 3次服用，连服 1 个月；或其他钙离子拮抗剂，如尼卡地平等。——扩血管、防血管痉挛、降压。

用药方案 17（中成药-1）：如安宫牛黄丸，大丸口服一次 1 丸，小丸一次 2 丸，病重者一日 2～3 次。昏迷不能口服者，可用温开水化开，鼻饲给药。小儿酌减。或其他中成药，如方至宝丸、牛黄清心丸、紫雪散、珠珀猴枣散，静脉滴注醒脑静注射液或清开灵注射液等。

用药方案 18（中成药-2）：如苏合香丸，口服，一次 1 丸，一日 1～2次；或其他中成药，如复方鲜竹沥液、静脉滴注血栓通注射液等。

（四）联合用药

1. 急性缺血性脑卒中 3～4.5 小时溶栓治疗用药患者

一般支持和紧急处理（吸氧、控温、抗感染、控压、控血糖）+用药方案 1［溶解血栓用药-1：纤溶酶原激活剂（rt-PA）］+用药方案 9（凝血酶抑制剂：阿加曲班）+24 小时后用药方案 5（抗血小板凝聚用药：阿司匹林）。

注：特殊情况下溶栓后还需抗凝治疗患者，应在 24 小时后使用抗凝剂。

2. 病前服用他汀类药物的急性缺血性脑卒中未溶栓治疗患者

一般支持和紧急处理（吸氧、控温、抗感染、控压、控血糖）+用药方案 7（双联抗血小板药-2：阿司匹林+氯吡格雷）+用药方案 11（降血脂类药：辛伐他汀）。

3. 急性缺血性脑卒中 4.5～6 小时溶栓治疗用药患者

一般支持和紧急处理（吸氧、控温、抗感染、控压、控血糖）+用药方案 2（溶解血栓用药-2：尿激酶）+24 小时后用药方案 5（抗血小板凝聚用药：阿司匹林）。

注：在上述联合用药中，凡注射剂联用时、凡中西药联用时以及与必须单独使用的药品联用时（包括联用药物相互有拮抗作用时）等，其联用方案中的药品均应独立、分时或序贯进行使用。

提示

1. 生活管理：①注意保持规律的生活习惯，防止饮食方面过于油腻，或者经常吃高胆固醇以及高脂肪含量的食物。②有突然的头痛头晕要及时就医复查，针对性治疗处理。③防止耽误病情，而容易出现有脑组织损伤加重的现象，同时也要注意防止跌倒。④防止各种感染，服用促进神经代谢药物，调节血压，饮食有节，改变饮食习惯，适当补充维生素 C，控制体重，调理生活，调节情志，劳逸结合，戒烟限酒，积极运动，加强瘫痪肢体功能锻炼和言语功能训练，配合使用理疗、体疗和针灸等。

2. 用药建议：①rt-PA 静脉溶栓患者联合阿加曲班并不增加症状性颅内出血的风险；患者在接受静脉溶栓治疗后尚需抗血小板或抗凝治疗，应推迟到溶栓 24 小时后。②对于未接受静脉溶栓治疗的轻型卒中患者（NIHSS 评分≤3 分），在发病 24 小时内应尽早启动双重抗血小板治疗（阿司匹林和氯吡格雷）并维持 21 天；急性缺血性脑卒中发病前服用他汀类药物的患者，可继续使用他汀治疗。③发病在 6 小时内，可根据适应证和禁忌证标准严格选择患者给予尿激酶静脉溶栓。④在"联合用药"中，可酌情加中成药，如安宫牛黄丸、苏合香丸、醒脑静注射液、血栓通注射液等。

3. 纤溶酶原激活剂（rt-PA），别名阿太普酶、阿特普酶、栓体舒、组织纤溶酶原激活剂等。重组组织型纤溶酶激活剂用于急性心肌梗死的溶栓治疗；用于血流不稳定的急性大面积肺栓塞的溶栓疗法；用于急性缺血性脑卒中的溶栓治疗时，必须在脑梗死症状发生的 3 小时内进行治疗，且需经影像检查（如 CT 扫描）排除颅内出血的可能。用药前给予口服抗凝剂会增加出血的危险。与其他纤溶药物合用时，请酌情使用。如有大血管穿刺，应考虑穿刺部位出血的危险。严重肝功能不良的患者，如凝血功能显著下降，则不应使用本药。

4. 阿加曲班用于发病 48 小时内的缺血性脑梗死急性期患者的神经症状（运动麻痹）、日常活动（步行、起立、坐位保持、饮食）的改善。禁忌：①出血性患者：颅内出血、出血性脑梗死、血小板减少性紫癜、由于血管功能异常导致的出血倾向，血友病及其他凝血障碍、月经期间、手术期间、消化道出血、尿路出血、咯血、流产分娩后等伴生殖器官出血的孕产妇等。②脑栓塞或有可能患脑栓塞症的患者。③伴有严重意识障碍的严重梗死患者。④对本品成分过敏的患者。

5. 阿司匹林见"第五章第三节一、急性鼻炎的提示 4"。

6. 氯吡格雷用于以下患者的预防动脉粥样硬化血栓形成事件：①近期心肌梗死患者（从几日到小于 35 日），近期缺血性卒中患者（从 7 日到小于 6 个月）或确诊外周动脉性疾病的患者。②急性冠脉综合征的患者：非 ST 段抬高性急性冠脉综合征（包括不稳定型心绞痛或非 Q 波心肌梗死），包括经皮冠状动脉介入术后置入支架的患者，与阿司匹林合用；用于 ST 段抬高性急性冠脉综合征患者，与阿司匹林联合，可合并在溶栓治疗中使用。禁忌：对本品活性物质或本品任一成分过敏；严重的肝脏损害；活动性病理性出血，如消化性溃疡或颅内出血；哺乳。

7. 辛伐他汀见"第十二章第二节三、高血压的提示 8"。

8. 尿激酶用于血栓栓塞性疾病的溶栓治疗，包括急性广泛性肺栓塞、胸痛 6～12 小时内的冠状动脉栓塞和心肌梗死、症状短于 3～6 小时的急性期脑血管栓塞、视网膜动脉栓塞和其他外周动脉栓塞症状严重的髂-股静脉血栓形成者。也用于人工心瓣手术后预防血栓形成，保持血管插管和胸腔及心包腔引流管的通畅等。溶栓的疗效均需后继的肝素抗凝加以维持。禁忌：急性内脏出血、急性颅内出血、陈旧性脑梗死、近两月内进行过颅内或脊髓内外科手术、颅内肿瘤、动、静脉畸形或动脉瘤、出血素质、严重难控制的高血压患者。相对禁忌证包括延长的心肺复苏术、严重高血压、近 4 周内的外伤、3 周内手术或组织穿刺、妊娠、分娩后10 日、活动性溃疡病。

9. 所有药品的药物相互作用、不良反应、禁忌和注意事项见其"说明书"。

三、脑出血

（一）病因

1. 自发性脑出血是指原发性非外伤性脑内血管破裂，导致血液在脑实质内聚集，通常按 ICH 出血的部位、稳定与否及病因等分为不同类型脑出血。如脑实质出血和蛛网膜下隙出血等。

2. 引起脑出血的原因很多，如脑血管畸形、高血压合并小细动脉硬化、血液病、颅内肿瘤、酒精中毒、交感神经兴奋药物及其他如用力过猛、气候变化、不良嗜好、血压波动、情绪激动、过度劳累等诱发因素。

（二）症状

首发症状，如头痛头晕呕吐；语言障碍，如失语或言语不清；运动障碍，如偏瘫或半身不遂；意识障碍，如昏迷嗜睡、眼球异常；其他，如上消化道出血、脑水肿、肺部感染、呼吸衰竭等。

（三）用药方案

用药方案1（止血药治疗）：如静脉 rt-PA 溶栓相关的脑出血严重时，输入血小板（6～8 个单位）和包含凝血因子 VE 的冷沉淀物；或对肝素治疗并发的脑出血，用鱼精蛋白中和，推荐剂量是 1mg/100U 肝素，根据停止静脉滴注肝素的时间进行剂量调整，如静脉滴注肝素后 30～60 分钟需 0.50～0.75mg 和 1mg，2 小时后只需要 0.25～0.375mg；或华法林治疗并发的脑出血，可用维生素 K 拮抗。维生素 K：维生素 K_1 片，口服，一次 10mg，一日 3 次或遵医嘱；维生素 K_1 注射液，肌内或深部皮下注射，一次 10mg，一日 1～2 次，24 小时内总量不超过 40mg。或用新鲜冰冻血浆和浓缩型凝血酶原复合物（PCC）。新型口服抗凝药如达比加群酯、利伐沙班的 ICH 患者，尚缺乏快速有效的拮抗药物，可考虑活化的 PCC 凝血因子Ⅷ旁路活化抑制剂和重组活化凝血因子Ⅶa 和其他 PCC。

用药方案2（控制脑水肿、降颅内压治疗）：如甘露醇，以 1g/kg 的剂量单次输注，然后再以 0.25～0.5g/kg 的剂量每 4～6 小时输注 1 次，于 30～60 分钟内快速静脉滴注，时间不宜过长，常用总剂量为 l～4g/（kg·d），一般 5～7 日；或其他控制脑水肿、降颅内压药物，如甘油果糖、白蛋白等。可同时应用，可交替使用。

用药方案3（控制脑水肿、降颅内压治疗）：如呋塞米 20～40mg，用 0.9%氯化钠注射液 100ml 溶解静脉注射。

用药方案4（营养脑细胞和神经保护药-1）：如依达拉奉 30mg＋无菌 0.9%氯化钠注射液 100ml，静脉滴注，一日 1～2 次，连用 10 日；或注射用奥拉西坦，静脉滴注，一次 3～4g，一日 1 次，可酌情增减用量，用前加入到 100～250ml 15%葡萄糖注射液或 0.9%氯化钠注射液中，摇匀；或其他营养脑细胞和神经保护药，如胞磷胆碱、吡拉西坦等。

用药方案5（营养脑细胞和神经保护药-2）：如脑蛋白水解物，静脉滴注，一般 60mg 使用 10～30ml 注射用水溶解，稀释于 250ml 10%的葡萄糖注射液或 250ml 0.9%氯化钠注射液中缓慢滴注，一日 1 次。约 60～

120 分钟滴完，可连续使用 10~14 日，为一疗程。每一疗程最好连续注射，参考患者年龄、病情以决定疗程长短及剂量；或复方脑蛋白水解物，口服，一次 4 片，一日 3 次。

用药方案 6（控制高血压药治疗）：如卡托普利，口服，25~100mg，一日 2~3 次，饭前 1 小时服用。或其他降压药，如美托洛尔、利血平、尼卡地平等。

用药方案 7（应激性消化道溃疡药）：如注射用奥美拉唑钠，一日 40mg，静脉滴注，临用前将瓶中的内容物溶于 100ml 0.9%氯化钠注射液或 100ml 5%葡萄糖注射液中，本品溶解后静脉滴注时间应在 20~30 分钟或更长。禁止用其他溶剂或其他药物溶解和稀释。

用药方案 8（中成药-1）：如醒脑静注射液，肌内注射，一次 2~4ml，一日 1~2 次，或静脉滴注一次 10~20ml，用 5%~10%葡萄糖注射液或氯化钠注射液 250ml 稀释后滴注，一日 1 次，疗程为 14 日；或天麻素注射液（6ml:0.6g）/d，将其采用 0.9%氯化钠注射液 250~500ml 进行稀释，静脉滴注，一日 1 次，疗程为 14 日。

用药方案 9（中成药-2）：如脑血康片，口服，一次 3 片，一日 3 次；或其他中成药，如脑得生片、血塞通软胶囊、复方芦丁片等。

（四）联合用药

1. 脑出血后脑水肿患者

一般支持和紧急处理（吸氧、控温、控压、控血糖）+ 用药方案 2（控制脑水肿、降颅内压治疗：甘露醇）+ 用药方案 3（控制脑水肿、降颅内压治疗：呋塞米）。

2. 脑出血患者

一般支持和紧急处理（吸氧、控温、控压、控血糖）+ 用药方案 1（止血药治疗：维生素 K 或 rt-PA 或鱼精蛋白或新鲜冰冻血浆和 PCC）+ 用药方案 4（营养脑细胞和神经保护药-1：依达拉奉）。

3. 华法林治疗并发的脑出血患者

一般支持和紧急处理（吸氧、控温、控压、控血糖）+ 用药方案 1（止血药治疗：维生素 K 或新鲜冰冻血浆等）。

4. 静脉 rt-PA 溶栓治疗相关的脑出血患者

一般支持和紧急处理（吸氧、控温、控压、控血糖）+ 用药方案 1［止血药治疗：血小板（6~8 个单位）+ 包含凝血因子Ⅷ的冷沉淀物］。

　　注 1：在上述 1～4 联合用药中，均应酌情控制脑水肿、降颅内压治疗和营养脑细胞和神经保护药治疗。

　　注 2：在上述联合用药中，凡注射剂联用时、凡中西药联用时以及与必须单独使用的药品联用时（包括联用药物相互有拮抗作用时）等，其联用方案中的药品均应独立、分时或序贯进行使用。

 提示

　　1. 生活管理：①发病期：及时合理抢救、减少搬动、应卧床休息、保持呼吸道的通畅。②恢复期：改变生活方式，避免每日超过 2 次的饮酒，避免吸烟和药物滥用，以及治疗阻塞性睡眠呼吸暂停等可能对预防脑出血复发有益，控制血压，配合高压氧，注意饮食，少食盐，少胆固醇摄入，增加富含维生素 B 族的食品。

　　2. 用药建议：①控制脑水肿，降低颅内压，脑出血后脑水肿首选甘露醇，根据个体情况，可同时应用呋塞米、甘油果糖和白蛋白。②氨甲环酸治疗脑出血的多中心随机对照研究（TICH-2 研究）显示，与安慰剂相比，接受氨甲环酸治疗的脑出血患者出现血肿扩大的较少且 7 日时病死率更低，但不推荐常规使用；还有一些神经保护剂，如依达拉奉，在脑出血的临床研究与分析中发现对改善患者神经功能起到了一定积极作用；中药制剂在我国也较多应用于治疗出血性脑卒中。③传统上一般使用维生素 K 及新鲜冰冻血浆（FFP）来治疗华法林相关脑出血。④溶栓治疗相关的脑出血：目前推荐的治疗方法包括输入血小板（6～8 个单位）和包含凝血因子Ⅷ的冷沉淀物。⑤新型口服抗凝药，如达比加群酯、利伐沙班的 ICH 患者，尚缺乏快速有效的拮抗药物，可考虑活化的 PCC 凝血因子Ⅷ旁路活化抑制剂和重组活化凝血因子Ⅶa 和其他 PCC。⑥脑出血患者不要急于降血压，降低血压应首先以脱水降颅压治疗为主，再根据血压情况决定是否进行降血压治疗，即使降压，也需避免使用强降压药，防止脑低灌注。⑦醒脑静与依达拉奉联合用药方案治疗急性脑出血效果显著，可提高急性脑出血的治愈率，减少神经功能损伤程度，提高患者生活质量。

　　3. 甘露醇见"第五章第二节三、梅尼埃病的提示 7"。

　　4. 呋塞米见"第八章第二节九、肝硬化的提示 9"。

5. 维生素 K 用于各种原因引起的维生素 K 依赖性凝血因子过低导致的凝血障碍；中度梗阻性黄疸（胆、胰疾病）等伴有凝血功能改变及其他出血性疾病。禁忌：严重梗阻性黄疸、小肠吸收不良所致腹泻等病例，不宜使用。

6. 依达拉奉用于治疗脑梗死引起的神经病变。禁忌：重度肾功能衰竭的患者（有致肾功能衰竭加重的可能）；既往对本品有过敏史的患者。

7. 所有药品的药物相互作用、不良反应、禁忌和注意事项见其"说明书"。

四、失眠症、抑郁症、焦虑症

（一）病因

1. 失眠概念包括"失眠症状""失眠障碍"（或失眠症）。失眠可由多种因素引起，如环境因素、个体因素、遗传因素、心理因素、年龄因素、疾病、药物与食物因素等。其中疾病是引起睡眠障碍的主要原因，特别是中枢神经系统代谢物质平衡因素，如去甲肾上腺素、5-羟色胺等。

2. 抑郁概念包括"抑郁情绪""抑郁状态"和"抑郁障碍"。郁症的病因目前尚不明确，可能与生物学因素、心理因素、遗传因素、社会环境因素、药物因素及特别是神经生理因素（大脑神经递质五羟色胺、去甲肾上腺素、多巴胺等的缺乏）、神经内分泌紊乱有关。在这各方面因素联合作用下导致疾病的发生。

3. 焦虑概念包括"焦虑情绪""焦虑状态"和"焦虑障碍"。焦虑症是与心理因素、神经质人格、药物、过度劳累、躯体因素、中枢神经系统代谢物质平衡因素如去甲肾上腺素、5-羟色胺等，去甲肾上腺素、γ-氨基丁酸、乳酸盐等有关。

（二）症状

1. 失眠症常见症状包括睡眠失调（睡眠不足或睡眠过多）和异态睡眠，主要表现为睡眠起始困难（入睡困难）、睡眠维持困难、早醒，以及日间功能损害，如疲劳、注意力损害、社交能力下降等症状。

2. 抑郁症主要表现为情绪低落、兴趣及愉快感下降，严重者有消极观念或自杀行为。多伴有思维迟钝、注意力不集中、记忆力下降、精力不足或疲劳感、食欲减退、体重减轻、躯体疼痛、性功能下降等症状。

3. 焦虑症以持续性的紧张、烦躁、恐惧情绪为主要特征，伴有运动性不安（紧张不安、不能静坐、肢体肌肉紧张等）、躯体化症状（消化系统：腹胀、恶心，呼吸系统：呼吸困难、胸部压迫感，心血管系统：心悸）等。

（三）用药方案

用药方案 1（非苯二氮䓬类 NBZDs-1）：如唑吡坦，10mg，临睡前或上床后服用；治疗持续时间最长不超过 4 周，包括逐渐减量期，不建议长期使用；老年患者或肝功能不全患者应减为一日 5mg。——偶发性失眠症；暂时性失眠症。

用药方案 2（非苯二氮䓬类 NBZDs-2）：如佐匹克隆，7.5mg，临睡时口服；老年人最初临睡时服 3.75mg，必要时 7.5mg；肝功能不全者服 3.75mg 为宜。——各种失眠症。

用药方案 3（非苯二氮䓬类药 NBZDs-3）：如扎来普隆，可直接吞服，也可用少量水分散后服用；一次 5～10mg，睡前服用或入睡困难时服用。——入睡困难的失眠症的短期治疗。

用药方案 4（苯二氮䓬类药 BZDs-1）：如艾司唑仑，1～2mg，一日 3次，催眠 1～2mg，睡前服；或氟西泮，15～30mg；或其他 BZDs，如地西泮、替马西泮等。——催眠、焦虑障碍。

用药方案 5（褪黑素受体激动剂）：如雷美替胺，睡前 30 分钟服 8mg，最大剂量不超过一日 8mg，不能与高脂肪餐同服。——催眠。

用药方案 6（抗抑郁药）：如 TCAs 多塞平，25mg，一日 2～3 次；或 SSRI 曲唑酮，一日 25～150mg；或 NaSSAs 米氮平，一日 15～45mg；或 TCAs 氯米帕明，一日 50～75mg，分早晚 2 次服用；或 SSRIs 氟西汀，一日 20～60mg，早餐后顿服；或 SSRIs 帕罗西汀，一日 20～50mg；或 SNRIs 文拉法辛，一日 75mg，分 2～3 次。

用药方案 7（抗焦虑药）：如阿普唑仑，起始剂量一次 0.4mg，一日 3次，最高剂量一日 4mg；或地西泮，2.5～10mg，一日 2～4 次；或劳拉西泮，一日 2～6mg，分次服用；或坦度螺酮，10mg，一日 3 次，最高剂量一日 60mg。

用药方案 8（抗抑郁、抗焦虑药）：如氟哌噻吨美利曲辛片即黛力新，通常一日 2 片，早晨及中午各 1 片，严重病例早晨的剂量可加至 2 片，一日最大用量为 4 片。

用药方案 9（中成药-1）：如枣仁安神液，一次 10～20ml，一日 1 次，临睡服，适用于心肝血虚引起的失眠、健忘、头痛；或其他中成药，如乌灵胶囊、七叶神安分散片等。

用药方案 10（中成药-2）：如甜梦胶囊，口服，一次 3 粒，一日 2 次；或甜梦口服液，一次 10～20ml，一日 2 次，早、晚各 1 次，持续治疗 1 个月。或其他中成药，如归脾丸、柏子养心丸等。

用药方案 11（中成药-3）：如安神定志丸，每服 30 丸约 5g，清米汤送下，一日 3 次，不拘时候。

（四）联合用药

1. 睡眠量不足

睡眠卫生教育 CBT-I＋用药方案 2（非苯二氮䓬类 NBZDs-2：佐匹克隆）＋用药方案 9（中成药-1：枣仁安神液）或用药方案 10（中成药-2：甜梦胶囊）。

2. 较重失眠症伴随焦虑和抑郁症状的失眠患者

睡眠卫生教育 CBT-I＋用药方案 2（非苯二氮䓬类 NBZDs-2：佐匹克隆）＋用药方案 6（抗抑郁药：多塞平）或（和）用药方案 7（抗焦虑药：阿普唑仑）＋用药方案 9（中成药-1：枣仁安神液）或用药方案 10（中成药-2：甜梦胶囊）。

3. 抑郁症

睡眠卫生教育 CBT-I＋用药方案 6（抗抑郁药-TCAs：氯米帕明）＋用药方案 6（抗抑郁药-SSRIs：氟西汀）。氯米帕明与氟西汀可交替使用。

注：睡眠障碍明显者，均采用佳乐定一日 0.8mg 或氯硝西泮一日 2mg 助眠。

4. 失眠伴抑郁患者

睡眠卫生教育 CBT-I＋用药方案 6（抗抑郁药-SSRIs：氟西汀）＋用药方案 6（抗抑郁药-SNRIs：文拉法辛）＋用药方案 2（非苯二氮䓬类 NBZDs-2：佐匹克隆）。

5. 焦虑症患者

睡眠卫生教育 CBT-I＋用药方案 6（抗抑郁药-SSRI：曲唑酮）或（和）用药方案 7（抗焦虑药：阿普唑仑）＋用药方案 11（中成药-3：安神定志丸）。

6. 失眠伴焦虑患者

睡眠卫生教育 CBT-I＋用药方案 6（抗抑郁药-SNRIs：文拉法辛）或（和）用药方案 7（抗焦虑药：阿普唑仑）＋用药方案 2（非苯二氮䓬类

NBZDs-2：佐匹克隆）。

7. 失眠伴抑郁、焦虑患者

睡眠卫生教育 CBT-I＋用药方案 2（非苯二氮䓬类 NBZDs-2：佐匹克隆）＋用药方案 8（抗抑郁、抗焦虑药：氟哌噻吨美利曲辛片）＋用药方案 11（中成药-3：安神定志丸）。

注：在上述联合用药中，凡注射剂联用时、凡中西药联用时以及与必须单独使用的药品联用时（包括联用药物相互有拮抗作用时）等，其联用方案中的药品均应独立、分时或序贯进行使用。

提示

1. 生活管理：①失眠症消除引起失眠的原因；自我减压、放松心态；规律工作、生活、休息等时间，构建稳定的生物钟；饮食方面调理，适量选食一些有助于神经功能的食品；改变不良生活习惯，晚餐不要过饱，睡前半小时不再用脑，上床前温水洗脚和搓揉脚。②抑郁症者要缓解自己抑郁情绪，平时多听音乐，有意识的放慢生活节奏；沉着冷静地处理各种纷繁复杂的事情，勇敢地面对现实，振作精神，心情舒畅；多交朋友，经常找朋友聊天，推心置腹的交流或倾诉不但可增强人们的友谊和信任，更能使精神舒畅，烦恼尽消。③患焦虑症的患者应该合理安排生活，防止暴饮暴食或进食无规律，以免增加胃肠道负担，加重症状。对有心脏病症状的患者来说，则应远离有刺激性的烟酒、浓茶、咖啡、辛辣食物等。④患者要以自疗为主，药疗为辅，CBT-I 心理治疗与药物治疗相结合，注重身体锻炼，劳逸适度，建立良好的生活习惯，保持健康的心态。

2. 用药建议：①睡眠障碍用药原则：间断服药；小剂量用药；定期换药。②雷美替胺（Rozerem）最理想，是当前唯一没有依赖性和成瘾性的安眠药。③在睡眠量过度用药时，丙咪嗪是猝倒症的首选药物，但只应在白天服药，以减少晚间觉醒。患者如果同时应用丙咪嗪与兴奋剂，则有发生高血压的危险，应予严密监测。④阿戈美拉汀是一种新型抗抑郁药物，在 2015 年中国抑郁障碍防治指南中，以 1 级证据等级推荐作为伴有睡眠障碍抑郁患者的一线治疗药物，但服药过程中要监测肝功能。⑤氟西汀与氯米帕明联合治疗抑郁症有较好的疗效。

3. 佐匹克隆用于各种失眠症。禁忌：禁用于对本品过敏者，失代偿的呼吸功能不全患者，重症肌无力、重症睡眠呼吸暂停综合征患者。

4. 枣仁安神液，含有酸枣仁（炒）、丹参、五味子（醋炙）等成分，有补心安神功能。用于失眠、头晕、健忘。

5. 甜梦胶囊，含有刺五加、黄精、蚕蛾、桑葚、党参、黄芪、砂仁、枸杞子、山楂、熟地黄、淫羊藿（制）、陈皮、茯苓、马钱子（制）、法半夏、泽泻、山药等成分，有益气补肾、健脾和胃、养心安神功能。用于头晕耳鸣、视减听衰、失眠健忘、食欲不振、腰膝酸软、心慌气短、脑卒中后遗症；对脑功能减退、冠状血管疾病、脑血管栓塞及脱发也有一定作用。

6. 多塞平用于治疗抑郁症及焦虑性神经症。禁忌：严重心脏病、近期有心肌梗死发作史、癫痫、青光眼、尿潴留、甲状腺功能亢进、肝功能损害、谵妄、粒细胞减少、对三环类药物过敏者。

7. 氯米帕明用于治疗各种抑郁状态。也常用于治疗强迫性神经症、恐怖性神经症。禁忌：严重心脏病、近期有心肌梗死发作史、癫痫、青光眼、尿潴留及对三环类药物过敏者。

8. 氟西汀用于抑郁症：百优解片用于治疗抑郁症状，伴有或不伴有焦虑症状；强迫症：百优解片用于治疗伴有或不伴有抑郁的强迫观念及强迫行为；神经性贪食症：百优解片用于缓解伴有或不伴有抑郁的贪食和导泻行为。禁忌：禁用于对本品和（或）本品中任何成分过敏的患者。

9. 曲唑酮用于抑郁症，焦虑症，精神科。禁忌：对盐酸曲唑酮过敏者不可服用，如严重的心脏病或心律不齐者、意识障碍者禁用。

10. 文拉法辛用于各种类型抑郁症，包括伴有焦虑的抑郁症，及广泛性焦虑症。禁忌：对本品过敏者及正在服用单胺氧化酶抑制剂的患者禁用本品。

11. 氟哌噻吨美利曲辛片见"第八章第二节一、胃食管反流病的提示6"。

12. 阿普唑仑用于焦虑、紧张、激动。其他见其"说明书"。主要用于焦虑、紧张、激动，也可用于催眠或焦虑的辅助用药，也可作为抗惊恐药，并能缓解急性酒精戒断症状。对有精神抑郁的病人应慎用。禁忌：中枢神经系统处于抑制状态的急性酒精中毒；肝、肾功能损害；重症肌无力；急性或易于发生的闭角型青光眼发作；严重慢性阻塞性肺部病变；驾驶员、高空作业者、危险精细作业者。

13. 安神定志丸，含有人参 1 两 5 钱，白茯苓（去皮）1 两，白茯神（去心）1 两，远志（去心）1 两，白术（炒）1 两，石菖蒲（去毛，忌铁）1 两，酸枣仁（去壳，炒）1 两，麦冬（去心）1 两，牛黄 1 钱（另研），辰砂 2 钱 5 分（水飞，另研，为衣）等成分，具有宁心保神、益血固精、壮力强志、清三焦、化痰涎、育养心神、大补元气功能。用于咽干、惊悸、怔忡、健忘。

14. 所有药品的药物相互作用、不良反应、禁忌和注意事项见其"说明书"。

五、癫痫

（一）病因

1. 癫痫即俗称的"羊角风"或"羊癫风"，是多种原因导致的脑部神经元高度同步化异常放电所致的临床综合征。

2. 癫痫的发生是内在遗传因素和外界环境因素在个体内相互作用的结果。目前癫痫病因分遗传性、结构性、代谢性、免疫性、感染性及病因不明等 6 大类。与年龄的关系较为密切，癫痫的常见获得性病因：海马硬化、出生前及围产期脑损伤、中枢神经系统感染、脑血管病、脑肿瘤、颅脑损伤、神经变性、脱髓鞘病变等。

（二）症状

1. 癫痫发作的临床表现可多种多样，如感觉、运动、自主神经、意识、情感、记忆、认知及行为等障碍。

2. 患者突然意识丧失，继之先强直后阵挛性痉挛，常伴尖叫、面色青紫、舌咬伤、口吐白沫或血沫、瞳孔散大，持续数十秒或数分钟后痉挛发作自然停止，进入昏睡状态。部分患者有不同程度的意识障碍及明显的思维、知觉、情感和精神运动障碍，可有神游症、夜游症等自动症表现等。

3. 反复多次发作引起的慢性神经系统疾病则称为癫痫。在癫痫中，具有特殊原因、由特定的症状和体征组成的特定的癫痫现象称为癫痫综合征。癫痫持续状态是一种表现持续或反复发作的特殊情况。

（三）用药方案

用药方案 1（双链脂肪酸类药）：如丙戊酸钠（VPA），一日 15mg/kg 或一日 600～1200mg，分 2～3 次服。开始时按 5～10mg/kg，一周后递增，至发作控制为止。常规剂量一日 600～1800mg。——全面性发作首选，也可用于部分性发作。

用药方案 2（亚氨基苷类药）：如卡马西平（CBZ），成人初始剂量 200～400mg，一日 1～2 次，一周后逐渐加量，一般治疗 3～4 周达到常规治疗剂量，一日 10～20mg/kg；或奥卡西平（OXC），起始剂量 8mg/（kg•d），或一日 600mg，分两次给药。替换药物时需要注意，300mg 奥卡西平疗效约相当于 200mg 卡马西平，分 2 次给药。——对复杂部分性和继发性强直阵挛发作有较好疗效，加重失神和肌阵挛发作。

用药方案 3（新型抗癫痫药物-1）：如拉莫三嗪（LTG），成人起始剂量 25mg，经 4～8 周缓慢加量，维持一日 100～300mg。——为部分性发作及全面性强直阵挛的附加或单药治疗。

用药方案 4（新型抗癫痫药物-2）：如托吡酯（TPM），成人常规剂量一日 75～200mg；或其他新型抗癫痫药物左乙拉西坦（LEV）等。——为难治性部分性发作及继发性强直阵挛发作的附加或单药治疗。

用药方案 5（苯甲二氮䓬类-1）：如地西泮，开始静脉注射 10～20mg，静脉注射宜缓慢，每分钟 2～5mg，每间隔 10～15 分钟可按需增加甚至达最大限量；儿童首次剂量为 0.25～0.5mg/kg，一般不超过 10mg。——用于癫痫持续状态和严重复发性癫痫。

用药方案 6（乙丙酰脲类-1）：如苯妥英钠（PHT），成人一日 200～300mg，加量时要慎重。——对全面性强直阵挛发作和部分性发作有效，可加重失神和肌阵挛发作。

用药方案 7（巴比妥类药）：如苯巴比妥（PB），常规剂量为成人一日 60～90mg，小儿一日 2～5mg/kg。——广谱，常作为小儿癫痫药物，对全面性强直阵挛有较好疗效，也用于部分性发作。

癫痫持续状态的处理：目前认为全面性强直阵挛的患者若发作持续时间超过 5 分钟就必须紧急处理。药物选择用药方案 8、用药方案 9、用药方案 10。

用药方案 8（苯甲二氮䓬类-2）：如地西泮-2，10～20mg 静脉注射，每分钟不超过 2mg。儿童首次剂量为 0.25～0.5mg/kg，一般不超过 10mg。

用药方案 9（乙丙酰脲类-2）：如苯妥英钠，上述地西泮使用取得疗效后，再用苯妥英钠 0.3～0.6g 加入 0.9%氯化钠注射液 500ml 中静脉滴注，速度不超过 50mg/min。部分患者也可直接单用苯妥英钠-2，剂量和方法同上。

用药方案 10（苯二氮䓬类药）：如咪达唑仑（咪唑安定），常用首剂静脉注射 0.15～0.2mg/kg，然后按每小时 0.06～0.6mg/kg 维持。——起效快，对血压和呼吸抑制作用较传统药物小。

用药方案 11（辅麻镇痛类药）：如注射用盐酸氯胺酮，成人先静脉注射 0.2～0.75mg/kg，2～3 分钟注完，而后连续静脉滴注每分钟 5～20μg/kg。用前遵医嘱。

用药方案 12（中成药）：如癫痫康胶囊，单药，口服。一次 3 粒，一日 3 次；或其他大发作中成药，如癫痫宁片、医痫丸、参附注射液、清开灵注射液、柏子养心丸等。

（四）联合用药

1. 特发性全面性癫痫用药

用药方案 3（新型抗癫痫药物-1：拉莫三嗪）＋用药方案 1（双链脂肪酸类药：丙戊酸钠）。

2. 症状性部分性癫痫用药

用药方案 2（亚氨基苷类药：卡马西平/奥卡西平）＋用药方案 1（双链脂肪酸类药：丙戊酸钠）。

3. 成人惊厥性癫痫持续状态（成人 CSE）患者联合用药

用药方案 8（苯甲二氮䓬类-2：地西泮-2）持续状态未终止，则 15 分钟后重复一次，如果癫痫持续状态仍未终止＋用药方案 9（乙丙酰脲类-2：苯妥英钠-2）。

4. 难治性癫痫持续状态（SE）患者

全身麻醉药＋用药方案 10（苯二氮䓬类药：咪达唑仑）。

注：在上述联合用药中，凡注射剂联用时、凡中西药联用时以及与必须单独使用的药品联用时（包括联用药物相互有拮抗作用时）等，其联用方案中的药品均应独立、分时或序贯进行使用。

提示

1. 生活管理：①及时去诊断，及早治疗，应坚持长时间用药。②平时应调理饮食，食品应多样化，忌食油腻肥厚、酒类及刺激性食物。③适当加强身体锻炼，减少复发次数。④防止呼吸道感染，避免诱因。⑤发作时首先要保持呼吸道通畅，及时就医或服药。

2. 用药建议：①抗癫痫药剂量尽可单药用药，一般从应小剂量开始，逐渐增加，直到控制癫痫发作而又无不良反应或不良反应轻，即为最低有效剂量。有条件可以监测血药浓度以指导用药。②联合治疗在单药治疗无效时才能考虑两种或两种以上的抗癫痫药联合治疗。③严密观察药物不良反应用药前应检查肝、肾功能和血、尿常规，用药后每月检测血、尿常规，每 3 个月查肝、肾功能，至少持续半年。④增药可以适当快，减药应谨慎，如果一种一线药物已经达到最大可耐受剂量仍然不能控制发作，可加用另一种一线或二线药物，至发作控制或达到最大耐受剂量后才可渐减第一种药物。⑤服用几种抗癫痫药物时，不能同时停药，应先停一种，无不良反应后再停另一种。⑥抗癫痫药应长期规则用药，除非必需，应避免突然停药。⑦症状性部分性癫痫的药物治疗中，卡马西平（奥卡西平）+托吡酯、卡马西平（奥卡西平）+左乙拉西坦、卡马西平（奥卡西平）+丙戊酸、丙戊酸+拉莫三嗪、拉莫三嗪+卡马西平（奥卡西平）及苯妥英+托吡酯是联合治疗症状性部分性癫痫的各种首选配伍。⑧特发性全面性癫痫联合用药中拉莫三嗪（LTG）+丙戊酸钠（VPA）；左乙拉西坦（LEV）+丙戊酸钠（VPA）；托吡酯（TPM）+丙戊酸钠（VPA）等作为首选配伍。⑨中成药治疗：发作期根据痰、热、风、火等不同病机，可以辨证选用礞石滚痰丸、医痫丸、紫雪丹、安宫牛黄丸、牛黄清心丸等药物；脱证可酌情选用参麦注射液、参附注射液；阳痫可选用清开灵注射液、醒脑静注射液等；缓解期用药根据心脾两虚和肝肾阴虚等不同病机，可以辨证选用柏子养心丸、归脾丸、六味地黄丸等药物。

3. 拉莫三嗪（LTG）抗癫痫治疗用于简单部分性发作；复杂部分性发作；继发性全身强直-阵挛性发作；原发性全身强直-阵挛性发作。也可治疗顽固性癫痫中的综合征。禁用于已知对拉莫三嗪和本品中任何成分过敏的患者。

4. 丙戊酸钠主要用于单纯或复杂失神发作、肌阵挛发作，大发作的单药或合并用药治疗，有时对复杂部分性发作也有一定疗效。有药源性黄疸个人史或家族史者、有肝病或明显肝功能损害者禁用。有血液病，肝病史，肾功能损害，器质性脑病时慎用。

5. 卡马西平见"第十五章第二节一、三叉神经痛的提示3"。

6. 奥卡西平用于癫痫、缓解三叉神经痛和舌咽神经痛，预防或治疗双向性躁狂抑郁症、中枢性部分性尿崩症。禁用：对心、肝、肾功能不全者、青光眼、对本品或三环类抗抑郁药（如阿米替林、丙咪嗪等）过敏患者、房室传导阻滞者、有骨髓抑制病史或急性间歇性血卟啉症史者禁用。本品不得与单胺氧化酶抑制剂同用。

7. 地西泮见"第十章第二节五、痛经的提示5"。

8. 苯妥英钠用于治疗全身强直-阵挛性发作、复杂部分性发作（精神运动性发作、颞叶癫痫）、单纯部分性发作（局限性发作）和癫痫持续状态。对乙内酰脲类药有过敏史或阿斯综合征、Ⅱ～Ⅲ度房室阻滞，窦房结阻滞、窦性心动过缓等心功能损害者禁用。

9. 咪达唑仑用于治疗失眠症，亦可用于外科手术或诊断检查时作诱导睡眠用。禁忌：妊娠初期3个月内的妇女、对苯二氮䓬类过敏者禁用。

10. 所有药品的药物相互作用、不良反应、禁忌和注意事项见其"说明书"。

六、痴呆

（一）病因

1. 痴呆是指慢性获得性包括进行性智能障碍，病程缓慢的大脑疾病综合征。

2. 分为中枢神经系统变性疾病性痴呆（阿尔茨海默病、Prion病、亨廷顿病、路易体痴呆、帕金森病痴呆、额颞叶变性痴呆等）和非变性病痴呆（如血管性痴呆、脑外伤性痴呆、副肿瘤综合征等）。

3. 其病因有多种因素，可能是由于神经退行性变性疾病、脑血管病变、感染、外伤、肿瘤、营养代谢障碍以及遗传、免疫、环境、社会、心理等多种因素引起的，或多种因素综合作用下发病。

（二）症状

1. 痴呆患者经常出现幻觉、妄想、抑郁、激越、躯体和言语性攻击及睡眠障碍等症状，称之为痴呆精神行为症候群。

2. 严重患者出现社会行为障碍、生活功能障碍。

3. 其他症状：焦虑、抑郁、感染、尿潴留、便秘等。

（三）用药方案

用药方案 1（胆碱酯酶抑制剂-1）：如石杉碱甲，口服，一次 0.1～0.2mg，一日 2 次，最大剂量一日 0.45mg。

用药方案 2（胆碱酯酶抑制剂-2）：如多奈哌齐，口服，开始时一日睡前服用 5mg，如需要 1 个月后可将剂量增加到最大一日 10mg；或其他改善胆碱神经传递药物胆碱酯酶抑制剂，如加兰他敏、利斯的明、卡巴拉汀等。

用药方案 3〔天冬氨酸（NMDA）受体拮抗剂〕：如美金刚，口服，起始剂量为每早 5mg，每周增加 5mg 直到达到最大剂量一次 20mg，一日 2 次；一旦剂量超过一日 10mg，也可分 2 次服用。用于中到重度阿尔茨海默病。

用药方案 4（抗精神病药）：如利培酮，起始剂量一日 0.25～0.50mg，最大剂量为一日 2mg，分 1～2 次给药；或其他抗精神病药，如奥氮平、喹硫平等。

用药方案 5（抗抑郁药-1）：如多塞平，25mg，2～3 次/日；或曲唑酮，一日 25～150mg；或米氮平，一日 15～45mg；或氯米帕明，一日 50～75mg，分早、晚 2 次服用；或氟西汀，一日 20～60mg，早餐后顿服；或帕罗西汀，一日 20～50mg；或文拉法辛，一日 75mg，分 2～3 次。

用药方案 6（抗抑郁药-2）：如西酞普兰，口服，成人一日 20～60mg，一日 1 次，从一日 20mg 开始，缓解后持续 6 个月。

用药方案 7（海洋褐藻提取物）：如甘露特钠胶囊，口服，一次 3 粒（450mg），一日 2 次，可空腹服用或与食物同服。——轻、中度症状。

用药方案 8（中成药）：如银杏叶注射液，20～30ml 加入氯化钠注射液 250ml 中静脉滴注，一日 1 次，共 2 周；或银杏叶提取物注射液，注射治疗，每日或每隔一日深部肌内注射或缓慢静脉注射 5ml 本品；或其他中成药，如脑心通（联合尼莫地平）、丹红注射液（联合通心络胶囊）等。

（四）联合用药

1. 轻、中度阿尔茨海默病

用药方案 2（胆碱酯酶抑制剂-2：多奈哌齐）＋用药方案 8（中成药：银杏叶提取物注射液）。

2. 重度阿尔茨海默病患者

用药方案 2（胆碱酯酶抑制剂-2：多奈哌齐）+ 用药方案 3［天冬氨酸（NMDA）受体拮抗剂：美金刚］，连续 12 周。

注：可同时试加用药方案 8（中成药：银杏叶提取物注射液）。

3. 血管性痴呆（抑郁、情绪不稳、淡漠）或和精神行为症状的重度 AD 患者（VCI 合并 AD 的混合性痴呆）

用药方案 2（胆碱酯酶抑制剂-2：多奈哌齐）+ 用药方案 3［天冬氨酸（NMDA）受体拮抗剂：美金刚］+ 用药方案 6（抗抑郁药-2：西酞普兰）。

注：在上述联合用药中，凡注射剂联用时、凡中西药联用时以及与必须单独使用的药品联用时（包括联用药物相互有拮抗作用时）等，其联用方案中的药品均应独立、分时或序贯进行使用。

 提示

1. 生活管理：①有规律生活，按时起居、保障睡眠、一日三餐应定量、定时，尽量保持患者平时的生活习惯。②平时适当多活动，但外出活动时要有人伴随。③要培养和训练痴呆老人的生活自理能力，多交流，多辅助，多启发，不可一切包办。④生活室内设施应便于患者生活与活动，使患者有和睦温馨感与生活情趣感，避免一切不良刺激。⑤不要让患者单独外出，以免迷路、走失。⑥随时关注患者意愿、生活、行走，以防意外。⑦预防感染、注意饮食、保证营养、避免感冒。

2. 用药建议：①多奈哌齐、卡巴拉汀、加兰他敏治疗轻、中度 AD 在改善认知功能、总体印象和日常生活能力的疗效确切。②明确诊断的中、重度 AD 患者可以选用美金刚或美金刚与多奈哌齐、卡巴拉汀联合治疗，对出现明显精神行为症状的重度 AD 患者，尤其推荐胆碱酯酶抑制剂（ChEIs）与美金刚联合使用。③与患者交代治疗益处和可能风险后，可以适当选用银杏叶、脑蛋白水解物、奥拉西坦或吡拉西坦等作为 AD 患者的协同辅助治疗药物。④对于 VCI（血管性认知障碍）合并 AD 的混合性痴呆，胆碱酯酶抑制剂与美金刚也是治疗选项。丁苯酞、尼莫地平、银杏叶提取物、脑活素、小牛血去蛋白提取物等对 VCI 的治疗可能有效，但还需要更多的临床研究证据。⑤胆碱酯酶抑制剂与 NMDA 受体拮抗剂对精神行为症状有一定的改善作用；使用抗精神病药物时应充分考虑患者的临床获益和潜在风险。⑥抗抑郁药（SSRIs 类如曲唑酮、帕罗西汀等），对痴呆患者抑郁症状的疗效有限。西酞普兰可能有望用于痴呆激越症状的治疗，但治疗过程中需监测 Q-T 间期。⑦胆碱酯酶抑制剂可用于治疗 VaD 和 AD 伴脑血管病。中、重度 VaD 可选用美金刚治疗。VaD 治疗中需有效控制各种血管性危险因素。⑧甘露特钠胶囊是中国自主研发的抗阿尔茨海默病创新药，用于轻度至中度阿尔茨海默病，改善患者认知功能。有研究表明可将甘露特钠胶囊与其他治疗痴呆药联合试用。

3. 多奈哌齐轻度或中度阿尔茨海默型痴呆症状的治疗。禁忌：禁用于对盐酸多奈哌齐、哌啶衍生物或制剂中赋形剂有过敏史的患者；禁用于孕妇；本制剂含有乳糖，对半乳糖不耐症、Lapp 乳糖酶缺乏症或葡萄糖-半乳糖吸收不良等罕见遗传问题的患者禁用。

4. 银杏叶提取物注射液用于脑部、周围血流循环障碍：①急、慢性脑功能不全及其后遗症：脑卒中、注意力不集中、记忆力衰退、痴呆。②耳部血流及神经障碍：耳鸣、眩晕、听力减退、耳迷路综合征。③眼部血流及神经障碍：糖尿病引起的视网膜病变及神经障碍、老年黄斑变性、视力模糊、慢性青光眼。④周围循环障碍：各种周围动脉闭塞症、间歇性跛行症、手脚麻痹冰冷、四肢酸痛。禁忌：对本品或含有银杏叶（银杏叶提取物）制剂及成分中所列辅料过敏或有严重不良反应病史者禁用；新生儿、婴幼儿禁用。

5. 盐酸美金刚治疗中重度至重度阿尔茨海默型痴呆。对本品的活性成分或其赋型剂过敏者禁用。

6. 西酞普兰用于治疗抑郁障碍，治疗伴有或不伴有广场恐怖症的惊恐障碍。禁忌：对本品活性成分或任一辅料过敏者禁止使用；禁止与非选择性、不可逆性单胺氧化酶抑制剂（MAOI）合用。

7. 所有药品的药物相互作用、不良反应、禁忌和注意事项见其"说明书"。

七、偏头痛

（一）病因

偏头痛是一种临床常见的，以反复发作的单侧或双侧搏动性中、重度头痛为特征的慢性神经血管性疾病。其原因不清，可能与遗传、感染、内分泌与代谢因素、疾病与药物、精神因素、环境因素等有关。

（二）症状

以反复发作的单侧或双侧搏动性中、重度头痛为特征的慢性神经血管性疾病，常伴有自主神经系统功能障碍如恶心、呕吐，畏光和畏声等症状，约 1/3 的偏头痛患者在发病前可以出现各种视觉、感觉、运动等神经系统先兆，发作一次持续时间 4～72 小时。根据不同临床表现可以分为多种类型：普通型、典型、基底动脉型、眼肌麻痹型、偏瘫型、偏头痛等位症等。

（三）用药方案

用药方案 1［非甾体抗炎止痛药（NSAIDs）］：如阿司匹林，口服，一日 300～1000mg。呕吐患者可使用栓剂，直肠给药，一日 300～600mg；泡腾片每片 300mg 或 500mg；或阿司匹林赖氨酸盐（赖氨匹林）：剂量有 0.9g（相当于阿司匹林 0.5g）及 0.5g（相当于阿司匹林 0.28g），肌内注射或静脉滴注，一次 0.9～1.8g；或阿司匹林肠溶片，口服，首次剂量 600mg，然后一次 300mg，一日 3 次，必要时每 4～6 小时 1 次；或其他非甾体抗炎止痛药，如布洛芬、双氯芬酸、对乙酰氨基酚等。

用药方案 2［非甾体抗炎止痛药（NSAIDs）-2］：如萘普生，口服，250～1000mg；直肠一次给药 250mg；静脉给药 275mg。或对乙酰氨基酚，一次 200～300mg，间隔 4～6 小时可重复用药 1 次，24 小时内不超过 4g。或其他非甾体抗炎止痛药，如布洛芬等。

用药方案 3（复方制剂止痛药）：如麦角胺咖啡因，口服，一次 1～2 片，如无效，隔 0.5～1 小时后再服 1～2 片，一日总量不超过 6 片，一周内不超过 10 片；或咖啡因复合制剂 50mg，口服，一日 1～2 次；或其他复方制剂止痛药，如麦角胺咖啡因合剂等。

用药方案 4（镇静催眠药-1）：如地西泮，2.5～5mg，一日 2～3 次；或劳拉西泮，0.5～1mg，一日 2～3 次；或黛力新，口服，每日早晨、中午各 1 片。

用药方案 5（镇静催眠药-2）：如佐匹克隆 7.5mg，每晚 1 次，睡前服用。

用药方案 6（止吐和促胃动力药）：如甲氧氯普胺，10～20mg 口服；20mg 直肠给药；10mg 肌内注射或静脉注射。或多潘立酮，20～30mg 口服。或其他止吐和促胃动力药，如莫沙必利等。

用药方案 7（特异性药曲坦类药）：如舒马曲坦，口服，一日 50～

100mg；或皮下注射舒马曲普坦 6mg；或利扎曲坦，口服，一日 5～10mg，包括糯米纸囊剂型；或其他特异性药，如酸曲普坦片、那拉曲普坦等。

用药方案 8（预防用药）：如普萘洛尔，10～60mg，一日 2 次；或文拉法辛，75～150mg，缓释剂型一日 1 次；或氟桂利嗪胶囊，睡前顿服，10mg，连续治疗 8 周为 1 疗程；或其他预防用药，如丙戊酸钠、托吡酯、阿米替林、维拉帕米等。——防中度或严重偏头痛频繁发生。

用药方案 9（辅助用药）：如维生素 B_2，一日 400mg；或辅酶 Q_{10}，一日 300mg。

用药方案 10（中成药）：如镇脑宁，口服，一次 4～5 粒，一日 3 次；或其他中成药，如头痛宁胶囊、正天丸。

注：预防中度或严重偏头痛频繁发作药物：可选用普蔡洛尔、氟桂利嗪、维拉帕米、丙戊酸钠、托吡酯、阿米替林、文拉法辛等。

（四）联合用药

1. 急性期轻度偏头痛患者

用药方案 2［非甾体抗炎止痛药（NSAIDs）-2：萘普生］＋用药方案 7（特异性药曲普坦类：舒马曲普坦）。

2. 急性期中、重度偏头痛并有严重的恶心、呕吐、烦躁患者

用药方案 1［非甾体抗炎止痛药（NSAIDs）：阿司匹林］＋用药方案 6（止吐和促胃动力药：甲氧氯普胺）＋用药方案 5（镇静催眠药-2：佐匹克隆）或用药方案 7（特异性曲坦类药：舒马曲普坦）。

3. 急性期重度偏头痛患者

用药方案 1［非甾体抗炎止痛药（NSAIDs）：阿司匹林］＋用药方案 2（非甾体抗炎止痛药（NSAIDs）-2：对乙酰氨基酚）＋用药方案 3（复方制剂止痛药：咖啡因复合制剂）。

注：有 ASA250mg、对乙酰氨基酚 200～250mg 及咖啡因的复方制剂 50mg，注意不良反应，如：胃肠道不良反应，出血风险；肝功能及肾功能衰竭者慎用。

4. 中度或严重偏头痛频繁发作患者

用药方案 8（预防用药-1：文拉法辛）＋用药方案 9（辅助用药：辅酶 Q_{10}）。

注 1：可试用"普萘洛尔或（和）氟桂利嗪"。

注 2：在上述联合用药中，凡注射剂联用时、凡中西药联用时以及与

必须单独使用的药品联用时（包括联用药物相互有拮抗作用时）等，其联用方案中的药品均应独立、分时或序贯进行使用。

 提示

1. 生活管理：①保持健康的生活方式避免各种头痛诱发因素。②提高睡眠量和质量。③每周运动 3～5 次，30～60 分钟/次。④健康规律饮食、进餐和饮水，摄入充足的水分，减少每日饮用含有咖啡因的饮料。⑤提高认知行为，正念、放松、信心，减少压力和焦虑。⑥养成规律的作息时间和锻炼计划，改善身体健康，特别是消化系统的健康。⑦坚持做好头痛日记，找到头痛诱发因素。

2. 用药建议：①有研究表明，萘普生可与舒马曲坦合用，二者合用不增加不良反应；对乙酰氨基酚镇痛作用弱于 ASA，不推荐单独使用，可与利扎曲坦、曲马多等合用；ASA 与甲氧氯普胺合用、对乙酰氨基酚与利扎曲坦合用、对乙酰氨基酚与曲马多合用等；甲氧氯普胺、多潘立酮等止吐和促进胃动力药物不仅能治疗伴随症状，还有利于其他药物的吸收和头痛的治疗；目前应用于偏头痛预防性治疗的药物主要包括：β 受体阻滞剂、钙离子通道阻滞剂、抗癫痫剂、抗抑郁剂、NSAID 及其他种类的药物；大剂量核黄素及辅酶 Q_{10} 对照研究结果显示用于偏头痛预防有效；预防性治疗药物选择通常首先考虑证据确切的一线药物，若一线药物治疗失败、存在禁忌证或患者存在以二、三线药物可同时治疗的合并症时，方才考虑使用二线或三线药物。药物治疗应小剂量单药开始，若数次单药治疗无效，再考虑联合治疗，也应从小剂量开始。②发作期治疗应当以过去发作时对药物的治疗反应、发作的严重程度以及年龄为指导用药，以镇痛和镇静剂为主；伴随症状：有恶心、呕吐时需要联用镇吐药如甲氧氯普胺；有烦躁者可给予地西泮等镇静和保证睡眠。③头痛联合用药时可酌情加用用药方案 10（中成药）：如镇脑宁/头痛宁胶囊/正天丸。④有研究指出：麦角胺咖啡因合剂可治疗某些中至重度的偏头痛发作（Ⅱ级证据）。其他常用的复方制剂有：ASA、对乙酰氨基酚及咖啡因的复方制剂，双氯酚酸与咖啡因的复方制剂，咖啡因、异丁巴比妥和（或）颠茄的复方制剂等。

3. 萘普生钠用于缓解轻至中度疼痛，如关节痛、神经痛、肌肉痛、偏头痛、头痛、痛经、牙痛。禁忌：①孕妇、哺乳期妇女。②哮喘、鼻息肉综合征、血管神经性水肿，以及对阿司匹林或其他解热镇痛药过敏者。③胃、十二指肠活动性溃疡患者。

4. 舒马普坦用于成人有或无先兆偏头痛的急性发作，舒马普坦片用于治疗偏头痛和丛集性头痛。禁忌：①对本品过敏者、哺乳者孕妇、65岁以上老年人禁用。②舒马普坦及其他同类药物不宜用于基底部或偏瘫的偏头痛。③5-HT1受体激动药禁用于未经控制的高血压，缺血性心脏病，心肌梗死，冠状血管痉挛（变异型心绞痛），周围血管疾病，既往有脑血管偶发事件或短暂性缺血发作史的患者。④肝、肾功能不全者应慎用，严重者禁用。⑤有癫痫病史者慎用或禁用。

5. 阿司匹林见"第五章第三节一、急性鼻炎的提示4"。

6. 甲氧氯普胺见"第八章第二节二、急性胃炎的提示7"。

7. 佐匹克隆见"第十五章第二节四、失眠症、抑郁症、焦虑症的提示3"。

8. 对乙酰氨基酚见"第四章第二节一、急性气管-支气管炎的提示8"。

9. 咖啡因复合制剂，如麦角胺咖啡因片主要用于偏头痛，能减轻其症状，无预防和根治作用，只宜头痛发作时短期使用。禁忌：活动期溃疡病、冠心病、严重高血压、甲状腺功能亢进、闭塞性血栓性脉管炎、肝功能损害、肾功能损害以及对本药过敏者均禁用。

10. 文拉法辛见"第十五章第二节四、失眠症、抑郁症、焦虑症的提示10"。

11. 辅酶 Q_{10} 是人类生命不可缺少的重要元素之一，能激活人体细胞和细胞能量的营养，具有提高人体免疫力、增强抗氧化、延缓衰老和增强人体活力等功能。禁忌：对辅酶 Q_{10} 胶囊过敏者禁用。

12. 所有药品的药物相互作用、不良反应、禁忌和注意事项见其"说明书"。

八、震颤麻痹

（一）病因

1. 震颤麻痹，又称帕金森病，是发生于中老年人群常见的神经系统退行性疾病。

2. 其病因迄今尚未完全明确，暂时还没有确切可靠的临床或检测手段来确定其病因。目前多数学者认为本病与年龄因素、环境因素和遗传因素之间的相互作用有关。

（二）症状

1. 运动症状：隐袭起病，进展缓慢，运动迟缓，静止性震颤，肌强直和姿势平衡障碍等。

2. 非运动症状，如嗅觉障碍，认知障碍，快动眼期睡眠行为异常，抑郁和焦虑等精神异常及便秘等。

（三）用药方案

用药方案 1（抗胆碱能药）：如苯海索，初始剂量 1mg，一日 1 次，以后每 3～5 日增加 2mg 至疗效最佳而又不出现不良反应为止。一般有效剂量为一次 1～2mg，一日 3 次。——伴有震颤的患者；青光眼和前列腺肥大者禁用；对≥60 岁的患者最好不应用抗胆碱药。

用药方案 2（多巴增强药）：如金刚烷胺，口服，一次 50～100mg，一日 2～3 次，末次应在下午 4 时前服用。——对少动、强直、震颤均有改善作用，并且对改善异动症有帮助；肾功能不全、癫痫、严重胃溃疡、肝病患者慎用，哺乳期妇女禁用。

用药方案 3（复方左旋多巴药）：如多巴丝肼片，一次 62.5～125.0mg，一日 2～3 次；或一次 31.25～62.5mg，一日 4～6 次，根据病情而渐增剂量至疗效满意和不出现副作用时的适宜剂量作维持治疗，餐前一小时或餐后一个半小时服药；或卡比双多巴控释片，用法和剂量同多巴丝肼片。——对震颤、肌强直、运动迟缓均有效；青光眼和精神分裂症患者应禁用。

用药方案 4［多巴胺受体激动药（DR 激动剂）］：如普拉克索，初始剂量 0.125mg，一日 3 次，以后每周增加 0.125mg，一般有效剂量 0.50～0.75mg，一日 3 次，最大剂量不超过一日 4.5mg；或吡贝地尔，初始剂量 50mg，一日 1 次，第 2 周增至 50mg，一日 2 次，有效剂量为一日 150mg，分 3 次口服，最大剂量不超过一日 250mg；或溴隐亭，初始剂量 0.625mg，一日 1 次，每隔 5 日增加 0.625mg，有效剂量为一日 3.75～15.00mg，分 3 次口服；或罗匹尼罗，包括常释片和缓释片，初始剂量为 0.25mg，一日 3 次，每服用 1 周后每日增加 0.75mg 至 3.00mg，一般有效剂量为一日 3～9mg，分 3 次口服，最大剂量为一日 24.00mg；或罗替高汀贴片，为经皮肤吸收的 DR 激动剂，初始剂量 2mg，贴于皮肤之上，1 次/日，每使用 1 周后每日增加 2mg，一般有效剂量早期患者为一日 4～8mg，中、晚期患者为一日 8～16mg。——为非麦角类 DR 激动剂，尤其适用于早发型帕金森病患者的病程初期。

用药方案 5 [单胺氧化酶 B（MAO-B）抑制剂]：如司来吉兰，2.5～5.0mg，口服，一日 2 次，早上、中午服用，晚上使用可引起失眠；或雷沙吉兰，用量为 1mg，一日一次。——可单独使用，也可与其他药物联合应用，与复方左旋多巴合用有协同作用，同时可能对多巴胺能神经元有保护作用；禁止与 5-羟色胺再摄取抑制剂（SSRIs）合用。

用药方案 6 [儿茶酚-氧位-甲基转移酶（COMT）抑制剂]：如恩托卡朋，一次 100～200mg，服用次数与复方左旋多巴相同。——增加脑内多巴胺含量；单用无效，如恩他卡朋与复方左旋多巴合用，可以增强复方左旋多巴疗效，但可能增加异动症发生。

用药方案 7（中成药）：如复方丹参片，口服，一次 3～4 片，一日 3 次；或其他中成药，如益智康脑丸、通督除颤汤等。

用药方案 8（抗氧化剂）：如维生素 E，成年人必须要一日 14mg。

（四）联合用药

1. 早期帕金森病患者

用药方案 3（复方左旋多巴药：多巴丝肼片）＋用药方案 6 [儿茶酚-氧位-甲基转移酶（COMT）抑制剂：恩托卡朋]。

2. 中、晚期帕金森病伴有剂末波动患者（剂末恶化的处理）

用药方案 3（复方左旋多巴药：多巴丝肼片，一次 31.25～62.5mg，一日 4～6 次）＋用药方案 6 [儿茶酚-氧位-甲基转移酶（COMT）抑制剂：恩托卡朋]＋用药方案 4 [多巴胺受体激动药（DR 激动剂）：普拉克索] 或用药方案 5 [单胺氧化酶 B（MAO-B）抑制剂：雷沙吉兰]。

注：在上述联合用药中，凡注射剂联用时、凡中西药联用时以及与必须单独使用的药品联用时（包括联用药物相互有拮抗作用时）等，其联用方案中的药品均应独立、分时或序贯进行使用。

提示

1. 生活管理：①保持积极的心态和良好的关系。②尽量避免疾病的并发症和治疗的不良反应。③运动症状和其他症状应控制好。④积极进行运动功能训练、积极进行作业治疗和言语训练、设法维持或提高日常生活活动能力。⑤定期看医生，坚持用药，不可随意停药。⑥饮食要多样化，宜吃清淡低盐细软和含丰富膳食纤维的食物。

2. 用药建议

（1）早期帕金森病非老年起病患者：在不伴有认知功能减退的情况下，可有如下选择：非麦角类 DR 激动剂；MAO-B 抑制剂；金刚烷胺；复方左旋多巴；复方左旋多巴＋COMT 抑制剂。

（2）老年起病或有伴认知功能减退的患者：一般首选复方左旋多巴治疗。随着症状的加重，疗效减退时可添加 DR 激动剂、MAO-B 抑制剂或 COMT 抑制剂治疗。

（3）中、晚期帕金森病伴有剂末波动患者：①不增加服用复方左旋多巴的一日总剂量，而适当增加一日服药次数，减少每次服药剂量（以仍能有效改善运动症状为前提），或适当增加一日总剂量（原有剂量不大的情况下），每次服药剂量不变，而增加服药次数。②由常释剂换用控释剂以延长左旋多巴的作用时间，更适宜在早期出现剂末恶化，尤其发生在夜间时为较佳选择，剂量需增加 20%～30%。③加用长半衰期的 DR 激动剂，其中普拉克索、罗匹尼罗为 B 级证据，卡麦角林、阿扑吗啡为 C 级证据，溴隐亭不能缩短"关"期，为 C 级证据，若已用 DR 激动剂而疗效减退可尝试换用另一种 DR 激动剂。④加用对纹状体产生持续性多巴胺能刺激的 COMT 抑制剂，其中恩托卡朋为 A 级证据，托卡朋为 B 级证据。⑤加用 MAO-B 抑制剂，其中雷沙吉兰为 A 级证据，司来吉兰为 C 级证据。

（4）对剂峰异动症的处理方法为：①减少每次复方左旋多巴的剂量。②若患者是单用复方左旋多巴，可适当减少剂量，同时加用 DR 激动剂，或加用 COMT 抑制剂。③加用金刚烷胺（C 级证据）。④加用非典型抗精神病药如氯氮平。⑤若使用复方左旋多巴控释剂，则应换用常释剂，避免控释剂的累积效应。

3. 多巴丝肼片（美多巴）用于原发性震颤麻痹（帕金森症）、脑炎后或合并有脑动脉硬化的症状性帕金森综合征。禁忌：严重心血管疾病和内分泌疾病，肝、肾功能障碍，精神病患者禁用。

4. 恩托卡朋可作为标准药物左旋多巴/苄丝肼或左旋多巴/卡比多巴的辅助用药，用于治疗以上药物不能控制的帕金森病及剂末现象（症状波动）。禁忌：已知对本品或任何其他组成成分过敏者；肝功能不全者禁用。本品不适用于嗜铬细胞瘤的患者，因其有增加高血压危象的危险。既往有恶性神经阻滞剂综合征（NMS）和（或）非创伤性横纹肌溶解症病史的患者禁用。

5. 普拉克索用于治疗成人特发性帕金森病的体征和症状，即在整个疾病过程中，包括疾病后期，当左旋多巴的疗效逐渐减弱或者出现变化和波动时（剂末现象或"开关"波动），都可以单独应用本品（无左旋多巴）或与左旋多巴联用。本品也用于中度到重度特发性不宁腿综合征的症状治疗，剂量可高达 0.75mg。禁忌：对本品活性成分或任何辅料过敏者禁用。

6. 雷沙吉兰适用于原发性帕金森病患者的单药治疗，以及伴有剂末波动患者的联合治疗（与左旋多巴合用）。禁忌：①对本品活性成分或任何成分过敏者禁用。②禁用于与其他单胺氧化酶（MAO）抑制剂（包括药物与无需医生处方的天然药物，如圣约翰草）或哌替啶合用。③停用雷沙吉兰与开始使用 MAO 抑制剂或哌替啶之间至少间隔 14 日。④禁用于重度肝损害患者。

7. 所有药品的药物相互作用、不良反应、禁忌和注意事项见其"说明书"。

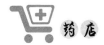

神经系统常见疾病联合用药方案（供参考）

1. 三叉神经痛
（1）维生素 B_1 ＋卡马西平＋腺苷 B_{12}
（2）苯妥英钠＋维生素 B_1 ＋腺苷 B_{12}
（3）阿莫西林＋牙痛安＋黄连上清片＋布洛芬
（4）卡马西平＋双氯芬酸钠肠溶片＋晕复静片＋甲钴胺＋B 族
（5）苯妥英钠＋布洛芬缓释胶囊＋汉桃叶片＋复方羊角片＋B 族
（6）卡马西平＋尼美舒利分散片＋血府逐瘀丸＋B 族

2. 脑梗死
（1）阿司匹林肠溶片＋20%甘露醇＋丹参＋维生素 E

（2） 双嘧达莫＋20%甘露醇＋葛根素注射液＋胞二磷胆碱

（3） 蕲蛇酶＋阿司匹林肠溶片＋银杏叶制剂＋脑复康＋20%甘露醇

（4） 血栓通＋尼莫地平＋肠溶阿司匹林＋20%甘露醇＋呋塞米＋都可喜

（5） 西洛他唑＋金纳多＋维生素 E

（6） 甘油果糖＋灯盏花素＋阿司匹林肠溶片＋杏丁注射

（7） 中药抗血栓药＋蚓激酶肠溶胶囊＋拜阿司匹林＋大豆卵磷脂＋深海鱼油＋维生素 E＋维生素 C（脑栓塞）

3. 脑出血

（1） 七叶皂苷钠＋甘露醇＋维生素 B_6＋胞二磷胆碱＋脑复康

（2） 尼莫地平＋依达拉奉

（3） 甘露醇注射液＋奥美拉唑

4. 短暂性脑缺血发作

（1） 阿司匹林肠溶片＋尼莫地平

（2） 噻氯匹定＋氟桂利嗪

（3） 肠溶阿司匹林＋桂利嗪＋倍他司汀

5. 睡眠障碍

（1） 谷维素＋舒心安神口服液

（2） 养阴镇静片＋瞌睡虫

（3） 益心健脾颗粒＋景志安神口服液

6. 抑郁症

（1） 路优泰＋脑灵素＋天然维生素 B 族

（2） 黛力新＋解郁安神颗粒＋复合维生素 B

7. 癫痫

（1） 卡马西平＋维生素 B_6＋吡拉西坦＋γ-氨酪酸

（2） 丙戊酸钠＋维生素 B_6＋吡拉西坦＋γ-氨酪酸

8. 阿尔茨海默病

（1） 复方海蛇胶囊＋盐酸多奈哌齐

（2） 丁苯酞＋美金刚

（3） 不同类型他汀类药物＋多奈哌齐

（4） 多奈哌齐＋多种药物

9. 帕金森病

（1） 盐酸苯海索＋金刚烷胺/多巴丝肼/（多巴丝肼＋溴隐亭）

（2）多巴胺受体激动剂+多巴丝肼+丙环定

（3）多巴胺降解酶抑制剂+盐酸苯海索+金刚烷胺+多巴丝肼

（4）复方左旋多巴+儿茶酚-O-甲基转移酶（COMT）抑制剂

（5）复方左旋多巴疗效减退时可以添加恩托卡朋或托卡朋

10. 偏头痛

（1）西比灵+镇脑宁/布洛芬/复方丹参片/（养血清脑颗粒+多种维生素）

（2）尼莫地平+天舒胶囊

（3）天麻头痛+盐酸氟桂利嗪胶囊+复合维生素

11. 紧张性头痛

（1）维生素 B_1+谷维素+养血安神片

（2）养血清脑颗粒+乳清蛋白粉+益脑胶囊

12. 周期性瘫痪

（1）氯化钾+螺内酯+维生素 B_1

（2）乙酰唑胺+氟氢可的松+氯化钠

（3）葡萄糖+胰岛素+钙剂

13. 面神经炎

（1）泼尼松+维生素 B_1+维生素 B_{12}+甘露醇

（2）维生素 B_1+甲钴胺+706 代血浆+甘露醇

14. 神经衰弱

（1）七叶神安片+褪黑素+脑心舒口服液

（2）灵芝胶囊+褪黑素+补肾益寿胶囊+多种氨基酸

（3）健脑口服液+角鲨烯

参考文献

[1] 中华医学会神经外科学分会功能神经外科学组,中国医师协会神经外科医师分会功能神经外科专家委员会上海交通大学颅神经疾病诊治中心. 三叉神经痛诊疗中国专家共识 [J]. 中华外科杂志, 2015, 53（9）：657-664.

[2] 中华医学会. 临床诊疗指南 [M]. 北京：人民卫生出版社, 2015.

[3] 中华医学会神经病学分会脑电图与癫痫学组. 抗癫痫药物应用专家共识 [J]. 中华神经科杂志, 2011, 44（1）：56-65.

［4］黄宁涛.加巴喷丁联合卡马西平及托吡酯治疗难治性癫痫临床效果［J］.青岛医药卫生，2019，51（2）：114-116.

［5］中华医学会神经病学分会，中华医学会神经病学分会脑血管病学组.中国急性缺血性脑卒中诊治指南2018［J］.中华神经科杂志，2018，51（9）：666-682.

［6］中国中西医结合学会急救医学专业委员会.中国急性缺血性脑卒中中西医急诊诊治专家共识［J］.中华危重病急救医学，2018，30（3）：193-197.

［7］中华医学会神经病学分会，中华医学会神经病学分会脑血管病学组.中国急性期缺血性脑卒中诊治指南2014［J］.中华神经科杂志，2015，48（4）：246-257.

［8］刘新民，王涤非，凌敏.全科医生诊疗手册［M］.第3版.北京：化学工业出版社，2016.

［9］国家基本药物临床应用指南和处方集委员会.2018年版国家基本药物临床应用指南（化学药品和生物制品）［M］.北京：人民卫生出版社，2019.

［10］中华医学会神经病学分会，中华医学会神经病学分会脑血管病学组.中国脑出血诊治指南（2019）［J］.中华神经科杂志，2019，52（12）：994-1005.

［11］中华医学会神经病学分会，中华医学会神经病学分会睡眠障碍学组.中国成人失眠诊断与治疗指南（2017版）［J］.中华神经科杂志，2018，51（5）：324-335.

［12］中国睡眠研究会.中国失眠症诊断和治疗指南［J］.中华医学杂志，2017，97（24）：1844-1856.

［13］中华医学会神经病学分会，中华医学会神经病学分会睡眠障碍学组.中国成人失眠伴抑郁焦虑诊治专家共识［J］.中华神经科杂志，2020，53（8）：564-574.

［14］中医中医科学院失眠症中医临床实践指南课题组.失眠症中医临床实践指南［J］.世界睡眠医学杂志，2016，3（1）：8-25.

［15］中华医学会神经病学分会脑电图与癫痫学组.抗癫痫药物应用专家共识［J］.中华神经科杂志，2011，44（1）：56-65.

［16］中国痴呆与认知障碍写作组，中国医师协会神经内科医师分会认知障碍疾病专业委员会.2018中国痴呆与认知障碍诊治指南（二）：阿尔茨海默病诊治指南［J］.中华医学会杂志，2018，98（13）：971-977.

［17］中国医师协会神经内科分会认知障碍专业委员.2019年中国血管性认知障碍诊治指南［J］.中华医学会杂志，2019，99（35）：2737-2744.

［18］中国痴呆与认知障碍诊治指南写作组，中国医师协会神经内科医师分会认知障碍疾病专业委员会.2018中国痴呆与认知障碍诊治指南（十一）：非

阿尔茨海默病痴呆的治疗[J].中华医学会杂志,2020,100(17):1294-1297.

[19] 中华医学会疼痛学分会头面痛学组.中国偏头痛诊断治疗指南 [J].中国疼痛医学杂志,2011,17,(2):65-86.

[20] 中华医学会《中华全科医师杂志》编辑委员会,神经系统疾病基层诊疗指南编写专家组.帕金森病基层诊疗指南（2019 年）[J].中华全科医师杂志,2020,19（1）:5-17.

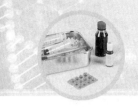

第十六章

骨骼系统常见疾病用药及联合用药

第一节　概　述

一、骨骼系统

骨骼系统是人体的器官系统之一，包括身体的各种骨骼、关节与韧带。骨骼系统通常分三种——外骨骼、内骨骼和水骨骼。成人共有 206 块（儿童有 213 块）。骨骼有支持躯体、保护体内重要器官、供肌肉附着、作运动杠杆等作用，部分骨骼还有造血、储藏矿物质维持矿物质平衡的功能。

二、骨骼系统疾病

骨科常见疾病大致有骨外伤骨折、骨关节疾病、颈、腰椎退行性疾病、骨与关节结核、骨与关节的化脓性感染、股骨头坏死、运动系统畸形（如腱鞘炎、滑膜炎、网球肘等）、脊柱及其周围软组织疾病［如腰椎间盘突出症（腰椎病）、颈椎间盘突出症（颈椎病）、脊柱滑脱症、周围神经炎等］、骨肿瘤等。这里重点讨论腰椎间盘突出症（腰椎病）、颈椎病、骨关节炎、骨折、腱鞘炎、肩关节周围炎等骨科常见病。

第二节　常见疾病用药及联合用药

一、腰椎间盘突出症

（一）病因

1. 腰椎间盘突出症是因椎间盘变性，纤维环破裂，髓核突出刺激或压迫神经根、马尾神经所表现的一种综合征，是腰腿痛最常见的原因之一。

2. 诱发因素：退行性变是基本因素，还有损伤、遗传因素、妊娠及各种姿势不当、腹压增加、负重、外伤、职业因素、寒潮环境因素等。

（二）症状

1. 放射性神经根性痛、受累神经根支配的肌肉无力和（或）神经支配区感觉异常、可伴有急性或慢性腰背部疼痛，腰部活动受限或代偿性侧凸、儿童及青少年腰椎间盘突出症患者常表现为腘绳肌紧张、马尾综合征。

2. 反复发作的腰腿痛或单纯性腰痛或下肢放射痛。棘间及椎旁有固定压痛点，并向臀部及下肢放射，因咳嗽、喷嚏或翻身而加重。腰椎出现侧弯、平腰或后凸畸形，腰部活动受限。患肢可出现肌肉萎缩、受累神经根区的感觉减退或迟钝，踝及踇趾背伸力减弱。

（三）用药方案

用药方案 1［非甾体类抗炎药（NSAIDs）］：如双氯芬酸（扶他林），25mg，一日 3 次；或对乙酰氨基酚（扑热息痛），0.3～0.6g，一日 3 次；或布洛芬，0.2g，一日 3 次；或吲哚美辛（消炎痛），50mg，一日 1 次，直肠给药。

用药方案 2（阿片类止痛）：如可待因，口服，一次 15～30mg，一日 30～90mg，极量一次 0.1g，一日 0.25g；小儿镇痛，一日 3mg/kg；止咳，一日 1～1.5mg/kg，分 3～4 次服。皮下注射一次 15～30mg，一日 30～90mg。或吗啡：硫酸吗啡片，口服，一次 5～15mg，一日 15～60mg；盐酸吗啡注射液，皮下注射，成人常用量，一次 5～15mg，一日 15～40mg；极量一次 20mg，一日 60mg。——在减轻腰痛方面短期有益，短期使用。

用药方案 3（局部麻醉）：如 2% 利多卡因或 1% 普鲁卡因 0.5～4ml，加 0.5～1ml 糖皮质激素。

注：封闭用药时，可基此再加皮质激素 0.5～1ml，7～10 日一次，3～4 次为 1 个疗程，间隔 2～4 周可重复 1 个疗程。

用药方案 4（糖皮质激素）：如确炎舒松，用于各种骨关节病，一次 2.5～20mg，溶于一定比例利多卡因中，用 5 号针头，一次进针直至病灶，每周 2～3 次或隔日 1 次，症状好转后每周 1～2 次，每 4～5 次为 1 个疗程；或地塞米松注射液，10mg＋0.9% 氯化钠注射液 100ml，静脉滴注，一日 1 次，连续用药 4～5 日；或其他糖皮质激素，如醋酸泼尼松龙、氢化泼尼松等。

用药方案 5（肌肉松弛剂）：如盐酸乙哌立松（妙纳），50mg，饭后口服，通常成人一次 1 袋，一日 3 次，或遵医嘱；或其他肌肉松弛剂，如氯唑沙宗、巴氯芬等。

用药方案 6（抗抑郁药）：如多塞平，25mg，一日 2～3 次；或氟西汀，一日 20～60mg，早餐后顿服；或文拉法辛，一日 75mg，分 2～3 次。——慢性腰背痛和坐骨神经痛有一定疗效。

用药方案 7（镇静催眠药-1）：如地西泮，2.5～5mg，一日 2～3 次；或劳拉西泮，0.5～1mg，一日 2～3 次；或黛力新，口服，每日早晨、中午各 1 片。

用药方案 8（营养神经药）：如甲钴胺片，成人一次 1 片（0.5mg），一日 3 次；或维生素 B_1，一次 5～10mg，一日 3 次；或维生素 B_1 注射液，100mg；或维生素 B_{12}，一次 200mg；或腺苷钴胺，0.5～1.5mg，一日 3 次。

用药方案 9（毛细血管保护药）：如地奥司明片，0.9g，一日 2 次，连续口服 3 日。

用药方案 10（利尿剂和脱水剂）：如 20%甘露醇，150ml，静脉滴注，连续使用 5～10 日；或七叶皂苷注射液 20mg＋0.9%氯化钠注射液 250ml，静脉滴注，一日 1 次，或 15mg＋0.9%氯化钠注射液 100ml，静脉滴注，一日 2 次，连续用药 4～6 日。

用药方案 11（消炎镇痛外用药）：如扶他林软膏（双氯芬酸二乙胺乳胶剂），一日 1 次；或消炎镇痛外用中药，如定痛膏、狗皮膏等。

用药方案 12（中成药）：如腰痹通胶囊，口服，一次 3 粒，一日 3 次，宜饭后服用，30 日为一疗程；或颈腰康胶囊，饭后口服，一次 3 粒，一日 3 次，骨折疗程 2 个月；或红花注射液，静脉滴注，一次 20ml，用 5%～10%葡萄糖注射液 250ml 稀释后应用，一日 1 次，10～14 次为一疗程，疗程间隔为 7～10 日。

（四）联合用药

1. 腰椎间盘突出症急性发作

用药方案 1［非甾体类抗炎药（NSAIDs）：布洛芬］＋用药方案 1［非甾体类抗炎药（NSAIDs）：吲哚美辛，直肠给药］＋用药方案 5（肌肉松弛剂：盐酸乙哌立松）。

注：或采取手法松解联合盐酸乙哌立松片治疗。

2. 腰椎间盘突出症急性期严重患者，采用骶管封闭疗法和硬膜外腔注射疗法的联合用药

用药方案 4（糖皮质激素：确炎舒松）＋用药方案 3（局部麻醉：0.25% 利多卡因注射液 5ml）＋用药方案 8（营养神经药：维生素 B_{12}＋维生素 B_1 注射液 100mg）。三药混合后用 0.9% 氯化钠注射液 10～50ml 溶解，供外腔注射。

注：分别适应于腰 5 骶 1 椎间盘突出症和腰 3、4 或腰 5 椎间盘突出和椎管型突出。

3. 腰椎间盘突出缓解期

用药方案 8（营养神经药：甲钴胺片）＋用药方案 8（营养神经药：维生素 B_1）＋用药方案 9（毛细血管保护药：地奥司明片）或用药方案 12（中成药：腰痹通胶囊）＋用药方案 11（消炎镇痛外用药：扶他林软膏）。

注：在上述联合用药中，凡注射剂药联用时、凡中西药联用时以及与必须单独使用的药品联用时（包括联用药物相互有拮抗作用时）等，其联用方案中的药品均应独立、分时或序贯进行使用。

提示

1. 生活管理：急性发作期绝对卧床休息、3 周后佩戴腰围、3 个月不可弯腰持物；平时加强腰背肌及腹肌的功能锻炼，预防的重点在于如何避免加速椎间盘的退变，避免在椎间盘生理退变情况下的损伤。如要有良好的坐姿，睡眠时的床不宜太软。长期伏案工作者需要注意桌、椅高度，定期改变姿势；工作中需要常弯腰动作者，应定时伸腰、挺胸活动，并使用宽的腰带；注意保暖、避免受凉，夏季尽量避免使用空调；多饮含钙量高的食物，及时补钙等等。

2. 用药建议：①药物联合用药只是腰椎间盘突出症保守治疗方法之一，应该同时配合其他保守疗法，如牵引治疗、理疗、推拿、按摩等。当长期保守疗法解决不了，发展到椎管狭窄压迫神经致使不能行走时，应当及时进行手术治疗。②腰椎间盘突出症急性发作，症状严重，神经根充血水肿明显者，可采用红花＋七叶皂苷钠或甘露醇＋地塞米松效果较好（前者优于后者）。③使用激素或非甾体类消炎止痛药物治疗时，须同时联用抑酸药物。④甲钴胺和维生素 B_1 联用对周围神经炎效果很好。

⑤手法松解联合盐酸乙哌立松片口服治疗腰背肌筋膜炎，可有效缓解疼痛、改善腰椎功能，疗效优于口服芬必得（布洛芬缓释胶囊）+盐酸乙哌立松片，且更有利于延缓复发。⑥采用骶管封闭疗法和硬膜外腔注射疗法的联合用药还有许多配方可试用，如曲安奈德注射液 4～5ml（10mg/ml）+1%盐酸普鲁卡因注射液 15ml；2%盐酸利多卡因注射液 3～5ml+0.5%布比卡因注射液 1ml+维生素 B_{12} 注射液 200μg+醋酸地塞米松注射液 20mg；曲安奈德注射液 40mg+维生素 B_1 注射液 100mg+维生素 B_{12} 注射液 1mg+25%葡萄糖注射液 9ml+0.75%布比卡因注射液 3ml+5%碳酸氢钠注射液 3ml；醋酸地塞米松注射液 20mg+维生素 B_1 注射液 300mg+维生素 B_6 注射液 200mg+维生素 B_{12} 注射液 250μg+5%当归注射液 4ml+5%碳酸氢钠注射液 100ml 等。

3. 布洛芬见"第三章第二节五、实证风热证感冒的提示 6"。

4. 吲哚美辛见"第九章第二节六、肾和输尿管结石的提示 3"。

5. 盐酸乙哌立松用于以下情况：①改善下列疾病的肌紧张状态，如颈背肩臂综合征、肩周炎、腰痛症。②改善下列疾病所致的痉挛性麻痹，如脑血管障碍、痉挛性脊髓麻痹、颈椎病、手术后遗症（包括脑、脊髓肿瘤）、外伤后遗症（脊髓损伤、头部外伤）、肌萎缩性侧索硬化症、婴儿大脑性轻瘫、脊髓小脑变性症、脊髓血管障碍、亚急性脊髓神经症（SMON）及其他脑脊髓疾病。禁忌：严重肝、肾功能障碍者，伴有休克者，哺乳期妇女禁用。

6. 确炎舒松用于类风湿关节炎、其他结缔组织疾病、支气管哮喘、过敏性皮炎、神经性皮炎、银屑病（牛皮癣）、扁平苔藓、皮肤湿疹等，尤适用于对其他皮质激素禁忌的伴有高血压或水肿的关节炎患者。适用于各种皮肤病（如神经性皮炎、湿疹、银屑病等）、关节痛、肩周炎、腱鞘炎、急性扭伤、慢性腰腿痛及眼科炎症等。用于异位性皮炎、脂溢性皮炎、接触性皮炎、钱币状湿疹、肛门瘙痒、外阴瘙痒及虫咬。禁忌：对肾上腺皮质激素类过敏者、精神病患者或有严重的精神病史、活动性胃十二指肠溃疡、新近胃肠吻合术后、较重的骨质疏松、明显的糖尿病、未能用抗菌药物控制的病毒、细菌、真菌感染、淋球菌感染、全身性真菌感染、伴有感染性的活动期关节炎或皮炎、酒精性肝硬化伴腹水、儿童、孕妇和哺乳期妇女。

7. 利多卡因为局麻药及抗心律失常药。主要用于浸润麻醉、硬膜外麻醉、表面麻醉（包括在胸腔镜检查或腹腔手术时作黏膜麻醉用）及神经传导阻滞。本品也可用于急性心肌梗死后室性期前收缩和室性心动过速，亦可用于洋地黄类中毒、心脏外科手术及心导管引起的室性心律失常。本品对室上性心律失常通常无效。禁忌：对局部麻醉药过敏者禁用、阿-斯综合征（急性心源性脑缺血综合征）、预激综合征、严重心传导阻滞（包括窦房、房室及心室内传导阻滞）患者静脉禁用。

8. 维生素 B_{12} 见"第十五章第二节一、三叉神经痛的提示4"。

9. 甲钴胺片用于周围神经病。禁用于对甲钴胺或处方中任何辅料有过敏史的患者。

10. 维生素 B_1 用于预防和治疗维生素 B_1 缺乏症，如脚气病、神经炎、消化不良等。

11. 地奥司明片治疗与静脉淋巴功能不全相关的各种症状，如静脉性水肿、软组织肿胀、四肢沉重、麻木、疼痛、晨起酸胀不适感、血栓性静脉炎及深静脉血栓形成综合征等；治疗痔急性发作有关的各种症状，如痔静脉曲张引起的肛门潮湿、瘙痒、便血、疼痛等内外痔的急性发作症状。禁忌：对本品任何成分过敏者禁用。

12. 腰痹通胶囊，含有三七、川芎、延胡索、白芍、牛膝、狗脊、熟大黄、独活等成分，有活血化瘀、祛风除湿、行气止痛功能。用于血瘀气滞、脉络闭阻所致腰痛，症见腰腿疼痛，痛有定处，痛处拒按，轻者俯仰不便，重者剧痛不能转侧；腰椎间盘突出症见上述证候者。禁忌：孕妇忌服。

13. 双氯芬酸二乙胺乳胶剂（扶他林软膏）用于缓解肌肉、软组织和关节的轻至中度疼痛。如缓解肌肉、软组织的扭伤、拉伤、挫伤、劳损、腰背部损伤引起的疼痛以及关节疼痛等。也可用于骨关节炎的对症治疗。禁忌：①对其他非甾体抗炎药过敏者。②对异丙醇或丙二醇及其他辅料过敏者。③妊娠期末三个月禁用，因可能导致子宫收缩乏力和（或）动脉导管提前闭合。

14. 所有药品的药物相互作用、不良反应、禁忌和注意事项见其"说明书"。

二、骨关节炎

（一）病因

1. 骨关节炎（OA）指由多种因素引起关节软骨纤维化、皲裂、溃疡、脱失而导致的以关节疼痛为主要症状的退行性疾病。分为原发性和继发性。

2. 原发性骨关节炎多发生于中老年人群，无明确的全身或局部诱因，与遗传和体质因素有一定的关系。

3. 继发性骨关节炎可发生于青壮年，继发于创伤、炎症、关节不稳定、积累性劳损或先天性疾病等。

（二）症状

1. 关节疼痛及压痛：以髋、膝及指间关节最为常见。初期为轻度或中度间断性隐痛，休息后好转，活动后加重。

2. 关节活动受限：常见于髋、膝关节。晨起时关节僵硬及发紧感，俗称晨僵，活动后可缓解。

3. 关节畸形：关节肿大以指间关节炎最为常见且明显，可出现结节、关节肿大。

4. 骨摩擦音（感）和肌肉萎缩：常见于膝关节 OA。

（三）用药方案

用药方案 1［非甾体类抗炎药（NSAIDs）-1］：如双氯芬酸（扶他林），25mg，口服，一日 3 次；或扑热息痛，0.3～0.6g，口服，一日 3 次；或布洛芬，0.2g，口服，一日 3 次；或吲哚美辛（消炎痛），50mg，一日 1 次，直肠给药。

用药方案 2（非甾体类抗炎药物-2）：如塞来昔布胶囊（西乐葆），一日 200mg，疗程 1～2 周。

用药方案 3（阿片类止痛药）：如可待因，口服：一次 15～30mg，一日 30～90mg，极量，一次 0.1g，一日 0.25g；小儿镇痛，一日 3mg/kg；止咳，一日 1～1.5mg/kg，分 3～4 次服。皮下注射：一次 15～30mg，一日 30～90mg。或吗啡：硫酸吗啡片，口服，一次 5～15mg，一日 15～60mg；盐酸吗啡注射液：皮下注射，成人常用量，一次 5～15mg，一日 15～40mg；极量，一次 20mg，一日 60mg。——在减轻腰痛方面短期有益，短期使用。

用药方案 4（对乙酰氨基酚与阿片类药物的复方制剂止痛药）：如氨酚羟考酮（对乙酰氨基酚 325mg＋羟考酮 5mg），成人常规剂量为每 6 小时服用 1 片；或氨酚氢可酮（对乙酰氨基酚 500mg＋氢可酮 5mg），通常成人用量为每 4～6 小时 1～2 片，可达镇痛作用，24 小时的总用药量不应超过 5 片。

　　用药方案 5（腔内注射糖皮质激素）：如确炎舒松，用于各种骨关节病，一次 2.5～20mg，溶于一定比例利多卡因中，用 5 号针头，一次进针直至病灶，每周 2～3 次或隔日 1 次，症状好转后每周 1～2 次，每 4～5 次为 1 个疗程；或地塞米松注射液，10mg＋0.9%氯化钠注射液 100ml，静脉滴注，一日 1 次，连续用药 4～5 日；或复方倍他米松注射液即得宝松，术后第 1 日予关节腔内注射 1ml，每 1ml 含：二丙酸倍他米松 5mg，倍他米松磷酸钠 2mg；或其他糖皮质激素，如醋酸泼尼松龙、氢化泼尼松等。

　　用药方案 6（腔内注射消炎混合液）：如醋酸曲安奈德注射液 15mg＋注射用糜蛋白酶 4000U＋2%盐酸利多卡因注射液 2ml。

　　用药方案 7（腔内注射润滑药）：如玻璃酸钠注射液 25mg 关节腔注射，每周 1 次，5 次为 1 个疗程（酌情增减）。

　　用药方案 8（局部封闭药）：如醋酸曲安奈德注射液 5～10mg＋2%盐酸利多卡因注射液 1～2ml，在膝关节周围封闭，每周 1 次。

　　用药方案 9（缓解骨关节炎症状慢作用药-1）：如氨基葡萄糖（GH），一次 500mg，一日 3 次，口服，连续服用 16～24 周。

　　用药方案 10（缓解骨关节炎症状慢作用药-2）：如硫酸软骨素（CS），一次 400mg，一日 3 次，口服，连续服用 16～24 周。

　　用药方案 11（缓解骨关节炎症状慢作用药-3）：如双醋瑞因胶囊，口服，每粒 50mg，每日早饭后服用 1 粒，连续服用 21 日；或其他 COX-2 抑制剂（选择性环氧合酶-2 抑制剂），如罗非考昔等。

　　用药方案 12（抗焦虑药）：如阿普唑仑，一日 0.40～0.80mg；或地西泮，2.5～10mg，一日 2～4 次；或氟哌噻吨美利曲辛片即黛力新，通常一日 2 片，早晨及中午各 1 片，严重病例早晨的剂量可加至 2 片，一日最大用量为 4 片。

　　用药方案 13（H_2 受体拮抗剂-2）：如法莫替丁，20mg，一日 2 次。早、晚餐后或睡前服。4～6 周为一个疗程。溃疡愈合后的维持量减半。1 周岁以上儿童 1mg/（kg·d），一日分 2 次口服。

　　用药方案 14（抑胃酸分泌药 PPI 质子泵抑制剂）：如奥美拉唑，常用剂量 20～40mg，一日 1～2 次，餐前服用，十二指肠溃疡和胃溃疡的疗程分别为 4 周和 6～8 周，儿童 1mg/（kg·d）；或注射用奥美拉唑钠，静脉滴注，本品应溶于 100ml 0.9%氯化钠注射液或 100ml 5%葡萄糖注射液中，一次40mg，应在20～30分钟或更长时间内静脉滴注，一日1～2次，禁止用其他溶剂或其他药物溶解和稀释。

用药方案15（黏膜保护剂）：如米索前列醇，0.2mg，一日2～4次；或枸橼酸铋钾，成人110mg，一日4次，前3次于三餐前半小时服用，第4次于晚餐后2小时服用，或一日2次，早晚各服220mg；或复方铝酸铋颗粒，口服，一次1～2袋，一日3次，饭后服用（将颗粒倒入口中，用水送服），疗程1～2个月；或胶体果胶铋胶囊，口服，成人一次3粒，一日4次，餐前1小时及睡前服用；或其他黏膜保护剂，如胃膜素、蒙托石粉、吉法酯等。

用药方案16（局部外用药）：如氟比洛芬凝胶贴膏（巴布膏），一日2次，贴于患处；或其他局部外用药。

用药方案17（中成药-1）：如正清风痛宁注射液，一次1～2ml，一日2次。

用药方案18（中成药-2）：如顽痹康丸，口服，6g，一日2次，服用12周；或壮骨关节丸，口服，一次6g，一日2次，早、晚饭后服用。或其他中成药，如人工虎骨粉、金铁锁等。

（四）联合用药

1. 骨关节炎中、重度疼痛患者

用药方案1（非甾体类抗炎药-1：双氯芬酸）＋用药方案16（局部外用药：氟比洛芬凝胶贴膏）。

2. 骨关节炎中、重度疼痛，并上消化道不良反应的危险性较高患者

用药方案2［非甾体类抗炎药物：塞来昔布胶囊（西乐葆）］＋用药方案16（局部外用药：氟比洛芬凝胶贴膏）＋用药方案15（黏膜保护剂：米索前列醇）。

3. 轻、中度膝骨性关节炎患者

用药方案11（缓解骨关节炎症状慢作用药-3：双醋瑞因胶囊）＋用药方案9（缓解骨关节炎症状慢作用药-1：氨基葡萄糖）＋用药方案18（中成药-2：顽痹康丸）。

注1：必要时可试加用受体拮抗剂、质子泵抑制剂或米索前列醇等胃黏膜保护剂。

注2：在上述联合用药中，凡注射剂联用时、凡中西药联用时以及与必须单独使用的药品联用时（包括联用药物相互有拮抗作用时）等，其

联用方案中的药品均应独立、分时或序贯进行使用。

 提示

1. 生活管理：①饮食中注意选用含钙较高的食品补钙，多吃含蛋白质、钙质、胶原蛋白、异黄酮的食物，如牛奶等。②肥胖患者减轻体重，减轻膝关节骨关节的负担。③正确运动方式，避免畸形的发生，适当的功能锻炼，保持各个关节的生理活动度。④急性期宜先进行局部冷敷，退热消肿后可应用热敷。慢性期可予以牵引、红外线、超短波、针灸、蜡疗、按摩等治疗。

2. 用药建议：①非甾体类抗炎药物先选择局部外用药物。对中、重度疼痛可联合使用局部外用药物与口服 NSAIDs 类药物。②全身应用药物根据患者个体情况，剂量个体化；尽量使用最低有效剂量，避免过量用药及同类药物重复或叠加使用；用药 3 个月后，根据病情选择相应的实验室检查。如果患者上消化道不良反应的危险性较高，可使用选择性 COX-2 抑制剂，如使用非选择性 NSAIDs 类药物，应同时加用 H_2 受体拮抗剂、质子泵抑制剂或米索前列醇等胃黏膜保护剂。③个别顽固性的关节疼痛，可用糖皮质激素局部封闭，糖皮质激素每年应用最多不超过 2～3 次，注射间隔时间不应短于 3～6 个月。④有研究表明顽痹康丸联合双醋瑞因胶囊和硫酸氨基葡萄糖胶囊治疗 KOA，可以有效地降低急性期反应物水平，改善膝关节功能，疗效确切，值得临床推广应用。⑤急性较重的骨关节炎可试用在腔内注射联合用药方案，如骨宁注射液 2ml＋曲安奈德注射液 2ml＋2%盐酸普鲁卡因注射液 2ml。隔日一次，7 次为一疗程；玻璃酸钠注射液 25mg＋复方倍他米松 1ml 等。

3. 双氯芬酸见"第六章第二节五、急性根尖周炎的提示 6"。

4. 氟比洛芬凝胶贴膏用于类风湿关节炎、骨关节炎、强直性脊椎炎等，也可用于软组织病，如扭伤及劳损，以及轻度至中度疼痛等。禁忌：对本品或其他氟比洛芬制剂有过敏史的患者、有阿司匹林哮喘（非甾体抗炎药等诱发的哮喘）或其过敏史的患者。

5. 塞来昔布胶囊（西乐葆）：①用于缓解骨关节炎（OA）的症状和体征。②用于缓解成人类风湿关节炎（RA）的症状和体征。③用于治疗成人急性疼痛（AP）。④用于缓解强直性脊柱炎的症状和体征。禁忌：

①禁用于对塞来昔布或药物中其他任何一种成分过敏（例如，过敏性反应以及严重皮肤反应）者。②不可用于已知对磺胺过敏者。③不可用于服用阿司匹林或其他包括其他环氧化酶-2（COX-2）特异性抑制剂在内的 NSAIDs 后诱发哮喘、荨麻疹或其他过敏型反应的患者。④禁用于冠状动脉旁路搭桥（CABG）手术。⑤禁用于有活动性消化道溃疡或出血的患者。⑥禁用于重度心力衰竭患者。

6. 米索前列醇用于治疗十二指肠溃疡和胃溃疡，包括关节炎患者由于服用非甾体类抗炎药所引起的十二指肠溃疡和胃溃疡，保障其仍可继续使用 NSAIDs 治疗。本品还可用于预防使用 NSAIDs 所引起的溃疡。禁忌：①禁用于孕妇或者无法排除妊娠的妇女，或者计划妊娠的妇女，由于在妊娠期间，米索前列醇会增加子宫的张力和收缩，可能引起胎儿不完全或完全流产。妊娠中使用与出生缺陷相关。②已知对米索前列醇或者本品任何其他成分或者其他前列腺素过敏者。

7. 双醋瑞因胶囊用于治疗退行性关节疾病（骨关节炎及相关疾病）。国内研究显示，本品可显著改善骨关节炎及相关疾病引起的疼痛和关节功能障碍等症状。服用 2～4 周后开始显效，4～6 周表现明显。若连续治疗 3 个月以后停药，疗效至少可持续 1 个月（后续效应）。禁忌：①不能用于已知对双醋瑞因过敏或有蒽醌衍生物过敏史的患者。②对曾出现过肠道不适（尤其是过敏性结肠）的患者，必须考虑使用本品的益处及相对风险。

8. 氨基葡萄糖全身所有部位的骨关节炎的治疗和预防，包括膝关节、髋关节、脊柱、肩、手和手腕、踝关节等。禁忌：孕妇和哺乳期妇女禁用，对盐酸氨基葡萄糖或本品任何辅料过敏的患者禁用。

9. 顽痹康丸，含有熟地黄、当归、牛膝、黄柏、白芍、鸡血藤、甘草等 10 余味中药等成分，具有滋补肝肾、祛风除湿、清退虚热之功效。用于阴精亏虚，风湿之邪入侵的类风湿关节炎、强直性脊柱炎、骨性关节炎、幼年慢性关节炎等症。

10. 所有药品的药物相互作用、不良反应、禁忌和注意事项见其"说明书"。

三、骨折

（一）病因

骨折主要原因：①直接暴力；②间接暴力；③积累性劳损；④疾病，

如某些恶性肿瘤、感染等。

（二）症状

常见症状有伤后出现局部变形、肢体等出现异常运动、移动肢体时可听到骨擦音和骨擦感；有的伤口剧痛，局部肿胀、瘀血，伤后出现运动障碍。

（三）用药方案

用药方案 1（复位时局部麻醉用药）：如 1%普鲁卡因或 0.5%利多卡因 10ml 注入血肿。

用药方案 2（止痛药）：如吗啡：硫酸吗啡片，口服，一次 5～15mg，一日 15～60mg；盐酸吗啡注射液：皮下注射，成人常用量：一次 5～15mg，一日 15～40mg；极量：一次 20mg，一日 60mg。或哌替啶，50mg，肌内注射。

用药方案 3〔非甾体类抗炎药（NSAIDs）-1〕：如双氯芬酸（扶他林），25～50mg，口服，一日 3 次；或扑热息痛，0.3～0.6g，口服，一日 3 次；或布洛芬，0.2g，一日 3 次；或吲哚美辛（消炎痛），50mg，一日 1 次，直肠给药。

用药方案 4（抗菌药）：如头孢唑林，静脉缓慢注射、静脉滴注或肌内注射，一次 0.5～1g，一日 2～4 次，严重感染可增加至一日 6g，分 2～4 次静脉给予，儿童常用剂量，一日 50～100mg/kg，分 2～3 次静脉缓慢注射，静脉滴注或肌内注射；或注射用青霉素钠等抗菌药，先用灭菌注射用水适量溶解，再加至 250～500ml 的 5%葡萄糖注射液或氯化钠注射液中稀释后静脉滴注。成人：一日 4～12g，严重感染可增至一日 16g，分 2～3 次滴注。儿童：一日 0.1～0.3g/kg，分 2～3 次滴注。

用药方案 5（破伤风被动免疫）：如破伤风免疫球蛋白（TIG）：（1）用法：供臀部肌内注射，不需做皮试，不得用作静脉注射。（2）用量：①预防剂量：儿童、成人一次用量 250U。创面严重或创面污染严重者可加倍；②参考治疗剂量：3000～6000U，尽快用完，可多点注射。无 TIG 时可用 1500U 破伤风抗毒素。

用药方案 6（消肿药）：如 20%甘露醇，125～250ml（0.25～2g/kg），静脉滴注，30 分钟内滴完，一日 1～2 次；或七叶皂苷钠，5～20mg，溶于 0.9%氯化钠注射液 500ml 中静脉滴注，一日 1 次，1 周为 1 个疗程。

用药方案 7（促进骨折愈合药）：如注射用骨肽，肌内注射，一次

10mg，一日 1 次，20～30 日为一疗程，亦可在痛点和穴位注射或遵医嘱；静脉滴注，一次 50～100mg，一日 1 次，溶于 200ml 0.9%氯化钠注射液，15～30 日为一疗程。或骨肽片，口服，一次 1～2 片，一日 3 次，餐后半小时服用，15 日为一个疗程。或其他促进骨折愈合药，如松梅乐、阿仑膦酸钠片等。

用药方案 8（止血）：如止血带，严格监控止血带时间，单次止血带使用时间不超过 2 小时。

注：髋部骨折用肝素预防静脉血栓。

用药方案 9（补钙骨质疏松药-1）：如鲑降钙素注射液，一日肌内注射 1 次，一次 50～100U，连用 30 日后，改为隔日 2 次，连用 30 日后，改为每周 1 次，连用 1 个月。

注：为防止骨质进行性丢失，应根据个体需要，适量摄入钙和维生素 D。

用药方案 10（补钙骨质疏松药-2）：如骨化三醇，一次 0.5μg，口服，一日 1 次；或复方氨基酸螯合钙胶囊（乐力），口服，一次 1g，一日 1 次，疗程 3 个月；或阿仑膦酸钠维 D_3 片，一次 1 片，每周 1 次。

用药方案 11（接骨续伤类中成药）：如仙灵骨葆胶囊，口服，一次 3 粒，一日 2 次，疗程 3 个月；或其他接骨续伤类中成药，如接骨七厘片、复方续断接骨丸、健步虎潜丸。

用药方案 12（化瘀消肿类中药）：如大活络丸，温黄酒或温开水送服，一次 1～2 丸，一日 2 次。或其他化瘀消肿类中成药，如云南白药、七厘散（胶囊）、三七片等。

用药方案 13（健骨类中成药）：如金天格胶囊，口服，一次 3 粒，一日 3 次，1 盒约服用 3 日，一个疗程为 3 个月。

（四）联合用药

1. 一般性较严重骨折患者

用药方案 1（复位时局部麻醉用药：1%普鲁卡因或 0.5%利多卡因）＋用药方案 2（止痛药：吗啡）或用药方案 3［非甾体类抗炎药（NSAIDs）-1：双氯芬酸］＋用药方案 7（促进骨折愈合药：注射用骨肽或骨肽片）。

注：骨肽与其他药分开使用，即在复位、固定、止痛之后康复期使用。

2. 开放性骨折患者

用药方案 8（止血：止血带）＋用药方案 1（复位时局部麻醉用药：

1%普鲁卡因或 0.5%利多卡因）＋用药方案 2（止痛药：吗啡）＋用药方案 4（抗菌药：头孢唑林）＋用药方案 5（破伤风被动免疫：破伤风免疫球蛋白）＋用药方案 7（促进骨折愈合药：注射用骨肽或骨肽片）。

注： 骨肽与其他药分开使用，即在复位、固定、止痛、消炎等之后康复期使用；注意静脉血栓。

3. 中老年骨质疏松性骨折

用药方案 1（复位时局部麻醉用药：1%普鲁卡因或 0.5%利多卡因）＋用药方案 2（止痛药：吗啡）或用药方案 3〔非甾体类抗炎药（NSAIDs）-1：双氯芬酸〕＋用药方案 9（补钙骨质疏松药-1：鲑降钙素注射液）＋用药方案 10（补钙骨质疏松药-2：骨化三醇）＋用药方案 11（接骨续伤类中成药：仙灵骨葆胶囊）。

注 1： 若局部肿胀和瘀斑严重时可试用加用药方案 6（消肿药）或用药方案 12（化瘀消肿类中药）。

注 2： 在上述联合用药中，凡注射剂联用时、凡中西药联用时以及与必须单独使用的药品联用时（包括联用药物相互有拮抗作用时）等，其联用方案中的药品均应独立、分时或序贯进行使用。

 提示

1. 生活管理：①注意固定松紧度合适、防止骨折处移位。②注重功能锻炼，定期坐起，做深呼吸、拍背等护理，避免肺部感染。③保持饮水量，防止泌尿系统感染和结石的发生。④多晒太阳，防止钙质流失。⑤注意加强营养，多摄入钙、铁丰富的食物，补充维生素 D，增强骨质，多吃高蛋白和高维生素食物，多吃蔬菜水果。⑥忌油腻辛辣刺激的食物，忌过食白糖。

2. 用药建议：①西医骨折用药中，注重复位、固定、功能锻炼这三个基本原则。基此，考虑消炎止痛消肿用药，然后予以适当补钙。②中医骨折治疗中除了要复位、固定、功能锻炼外，将用药过程分为三期：早期以活血化瘀、消肿止痛的药物为主，中期以和血生新、续筋接骨为主，后期以固本培克、补肾健脾为主。然后，还应该额外多补充高蛋白质、适当补钙。③中西医用药疗程均在三个月以上（骨质疏松性骨折患者会更长）；骨折后一般情况不宜多补钙；不宜长时间采用石膏固定；不要采用任何形式的热疗。④鲑鱼降钙素、骨化三醇和仙灵骨葆联合应用对治疗中老年骨质疏松性骨折有良好疗效。⑤髋部骨折患者，在入院后应该预防深静脉血栓（低分子肝素注射液）。⑥骨折后不宜多补钙。

3. 普鲁卡因为局部麻醉药，用于浸润麻醉、阻滞麻醉、腰椎麻醉、硬膜外麻醉及封闭疗法等。禁忌：心、肾功能不全，重症肌无力等患者禁用。

4. 利多卡因见"第六章第二节三、药物变态反应性口炎的提示5"。

5. 吗啡为强效镇痛药，适用于其他镇痛药无效的急性剧痛，如严重创伤、战伤、烧伤、晚期癌症等疼痛。心肌梗死而血压尚正常者，应用本品可使患者镇静，并减轻心脏负担。应用于心源性哮喘可使肺水肿症状暂时有所缓解。麻醉和手术前给药可保持患者宁静进入嗜睡。因本品对平滑肌的兴奋作用较强，故不能单独用于内脏绞痛（如胆、肾绞痛等），而应与阿托品等有效的解痉药合用；吗啡是治疗重度癌痛的代表性药物。禁忌：呼吸抑制已显示发绀、颅内压增高和颅脑损伤、支气管哮喘、肺源性心脏病代偿失调、甲状腺功能减退、皮质功能不全、前列腺肥大、排尿困难及严重肝功能不全、休克尚未纠正控制前、炎性肠梗等患者禁用。

6. 双氯芬酸见"第六章第二节五、急性根尖周炎的提示6"。

7. 骨肽：①骨肽片调节骨代谢，刺激成骨细胞增殖，促进新骨形成，以及调节钙、磷代谢，增加骨钙沉积，防治骨质疏松。禁忌：对本品过敏者禁用、孕妇及哺乳期妇女禁用。②注射用骨肽用于促进骨折愈合，也可用于增生性骨关节疾病及风湿性、类风湿关节炎等症状改善。禁忌：对本品过敏者、严重肾功能不全者、孕妇及哺乳期妇女禁用。

8. 头孢唑林用于感染性心内膜炎，败血症，关节炎，皮肤及软组织感染，尿路感染，肺炎，支气管炎，中耳炎，耳鼻喉科，呼吸内科，肾病内科，皮肤科，骨科，传染病科，心血管内科。禁忌：对头孢菌素过敏者及有青霉素过敏性休克或即刻反应史者禁用本品。

9. 破伤风免疫球蛋白主要用于预防和治疗破伤风，尤其适用于对破伤风抗毒素（TAT）有过敏反应者。禁忌：对人免疫球蛋白过敏或有其他严重过敏史者禁用。

10. 鲑降钙素注射液禁用或不能使用常规雌激素与钙制剂联合治疗的早期和晚期绝经后骨质疏松症以及老年性骨质疏松症；继发于乳腺癌、

肺癌或肾癌、骨髓瘤和其他恶性肿瘤骨转移所致的高钙血症；变形性骨炎。禁忌：对降钙素过敏者禁用、孕妇及哺乳期妇女禁用。

11. 骨化三醇用于绝经后骨质疏松；慢性肾功能衰竭尤其是接受血液透析患者之肾性骨营养不良症；术后甲状旁腺功能减退；特发性甲状旁腺功能减退；假性甲状旁腺功能减退；维生素 D 依赖性佝偻病；低血磷性维生素 D 抵抗型佝偻病。禁忌：禁用于与高血钙有关的疾病，亦禁用于已知对本品或同类药品及其任何赋形剂过敏的患者；禁用于有维生素 D 中毒迹象的患者。

12. 仙灵骨葆胶囊，含有淫羊藿、续断、丹参、知母、补骨脂、地黄等成分，具有滋补肝肾、活血通络、强筋壮骨功能。用于骨质疏松症、骨折、骨关节炎、骨无菌性坏死等。

13. 所有药品的药物相互作用、不良反应、禁忌和注意事项见其"说明书"。

四、腱鞘炎

（一）病因

1. 腱鞘炎是肌腱外包裹的腱鞘，因重复性应变损伤的无菌性炎症，常在指、趾、腕、踝等部均可发生，但以桡骨茎突部和第一掌骨头部最为常见。

2. 主要病因为手指长期用力活动而慢性劳损所致。另外，有疾病原因如先天性肌腱异常、类风湿关节炎、产后受寒等。

（二）症状

1. 临床将腱鞘炎分为：①桡骨茎突狭窄性腱鞘炎。②屈指肌腱狭窄性腱鞘炎。③肌鞘炎。④尺侧腕伸肌腱鞘炎。

2. 局部有压痛和硬结（豌豆大小）、关节肿胀、功能障碍、活动受限、弯曲时弹响（称"弹响指""扳肌指"）。

（三）用药方案

用药方案 1（消炎止痛药-1）：如塞来昔布胶囊（西乐葆），急性疼痛：推荐剂量为首剂 400mg，必要时，可再服 200mg，随后根据需要，每日 2 次，一次 200mg；或其他止痛药，如止布洛芬、阿司匹林、洛索洛芬钠（乐松）、利多卡因等。

用药方案 2（消炎止痛药-2）：如双氯芬酸钠缓释片，一日一次，一次 75mg（1 片），餐后半小时服用，最大剂量为 150mg（2 片），分两次服用或遵医嘱。

用药方案 3（局部封麻药）：如 0.5%～1%利多卡因注射液，3～5ml 腱鞘鞘管内注射，每周一次，3～4 次为一疗程，不愈者两周后再行一疗程；或 1%～2％普鲁卡因注射液 3～5ml 腱鞘鞘管内注射，每周一次，3～4 次为一疗程，不愈者两周后再行一疗程。

注：若单独用于痛点封闭时，3～4 个点用量约为 1ml；其他根据腱鞘鞘管大小而定量，一般约 1～3ml。

用药方案 4(局部封闭类固醇药)：如醋酸泼尼松龙，12.5mg 约 0.5ml，腱鞘鞘管内注射，每周一次，3～4 次为一疗程。不愈者两周后再行一疗程；或曲安奈德 5～10mg 约 0.125～0.25ml；或其他局部封闭类固醇药，如醋酸氢化可的松、复方倍他米松等。

用药方案 5（中成药）：如伸筋丹胶囊，一次 5 粒，一日 3 次，饭后服用或遵医嘱；或其他中成药，如伤痛酊、坎离砂、萨热十三味鹏鸟丸等。

用药方案 6（外用中药）：如云南白药气雾剂，喷于伤患处，一日 3～5 次。凡遇较重闭合性跌打损伤者，先喷云南白药气雾剂保险液，若剧烈疼痛仍不缓解，间隔 1～2 分钟重复给药，一日使用不得超过 3 次。喷云南白药气雾剂保险液间隔 3 分钟后，再喷云南白药气雾剂。或其他外用中药，如金创活络膏、腱鞘炎舒筋贴、活血止痛膏等。

用药方案 7（中药注射液）：如盐酸山莨菪碱注射液，0.3～1ml。

用药方案 8（局部外用西药）：如扶他林软膏，通常每次使用双氯芬酸二乙胺乳胶剂 3～5cm 或更多，轻轻揉搓使双氯芬酸二乙胺乳胶剂渗透皮肤，一日 3～4 次，12 岁以下儿童用量请咨询医师或药师；或其他局部外用西药，如扶他林喷雾剂、氟比洛芬凝胶贴膏等。

（四）联合用药

1. 非局部封闭，如手部的疼痛、屈伸不理的手指屈肌腱鞘炎

用药方案 2（消炎止痛药治疗-2：双氯芬酸钠缓释片）或用药方案 1（消炎止痛药-1：塞来昔布）＋用药方案 5（中成药：伸筋丹胶囊）＋用药方案 6（外用中药：云南白药气雾剂）或用药方案 8（局部外用西药：扶他林软膏）。

注：双氯芬酸钠餐中、餐后服用，伸筋丹胶囊餐后半小时服用，云

南白药气雾剂喷于伤患处。

2. 局部封闭，如早期轻度腱鞘炎

用药方案 3（局部封麻药：利多卡因注射液）＋用药方案 4（局部封闭类固醇药：曲安奈德注射液）。

注：先用针头在腱鞘内注射利多卡因，然后固定针头不动，取下针管，抽吸类固醇类的药物接上，注射入腱鞘内即可；或将利多卡因注射液（止痛）与曲安奈德注射液（消炎）按要求比例混合后直接注射入腱鞘内。

3. 腱鞘囊肿

用药方案 4（局部封闭类固醇药：醋酸泼尼松龙）＋用药方案 7（中药注射液：盐酸山莨菪碱注射液），混合后腱鞘囊肿局部注射。

注：在上述联合用药中，凡注射剂联用时、凡中西药联用时以及与必须单独使用的药品联用时（包括联用药物相互有拮抗作用时）等，其联用方案中的药品均应独立、分时或序贯进行使用。

 提示

1. 生活管理：①工作时姿势避免关节的过度劳损，定时休息，适时放松关节。②常用温水洗手，不宜用冷水洗手，并自行按摩。③禁用长时间局部重手法，防止加重局部肿胀。④应尽量避免或少用该肌腱，以使该肌腱有恢复的时间。⑤可热敷，不可冰敷。

2. 用药建议：①腱鞘炎病初或病轻在药物治疗时可同时采用制动、热敷、理疗或局部封闭等保守治疗。对药物治疗、理疗、局部封闭等治疗无效，或反复发作的患者可采用手术治疗。②腱鞘炎用药可采取局部封闭如醋酸曲安奈德注射液＋盐酸利多卡因注射液方案等，但不可常用；一般可采取内服外涂的联合用药方法，如消炎止痛西药加舒筋通络中成药和外用中西药。

3. 双氯芬酸钠缓释片用于以下情况：①缓解类风湿关节炎、骨关节炎、脊柱关节病、痛风性关节炎、风湿性关节炎等各种慢性关节炎的急性发作期或持续性的关节肿痛症状。②各种软组织风湿性疼痛，如肩痛、腱鞘炎、滑囊炎、肌痛及运动后损伤性疼痛等。③急性的轻、中度疼痛，如：手术、创伤、劳损后等的疼痛，原发性痛经，牙痛，头痛等。禁忌：①已知对本品过敏的患者。②服用阿司匹林或其他非甾体类抗炎药后，诱发哮喘、荨麻疹或过敏反应的患者。③禁用于冠状动脉搭桥手术（CABG）围手术期疼痛的治疗。④有应用非甾体抗炎药后发生胃肠道出血或穿孔病史的患者。⑤有活动性消化道溃疡或出血，或者既往曾复发溃疡或出血的患者。⑥重度心力衰竭患者。严重的肝、肾和心脏功能衰竭患者。⑦妊娠后 3 个月（见孕妇及哺乳期妇女用药）。

4. 塞来昔布胶囊（西乐葆）见"第十六章第二节二、骨关节炎的提示 5"。

5. 伸筋丹胶囊，含有地龙、制马钱子、红花、乳香（醋炒）、防己、没药（醋炒）、香加皮、骨碎补（砂烫）等成分，有舒筋通络、活血祛瘀、消肿止痛功能。用于血瘀络阻引起的骨折后遗症、颈椎病、肥大性脊椎炎、慢性关节炎、坐骨神经痛、肩周炎。孕妇和哺乳期妇女禁用。

6. 云南白药气雾剂，含有三七、重楼等成分，有活血散瘀、消肿止痛功能。用于跌打损伤、瘀血肿痛、肌肉酸痛及风湿性关节疼痛等症。禁忌：孕妇和对云南白药过敏者忌用。

7. 扶他林软膏见"第十六章第二节一、腰椎间盘突出症的提示 13"。

8. 利多卡因（注射液）见"第六章第二节三、药物变态反应性口炎的提示 5"。

9. 曲安奈德注射液：①曲安奈德（曲安奈德注射液）肌内注射给药用于皮质类固醇类药物治疗的疾病，如变态反应性疾病（用于患者处于严重虚弱状态，使用传统药物无效时）、皮肤病、弥漫性风湿性关节炎、其他结缔组织疾病。当口服皮质类固醇药物不可行时，肌内注射给药对于以上疾病疗效显著。②曲安奈德可经关节内注射或囊内注射，还可直接进行腱鞘或关节囊给药。这种给药方式能够对疼痛、关节肿胀、僵直（这些症状是创伤风湿性关节炎、骨关节炎、滑膜炎、黏液囊炎、腱炎的典型症状）给予有效的局部、短期治疗。③在治疗弥漫性关节疾病时，关节内注射曲安奈德辅助传统方法的治疗。另一方面，在关节创伤或黏液囊炎等治疗条件受限制的条件下，关节内注射曲安奈德为治疗病病提供了一种新的选择。禁忌：本品与其他糖皮质激素类药物相同，不得用于活动性胃溃疡、糖尿病、精神病、结核病、急性肾小球炎或任何未为抗生素所控制的感染或真菌感染；一些进行性病毒性感染、疱疹、风疹、眼部带状疱疹；急性病毒性肝炎；自发性血小板缺乏性紫癜。

10. 盐酸山莨菪碱注射液：用于解除平滑肌痉挛、胃肠绞痛、胆道痉挛及急性微循环障碍及有机磷中毒等。禁忌：颅内压增高、脑出血急性期、青光眼、幽门梗阻、肠梗阻及前列腺肥大者禁用；反流性食管炎、重症溃疡性结肠炎慎用。

11. 所有药品的药物相互作用、不良反应、禁忌和注意事项见其"说明书"。

五、颈椎病

（一）病因

1. 颈椎病又称颈椎综合征，是由颈椎间盘退行性改变继发椎间关节退行性变，骨质增生，或椎间盘脱出，韧带增厚导致邻近组织受累而引起的临床症状。颈椎病可分为：颈型颈椎病、神经根型颈椎病、脊髓型颈椎病、椎动脉型颈椎病、交感神经型颈椎病、食管压迫型颈椎病。

2. 病因：颈部损伤、慢性积累性劳损，尤其在工作中的不良姿势和疲劳，均是引起颈脊柱退变的重要原因。

（二）症状

1. 头颈肩背手臂酸痛，颈脖子僵硬，活动受限。上肢无力，手指发麻、下肢无力，步态不稳。

2. 最严重者甚至出现大、小便失控，性功能障碍，甚至四肢瘫痪。

3. 累及交感神经时可出现头晕、头痛、恶心呕吐、胸闷、视力模糊、耳鸣、听力下降、平衡失调、心慌胸闷。

（三）用药方案

用药方案 1 [非甾体类抗炎药（NSAIDs）]：如双氯芬酸（扶他林），25mg，3 次/日；或对乙酰氨基酚（扑热息痛），0.3~0.6g，一日 3 次；或布洛芬，0.2g，一日 3 次；或塞来昔布胶囊（西乐葆），急性疼痛：推荐剂量为首剂 400mg，必要时，可再服 200mg，随后根据需要，一次 200mg，一日 2 次；或吲哚美辛（消炎痛），50mg，一日 1 次，直肠给药；或其他药，如复方制剂氨糖美辛肠溶片等。

用药方案 2（营养神经药）：如甲钴胺片，成人一次 1 片 0.5mg，一日 3 次；或维生素 B_1，一次 10mg，一日 3 次；或腺苷钴胺，0.5~1.5mg；或维生素 B_{12}，一次 200mg。

用药方案 3（H_2 受体拮抗剂）：如法莫替丁，20mg，一日 2 次，早、晚餐后或睡前服，4～6 周为一个疗程，溃疡愈合后的维持量减半。1 周岁以上儿童 1mg/（kg·d），一日分 2 次口服。预防上消化道出血剂量不变。

用药方案 4（抑胃酸分泌药 PPI 质子泵抑制剂）：如奥美拉唑，常用剂量 20～40mg，一日 1～2 次，餐前服用，十二指肠溃疡和胃溃疡的疗程分别为 4 周和 6～8 周，儿童 1mg/（kg·d）；或注射用奥美拉唑钠，静脉滴注，本品应溶于 100ml 0.9%氯化钠注射液或 100ml 5%葡萄糖注射液中，一次 40mg，应在 20～30 分钟或更长时间内静脉滴注，一日 1～2 次，禁止用其他溶剂或其他药物溶解和稀释。

用药方案 5（黏膜保护剂）：如米索前列醇，0.2mg，一日 2～4 次；或枸橼酸铋钾，成人 110mg，一日 4 次，前 3 次于三餐前半小时，第 4 次于晚餐后 2 小时服用，或一日 2 次，早、晚各服 220mg；或复方铝酸铋颗粒，口服，一次 1～2 袋，一日 3 次，饭后服用（将颗粒倒入口中，用水送服），疗程 1～2 个月；或胶体果胶铋胶囊，口服，成人一次 3 粒，一日 4 次，餐前 1 小时及睡前服用；或其他黏膜保护剂，如胃膜素、吉法酯等。

用药方案 6（中成药）：如颈复康颗粒，饭后口服，开水冲服，一次 1～2 袋，一日 2 次；或红花注射液，静脉滴注，一次 20ml，用 5%～10%葡萄糖注射液 250ml 稀释后应用，一日 1 次，10～14 次为一疗程，疗程间隔为 7～10 日；或其他中成药，如云南白药胶囊、活络丹、天麻丸、独活寄生丸、复方丹参制剂等。

用药方案 7（局部外用西药）：如氟比洛芬凝胶贴膏（巴布膏），一日 2 次，贴于患处；或扶他林软膏即双氯芬酸二乙胺乳胶剂，一日一次；或其他局部外用药。

用药方案 8（局部外用中成药）：如麝香止痛膏，贴患处，一日 1 次；或消炎镇痛外用中药，如定痛膏、狗皮膏等。

（四）联合用药

1. 轻度颈椎病患者

用药方案 7（局部外用西药：扶他林软膏）或用药方案 8（局部外用中成药：麝香止痛膏）＋用药方案 2（营养神经药：甲钴胺片）。

2. 中、重度颈椎病患者

用药方案 1〔非甾体类抗炎药（NSAIDs）：双氯芬酸〕＋用药方案 7（局部外用西药：扶他林软膏）或用药方案 8（局部外用中成药：麝香止

痛膏）＋用药方案 2（营养神经药：甲钴胺片）。

3. 中、重度颈椎病，并上消化道不良反应的危险性较高患者

用药方案 1（非甾体类抗炎药物：塞来昔布胶囊）＋用药方案 3（H₂ 受体拮抗剂：法莫替丁）＋用药方案 2（营养神经药：甲钴胺片）＋用药方案 7（局部外用西药：扶他林软膏）。

注：在上述联合用药中，凡注射剂联用时、凡中西药联用时以及与必须单独使用的药品联用时（包括联用药物相互有拮抗作用时）等，其联用方案中的药品均应独立、分时或序贯进行使用。

提示

1. 生活管理：①颈椎病者需定时改变头颈部体位，伏案不宜过久，最好 1～2 小时便休息一下，或变换一下体位或动作。②颈椎病患者，适当减少工作量，注意休息，劳逸结合。③颈部防寒保暖，避免长时间吹空调、电风扇。④避免参加重体力劳动，避免上肢提取重物等等。⑤纠正站姿、坐姿和不良姿势和习惯，要保持脊柱的正直；避免高枕睡眠、避免挫伤；避免急刹车时头颈受伤，避免跌倒。⑥加强颈肩部肌肉的锻炼，多饮含钙量高的食物，及时补钙等等。

2. 用药建议

（1）颈椎病和颈椎间盘突出的区别：①病因不同。颈椎病是由于以颈椎退变为基础多种因素影响的临床综合征；颈椎间盘突出往往是由于椎间盘的突出压迫神经根所导致的神经异常表现。②症状不同。颈椎病症状及体征复杂；颈椎间盘突出相对简单。③治疗方法不同。颈椎病大多采取非手术方法治疗，与骨关节病治疗近似；颈椎间盘突出以手术治疗为主，与腰椎间盘突出治疗近似。

（2）颈椎病联合用药，如非甾体类抗炎药物先选择局部外用药物，对中、重度疼痛可联合使用局部外用药物与口服 NSAIDs 类药物；如果患者上消化道不良反应的危险性较高，可使用选择性 COX-2 抑制剂，如使用非选择性 NSAIDs 类药物，应同时加用 H₂ 受体拮抗剂、质子泵抑制剂或米索前列醇等胃黏膜保护剂。

（3）复方制剂如氨糖美辛肠溶片是由吲哚美辛和盐酸氨基葡萄糖按 1:3 的比例制成。氨基葡萄糖本身是关节软骨代谢必要的营养成分，有促

进软骨修复的作用，同时有舒缓因关节炎引起的疼痛、僵硬和肿胀。并可长期服用。与吲哚美辛合用效果较好。

3. 扶他林软膏（双氯芬酸二乙胺乳胶剂）见"第十六章第二节一、腰椎间盘突出症的提示 13"。

4. 麝香止痛膏，含有人工麝香、生川乌、水杨酸甲酯、颠茄流浸膏、辣椒、红茴香根、樟脑等成分，有散寒、活血、镇痛功能。用于风湿性关节痛，关节扭伤。禁忌：孕妇及皮肤破损处和开放性伤口忌用。

5. 甲钴胺片见"第十六章第二节一、腰椎间盘突出症的提示 9"。

6. 双氯芬酸见"第六章第二节五、急性根尖周炎的提示 6"。

7. 塞来昔布胶囊（西乐葆）见"第十六章第二节二、骨关节炎的提示 5"。

8. 法莫替丁见"第八章第二节十二、胰腺炎的提示 10"。

9. 所有药品的药物相互作用、不良反应、禁忌和注意事项见其"说明书"。

六、肩周炎

（一）病因

1. 肩关节周围炎简称肩周炎，俗称"五十肩"，古称"漏肩风""肩凝"。是肩周肌肉、肌腱、滑囊和关节囊的慢性损伤性炎症。

2. 病因是肩本身周软组织（包括肩周肌、肌腱、滑囊和关节囊等）病变而慢性劳损引起的以肩关节疼痛和功能障碍为特征的疾病。

3. 另外，其他疾病如颈椎病、心、肺、胆道疾病发生的肩部牵涉痛并长期不愈转变为真正的肩周炎。

（二）症状

1. 肩周炎分急性期、慢性期（粘连期、冻结期）和缓解期（恢复期）。不同期其症状不同。

2. 急性期：起病急骤，疼痛剧烈（夜间更甚），肌肉痉挛，关节活动受限，面积广泛，持续 2～3 周。

3. 慢性期：疼痛相对减轻，但压痛仍较广泛，关节功能受限发展到关节僵硬，梳头、穿衣、举臂托物均感动作困难。病程较长，有的可持续数月乃至一年以上。

4. 恢复期：肩关节隐痛或不痛，功能可恢复到正常或接近正常。

（三）用药方案

用药方案1［非甾体类抗炎药（NSAID）s-1］：如双氯芬酸，25mg，一日3次；或扑热息痛，0.3～0.6g，一日3次；或布洛芬，0.2g，一日3次；或吲哚美辛（消炎痛），50mg，一日1次，直肠给药。

用药方案2（非甾体类抗炎药物-2）：如塞来昔布胶囊（西乐葆）：①骨关节炎：塞来昔布治疗骨关节炎的剂量为200mg，每日一次口服，或100mg，每日两次口服。②类风湿关节炎：塞来昔布治疗类风湿关节炎的剂量为100mg至200mg，每日两次口服。③急性疼痛：治疗急性疼痛的剂量为第1天首剂400mg，必要时，可再服200mg；随后根据需要，每日两次，每次200mg。④强直性脊柱炎：本品治疗强直性脊柱炎的剂量为每日200mg，单次服用（每日一次）或分次服用（每日两次）。如服用6周后未见效，可尝试每日400mg。如每日400mg服用6周后仍未见效，应考虑选择其他治疗方法。⑤特殊人群：中度肝功能损害患者（Child-Pugh B级）剂量应减少大约50%。不建议重度肝功能损害患者使用塞来昔布。

用药方案3（局部封麻药）：如0.5%～1%利多卡因注射液，3～5ml腱鞘鞘管内注射，每周一次，3～4次为一疗程，不愈者两周后再行一疗程；或1%～2%普鲁卡因注射液，3～5ml腱鞘鞘管内注射，每周一次，3～4次为一疗程，不愈者两周后再行一疗程。

用药方案4（局部封闭类固醇药）：如醋酸泼尼松龙，12.5mg，约0.5ml腱鞘鞘管内注射，每周一次，3～4次为一疗程，不愈者两周后再行一疗程；或曲安奈德，5～10mg，约0.125～0.25ml；或其他局部封闭类固醇药，如醋酸氢化可的松、复方倍他米松等。

注：单用痛点注射0.2%利多卡因2ml加入泼尼松龙7.5mg混合液。

用药方案5（中成药-1）：如风湿骨痛胶囊，口服，一次3粒，一日3次；或附桂骨痛胶囊，口服，一次3粒，一日3次。

用药方案6（中成药-2）：如云南白药胶囊，口服，一次3粒，一日3次；或其他中成药，如七厘胶囊等。

用药方案7（局部外用西药）：如氟比洛芬凝胶贴膏（巴布膏），一日2次，贴于患处；或扶他林软膏即双氯芬酸二乙胺乳胶剂，一日1次；或其他局部外用药。

用药方案8（局部外用中成药）：如六味祛风活络膏，外贴患处，一次 1 贴，一日 1 次，疗程 4 周；或伤湿止痛膏，贴患处，一日 1 次；或其他局部外用中成药，如风湿骨痛胶囊、奇正消痛贴等。

用药方案 9（黏膜保护剂）：如米索前列醇，0.2mg，一日 2～4 次。

（四）联合用药

1. 肩周炎急性期

用药方案 1［非甾体类抗炎药(NSAIDs)-1：双氯芬酸］或用药方案 2［非甾体类抗炎药物-2：塞来昔布胶囊（西乐葆）］＋用药方案 9（黏膜保护剂：米索前列醇）＋用药方案 8（局部外用中成药：六味祛风活络膏）。

2. 肩周炎慢性期

用药方案 3（局部封麻药：0.5%～1%利多卡因注射液）＋用药方案 4（局部封闭类固醇药：醋酸泼尼松龙）混合后腱鞘鞘管内注射＋用药方案 6（中成药-2：云南白药胶囊）。

3. 缓解期（恢复期）

用药方案 7（局部外用西药：扶他林软膏即双氯芬酸二乙胺乳胶剂）与用药方案 8（局部外用中成药：六味祛风活络膏）交替使用。

注：在上述联合用药中，凡注射剂药联用时、凡中西药联用时以及与必须单独使用的药品联用时（包括联用药物相互有拮抗作用时）等，其联用方案中的药品均应独立、分时或序贯进行使用。

提示

1. 生活管理：①注意肩关节局部保暖，避免受寒受风受潮。②避免过度劳累，避免提重物。③平时适当做双肩周的锻炼，多做双臂轻轻地来回摇动；早期患者要及早多做"爬墙""拉滑车""画圆圈"等活动；④急性期可采用热敷、拔火罐、轻手法推拿、按摩等治疗。

2. 用药建议：①肩周炎三期处理原则：早期即急性期限以疼痛为主，需用止痛；慢性期即冻结期或粘连期，以关节运动障碍为主。需解除粘连，扩大肩关节的运动范围；肩周炎恢复期，以残余症状为主。需增强肌肉力量，加强功能锻炼。②对于严重的肩周炎，多采用"三联法治疗"，如痛点注射、关节腔注药、关节松动术等三联疗法。③具体三联法举例：痛点注射＋针刀松解，即用 0.5%利多卡因＋维生素 B_{12} 1mg＋维生素 B_6 200mg＋得宝松 7mg＋0.9%氯化钠注射液共 20ml 混合液，消毒铺巾后分别做上述痛点注射。④单用痛点注射 0.2%利多卡因 2ml 加入泼尼松龙 7.5mg 混合液。⑤肩关节周围炎诊疗规范指出：封闭疗法可以将药物直接打入关节腔，也可关节外给药，常选择大结节、结节间沟、喙突、肩峰下等阿是穴处。药物可选用仿史氏液（2%利多卡因针剂 2.5ml＋维生素 B_{12} 针 0.5mg＋曲安奈得针 5mg 用 0.9%氯化钠注射液稀释），可明显降低副作用。⑥较严重肩周炎痛点注射其他联合用药试用方案：如 2%盐酸利多卡因注射液 5ml＋醋酸地塞米松注射液 4mg＋醋酸泼尼松龙注射液 25mg＋维生素 B_{12} 注射液 500μg＋5%当归注射液 15ml；10%当归注射液 15ml＋地塞米松磷酸钠注射液 5mg＋2%盐酸利多卡因注射液 5ml；2%盐酸利多卡因注射液 10ml＋雪莲注射液 4ml＋5%当归注射液 2ml；2%盐酸利多卡因注射液 20ml＋曲安奈德 1～2ml＋0.9%氯化钠注射液 40ml。

3. 双氯芬酸见"第六章第二节五、急性根尖周炎的提示 6"。

4. 塞来昔布胶囊见"第十六章第二节二、骨关节炎的提示 5"。

5. 米索前列醇见"第十六章第二节二、骨关节炎的提示 6"。

6. 六味祛风活络膏用于肩关节周围炎气滞血虚证，症见肩部刺痛，活动受限。禁忌：对本品过敏者禁用、破损皮肤禁用。

7. 利多卡因注射液见"第六章第二节三、药物变态反应性口炎的提示 5"。

8. 醋酸泼尼松龙注射液主要用于过敏性与自身免疫性炎症性疾病。适用于结缔组织病，系统性红斑狼疮，重症多肌炎，严重的支气管哮喘，皮肌炎，血管炎等过敏性疾病，急性白血病，恶性淋巴瘤以及适用于其他肾上腺皮质激素类药物的病症等。禁忌：高血压、血栓症、胃与十二指肠溃疡、精神病、电解质代谢异常、心肌梗死、内脏手术、青光眼等患者不宜使用，对本品及肾上腺皮质激素类药物有过敏史患者禁用，真菌和病毒感染者禁用。

9. 云南白药胶囊有化瘀止血，活血止痛，解毒消肿功能。用于跌打损伤，瘀血肿痛，吐血，咯血，便血，痔血，崩漏下血，手术出血，疮疡肿毒及软组织挫伤，闭合性骨折，支气管扩张及肺结核咯血，溃疡病出血，以及皮肤感染性疾病。禁忌：孕妇禁用，对本品过敏者禁用，皮肤及黏膜破溃、化脓者禁止外用。

10. 所有药品的药物相互作用、不良反应、禁忌和注意事项见其"说明书"。

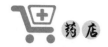

骨骼系统常见疾病联合用药方案（供参考）

1. 腰椎间盘突
（1）吲哚美辛＋东方活血膏＋筋骨痛消丸
（2）布洛芬＋根痛平颗粒＋奇正消痛贴膏
（3）芬必得＋天麻胶囊＋伤湿止痛膏
（4）理疗贴＋钙＋骨康胶囊＋双氯芬酸
（5）骨康胶囊＋腰椎牵引带＋理疗贴

2. 骨关节炎
（1）酮洛芬霜剂＋雷公藤片＋小活络丸
（2）芬必得＋天麻祛风颗粒＋三香化瘀膏
（3）吲哚美辛＋独活寄生合剂＋特制狗皮膏
（4）扶他林＋麝香风湿胶囊＋东方活血膏

3. 滑膜炎
（1）布洛芬＋洛索洛芬钠片＋氨糖软骨素片＋雷贝拉唑＋外用消炎镇痛膏
（2）布洛芬＋四妙丸＋液体钙＋兰索拉唑＋外用消炎镇痛膏
（3）双氯芬酸钠＋当归拈痛丸＋碳酸钙 D_3 ＋兰索拉唑＋外用消炎镇痛膏

4. 肩周炎
（1）镇痛活络酊（麝香壮骨膏）＋愈伤灵胶囊
（2）肩周炎贴＋活络油
（3）活血通络丸＋肩周炎贴＋美洛昔康分散片
（4）扶他林（双氯芬酸二乙胺软膏）＋血府逐瘀胶囊

5. 颈椎病
（1）布洛芬＋氯唑沙宗＋曲克芦丁＋维生素 B_1 片＋扶他林
（2）扶他林＋氯唑沙宗片＋尼莫地平片＋波菲待液体药膜＋根痛平颗粒

6. 骨质增生
（1）芎末＋山西老陈醋＋凡士林

（2）骨刺片+扶他林

（3）芬必得+抗骨增生胶囊

（4）抗骨增生片+关节灵+鲨鱼软骨粉+增生贴

（5）抗骨增生片+补钙+贴膏+关节灵+维生素 E

（6）颈痛灵胶囊+维生素 B_1 片+液体钙+颈椎牵引器

7. 周围神经炎

（1）甲钴胺+维生素 B_1

（2）脑苷肌肽+硫辛酸

8. 老年骨质疏松性骨折

（1）肌内注射鲑鱼降钙素针剂+骨化三醇+仙灵骨葆

（2）仙灵骨葆胶囊+乐力胶囊+鲑降钙素针剂

（3）阿仑膦酸钠+骨化三醇胶丸

参考文献

［1］国家基本药物临床应用指南和处方集委员会. 2018 年版国家基本药物临床应用指南（化学药品和生物制品）[M]. 北京：人民卫生出版社，2019.

［2］中华医学会骨科学分会脊柱外科学组，中华医学会骨科学分会骨科康复学组. 腰椎间盘突出症诊疗指南［J］. 中华骨科杂志，2020，40（8）：477-487.

［3］中华中医药学会整脊分会. 中医整脊常见病诊疗指南［M］. 北京：中国中医药出版社，2012.

［4］孙武，朱立国，高景华. 手法松解联合盐酸乙哌立松片口服治疗腰背肌筋膜炎的临床研究［J］. 中医正骨，2016，28（9）：23-26.

［5］中华医学会骨科学分会关节外科学组. 骨关节炎诊疗指南（2018 年版）[J]. 中华骨科杂志，2018，38（12）：705-715.

［6］张小明，张玉良，郝福华. 关节腔内联合用药治疗膝关节骨关节炎 483 例疗效观察［J］. 实用医技杂志，2011，18（8）：857-858.

［7］王笑青，时红磊. 顽痹康丸联合双醋瑞因胶囊、硫酸氨基葡萄糖胶囊治疗膝骨关节炎疗效观察［J］. 辽宁中医药大学学报，2018，20（3）：107-110.

［8］中华医学会骨科学分会创伤骨科学组. 中国开放性骨折诊断与治疗指南（2019 版）[J]. 中华创伤骨科杂志，2019，21（11）：921-928.

［9］许洁，赵东宝，吴毅. 密钙息联合用药治疗中老年骨质疏松性骨折疗效观察［J］. 中国中医骨伤科杂志，2010，18（03）：13-14.

［10］ 中华医学会创伤学分会创伤感染学组，中华医学会急诊医学分会创伤学组．创伤后抗菌药物预防性应用专家共识［J］．中华急诊医学杂志，2016，25（10）：1224-1228.

［11］ 中华医学会骨科学分会骨质疏松学组．2017 版中国骨质疏松性骨折诊疗指南［J］．中华骨科杂志，2017，37（1）：1-10.

［12］ 中华医学会骨科学分会关节外科学组．骨关节炎诊疗指南（2018 年版）［J］．中华骨科杂志，2018，38（12）：705-715.

［13］ 魏敏杰，陈磊．注射液联合用药手册［M］．北京：人民军医出版社，2010.

［14］ 中华中医药学会．肩关节周围炎［J］．风湿病与关节炎，2013，2（2）：73-75.

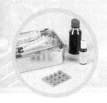

第十七章

皮肤科常见疾病用药及联合用药

第一节　概　述

一、皮肤科与皮肤

1. 皮肤科是治疗皮肤疾病的医学分支，也指综合性医院当中诊疗皮肤疾病的科室，还包含对头发、指（趾）甲疾病。

2. 皮肤指身体表面包在肌肉外面的组织，是人体最大的器官。主要承担着保护身体、免受病原微生物的侵袭、排汗、感觉冷热和压力等功能。

3. 人的皮肤由表皮、真皮、皮下组织三层组成，并含有附属器官（汗腺、皮脂腺、指甲、趾甲）以及血管、淋巴管、神经和肌肉等。

4. 皮肤分为五类：干性、中性、油性、混合性等。

二、皮肤疾病

皮肤病是所有皮肤疾病的总称，最常见皮肤疾病有：脓疱疮、毛囊炎、手足癣、带状疱疹、湿疹、荨麻疹、皮肤瘙痒、银屑病、寻常痤疮、酒渣鼻、白癜风、冻疮、过敏性皮炎、脱发等。

第二节　常见疾病用药及联合用药

一、毛囊炎

（一）病因

1. 毛囊炎为整个毛囊浅部或深部的细菌感染引发的炎症。可分为感染性和非感染性。

2. 病原菌主要为凝固酶阳性金黄色葡萄球菌，偶见表皮葡萄球菌、链球菌、假单胞菌属、大肠埃希菌等单独或混合感染，也可以因真菌性毛囊炎继发细菌感染引起。

3. 诱因为高温、多汗、经常搔抓、皮肤不卫生、疾病、器官移植、药物、过敏及刺激及机体抵抗力下降等。

（二）症状

1. 以炎性丘疹或脓疱为主要表现。

2. 初起为与毛囊口一致的红色充实性丘疹，继而演变成丘疹性脓疱，散在分布，四周红晕有炎症，有疼痛感。不治疗可发展为疖、痈等。

3. 好发于头皮、颈部、胸背部及外阴或臀部，成人主要发生于多毛部位，小儿好发于头皮的部位。

（三）用药方案

用药方案1（内用抗生素-1）：如阿莫西林胶囊，成人一次0.5g，每6～8小时1次；小儿20～40mg/kg，一日3次；婴儿30mg/kg，一日2次；或青霉素，成人：肌内注射，一日80万～200万U（0.1～0.25支），分3～4次给药；静脉滴注，一日200万～2000万U（0.25～2.5支），分2～4次给药；小儿：肌内注射，按体重2.5万U/kg，每12小时给药1次；静脉滴注，一日按5万～20万U/kg，分2～4次给药；或青霉素V钾，一日1.0g，分4次口服；或罗红霉素胶囊，成人一日0.3g，分2次口服儿童2.5～5.0mg/kg，一日2次。抗菌治疗疗程一般7～10日，反复感染病例可适当延长。

用药方案2（内用抗生素-2）：如头孢呋辛酯片，成人一般一次0.25g，一日2次，一般的疗程为5～10日，重症感染或怀疑是肺炎时，一次0.5g，一日2次；一般泌尿道感染，一次0.125g，一日2次；对无并发症的淋病患者推荐剂量为1g，单次服用；儿童一般用量为一次0.125g，一日2次；对于小于两岁的中耳炎患者，一次0.125g，一日2次；对于大于两岁的中耳炎患者，一次0.25g，一日2次；大于12岁的儿童患者，使用剂量同成人；或头孢拉定，成人一次0.25～0.5g，一日4次，每6小时1次，宜饭后服，一日最高剂量为4g；儿童按体重一日6.25～12.5mg/kg，每6小时1次；或头孢氨苄：成人剂量：口服，一次0.25～0.5g，一日4次，最高剂量一日4g，单纯性膀胱炎、皮肤软组织感染及链球菌咽峡炎患者每12小时0.5g；儿童剂量：口服，每日按体重25～50mg/kg，一日

4 次，皮肤软组织感染及链球菌咽峡炎患者，一次 12.5～50mg/kg，一日 2 次。

用药方案 3（免疫用药）：如疖病菌苗，皮下注射，每周 1 次，首次 0.5ml，以后一次 1～2ml，10 次一疗程，儿童每周 1 次，首次 0.3ml，以后一次 0.5ml，5 次一疗程；或胎盘球蛋白，每次按 0.1～0.2ml/kg 注射，或成人一次 3～6ml，儿童一次 1.5～3.0ml，3 周内注射 2 次。

用药方案 4（维生素 B 类）：如复合维生素 B 注射液，肌内或皮下注射，常用量一次 2ml；或复合维生素 B 片，成人一次 1～3 片，儿童一次 1～2 片，一日 3 次。

用药方案 5（中成药）：如蒲地蓝消炎口服液，一次 10ml，一日 3 次；或丹参酮胶囊，口服，一次 4 粒，一日 3～4 次。

用药方案 6（外用西药-1）：如 2%莫匹罗星软膏（百多邦），局部涂于患处，必要时，患处可用辅料包扎或敷盖，一日 3 次，5 日一疗程，必要时可重复一疗程；或 1%红霉素软膏，一日 2 次涂于患处；或 1%磺胺嘧啶银软膏，直接涂于创面，约 1.5mm 厚度。一日 1 次；或 0.5%新霉素软膏等外搽，一日 2～3 次；或夫西地酸软膏，一日 2～3 次，涂于患处，一般疗程为 7 日，治疗痤疮时可根据病情的需要延长疗程。

用药方案 7（外用西药-2）：如 10%鱼石脂软膏，外用，一日 2 次，涂患处。

用药方案 8（外用西药-3）：如 0.1%利凡诺溶液（乳酸依沙吖啶溶液），局部洗涤湿敷，3～4 次/日，每次 20 分钟；或 1%聚维酮碘溶液，局部洗涤湿敷，用棉签蘸取少量，由中心向外周局部搽洗，2～3 次/日。

（四）联合用药

1. 细菌性毛囊炎患者

用药方案 2（内用抗生素-2：头孢呋辛酯片）+ 用药方案 6 [外用西药-1：2%莫匹罗星软膏（百多邦）]。

2. 毛囊炎疖肿明显患者

用药方案 2（内用抗生素-2：头孢呋辛酯片）或用药方案 5（中成药：蒲地蓝消炎口服液）+ 用药方案 7（外用西药-2：10%鱼石脂软膏）。

3. 慢性反复发作的毛囊炎患者

用药方案 3（免疫用药：疖病菌苗）+ 用药方案 4（维生素 B 类：复合维生素 B 注射液）或用药方案 3（免疫用药：胎盘球蛋白）+ 用药方案

2（内用抗生素-2：头孢呋辛酯片）。

注：在上述联合用药中，凡注射剂联用时、凡中西药联用时以及与必须单独使用的药品联用时（包括联用药物相互有拮抗作用时）等，其联用方案中的药品均应独立、分时或序贯进行使用。

 提示

1. 生活管理：①注意皮肤卫生，规范洗涤，勤剪指甲。②日常护理洗护用品尽量选择刺激性小的，如不要用肥皂洗涤等。③千万避免搔抓等刺激动作，可以揉按，拍打。④注意补充维生素，宜多吃含维生素 A、维生素 B_2 的食物，要尽量少食刺激性食物、动物性脂肪，忌烟限酒。⑤规律生活与作息，不熬夜，早睡早起，并保持每日通便。

2. 用药建议：①毛囊炎常有免疫用药、全身用药、局部用药、中医用药等。对无全身症状者可局部治疗，其原则为杀菌、消炎、收敛、干燥。先用消毒液洗敷去除结痂再用膏剂擦抹。②重度的毛囊炎通常使用维 A 酸类药物与抗生素联合使用，如异维 A 酸类药物与阿奇霉素联合，较好的疗效而且更安全。③对顽固性慢性反复发作的毛囊炎患者应进行调节免疫，如试用自家菌苗或多价葡萄球菌菌苗、胎盘球蛋白等。

3. 头孢呋辛酯片为全身用抗菌药，用于敏感细菌引起的上呼吸道感染，下呼吸道感染，泌尿道感染，皮肤和软组织感染及其他感染。禁忌：对头孢菌素类抗生素过敏者禁用。

4. 2%莫匹罗星软膏（百多邦）为局部外用抗生素，适用于革兰阳性球菌引起的皮肤感染，例如：脓疱病、疖肿、毛囊炎等原发性皮肤感染及湿疹合并感染、不超过 10cm×10cm 面积的浅表性创伤合并感染等继发性皮肤感染。禁忌：对莫匹罗星或其他含聚乙二醇软膏过敏者禁用。

5. 蒲地蓝消炎口服液，含有蒲公英、板蓝根、苦地丁、黄芩等成分，有清热解毒、抗炎消肿功能。用于疖肿、腮腺炎、咽炎、扁桃体炎等。对本品及所含成分过敏者禁用。

6. 10%鱼石脂软膏用于疖肿。注意事项：不得用于皮肤破溃处，避免接触眼睛和其他黏膜（如口、鼻等），连续使用一般不超过 7 日。

7. 疖病菌苗免疫为疖、毛囊炎、睑腺炎等急性软组织化脓性感染的常见致病菌金黄色葡萄球菌和白葡萄球菌以甲醛溶液灭活后制成的死菌苗，人体接种后可产生主动免疫，对疖、毛囊炎和睑腺炎具有预防和治疗作用，主要用于反复患疖、痈、痤疮等慢性感染的患者。不良反应轻微，偶有局部红肿、浸润。发热、活动性结核、肝炎、肾炎等患者禁用。

8. 复合维生素 B 用于预防和治疗 B 族维生素缺乏所致的营养不良、厌食、脚气病、糙皮病等。

9. 胎盘球蛋白：①主要用于预防麻疹、甲型病毒性肝炎和其他病毒性疾病。②与抗生素合用，可提高对某些严重细菌及病毒性感染的治疗效果。

10. 所有药品的药物相互作用、不良反应、禁忌和注意事项见其"说明书"。

二、脓疱疮

（一）病因

1. 脓疱疮俗称"黄水疮"或"滴脓疮"或"天疱疮"等，是由化脓性球菌引起的急性化脓性且具有传染性皮肤病。

2. 菌原主要是金黄色葡萄球菌或溶血性链球菌。诱发因素如高温、潮湿、卫生条件差的环境及某些药物等。

3. 该病具有接触传染和自体接种感染的特性，容易在儿童中流行。

（二）症状

1. 脓疱疮分寻常性脓疱疮与深脓疱疮两种。主要表现为丘疹、水疱或黄色脓疱，好发于面部及暴露部位。症状为水疱、脓疱，易破溃结痂，瘙痒，发热等。

2. 大疱性脓疱疮好发于面部、四肢等暴露部位；非大疱性脓疱疮好发于颜面、口周、鼻孔周围、耳郭及四肢暴露部位。重症患者可并发淋巴结炎，发热等。

（三）用药方案

用药方案 1（内用抗生素-1）：如阿莫西林胶囊，成人一次 0.5g，每 6～8 小时 1 次，小儿 20～40mg/kg，一日 3 次，婴儿 30mg/kg，一日 2 次；或罗红霉素胶囊，一日 0.3g，分 2 次口服，儿童一次 2.5～5mg/kg，一日 2 次。抗菌治疗疗程一般 7～10 日，反复感染病例可适当延长。

用药方案 2（内用抗生素-2）：如头孢拉定，成人一次 0.25～0.5g，一日 4 次，每 6 小时 1 次，宜饭后服，一日最高剂量为 4g，儿童按一日 6.25～

12.5mg/kg，每 6 小时 1 次给药；或头孢氨苄：成人剂量：口服，一次 0.25～0.5g，一日 4 次，最高剂量一日 4g，单纯性膀胱炎、皮肤软组织感染及链球菌咽峡炎患者每 12 小时 0.5g；儿童剂量：口服，每日按体重 25～50mg/kg，一日 4 次，皮肤软组织感染及链球菌咽峡炎患者，一次 12.5～50mg/kg，一日 2 次。

用药方案 3（外用西药-1）：如 2%莫匹罗星软膏（百多邦），局部涂于患处，必要时，患处可用辅料包扎或敷盖，一日 3 次，5 日一疗程，必要时可重复一疗程；或 1%红霉素软膏，一日 2 次涂于患处；或 0.5%新霉素软膏等外搽，一日 2～3 次；或夫西地酸软膏，一日 2～3 次，涂于患处，一般疗程为 7 日，治疗痤疮时可根据病情的需要延长疗程。

用药方案 4（外用西药-2）：如 10%鱼石脂软膏，外用，一日 2 次，涂患处；或复方多黏菌素 B 软膏，局部涂于患处，一日 2～4 次，5 日为一疗程。

用药方案 5（外用西药洗液-1）：如 0.1%利凡诺溶液即乳酸依沙吖啶溶液，局部洗涤湿敷，一日 3～4 次，每次 20 分钟；或用 0.02%呋喃西林溶液湿敷，一日 3 次；或 1:5000 高锰酸钾液清洗创面，一日 2～3 次；或 1:2000 小檗碱溶液清洗创面，一日 2～3 次；或 10%硫黄炉甘石洗剂。

注：用药洗涤前最好先刺破脓疱。

用药方案 6（免疫用药）：如免疫球蛋白（IVIG），0.4g/（kg·d），每月注射 5 天，连续 3～6 个月。

用药方案 7（维生素类）：如维生素 A，口服，成人一日 1 粒；或复合维生素 B 片，口服，成人一次 1～3 片，儿童一次 1～2 片，一日 3 次；或复合维生素 B 注射液，肌内或皮下注射，常用量一次 2ml，或遵医嘱；或其他维生素，如维生素 C 等。

用药方案 8（口服中成药）：如夏桑菊颗粒，口服，一次 10～20g，一日 3 次；或其他中成药，如生黄抗感染丸、六神丸、青蛤散。

用药方案 9（外用中成药）：如复方片仔癀软膏，涂于患处，一日 2～3 次；或九圣散，外用，用花椒油或食用植物油调敷或撒布患处；或其他外用中成药，如三黄膏、枯炉黄散等。

（四）联合用药

1. 初期轻度脓疱疮患者

用药方案 5（外用西药洗液-1：1:5000 高锰酸钾液清洗创面）＋用药

方案 3［外用西药-1：2%莫匹罗星软膏（百多邦）］或用药方案 9（外用中成药：九圣散）。

2. 中、重脓疱疮患者

用药方案 5（外用西药洗液-1：1:5000 高锰酸钾液清洗创面）＋用药方案 3［外用西药-1：2%莫匹罗星软膏（百多邦）］＋用药方案 2（内用抗生素-2：头孢拉定）。

3. 体弱或反复发作的脓疱疮患者：

用药方案 5（外用西药洗液-1：1:5000 高锰酸钾液清洗创面）＋用药方案 3［外用西药-1：2%莫匹罗星软膏（百多邦）］＋用药方案 2（内用抗生素-2：头孢拉定）＋用药方案 6（免疫用药：免疫球蛋白）＋用药方案 7（维生素类：维生素 A）。

注：在上述联合用药中，凡注射剂联用时、凡中西药联用时以及与必须单独使用的药品联用时（包括联用药物相互有拮抗作用时）等，其联用方案中的药品均应独立、分时或序贯进行使用。

提示

1. 生活管理：①注意个人卫生，炎夏季节洗澡一日 1～2 次，浴后扑痱子粉，保持皮肤清洁干燥。②患者应适当隔离，患者接触过的衣服、毛巾、用具等，应予消毒。③病变处不可用未消毒的水洗，如清洗脓痂选用相应的药物清洗。④应避免搔抓，以免病情加重及传播。⑤宜吃营养丰富、清淡宜消化的高热量饮食，忌吃刺激、辛辣的食物，少吃或者不吃鸡蛋，戒烟限酒等。

2. 用药建议：①对体弱而损害较广泛者（包括症状严重者），必要时可滴注血浆或全血，亦可肌内注射丙种球蛋白。②有些中成药可用于外治疗法，如硫黄软膏、双黄连粉针剂、黄连素片、冰硼散、复方片仔癀软膏、除湿止痒洗液等，可用 0.9%氯化钠注射液按一定比例配成液体去擦洗或湿敷患处。③新生儿脓疱疮：用浸透康复新液的消毒纱布湿敷于患处，10 分钟/次，一日 2 次，湿敷后用无菌棉签将莫匹罗星软膏均匀涂于患部，一日 2 次。④百多邦联合中药制剂治疗脓疱疮疗效好，不仅疗程明显缩短，且不良反应少，值得推广应用。

3. 高锰酸钾液见"第十章第二节一、阴道炎的提示 4"。

4. 2%莫匹罗星软膏（百多邦）见"第十七章第二节一、毛囊炎的提示4"。

5. 九圣散含有苍术150g、黄柏200g、紫苏叶200g、苦杏仁400g、薄荷200g、乳香120g、没药120g、轻粉50g、红粉50g等成分，有解毒消肿、除湿止痒功能，用于湿毒瘀结所致的湿疮、臁疮、黄水疮、足癣。

6. 头孢拉定见"第五章第二节二、急性中耳炎的提示7"。

7. 免疫球蛋白见"第十三章第二节二、系统性红斑狼疮的提示10"。

8. 维生素A用于预防和治疗维生素A缺乏症，如夜盲症、干眼症、角膜软化、皮肤粗糙角化。禁忌：维生素A过多症患者禁用。

9. 所有药品的药物相互作用、不良反应、禁忌和注意事项见其"说明书"。

三、带状疱疹

（一）病因

1. 带状疱疹是由水痘-带状疱疹病毒（VZV）感染引起的一种急性局部炎症性皮肤病。

2. VZV可经飞沫(病毒经呼吸道黏膜进入血液形成病毒血症)和(或)接触传播，原发感染主要引起水痘。残余的VZV可转移到脊髓后根神经节或颅神经节内并潜伏，当机体抵抗力降低时，VZV特异性细胞免疫力下降，潜伏的病毒被激活，大量复制，通过感觉神经轴突转移到皮肤，穿透表皮，引起带状疱疹。

（二）症状

1. 典型临床表现：①发疹前有轻度乏力、低热、食欲不振等全身症状，患处皮肤自觉灼热感或神经痛，也可无前驱症状即发疹。②好发部位为肋间神经、颈神经、三叉神经及腰骶部神经。③患处先出现潮红斑，很快出现粟粒至黄豆大小丘疹，成簇状分布而不融合，继而迅速变为水疱，疱壁紧张发亮，疱液澄清，外周绕以红晕。④病程一般2~3周，老年人更长。⑤神经痛为主要症状，可在发疹前、发疹时以及皮损痊愈后出现。疼痛可为钝痛、抽搐痛或跳痛，常伴有烧灼感，多为阵发性，也可为持续性。老年、体弱患者疼痛较为剧烈。

2. 特殊临床类型：①眼带状疱疹。②耳带状疱疹。③侵犯中枢神经系统大脑实质和脑膜时，发生病毒性脑炎和脑膜炎。④侵犯内脏神经纤维时，引起急性胃肠炎、膀胱炎，表现为腹部绞痛、排尿困难、尿潴留等。

（三）用药方案

用药方案 1（抗病毒口服药-1）：如阿昔洛韦，0.4～0.8g，一日 5 次，连续 7～10 日；或阿昔洛韦 2.5～7.5mg/kg，加入林格液 500ml 中，缓慢静脉滴注，8 小时一次，6～10 日一疗程；或膦甲酸，100mg/kg，一日 2 次。但膦甲酸也可能对聚合酶基因突变的病例无效，那么最后的选择是静脉用西多福韦。

用药方案 2（抗病毒口服药-2）：如盐酸伐昔洛韦片，1g，口服，一日 3 次，疗程 7 日；或泛昔洛韦，一日 3 次，一次 250mg，服用 7 日。

用药方案 3（抗病毒药-3）：如西咪替丁，200mg，口服，一日 4 次；或西咪替丁 600mg＋0.9%氯化钠注射液 250ml，静脉滴注，一日 1 次。（也是护胃药。）

用药方案 4（抗病毒药-4）：如病毒唑即利巴韦林 600mg＋0.9%氯化钠注射液 250ml，静脉滴注，一日 1 次。

用药方案 5（抗病毒药-5）：如双嘧达莫，25～50mg，口服，一日 3 次。（也是心血管药。）

用药方案 6（营养周围神经药-1）：如腺苷钴胺片，0.5～1.5mg，口服，一日 3 次；或腺苷钴胺注射液，0.5～1.5mg，肌内注射，一日 1 次。

用药方案 7（营养周围神经药-2）：如甲钴胺片，0.5mg，口服，一日 3 次，可根据年龄、症状酌情增减；或维生素 B_1 100mg＋维生素 B_{12} 100μg，口服，3 次/日，10 日为一疗程。

用药方案 8（外用抗病毒药物）：如 3%阿昔洛韦软膏，外用，一日 4～6 次，每 2 小时 1 次；或喷昔洛韦乳膏，外用，一日 4～5 次，应尽早开始。

用药方案 9（糖皮质激素）：如泼尼松，10mg，一日 3 次，疗程为 7 日。

用药方案 10 ［带状疱疹后神经痛（PHN）药-1］：如扑热息痛（对乙酰氨基酚），一日 1.5～5g。——非甾体类镇痛药，可联合一种抗癫痫药。

用药方案 11［带状疱疹后神经痛（PHN）药-2］：如曲马多，一日 200～400mg；或可待因，一日 120mg。——麻醉性镇痛药，可联合一种抗癫痫药。

用药方案 12［带状疱疹后神经痛（PHN）药-3］：如丁丙诺啡（叔丁

啡），一日 1.5～1.6mg；或口服吗啡，一日 30～100mg；或羟考酮，开始时可以每 4～6 个小时服用 5～15mg，注意停药须逐渐减量缓慢停。

用药方案 13 ［带状疱疹后神经痛（PHN）药-4］：如普瑞巴林胶囊，75mg 或 150mg，一日 2 次；50mg 或 100mg，一日 3 次。——普瑞巴林联合羟考酮不仅能进一步降低 PHN 发生率，还可改善患者日常活动与睡眠，提高生活质量。

用药方案 14（抗抑郁药）：如盐酸阿米替林片，起始剂量 12.5mg，口服，一日 1 次，3 日后加量至 25mg，口服，一日 2～3 次，最大剂量一日 250mg；或其他抗抑郁药，如去甲替林（不良反应更少）等。

用药方案 15（神经镇静药）：如甲氧异丁嗪，一日 20～150mg。

用药方案 16（抗癫痫药）：如卡马西平，一日 400～1200mg；或加巴喷丁，一日 900～2400mg。——抗癫痫药能减轻针刺样痛。

用药方案 17（局部外用药-1）：如疱疹破溃后，可用 3%硼酸溶液或冷水湿敷进行干燥和消毒，一日数次，一次 15～20 分钟；或其他外用药，如 0.5%新霉素软膏或 2%莫匹罗星软膏等，一日数次；水疱少且疱液未破时，可涂炉甘石洗剂，一日数次；或阿昔洛韦乳膏或喷昔洛韦乳膏，一日 4～5 次，晚些时候，可以外用聚维酮碘、呋喃西林、苯扎氯铵溶液湿敷。

用药方案 18（局部外用药-2）：如辣椒碱软膏，成人及 2 岁以上儿童外用，根据疼痛部位大小，用棉签取适量均匀涂于患处，并轻轻按摩使药物被皮肤完全吸收。一般情况下，一次 1～2 个黄豆粒大小，一日 3～4 次。如果药物用于手部区域，涂药 30 分钟后方可洗手。

注：眼部可外用 3%阿昔洛韦眼膏、碘苷滴眼液，禁用糖皮质激素外用制剂。

用药方案 19（中成药-1）：如龙胆泻肝丸，口服，一次 8 丸，一日 2 次；或其他中成药，如参苓白术散、云南白药、大黄䗪虫丸等。

（四）联合用药

1. 一般带状疱疹患者

用药方案 1（抗病毒口服药-1：阿昔洛韦）＋用药方案 3（抗病毒药-3：西咪替丁）＋用药方案 5（抗病毒药-5：双嘧达莫）＋用药方案 7（营养周围神经药-2：维生素 B_1＋维生素 B_{12}）。

2. 抗病毒药和糖皮质激素联合治疗改善带状疱疹患者的生活质量

用药方案 1（抗病毒口服药-1：阿昔洛韦）＋用药方案 9（糖皮质激

素：泼尼松）+用药方案 7（营养周围神经药-2：维生素 B_1+维生素 B_{12}）。

注：对阿昔洛韦耐受的患者，推荐静脉滴注膦甲酸钠。

3. 降低带状疱疹后神经痛（PHN）发生率，改善患者日常活动与睡眠，提高生活质量

用药方案 12（带状疱疹后神经痛药-3：羟考酮）+用药方案 13（带状疱疹后神经痛药-4：普瑞巴林胶囊）。

4. 带状疱疹严重的神经痛患者

用药方案 10（带状疱疹后神经痛药-1：扑热息痛）服用后+用药方案 11（带状疱疹后神经痛药-2：曲马多）+用药方案 16（抗癫痫药：卡马西平或加巴喷丁）。

注：在上述联合用药中，凡注射剂联用时、凡中西药联用时以及与必须单独使用的药品联用时（包括联用药物相互有拮抗作用时）等，其联用方案中的药品均应独立、分时或序贯进行使用。

 提示

1. 生活管理：①保持病室内环境空气清新，温、湿度适宜，空气流通，有条件每日 2 次空气消毒。②注意个人卫生，物品专用；保持口腔清洁，晨、晚间进行口腔护理；保持皮损处清洁干燥，穿清洁柔软宽松的棉制内衣，勤清洗。③避免抓挠和冷热刺激，以防继发感染。④结痂未脱落前，禁搓澡、泡澡、蒸桑拿等；会阴部有结痂应避免性生活，以防止感染发生。⑤加强营养，饮食宜清淡、宜消化，要多吃新鲜的水果和蔬菜，少吃油炸食物，忌鱼、虾、蟹、鸡肉、羊肉等发物，忌辛辣、刺激食物，应禁烟酒。

2. 用药建议：①神经痛（阶梯方案）：A. 扑热息痛；B. 曲马多或可待因；C. 丁丙诺啡叔丁啡或吗啡。②严重的神经痛：扑热息痛或曲马多+卡马西平或加巴喷丁。③抗病毒药+糖皮质激素能改善患者的生活质量。④眼带状疱疹角膜内皮和小梁发生炎症：阿昔洛韦+泼尼松龙；对一些严重眩晕的病例，还需加用镇痛药和抗眩晕药。⑤耳带状疱疹：大剂量静脉抗病毒药+糖皮质激素+镇痛药+抗眩晕药。⑥抗病毒药物耐药时：膦甲酸或西多福韦。⑦西咪替丁还具有抗病毒和增强机体免疫功能的作用，可用于带状疱疹和包括生殖器在内的其他疱疹性感染，及止痛

止痒作用；双嘧达莫有广谱抗病毒作用，二者可联合与抗病毒药联合运用治疗病毒性疾病。⑧内服龙胆泻肝口服液＋外用龙胆泻肝片可治疗带状疱疹。⑨较严重带状疱疹神经阻滞痛点注射联合用药试用方案：如 5% 当归注射液 4～6ml＋醋酸地塞米松注射液 5～10mg＋维生素 B_{12} 注射液 500～1000μg＋维生素 B_1 注射液 200～300mg＋2% 盐酸利多卡因注射液 5～10ml。

3. 阿昔洛韦见"第六章第二节一、口腔单纯疱疹的提示 7"。

4. 阿昔洛韦注射液用于以下情况：①单纯疱疹病毒感染：用于免疫缺陷者初发和复发性黏膜皮肤感染的治疗以及反复发作病例的预防，也用于单纯疱疹性脑炎治疗。②带状疱疹：用于免疫缺陷者严重带状疱疹患者或免疫功能正常者弥散型带状疱疹的治疗。③免疫缺陷者水痘的治疗。禁忌：对本品过敏者禁用。

5. 西咪替丁用于以下情况：①各种酸相关性疾病，如十二指肠溃疡、胃溃疡、卓-艾综合征、上消化道出血、反流性食管炎、高酸性胃炎等。②据报道，可用于治疗带状疱疹和包括生殖器在内的其他疱疹性感染。禁忌：孕妇和哺乳期妇女禁用。

6. 双嘧达莫见"第六章第二节七、流行性腮腺炎的提示 3"。

7. 维生素 B_{12} 见"第十五章第二节一、三叉神经痛的提示 4"。

8. 维生素 B_1 见"第十六章第二节一、腰椎间盘突出症的提示 10"。

9. 泼尼松见"第四章第二节九、慢性肺源性心脏病的提示 6"。

10. 羟考酮属阿片类药物，用于缓解中度至重度癌症疼痛。禁忌：缺氧性呼吸抑制、颅脑损伤、麻痹性肠梗阻、急腹症、胃排空延迟、慢性阻塞性呼吸道疾病、肺源性心脏病、慢性支气管哮喘、高碳酸血症、已知对羟考酮过敏、中、重度肝功能障碍、重度肾功能障碍（肌酐清除率＜10ml/min）、慢性便秘、同时服用单胺氧化酶抑制剂、停用单胺氧化酶抑制剂＜2 周。孕妇或哺乳期妇女禁用。手术前或手术后 24 小时内不宜使用。

11. 普瑞巴林胶囊用于治疗带状疱疹后神经痛。禁忌：对本品所含活性成分或任何辅料过敏者。

12. 扑热息痛片见"第四章第二节一、急性气管-支气管炎的提示 8"。

13. 曲马多：盐酸曲马多缓释片用于中度至重度疼痛。禁忌：对本品高度敏感者以及酒精、安眠药、镇痛剂或其他精神药物急性中毒的患者。

14. 卡马西平见"第十五章第二节一、三叉神经痛的提示 3"。

15. 加巴喷丁见"第十五章第二节一、三叉神经痛的提示 5"。

16. 林格液也称为乳酸林格液、复方氯化钠。林格液除了含有氯化钠成分，还含钾离子、钙离子、镁离子及乳酸根离子。可代替 0.9%氯化钠注射液使用，以调节体液、电解质及酸碱平衡，乳酸钠林格则适用于酸中毒或有酸中毒倾向的脱水病例，所以手术室经常使用。

17. 所有药品的药物相互作用、不良反应、禁忌和注意事项见其"说明书"。

四、湿疹

（一）病因

1. 湿疹是由多种因素引起的一种具有明显渗出倾向的炎症性皮肤病。病因目前尚不明确。

2. 内因，包括免疫功能异常（如免疫失衡、免疫缺陷等）和系统性疾病（如内分泌疾病、营养障碍、慢性感染、肿瘤等）以及遗传性或获得性皮肤屏障功能障碍。

3. 外因，如环境或食品中的过敏原、动物毛皮、各种化学物质、刺激原、微生物感染、环境温度或湿度变化、日晒等均可以引发或加重湿疹。社会心理因素如紧张焦虑也可诱发或加重本病。

（二）症状

1. 湿疹按皮损表现分为急性、亚急性、慢性三期；按皮损累及的范围，分为局限性湿疹和泛发性湿疹两大类。

2. 急性期以红斑丘疱疹糜烂和渗出为主，皮损为泛发，可全身性分布。表现为红斑，水肿基础上粟粒大丘疹、丘疱疹、水疱、糜烂及渗出。病变中心往往较重，而逐渐向周围蔓延，外围又有散在丘疹、丘疱疹，故境界不清。

3. 亚急性期红肿和渗出减轻，糜烂面结痂、脱屑。

4. 慢性期皮损多为局限性。以肥厚性红斑和苔藓样变为主，表面可出现鳞屑及皲裂，可伴有色素改变。

5. 可有剧烈瘙痒、慢性病程、反复发作。

（三）用药方案

用药方案 1（内用抗组胺药物）：如氯雷他定，一次 10mg，口服，一日 3 次；或盐酸西替利嗪，一次 10mg，一日 1 次，总疗程 1 周；或赛庚啶，口服，成人一次 1～2 片，一日 2～3 次；或氯苯那敏，成人，肌内注射，一次 5～20mg；口服 4mg，一日 3 次；或咪唑斯汀缓释片，口服，成人和 12 岁以上儿童，一日 1 次，一次 10mg；或依巴斯丁，成人及 12 岁以上儿童，一次 1 片（10mg）或 2 片（20mg），一日 1 次。

用药方案 2（糖皮质激素）：如泼尼松，10mg，一日 3 次，疗程为 7 日。

用药方案 3（非特异性脱敏药）：如 10%葡萄糖酸钙，10ml，缓慢静脉注射，每分钟不超过 5ml，一日 1 次，有心功能不全或使用洋地黄药物时禁用；或复方甘草酸苷片，一次 2 片，一日 3 次，半月后开始减量，一次 1 片，一日 3 次，1 个月后减至一次 1 片，一日 1 次，连续用药 60 日为 1 个疗程。小儿一次一片，一日 3 次。

用药方案 4（维生素类）：如维生素 C，口服，成人一次 1 片（100mg），一日 3 次。

用药方案 5（免疫抑制剂）：如硫唑嘌呤，口服，一日 1.5～4mg/kg，一般 100mg，一日 1 次或分次口服；或其他免疫抑制剂，如环孢素、环磷酰胺等。

用药方案 6（急性期无水疱外用药）：如炉甘石洗剂，局部外用，用时摇匀，取适量涂于患处，一日 2～3 次；或醋酸氟轻松软膏，涂于患处，一日 2 次。——急性期无水疱、糜烂、渗出时。

用药方案 7（外用糖皮质激素乳膏）：如醋酸地塞米松乳膏，外用，一日 1～2 次，取少量涂于患处，并轻揉片刻，用于轻度；或氢化可的松软膏，外用，一日 2～4 次，涂于患处，并轻揉片刻，用于轻度；或曲安奈德，外用，一日 2～3 次，涂于患处，并轻揉片刻，用于中度；或艾洛松（糠酸莫米松），外用，一日 2～3 次，涂于患处，用于中度；或哈西奈德，涂于患处，每日早、晚各一次，用于重度；或卤米松乳膏，以薄层涂于患处，依症状一日 1～2 次，并缓和地摩擦，用于重度；或复方氟米松软膏，一日 2 次，涂于患处，连续用药 14 日为 1 个疗程。

用药方案 8（急性期大量渗出外用药）：如 3%硼酸溶液，冷湿敷，一日 1 次；或 0.1%糠酸莫米松乳膏，冷湿敷，一日 1 次；或其他外用药物，如 3%硼酸溶液、0.1%盐酸小檗碱溶液、0.1%依沙吖啶溶液等。——大量渗出时。

用药方案 9（急性期糜烂渗出少外用药）：如氧化锌油剂，外用，用时调匀，涂搽患处。——有糜烂但渗出不多时可用氧化锌油剂。

用药方案 10（亚急性期皮损外用药）：如氧化锌糊剂（氧化锌软膏），冷湿敷，一日 2 次，或擦涂患处；或其他外用药物，如糖皮质激素乳膏等。——亚急性期皮损。

用药方案 11（外用保湿剂及角质松解剂）：如 10%～40%尿素软膏，涂于患处并轻轻揉搓，一日 2～3 次；或 5%～10%水杨酸软膏，取适量本品涂于患处，一日 2 次。——慢性阶段皮损。

用药方案 12（外用钙调神经磷酸酶抑制剂）：如他克莫司软膏，在患处皮肤涂上一薄层本品，轻轻擦匀，并完全覆盖，一日 2 次；或吡美莫司乳膏，在受累皮肤局部涂一薄层吡美莫司乳膏，一日 2 次，轻柔地充分涂搽患处。——无糖皮质激素的副作用，尤其适合头面部。

用药方案 13（外用抗菌软膏）：如复方多黏菌素 B 软膏，局部涂于患处，一日 2～4 次，5 日为一疗程。——湿疹感染者。

用药方案 14（中成药）：如雷公藤多苷，口服，一日 1～1.5mg/kg，分 3 次饭后服，一般首次应给足量，控制症状后减量，宜在医师指导下服用；或二妙丸，一次 9g，一日 2 次；或其他中成药，如皮肤病血毒丸、龙胆泻肝丸、防风通圣丸，亦可服养血安神丸配秦艽丸合用等。

（四）联合用药

1. 湿疹急性期无水疱、无渗出时患者

用药方案 1（内用抗组胺药：氯雷他定或氯苯那敏）+ 用药方案 6（急性期无水疱等外用药：炉甘石洗剂）→炎症控制后 + 用药方案 7（外用糖皮质激素乳膏：艾洛松即糠酸莫米松）。

注：瘙痒明显者可加用药方案 3（非特异性脱敏药：10%葡萄糖酸钙）或用药方案 4（维生素类：维生素 C）。

2. 湿疹急性期渗出时患者

用药方案 1（内用抗组胺药：氯雷他定或氯苯那敏）+ 用药方案 8（急性期大量渗出外用药：3%硼酸溶液，冷湿敷）→间歇期 + 用药方案 9（急性期糜烂渗出少外用药：氧化锌油剂）→渗出减少后 + 用药方案 10（亚急性期皮损外用药：氧化锌糊剂，冷湿敷）。

注：瘙痒明显者可加用药方案 3（非特异性脱敏药：10%葡萄糖酸钙）或用药方案 4（维生素类：维生素 C）。

3. 慢性期有皮损的湿疹

用药方案 3（非特异性脱敏药：复方甘草酸苷片）＋用药方案 7（外用糖皮质激素乳膏：复方氟米松软膏）＋用药方案 11（外用保湿剂及角质松解剂：10%～40%尿素软膏）。

注 1： 瘙痒明显者可加用药方案 3（非特异性脱敏药：10%葡萄糖酸钙）或用药方案 4（维生素类：维生素 C）；诱因过敏者可加用药方案 1（内用抗组胺药物：盐酸西替利嗪）；伴有细菌感染者可加用药方案 13（外用抗菌软膏：复方多黏菌素 B 软膏）。

注 2： 在上述联合用药中，凡注射剂联用时、凡中西药联用时以及与必须单独使用的药品联用时（包括联用药物相互有拮抗作用时）等，其联用方案中的药品均应独立、分时或序贯进行使用。

 提示

1. 生活管理：①加强日常护理：注意个人卫生，勤换衣物，洗澡不要太勤，每周 2～3 次洗澡，以洗淋浴为佳，不要用热水烫洗或过度清洗皮损处，少接触化学成分用品，如肥皂、洗衣粉、洗涤精等，可用硫黄皂洗澡。②重视饮食调理：日常饮食应以清淡、易消化、低盐少油的食物为主，要少食牛奶、鱼类、鸡蛋等，适当补充维生素，避免食用刺激性食物和易过敏性食物。③要注意控制室内的温度及湿度，防止在闷热、干燥、潮湿的环境内工作和休息。④内衣要穿柔软、宽松的棉质衣服，避免引起过敏的人造纤维及毛料等制成的衣服。⑤避免患处被阳光长时间照射和凉水长时间浸泡。

2. 用药建议

（1）内用药：选用抗组胺药止痒，必要时两种配合或交替使用；泛发性湿疹可口服或注射糖皮质激素，但不宜长期使用；钙调神经磷酸酶抑制剂如他克莫司软膏、吡美莫司乳膏对湿疹有治疗作用，且无糖皮质激素的副作用，尤其适合头面部及间擦部位湿疹的治疗，可接替用之。

（2）外用疗法：①急性期无水疱、糜烂、渗出时，建议使用炉甘石洗剂、糖皮质激素乳膏或凝胶；大量渗出时应选择冷湿敷，如 3%硼酸溶液、0.1%盐酸小檗碱溶液、0.1%依沙吖啶溶液等；有糜烂但渗出不多时可用氧化锌油剂。②亚急性期皮损建议外用氧化锌糊剂、糖皮质激素乳膏，为防止和控制继发性感染，可用抗生素。③慢性期皮损建议外用糖皮质激素软膏、硬膏、乳剂或酊剂等，可合用保湿剂及角质松解剂，如20%～40%尿素软膏、5%～10%水杨酸软膏等。④顽固性局限性皮损可用糖皮质激素做皮内注射。但糖皮质激素和复方甘草酸苷片不可久用。

（3）有研究表明联合应用咪唑斯汀片、复方氟米松软膏和复方甘草酸苷对慢性湿疹患者进行临床治疗，可取得显著疗效。

3. 氯雷他定见"第五章第三节三、过敏性鼻炎的提示4"。

4. 氯苯那敏见"第六章第二节三、药物变态反应性口炎的提示7"。

5. 炉甘石洗剂用于急性瘙痒皮肤病，如荨麻疹和痱子。用药部位如有烧灼感、红肿等情况应停药，并将局部药物洗净。

6. 艾洛松即糠酸莫米松用于湿疹、神经性皮炎、异位性皮炎及皮肤瘙痒症。皮肤破损者禁用。

7. 3%硼酸溶液见"第七章第二节二、结膜炎的提示10"。

8. 氧化锌油剂用于轻度小面积烧伤和烫伤、皮炎、湿疹。对本品过敏者禁用，过敏体质者慎用。

9. 氧化锌糊剂是一种很厚的外用药膏。人们把它作为一个皮肤保护和治疗各种过敏的药物。由于氧化锌的性质，它也是一个有效的防晒霜。药物功效同氧化锌软膏，用于急性或亚急性皮炎、湿疹、痱子及轻度、小面积的皮肤溃疡。

10. 复方甘草酸苷片用于治疗慢性肝病，改善肝功能异常。可用于治疗湿疹、皮肤炎、斑秃。禁忌：醛固酮症患者，肌病患者，低钾血症患者（可加重低钾血症和高血压症），有血氨升高倾向的末期肝硬化患者（该制剂中所含有的蛋氨酸的代谢物可以抑制尿素合成，而使对氨的处理能力低下）。

11. 复方氟米松软膏用于对皮质类固醇治疗有效的非感染性炎症性皮肤病，尤其是和角化过度症有关的皮肤病，如：脂溢性皮炎、接触性皮炎、异位性皮炎、局限性神经性皮炎、寻常型银屑病、扁平苔藓以及掌跖角化过度症。禁忌：凡对奥深软膏的任何成分有过敏者禁用。此外，禁用于皮肤的病毒感染（如水痘接种疫苗后引发的皮疹、单纯疱疹、带状疱疹）、细菌感染、真菌感染、牛痘、梅毒、皮肤结核、红斑痤疮、口周围皮炎及寻常痤疮。

12. 10%～40%尿素软膏用于手足皲裂；也可用于角化型手足癣所引

起的皲裂。

13. 所有药品的药物相互作用、不良反应、禁忌和注意事项见其"说明书"。

五、荨麻疹

（一）病因

1. 荨麻疹俗称"风疹块"，是一种以风团和红斑为主的血管反应性皮肤病。病因是皮肤、黏膜小血管扩张及渗透性增加出现的一种局限性水肿反应。依据来源不同通常分为外源性和内源性。

2. 外源性原因多为一过性，如物理因素、食物、腐败食物、食品添加剂和药物（免疫介导的如青霉素等；非免疫介导的肥大细胞释放剂如吗啡、可待因、阿司匹林等）等。

3. 内源性原因多为持续性，包括慢性隐匿性感染、劳累、维生素 D 缺乏、精神紧张及某些疾病等。

（二）症状

1. 按照发病模式，结合临床表现，可将荨麻疹进行急性自发性荨麻疹（自发性风团和/或血管性水肿发作≤6 周）和慢性自发性荨麻疹（自发性风团和/或血管性水肿发作＞6 周）等。

2. 急性荨麻疹有典型皮损为大小不等的风团、红斑和丘疹，成批出现，无规律性。还可伴有发热、头痛、头胀、恶心、呕吐、腹痛、腹泻、胸闷及喉梗阻等全身症状。

3. 慢性荨麻疹是指风团每日发作或间歇发作，持续时间＞6 周，反复发作长达数年。

（三）用药方案

用药方案 1（非镇静抗组胺类 H_1 受体拮抗剂）：如氯雷他定，一次 10mg，口服，一日 1 次；或盐酸西替利嗪，一次 10～20mg，一日 1 次，总疗程 1 周；或赛庚啶，口服，成人一次 2～4mg，一日 2～3 次；或咪唑斯汀缓释片，口服，成人和 12 岁以上儿童，一次 10mg，一日 1 次；或依巴斯丁，成人及 12 岁以上儿童，一次 1 片（10mg）或 2 片（20mg），一日 1 次；或其他 H_1 受体拮抗剂，如左西替利嗪、地氯雷他定、非索非那定、阿伐斯汀、依巴斯汀、咪唑斯汀、苯磺贝他斯汀、奥洛他定等。——急、慢性荨麻疹首选二代非镇静抗组胺药。

用药方案 2（激素-1）：如氢化可的松，一日 200～500mg；或地塞米松，一日 10～20mg，均分次静脉滴注，适用皮损严重者或出现呼吸道和胃肠道症状者；急性荨麻疹伴休克或严重的荨麻疹伴血管性水肿患者，0.1%肾上腺素注射液 0.2～0.4ml 皮下或肌内注射。——急、慢性荨麻疹。

用药方案 3（激素-2）：如泼尼松，0.3～0.5mg/（kg·d），一般约一日 30～40mg；或相当剂量的其他糖皮质激素口服，好转后逐渐减量，通常疗程不超过 2 周，不主张常规使用。——慢性荨麻疹一至三线治疗效果不佳的患者。

用药方案 4（免疫抑制剂中成药）：如雷公藤多苷片，一日 1～1.5mg/kg，分 3 次口服。——慢性荨麻疹一至二线治疗无效患者的三线治疗。

用药方案 5（免疫抑制剂西药）：如环孢素，一日 5mg/kg，分 2～3 次口服。——慢性荨麻疹一至二线治疗无效患者的三线治疗。

用药方案 6（生物制剂）：如奥马珠单抗（抗 IgE 单抗），一次 150～300mg，皮下注射，每 4 周注射 1 次。——三线治疗，对多数难治性慢性荨麻疹有较好疗效。

用药方案 7（抗组胺类 H_2 受体拮抗剂）：如西咪替丁：①成人：一次 200～400mg，一日 800～1600mg，一般于饭后及睡前各服 1 次，疗程一般为 4～6 周；②儿童：一次按体重 5～10mg/kg，一日 2～4 次服用，饭后服，重症者睡前加服 1 次。或法莫替丁 20mg，一日 2 次；或雷尼替丁，一次 150～300mg，一日 2 次，连用 5 日。

用药方案 8（镇静抗组胺类 H_1 受体拮抗剂）：如氯苯那敏（扑尔敏），成人肌内注射，一次 5～10mg，口服，一次 4mg，一日 1～3 次；或其他镇静抗组胺类 H_1 受体拮抗剂，如苯海拉明、异丙嗪等。

用药方案 9（水合氯喹类）：如多塞平，成人，口服，一次 25mg，一日 3 次。

用药方案 10（中成药）：如荨麻疹丸，口服，一次 10g，一日 2 次；或其他中成药，如防风通圣丸、玉屏风散、肤痒颗粒、皮敏消胶囊、乌蛇止痒丸、血毒清胶囊、皮肤病血素丸、金蝉止痒颗粒、湿毒清胶囊等。

用药方案 11（外用药）：如炉甘石洗剂，局部外用，用时摇匀，取适量涂于患处，一日 2～3 次；或其他外用药，如赛庚啶软膏、复方倍氯米松樟脑乳膏等。

（四）联合用药

1. 急性荨麻疹

用药方案 1（非镇静抗组胺类 H_1 受体拮抗剂：氯雷他定）→皮损严重者＋或换为用药方案 2（激素-1：氢化可的松，一日 200～500mg）；若不能有效控制症状时换为用药方案 1＋用药方案 3（激素-1：泼尼松，一日 30～40mg）；若出现休克或严重的荨麻疹伴血管性水肿时换为用药方案 2（1:1000 肾上腺素注射液 0.2～0.4ml 皮下或肌内注射）。

2. 慢性荨麻疹患者

用药方案 1（非镇静抗组胺类 H_1 受体拮抗剂：氯雷他定）→约 1 周无效时＋用药方案 8（镇静抗组胺 H_1 受体拮抗剂：氯苯那敏）→约 1 周仍无效时＋用药方案 7（抗组胺类 H_2 受体拮抗剂：西咪替丁）→1～2 周无效时改用三线治疗方案如用药方案 4（免疫抑制剂中成药：雷公藤多苷片）等。

注：在上述联合用药中，凡注射剂联用时、凡中西药联用时以及与必须单独使用的药品联用时（包括联用药物相互有拮抗作用时）等，其联用方案中的药品均应独立、分时或序贯进行使用。

 提示

1. 生活管理：①避免接触过敏原：如花粉、灰尘、动物皮屑、汽油、油漆、杀虫喷雾剂、农药、煤气等。②饮食宜清淡，忌食某些易引起过敏的食物，如鱼、虾、蟹、贝类、牛肉、牛奶、蘑菇、竹笋、酒类等。③避免精神刺激和过度劳累，加强体质锻炼，养成良好作息习惯。④对寒冷、日晒过敏者应采取防护措施。

2. 用药建议

（1）荨麻疹几种常用联合用药：①对于慢性荨麻疹用 1 种抗组胺药物无效时，可换或加另 1～2 种同时给药；对传统使用的抗组胺药物无效时，可用多塞平，这对慢性荨麻疹效果尤佳。②对顽固性荨麻疹可试用 H_1 受体拮抗剂与 H_2 受体拮抗剂如西咪替丁、雷尼替丁等联合应用或用生物制剂，如奥马珠单抗。③寒冷性荨麻疹和胆碱能性荨麻疹可选用赛庚啶、酮替酚、水合氯醛。

（2）部分诱导性荨麻疹的联合用药选择：①人工荨麻疹，联合酮替芬 1mg，一日 1～2 次。②冷接触性荨麻疹，联合赛庚啶 2mg，一日 3 次；联合多塞平 25mg，一日 2 次。③胆碱能性荨麻疹，联合达那唑，一日 0.6g，初期可按一日 2～3 次，一次 0.2～0.3g 口服，以后逐渐减为，一日 0.2～0.3g；联合酮替芬 1mg，一日 1～2 次。④延迟压力性荨麻疹，联合孟鲁司特每日 10g。

（3）常用的第二代抗组胺药包括：西替利嗪、左西替利嗪、氯雷他定、地氯雷他定、非索非那定、阿伐斯汀、依巴斯汀、依匹斯汀、咪唑斯汀、苯磺贝他斯汀、奥洛他定等。

3. 氯雷他定见"第五章第三节三、过敏性鼻炎的提示 4"。

4. 西咪替丁见"第六章第二节七、流行性腮腺炎的提示 4"。

5. 氯苯那敏见"第六章第二节三、药物变态反应性口炎的提示 7"。

6. 泼尼松见"第四章第二节九、慢性肺源性心脏病的提示 6"。

7. 雷公藤多苷片有祛风解毒、除湿消肿、舒筋通络功能。用于风湿热瘀、毒邪阻滞所致的类风湿关节炎、肾病综合征、白塞三联症、麻风反应、自身免疫性肝炎等。对本品过敏者及孕妇禁用。

8. 所有药品的药物相互作用、不良反应、禁忌和注意事项见其"说明书"。

六、银屑病

（一）病因

1. 银屑病，又名"牛皮癣"，是免疫介导的一种常见的慢性、复发性、炎症性皮肤病。

2. 银屑病的确切病因不明，发病机制尚未完全阐明。目前认为遗传背景、环境诱因、免疫应答异常等因素相互作用，最终导致角质形成细胞异常增殖和（或）关节滑膜细胞与软骨细胞的炎症反应。

（二）症状

1. 银屑病是一种常见、慢性、反复发作的以红斑、鳞屑为特征的慢性炎症性皮肤病。临床分为寻常型、脓疱型、红皮病型、关节病型。

2. 寻常型银屑病（最多见），分为点滴状和斑块状银屑病。初起为红色丘疹，约粟粒或绿豆大小，后成为棕红色斑块。干燥，境界清晰，表面有银白色鳞屑。中层呈现出淡红色发亮的半透明薄膜现象，称发亮薄膜。最下层呈现出小出血点现象，称点状出血点状出血是牛皮癣症状表现的三大临床特色，即"银屑三症"。

3. 脓疱型银屑病，又分为泛发性和局限性两型。患处可出现小脓疱，甚至融合成片，称为脓湖，多见四肢屈侧及皱褶部位。

4. 关节型银屑病，又称银屑病关节炎。除皮损外可出现关节病变，发生类风湿关节炎症状。

5. 红皮型银屑病，又称银屑病性剥脱性皮炎。表现为全身弥漫性潮红、浸润肿胀并伴有大量糠状鳞屑，红斑几乎覆盖整个体表。

（三）用药方案

用药方案 1（传统系统药物免疫抑制剂-1）：如甲氨蝶呤，起始量为一周 2.5～7.5mg，可逐渐增至一周 15～25mg，一般成人每 12 小时口服 2.5mg，连服 3 次，每周的同一时间重复用药，一疗程安全量 50～100mg。

用药方案 2（传统系统药物免疫抑制剂-2）：如环孢素，3～5mg/（kg·d），2～4 周见效后开始减量至 0.5～1mg/（kg·d），总疗程约 8 周，或继续 3～6 个月；或硫唑嘌呤，1～3mg/（kg·d），3 个月无效停药。

用药方案 3（传统系统药物免疫抑制剂-3）：如阿维 A 酸类，20～30mg，0.5mg/（kg·d），一日 1 次，8 周后停药。

用药方案 4（抗感染药-1）：如青霉素 V，250mg，每 6h 口服 1 次，治疗 4 周；一日 640 万～800 万 U 静脉滴注，10～15 日为 1 个疗程，短期应用抗生素对于慢性斑块状银屑病无效；或口服阿奇霉素胶囊；或静脉滴注阿奇霉素注射液，一日 500mg，疗程 1 周；或口服红霉素，一日 1g，一日 2 次，疗程 1 周；或利福平，治疗剂量 25mg/kg，早晨空腹口服，治疗 10～15 日；或甲砜霉素，口服给药，一日 2.0g。

用药方案 5（抗组胺药）：如氯苯那敏，口服，4mg，肌内注射，一次 5～10mg，一日 3 次；或苯海拉明，25～50mg，一日 2～3 次，饭后服用；或赛庚啶，2～4mg，一日 2～3 次。

用药方案 6（生物制剂）：如依那西普单抗，皮下注射，25mg，每周 2 次（间隔 72～96 小时）；或 50mg，每周 1 次；或其他生物制剂，如阿达木单抗、英夫利西单抗、乌司奴单抗。

用药方案 7（局部外用药-1）：如 5%～10%黑豆馏油，外用，一日 1～2 次。

用药方案 8（局部外用药-3）：如 0.25%～0.3%维 A 酸软膏，外用，一日 1～2 次，涂搽患处；或他扎罗汀软膏，外用，0.05%～0.1%，一日 1 次，12 周；或其他局部外用药，如阿达帕林等。

用药方案 9（局部外用药-4）：如氮芥水溶液，一日 1 次，疗程 2～3 周，维持治疗每周 2 次。

用药方案 10（局部外用药-5）：如卤米松乳膏，第 1～2 周，每日晚上用卤米松乳膏 1 次；第 3～4 周，周二、四、六，一日 2 次；第 5～6 周，周六、日，一日 2 次；疗程 6～8 周；或地塞米松软膏，一日 2 次；或醋酸氢化可的松软膏，外用，一日 2～4 次，涂于患处，并轻揉片刻；或 0.1%糠酸莫米松，外用一日 1 次，涂于患处，并轻揉片刻。

用药方案 11（维生素 D_3 衍生物）：如卡泊三醇乳膏，一日 1～2 次，疗程 6～8 周，维持治疗每周减少次数；或他卡西醇软膏，第 1～2 周，每日早上用 1 次；第 3～4 周，周一、三、五、日，一日 2 次；第 5～6 周，周一至周五，一日 2 次；第 7～8 周，一日 2 次；8 周后，一日 1 次或隔日 1 次，疗程 8～12 周；或卡泊三醇＋1.4%烟酰胺；或其他维生素 D_3 衍生物，如骨化三醇等。

用药方案 12（中成药）：如复方甘草酸苷，75mg，饭后口服，一日 3 次；或补骨脂注射液，一次 2ml，一日 1～2 次，10 日为一疗程；或郁金银屑片，口服，一次 3～6 片，一日 2～3 次；或其他中成药，如消银胶囊、银屑胶囊、紫丹银屑胶囊。

用药方案 13（窄谱中波紫外线照射）：如 NB-UVB 光疗仪，波长 311～313nm，进行照射治疗，每周治疗 3 次，连续 4 周为 1 个疗程，共治疗 3 个疗程，初始剂量为 0.5～0.7MED，以后每次递增 15%，最高根据患者的皮肤类型确定。

（四）联合用药

1. 轻度寻常型银屑病

润肤剂＋用药方案 11（维生素 D_3 衍生物：卡泊三醇乳膏）＋用药方案 10（局部外用药-5：地塞米松软膏）或用药方案 10（局部外用药-5：糠酸莫米松软膏）。

注：地塞米松乳膏和糠酸莫米松软膏也可交替使用。

2. 中、重度寻常型银屑病

用药方案 10（局部外用药-5：地塞米松软膏）＋用药方案 10（局部外用药-5：糠酸莫米松软膏）＋用药方案 3（传统系统药物免疫抑制剂-3：

阿维 A 酸）＋光疗。

注：无效时加用药方案 6（生物制剂：依那西普单抗）。

3. 斑块状银屑病

用药方案 1（传统系统药物免疫抑制剂-1：甲氨蝶呤）＋用药方案 3（传统系统药物免疫抑制剂-3：阿维 A 酸）＋用药方案 8（局部外用药-3：他扎罗汀乳膏）＋光疗。

——关注肝、肾有损伤。

4. 点滴状银屑病

用药方案 4（抗感染药-1：青霉素或红霉素）＋用药方案 10（局部外用药-5：糠酸莫米松）。

注 1：如 UVB 治疗不可行或患者不能履行该治疗→短期免疫抑制剂治疗：甲氨蝶呤、环孢素。

注 2：在上述联合用药中，凡注射剂联用时、凡中西药联用时以及与必须单独使用的药品联用时（包括联用药物相互有拮抗作用时）等，其联用方案中的药品均应独立、分时或序贯进行使用。

 提示

1. 生活管理：①清淡饮食，保证营养均衡，戒烟酒，多喝水，避免辛辣刺激性食物，不吃羊肉、海鲜等。②保持良好的生活习惯、保持充足的睡眠。③适当的户外运动，提高身体素质，增加抗病能力，多接触阳光，预防感冒、咽喉炎等疾病。④注意卫生，坚持天天洗澡、避免用力搓擦、勤换被单和内衣、保持清洁环境、做好皮肤保湿工作。

2. 用药建议：①传统系统药物（阿维 A 酸、甲氨蝶呤、环孢素）和光疗联合。②传统系统药物之间联合，值得注意的是大部分传统药物的联合使用均对肝、肾有损伤，故只有单用不满意时才考虑两者联用。③传统系统用药与生物制剂联合（如阿达木单抗、依那西普单抗、英夫利西单抗以及乌司奴单抗），其中阿维 A 酸与依那西普联用安全性较好，并可增强疗效；环孢素与生物制剂联用可增加对机体的免疫抑制作用；甲氨蝶呤与阿达木单抗及英夫利西单抗联用时，可以减少抗体产生，从而提高单抗的最低药物浓度，比单用依那西普疗效更好。④生物制剂联合使用，任何两种生物制剂联用均可增加对机体的免疫抑制作用，务必审慎使用。⑤系统用药与局部用药联合。⑥润肤剂：治疗方案中，润肤剂作为局部外用药物治疗的基础用药；维生素 D_3 衍生物与糖皮质激素联合、交替使用，可增加疗效，降低不良反应。⑦轻度银屑病以外用药治疗为主，必要时外用药联合治疗。⑧中、重度银屑病以免疫抑制剂治疗为主，实施联合治疗，包括结合外用药、紫外线、光化学疗法等。⑨维生素 D_3 衍生物不宜和水杨酸或乳酸制剂混合外用；雷公藤内酯软膏不可与其他细胞毒类药同时使用，亦不宜与有刺激性的外用药联合使用。

3. 卡泊三醇乳膏用于寻常型银屑病的局部治疗。禁忌：对本品任何成分过敏者禁用、钙代谢失调患者以及有维生素 D 中毒症状者禁用。

4. 地塞米松软膏主要用于过敏性和自身免疫性炎症性疾病，如局限性瘙痒症、神经性皮炎、接触性皮炎、脂溢性皮炎、慢性湿疹等。

5. 糠酸莫米松见"第十七章第二节四、湿疹的提示 6"。

6. 阿维 A 酸用于严重的银屑病（红皮病型、脓疱型）；其他角化性皮肤病。禁用：孕妇、哺乳期妇女及两年内有生育愿望的妇女，对阿维 A 或其他维 A 酸类药物过敏者，严重肝、肾功能不全者，高脂血症者，维生素 A 过多症或维生素 A 及其代谢物过敏者。

7. 依那西普单抗（注射用依那西普）见"第十三章第二节一、类风湿关节炎的提示 9"。

8. 甲氨蝶呤用于各型急性白血病，特别是急性淋巴细胞白血病、恶性淋巴瘤、非何杰金氏淋巴瘤和蕈样肉芽肿、多发性骨髓瘤、头颈部癌、肺癌、各种软组织肉瘤、银屑病、乳腺癌、卵巢癌、宫颈癌、恶性葡萄胎、绒毛膜上皮癌。禁忌：已知对该品高度过敏的患者禁用。

9. 他扎罗汀用于外用治疗寻常性斑块型银屑病及寻常痤疮。禁忌：孕妇、哺乳期妇女及近期有生育愿望的妇女禁用、对本品或其他维 A 酸类药物过敏者禁用。

10. 青霉素见"第四章第二节五、肺脓肿的提示 3"。

11. 红霉素肠溶片见"第五章第三节五、慢性鼻窦炎的提示 4"。

12. 所有药品的药物相互作用、不良反应、禁忌和注意事项见其"说明书"。

七、寻常痤疮

(一)病因

1. 痤疮是一种发生于毛囊、皮脂腺的慢性炎症性皮肤病。病因不清,可能与雄激素、皮脂生成、痤疮杆菌感染、机体的免疫、遗传等因素有关。

2. 内因:常因内分泌功能失调,雄性激素分泌增多,刺激皮脂腺肥大增生,皮脂分泌过多,使毛囊皮脂腺导管的堵塞,易引起细菌感染和炎症等。

3. 外因:神经精神因素;饮食因素;大便、睡眠等个人行为因素;烟、酒等嗜好因素;药物因素;化妆品及皮肤调理因素等。

4. 本病的发生多数是始于青春发育期。

(二)症状

1. 典型症状:主要分布在面部和胸背部粉刺,随后有各种炎症性皮损及病变,包括红色小丘疹、小脓疱、炎性结节、囊肿、脓肿、窦道和瘢痕等。按病变的主要表现,分以下 7 个。

2. 7 个临床类型症状:①丘疹性痤疮,以炎症性丘疹为主,丘疹中央有时可见粉刺。②脓疱性痤疮,以小脓疱为主,伴有炎性丘疹。③囊肿性痤疮,出现许多大小不等的皮脂腺囊肿,感染后即成脓肿,常破溃溢脓,形成窦道和瘢痕。④结节性痤疮,侵犯部位较深,形成深在的炎性结节。⑤萎缩性痤疮,炎症性病损消退后遗留许多凹坑状萎缩性瘢痕。⑥聚合性痤疮,皮损多形,可出现各种炎症性和非炎症性病变,病情往往较重。⑦暴发性痤疮,偶见于青年男性,突然出现许多炎症很重的皮损,形成结节和溃疡,除局部疼痛不适外,还可伴有全身发热和多发性关节痛,后期遗下显著的瘢痕。

(三)用药方案

用药方案 1(口服抗生素):如多西环素,口服,成人,第一日 100mg,每 12 小时 1 次,继以 100~200mg,一日 1 次,或 50~100mg,每 12 小时 1 次,必要时首剂可加倍;或米诺环素,一日 50~100mg,口服;或红霉素,一日 1g,口服分 3 次服用,疗程建议不超过 8 周。

用药方案 2(口服维 A 酸类):如维 A 酸片,口服,一次 10mg,一日 2~3 次;或异维 A 酸胶丸,口服,起始剂量 0.25~0.5mg/(kg·d),

重度结节囊肿性痤疮可逐渐增加至 0.5～1.0mg/（kg·d），分两次口服；或维胺酯，一次 50mg，一日 3 次，不少于 16 周，一般 3～4 周起效，在皮损控制后可以适当减少剂量继续巩固治疗 2～3 个月或更长时间。两种药物均需与脂餐同服。

注：维 A 酸和维胺酯均是脂溶性维生素药物，在油脂的环境下容易被吸收。用餐时增加油脂环境，同时服用脂溶性药物称为与脂餐同服。

用药方案 3（口服抗雄激素）：如口服醋酸环丙孕酮，一日 2mg 和炔雌醇，一日 0.035mg；或屈螺酮，一日 3mg；或螺内酯，一日 60～200mg；或胰岛素增敏剂，如二甲双胍。

用药方案 4（口服糖皮质激素）：如泼尼松，一日 20～30mg，口服；或地塞米松，一日 20～30mg，口服，不超过 6 个月。

用药方案 5（局部外用维 A 酸类药）：如 0.025%～0.05%维 A 酸霜，外用，一日 1～2 次，涂搽患处；或 0.05%～0.1%他扎罗汀乳膏，外用，一日 1 次，12 周；或阿达帕林凝胶，一日 1 次，睡前清洁患处并待干燥后使用，涂一薄层于皮肤患处；或其他局部外用维 A 酸类药，如阿达帕林等。

用药方案 6（局部外用抗生素）：如 1%红霉素软膏，一日 2 次涂于患处；或夫西地酸乳膏，一日 2～3 次，涂于患处，一般疗程为 7 日，治疗痤疮时，可根据病情的需要延长疗程。

用药方案 7（局部外用抗菌药物）：如 2.5%～10%过氧化苯甲酰乳剂，外用，一日 1～2 次；或氯霉素搽剂（肤炎宁搽剂），局部外搽，一日 2～3 次；或必麦森（红霉素-过氧化苯甲酰凝胶），局部外用。用药前将粉剂与溶液剂充分混匀，每次治疗前先用温水洗净皮肤，轻轻揩干，将少许必麦森在患处抹一薄层，每日早晚各 1 次；或其他局部外用药，如壬二酸、氨苯砜、二硫化硒、硫黄和水杨酸等。

用药方案 8（口服中成药Ⅰ、Ⅱ级）：如栀子金花丸，口服，一次 9g，一日 1 次。——肺经风热证。

用药方案 9（口服中成药Ⅱ、Ⅲ级）：如连翘败毒丸，一次 1 袋，一日 2 次（便秘者）；或香连丸，一次 3～6g（0.5～1 瓶），一日 2～3 次（小儿酌减，便溏者）；或其他中成药，如防风通圣丸、润燥止痒胶囊等（便秘者）；参苓白术散等（便溏者）。——脾胃湿热证。

用药方案 10（口服中成药Ⅳ级）：如丹参酮胶囊，一次 4 粒，一日

3~4 次，小儿酌减；或其他中成药，如大黄䗪虫丸、化瘀散结丸、当归苦参丸等。——痰瘀凝结证。

用药方案 11（口服中成药治疗冲任不调证）：如逍遥丸，一次 6~9g，一日 1~2 次；或其他中成药，如知柏地黄丸、左归丸、六味地黄丸等。

用药方案 12（物理治疗Ⅲ级和Ⅳ级）：如红光（630nm）或蓝光（415nm）照射及光动力疗法。——特别是伴有脂肪肝、肝功能损害或高脂血症的痤疮患者。

（四）联合用药

1. 痤疮轻度（Ⅰ级）

用药方案 5（局部外用维 A 酸类药：0.025%~0.05%维 A 酸霜）与用药方案 7（局部外用抗菌药物：2.5%~10%过氧化苯甲酰乳剂）交替使用。

注：必要时酌情试加用药方案 8（口服中成药Ⅰ、Ⅱ级：栀子金花丸）。

2. 痤疮中度（Ⅱ级）

用药方案 5（局部外用维 A 酸类药：0.025%~0.05%维 A 酸霜）＋用药方案 7（局部外用抗菌药物：2.5%~10%过氧化苯甲酰乳剂）＋用药方案 7［局部外用抗菌药物：氯霉素搽剂（肤炎宁搽剂）］或与用药方案 6（局部外用抗生素）交替使用。

注：疗效不佳者可试加用药方案 12［物理治疗：蓝光（415nm）照射］或用药方案 1（口服抗生素：多西环素）或（和）用药方案 9（口服中成药：连翘败毒丸）。

3. 痤疮中度（Ⅲ级）

用药方案 1（口服抗生素：多西环素）＋用药方案 5（局部外用维 A 酸类药：0.025%~0.05%维 A 酸霜）＋用药方案 7（局部外用抗菌药物：2.5%~10%过氧化苯甲酰乳剂）或用药方案 7［局部外用抗菌药物：氯霉素搽剂（肤炎宁搽剂）］。

注：若疗效不佳者可试加用药方案 12［物理治疗：红光（630nm）或蓝光（415nm）照射及光动力疗法］或（和）用药方案 2（口服维 A 酸类：维 A 酸片）或（和）用药方案 10（口服中成药Ⅳ级：丹参酮胶囊）。

4. 对炎症反应强烈，结节、囊肿者

用药方案 1（口服抗生素：多西环素）＋用药方案 7（局部外用抗菌药物：2.5%~10%过氧化苯甲酰乳剂）或用药方案 7（局部外用抗菌药物：肤炎宁搽剂）→待炎症改善后再口服维 A 酸类异维 A 酸胶丸。

注：若疗效不佳者可试加用药方案 11（口服中成药：逍遥丸治疗冲任不调证）或（和）用药方案 12（物理治疗：光动力疗法）。

注：在上述联合用药中，凡注射剂联用时、凡中西药联用时以及与必须单独使用的药品联用时（包括联用药物相互有拮抗作用时）等，其联用方案中的药品均应独立、分时或序贯进行使用。

提示

1. 生活管理：①限制高糖和油腻饮食及奶制品尤其是脱脂牛奶的摄入，适当控制体重、规律作息、避免熬夜及过度日晒等均有助于预防和改善痤疮发生。②配合心理疏导，克服和治疗焦虑和抑郁，保持心情愉悦，客观科学地面对疾病。③合理选用皮肤清洁剂与护肤品，但不能过度清洗，忌挤压和搔抓。④应谨慎使用或选择粉底、隔离、防晒剂及彩妆等化妆品，尽量避免化妆品性痤疮发生。⑤定期复诊，配合医生及时调整治疗及护肤方案，减少后遗症发生。⑥限制可能诱发或加重痤疮的辛辣甜腻等食物，包括少吃甲壳类、甜食、牛奶和油腻的食物，多食蔬菜和水果，保持大便通畅等。

2. 用药建议：①痤疮轻度（Ⅰ级）主要采用局部治疗。首选外用维 A 酸类药物，必要时可加用过氧化苯甲酰或水杨酸等以提高疗效。不推荐口服和外用抗生素。②痤疮中度（Ⅱ级）用维 A 酸类药联合过氧化苯甲酰或其他外用抗菌药物。不推荐单一口服或外用抗生素。③痤疮中度（Ⅲ级）应联合治疗，如口服抗生素，外用维 A 酸类药物、过氧化苯甲酰或其他抗菌药物。不推荐单一系统疗法或局部单一疗法。④痤疮中度（Ⅳ级）可同时使用上述Ⅲ级痤疮治疗方案和各种联合治疗的方法。不推荐局部单一疗法，口服抗生素单一疗法。⑤痤疮中度（Ⅱ级），痤疮中度（Ⅲ级）和痤疮中度（Ⅳ级）的女性除按上述治疗外，还应加选择口服抗雄性激素药物。⑥在各级用药方案中可酌情辨证试加相应的中成药。

3. 0.025%～0.05%维 A 酸霜用于寻常痤疮、脂溢性皮炎、银屑病、鱼鳞病、扁平疣、毛发红糠疹、黄褐斑、雀斑、老年斑等皮肤病。禁忌：妊娠起初 3 个月内妇女、哺乳期妇女、对本品任何成分过敏者禁用。

4. 2.5%～10%过氧化苯甲酰乳剂用于寻常痤疮。皮肤有急性炎症及破溃者禁用。

5. 栀子金花丸，含有栀子、黄连、黄芩、黄柏、大黄、金银花、知母、天花粉等成分，有清热泻火、凉血解毒功能。用于肺胃热盛、口舌生疮、牙龈肿痛、目赤眩晕、咽喉肿痛、大便秘结。

6. 肤炎宁搽剂用于治疗痤疮（粉刺）、酒渣鼻、脂溢性皮炎、毛囊炎、中耳炎、湿疹、脓疱疮。对氯霉素过敏者禁用。

7. 多西环素见"第七章第二节一、睑腺炎的提示 10"。

8. 连翘败毒丸，含有连翘、金银花、苦地丁、天花粉、黄芩、黄连、黄柏、大黄、苦参、防风、白芷、麻黄、赤芍、甘草等 19 味等成分，有清热解毒、散风消肿功能。用于脏腑积热、风热湿毒引起的疮疡初起、红肿疼痛、憎寒发热、风湿疙瘩、遍身刺痒、大便秘结。

9. 异维 A 酸胶丸用于重度痤疮，尤其适用于结节囊肿型痤疮，亦可用于毛发红糠疹等疾病。孕妇、哺乳期妇女、肝、肾功能不全、维生素 A 过量及高脂血症患者禁用。

10. 丹参酮胶囊，含有丹参乙醇提取物等成分，有抗菌消炎功能。用于痤疮、扁桃腺炎、外耳道炎、疖、痈、外伤感染、烧伤感染、乳腺炎、蜂窝织炎、骨髓炎等。

11. 逍遥丸，含有柴胡、当归、白芍、炒白术、茯苓、炙甘草、薄荷、生姜等成分，有疏肝健脾、养血调经功能。用于肝郁脾虚所致的郁闷不舒、胸胁胀痛、头晕目眩、食欲减退、月经不调。

12. 所有药品的药物相互作用、不良反应、禁忌和注意事项见其"说明书"。

八、白癜风

（一）病因

1. 白癜风是一种由于黑素细胞特发性损害而致色素脱失的获得性皮肤病。病因尚不明确。可能与遗传、自身免疫、神经化学因子、黑素细胞自毁、酪氨酸、铜离子相对缺乏等因素有关。

2. 其他因素：外伤包括创伤、手术、搔抓等可诱发白癜风。某些内分泌疾病，如甲状腺功能亢进症、糖尿病等，可伴发白癜风。日光曝晒易发生白癜风。

3. 目前认为其发病是有遗传因素，又在多种内、外因子作用下，免疫功能、神经与内分泌、代谢功能等多方面机能紊乱，致使酶系统的抑制或黑素细胞的破坏或黑素形成的障碍，而致皮肤色素脱失。

（二）**症状**

1. 病期分为进展期和稳定期；程度分为 1 级为轻度（白斑面积＜1%）；2 级为中度（白斑面积 1%～5%）；3 级为中重度（白斑面积 6%～50%）；4 级为重度（白斑面积＞50%）；型别分为节段型、寻常型、混合型及未定类型白癜风。

2. 皮损有时早期是淡白斑，以后变成乳白色。表面光滑无皮疹，白斑处没有炎症，有炎性红色边缘的极为罕见，病损多对称分布。

3. 白斑的大小及形状不定，数目也不定，相邻的可以互相融合，不规则地分布于任何部位。

（三）**用药方案**

用药方案 1（局部外用激素）：如卤米松乳膏，外用，第 1～2 周每日晚上用卤米松乳膏 1 次；第 3～4 周，周二、四、六，一日 2 次；第 5～6 周，周六、日，一日 2 次；疗程 6～8 周；或醋酸地塞米松乳膏，外用，一日 1～2 次，取少量涂于患处，并轻揉片刻；或醋酸泼尼松乳膏，外用，取适量涂患处，并轻揉片刻，一日 2～3 次；或醋酸氢化可的松软膏，外用，一日 2～4 次，涂于患处，并轻揉片刻；或 0.1%糠酸莫米松乳膏，外用，一日 1 次，涂于患处，并轻揉片刻。

用药方案 2（系统用激素）：如泼尼松，成人，0.3mg/（kg·d），口服，连服 1～3 月，无效中止，见效后每 2～4 周递减 5mg，至隔日 5mg，维持 3～6 个月；儿童，口服，一日 5～10mg，连用 2～3 周；或复方倍他米松注射液，1ml 肌内注射，每 20～30 日 1 次，可用 1～4 次或根据病情酌情使用；或其他系统用激素。

用药方案 3（NB-UVB 光疗）：如局部光疗，NB-UVB 每周治疗 2～3 次，根据不同部位选取不同的初始治疗剂量；或全身 NB-UVB 治疗，适用于皮损散发或泛发全身的非节段型或混合型白癜风，每周治疗 2～3 次，初始剂量及下一次治疗剂量调整与局部 NB-UVB 类同。——快速进展期光疗剂量宜从 100ml 起始，联合系统用激素治疗。

用药方案 4（外用钙调神经磷酸酶抑制剂）：如他克莫司软膏，在患处皮肤涂上一薄层本品，轻轻擦匀，并完全覆盖，一日两次，治疗应持续 3～6 个月，间歇应用可更长；或吡美莫司乳膏，在受累皮肤局部涂一薄层吡美莫司乳膏，一日 2 次，轻柔地充分涂擦患处，治疗应持续 3～6

个月，间歇应用可更长。

用药方案 5（外用维生素 D_3 衍生物）：如卡泊三醇软膏，一日 2 次；或他卡西醇软膏，一日 2 次。——维生素 D_3 衍生物可与 NB-UVB、308nm 准分子激光等联合治疗，也可以与外用激素和钙调神经磷酸酶抑制剂联合治疗。

用药方案 6（外用脱色剂）：如 20%氢醌单苯醚，一日 2 次外用，连用 3～6 周；或 20%氢醌乳膏，开始用 10%浓度，以后每 1～2 个月逐渐增加浓度，一日外用 2 次，先脱色曝光部位，再脱色非曝光部位，1～3 个月可见效，注意减少皮肤对脱色剂的吸收，搽药后 2～3 小时禁止接触他人皮肤。

用药方案 7（激光治疗）：如可选 Q755nm、Q694nm、Q532nm 激光。

用药方案 8（外用促进黑色素生成药）：如 8-甲氧补骨脂素液，白癜风，涂抹患处，一小时后用黑光 UVA340～400nm 或太阳光照射，开始 15 分钟/次，以后每次增加一或数分钟，白斑上出现红斑可维持该照射时间，隔日 1 次，坚持数月＋遮光剂（氨基苯甲酸）。

用药方案 9（内用促进黑色素生成药）：如 8-甲氧补骨脂素，白癜风，一次 2ml，肌内注射，一日 1 次，可连用数月，注射 1 小时后到室外，使患处晒太阳 10～30 分钟，或用紫外线灯照射，灯距 50cm，从 1～2 分钟开始，每次或隔日增加 1 分钟，增加至每次 10～15 分钟；口服，一次 10mg，一日 3 次，餐时服用，可同时外搽药水，一小时后照紫外线或晒太阳。

用药方案 10（辅助治疗）：如复合维生素 B，口服，一次 1～3 片，一日 3 次；或其他维生素，如维生素 E、叶酸、钙、硒及抗氧化剂。

用药方案 11（内服中成药-1）：如白癜风浓缩丸，口服，一次 6 丸，一日 2 次；或驱白巴布期片，口服，一次 3～5 片，一日 3 次。

用药方案 12（内服中成药-2）：如白灵片，功效：活血化瘀，增加光敏作用；适应证：白癜风经络瘀阻证及其他证型具有血瘀者；用法用量：口服，一次 4 片，一日 3 次；同时患处外搽白灵酊，一日 3 次，3 个月为 1 个疗程。或白蚀丸：口服，一次 2.5g（约 20 丸），10 岁以下小儿服量减半，一日 3 次；或其他内服中成药，如复方驱虫斑鸠菊丸等。

用药方案 13（外用中成药）：如复方卡力孜然酊，一日 3 次，每次涂药后要求继续揉搓至白斑发红为止；或白灵酊，药物涂擦患处，一日 3 次，3 个月为 1 个疗程，同时服用百灵片。

（四）联合用药

1. 白斑累及面积＜3%的患者

用药方案 1（局部外用激素：醋酸地塞米松乳膏）与用药方案 1（局部外用激素：醋酸氢化可的松软膏）→交替使用，或＋用药方案 4（外用钙调神经磷酸酶抑制剂：他克莫司软膏）

2. 白癜风疾病活动度评分（VIDA）＞3 分的进展期白癜风患者

用药方案 2（系统用激素：泼尼松）＋用药方案 1（局部外用激素：卤米松乳膏）。

3. 中、重度白癜风的患者

用药方案 8（外用促进黑色素生成药：8-甲氧补骨脂素液）＋用药方案 3（NB-UVB 光疗：局部光疗或全身 NB-UVB 治疗）＋用药方案 2（系统用激素：泼尼松）＋用药方案 10（辅助治疗：复合维生素 B）。

注：在上述联合用药中，凡注射剂联用时、凡中西药联用时以及与必须单独使用的药品联用时（包括联用药物相互有拮抗作用时）等，其联用方案中的药品均应独立、分时或序贯进行使用。

 提示

1. 生活管理：①纠正不良的饮食习惯、应尽量少吃富含维生素 C 的食物，如橘子、葡萄、山楂、猕猴桃等，因维生素 C 对白癜风患者是无益有害的；补充复合维生素 B、维生素 E、叶酸、锌剂等。②应避免外伤、防止感染，特别是在进展期。③加强体育锻炼，提高身体机能，解除顾虑，树立信心，巩固治疗。④注意环境，避免强光暴晒，避免直接接触化学物质。

2. 用药建议

（1）激素用药：①局部外用适用于白斑累及面积＜3%体表面积的进展期皮损，进展期应慎用有刺激性的外涂药，激素避免用于眼周，3～4 个月无复色，需更换药物或者联合其他局部治疗方法。②系统用激素主要适用于 VIDA＞3 分白癜风患者，口服或肌内注射可使进展期白癜风尽快趋于稳定，可用 1～4 次或根据病情酌情使用。

（2）光疗联合用药常为光疗加如下方案：口服或外用激素、外用钙调神经磷酸酶抑制剂、口服中药制剂、外用维生素 D_3 衍生物、移植治疗、口服抗氧化剂、点阵激光治疗、皮肤磨术、点阵激光导入激素治疗等。

（3）辅助用药：应避免诱发因素，如外伤、暴晒和精神压力，特别是在进展期，补充复合维生素 B、维生素 E、叶酸、钙、硒及抗氧化剂等可能有帮助。

（4）儿童白癜风：①≤2 岁儿童，可外用中效激素治疗，采用间歇外用疗法较为安全。②＞2 岁儿童，可外用中强效或强效激素。③他克莫司软膏及吡美莫司乳膏可用于儿童白癜风治疗，④儿童白癜风可根据治疗需要接受光疗。⑤婴幼儿白癜风系统使用糖皮质激素或光疗要慎重，不推荐使用光化学疗法。

（5）对于多种治疗无效，白斑面积大于体表面积 90%的患者，可酌情推荐脱色治疗。

（6）局部光疗需 8-甲氧补骨脂素液涂抹患处为好，全身光疗还口服 8-甲氧补骨脂素为好。

3. 醋酸地塞米松乳膏用于局限性瘙痒症、神经性皮炎、接触性皮炎、脂溢性皮炎以及慢性湿疹。禁忌：患处已破溃、化脓或有明显渗出者禁用，病毒感染者（如有疱疹、水痘）禁用。

4. 醋酸氢化可的松软膏用于过敏性、非感染性皮肤病和一些增生性皮肤疾患，如皮炎、湿疹、神经性皮炎、脂溢性皮炎及瘙痒症等。禁忌：禁用于感染性皮肤病，如脓疱病、体癣、股癣等，对本品过敏者禁用。

5. 泼尼松见"第四章第二节九、慢性肺源性心脏病的提示 6"。

6. 卤米松乳膏见"第十章第二节一、阴道炎的提示 10"。

7. 8-甲氧补骨脂素液用于白癜风、牛皮癣（银屑病）。禁用：严重肝病患者；白内障或其他晶体疾病患者；有光敏性疾病患者，如红斑狼疮、皮肌炎、卟啉症、多形性日光疹、着色性干皮病等患者；对本品过敏者。

8. 复合维生素 B 见"第十七章第二节一、毛囊炎的提示 8"。

9. 他克莫司软膏适用于非免疫受损的因潜在危险而不宜使用传统疗法，或对传统疗法反应不充分，或无法耐受传统疗法的中到重度特应性皮炎患者，可作为短期或间歇性长期治疗。0.1%浓度的本品只能用于成人，不能用于 2 岁及以上的儿童。禁忌：对他克莫司或制剂中任何其他成分有过敏史的患者禁用本品。

10. 所有药品的药物相互作用、不良反应、禁忌和注意事项见其"说明书"。

九、玫瑰痤疮

（一）病因

玫瑰痤疮（酒渣鼻）是一种好发于面中部（以鼻部为主），主要累及其血管及毛囊皮脂腺单位的慢性炎症性疾病，中西医共称酒渣鼻。目前病因不太确切。可能是在一定遗传背景基础上、天然免疫功能异常、神经免疫相互作用、神经脉管调节功能异常、多种微生物感染、皮肤屏障功能障碍等多种因素作用导致皮脂溢出，毛细血管长期扩张所致。另外，毛囊虫和螨虫局部反复感染、外部刺激（如嗜酒、吸烟、刺激性饮食、长期作用于皮肤的冷热因素如高温工作、日晒、寒冷、风吹）等外因起到诱导作用。

（二）症状

1. 玫瑰痤疮可以分为四种类型：红斑毛细血管扩张型、丘疹脓疱型、肥大增生型、眼型；病程缓慢分为三期。早期：红斑期与毛细血管扩张期；中期：丘疹脓疱期；晚期：鼻赘期，但无明显界限。

2. 症状多发于面颊部，常见于口周、鼻部，也可累及眼和眼周。不同部位，不同时期有不同类型，其症状不同。如，早期可见面部局限性红斑，小丘疹和丘疱疹；中、晚期为面部红斑，暗红色丘疹和结节，毛细血管扩张。皮疹常对称分布，特殊皮损可有鼻赘、前额肿胀、眼睑肿胀、耳垂肿胀和凸颏等。

（三）用药方案

用药方案 1（外用西药-1）：如 0.75%甲硝唑凝胶（霜），一日 2 次；或 1%甲硝唑凝胶（霜），一日 1 次。一般使用数周才能起效。——杀螨，对中、重度红斑及炎性皮损有较好疗效，但对血管扩张无效。

用药方案 2（外用西药-2）：如 15%～20%壬二酸凝胶，一日 2 次；或壬二酸乳膏，一日 2 次，早、晚各 1 次，须用力涂搽，务使深入皮肤，涂后洗手。——改善玫瑰痤疮炎性皮损。

用药方案 3（外用西药-3）：如 1%克林霉素或 2%红霉素，一日 2 次。——对非感染性和感染性炎症均有作用。

用药方案 4（外用西药-4）：如钙调磷酸酶抑制剂，吡美莫司乳膏或 0.03%他克莫司软膏，一日 2 次。——用于糖皮质激素加重的玫瑰痤疮或伴有瘙痒症状者，瘙痒症状缓解后停用，一般不超过 2 周。

用药方案 5（外用西药-5）：如 2.5%～10%过氧化苯甲酰乳剂，外用，一日 1～2 次。——仅用于鼻部或口周丘疹脓疱型患者，点涂于皮损处。

用药方案 6（外用西药-6）：如外用缩血管药物，0.03%酒石酸溴莫尼定凝胶，一日 1 次。——暂时性抑制红斑，但对已扩张的毛细血管及炎性皮损无效。

用药方案 7（外用西药-7）：如眼部外用药物，妥布霉素地塞米松眼膏，每次取约 1～1.5cm 长的药膏点入结膜囊中，一日 3～5 次；或其他抗炎抗螨药，如茶树油、甲硝唑等。——抗炎同时抗螨。

用药方案 8（外用西药-8）：如人工泪液，海露玻璃酸钠眼药水，正常使用为一次 1 滴，一日 3 次，也可根据需要增加使用频率，如一日使用超过 10 次；或 0.1%～0.3%爱丽玻璃酸钠滴眼液，一般一次 1 滴，一日滴眼 5～6 次，可根据症状适当增减。——干眼症。

用药方案 9（其他外用药-9）：如 5%～10%硫黄洗剂，一般是一日 2 次，洗脸后，把洗剂摇均，用棉签蘸药物点痘痘，在皮肤上保留 5 分钟后用清水洗去，再涂擦抗生素药膏；或其他外用药，如菊酯乳膏及 1%伊维菌素乳膏等。

用药方案 10（口服抗生素）：如多西环素，一日 0.1g，疗程 8 周左右，亚抗菌剂量，一日 40mg；或米诺环素，一日 50mg；或克拉霉素，一日 0.5g；或阿奇霉素，一日 0.25g。

用药方案 11（抗厌氧菌类药）：如甲硝唑片，200mg，一日 2～3 次，疗程 4 周左右；或替硝唑，0.5g，一日 2 次，疗程 4 周左右。

用药方案 12（抗炎抗免疫及抗紫外线药）：如羟氯喹，疗程一般 8～12 周，0.2g，一日 2 次，治疗 2～4 周后可视病情减为 0.2g，一日 1 次，酌情延长疗程。如果连续使用超过 3～6 个月，建议行眼底检查，以排除视网膜病变；或氨苯砜，可用于治疗严重和难治性酒渣鼻，尤其适用于有异维 A 酸禁忌者。成人一日 50～150mg 口服，待症状控制后逐渐减量，维持在一日 25～100mg。——对于阵发性潮红或红斑的改善优于丘疹和脓疱。

用药方案 13（维 A 酸类）：如异维 A 酸，一日 10～20mg，疗程 12～16 周。——注意副作用，同时需警惕异维 A 酸与四环素类药物合用。

用药方案 14（β 肾上腺素受体抑制剂）：如卡维地洛，3.125～6.250mg，一日 2～3 次。——主要用于难治性阵发性潮红和持久性红斑明显的患者。

用药方案 15（抗焦虑类药）：如氟哌噻吨美利曲辛片，一次 1 片，每日早晨、中午各 1 次；或阿普唑仑，一日 0.4mg；或地西泮片，一日 5mg。——用于长期精神紧张、焦虑过度的患者。

用药方案 16（光电）：如强脉冲光（IPL，520～1200nm）；或染料激光（PDL，585nm/595nm）；或 YAG 激光（KTP，532nm/1064nm）；或 CO_2 激光；或 Er 激光；或光动力疗法（PDT）；或 LED 光（蓝光、黄光、红光）。

用药方案 17（内用中成药）：如当归苦参丸（水蜜丸），口服，一次 1 瓶（6g），一日 2 次；或其他内用中成药，如丹栀逍遥散、枇杷清肺饮冲剂、黄连上清丸、西黄丸、新癀片、大黄蛰虫丸、海藻玉壶丸、丹参酮片、防风通圣丸等。

用药方案 18（外用中成药）：如百柏搽剂，涂于患处，一日 4 次，用于湿热，虫毒所致的酒刺（酒渣鼻、痤疮）的辅助治疗；或复方黄柏液，冷湿敷或冷喷，一日 1～2 次，用于皮肤潮红、红斑、毛细血管扩张；或以新癀片，研碎，凉开水调成糊状外敷，一日 1 次，用于丘疹、脓疱。

（四）联合用药

1. 红斑毛细血管扩张型（早期）

用药方案 12（抗炎抗免疫及抗紫外线药：羟氯喹，口服，3 个月）+ 用药方案 10（口服抗生素：多西环素亚抗菌剂量一日 40mg，3 个月）+ 用药方案 2（外用西药-2：15%～20% 壬二酸凝胶，8 周）→ 在皮损稳定期 + 用药方案 16 [光电：IPL、PDL 或 Nd:YAG 激光（KTP，532nm/1064nm）]。

2. 丘疹脓疱型（中期）

用药方案 10（口服抗生素：多西环素，一日 0.1g）或用药方案 13（维 A 酸类：异维 A 酸）+ 用药方案 5（外用西药-5：2.5%～10% 过氧化苯甲酰乳剂）（面颊部慎用）。

注：必要时酌情慎重加用用药方案 16 [光电：LED 光（蓝光）、IPL]

3. 肥大增生型（晚期）

保湿润肤制剂 + 用药方案 13（维 A 酸类：异维 A 酸）+ 用药方案 2（外用西药-2：15%～20% 壬二酸凝胶）+ 用药方案 16（光电：PDL、IPL 或 CO_2 激光、Er 激光）。

注：好转后异维 A 酸改为低剂量维持 12～16 周；伴有丘疹、脓疱，可同时选用抗微生物药物。

4. 眼型

用药方案 3（外用西药-3：2%红霉素眼膏）或用药方案 7（外用西药-7：妥布霉素地塞米松眼膏）＋用药方案 8（外用西药-8：爱丽玻璃酸钠滴眼液）＋用药方案 10（口服抗生素：多西环素）。

注：在上述联合用药中，凡注射剂联用时、凡中西药联用时以及与必须单独使用的药品联用时（包括联用药物相互有拮抗作用时）等，其联用方案中的药品均应独立、分时或序贯进行使用。

 提示

1. 生活管理：①忌饮酒，忌食刺激食物，少饮浓茶、咖啡，多食水果蔬菜。②纠正胃肠功能障碍和内分泌失调，保持大便通畅。③避免局部过热、过冷及剧烈的情绪波动等，找到诱发物并避免接触。④生活应有规律，注意劳逸结合，避免长时间的日光照射。⑤避免接触有刺激性的物质、收敛剂、磨蚀剂，使用无皂清洁剂。⑥平时使用保湿润肤制剂，防晒，避免理化刺激，减少紧张等情绪波动，需要时局部冷敷或冷喷。

2. 用药建议：①面部阵发性红斑或潮红，局部治疗备选药可试用酒石酸溴莫尼定凝胶。②面部持续性红斑，局部治疗备选药为吡美莫司乳膏和 0.03%他克莫司软膏；系统治疗备选药为大环内酯类抗生素、卡维地洛。③丘疹脓疱，局部治疗备选药为硫黄洗剂、过氧化苯甲酰乳剂、红霉素、克林霉素、伊维菌素乳膏等；系统治疗备选药为异维 A 酸、克拉霉素、甲硝唑、替硝唑等（顽固难治者）。④毛细血管扩张和肥大增生型无备选药。⑤眼型，系统治疗备选药为甲硝唑、阿奇霉素等。⑥对于不伴丘疹、脓疱，而以毛细血管扩张或赘生物损害为主的玫瑰痤疮，药物治疗很难奏效，需酌情选用手术治疗。

3. 羟氯喹见"第十三章第二节二、系统性红斑狼疮的提示 4"。

4. 多西环素见"第七章第二节一、睑腺炎的提示 10"。

5. 壬二酸凝胶（乳膏）适用于轻、中度炎症性寻常痤疮的局部治疗。对本品中任何成分敏感者禁用。

6. 异维 A 酸见"第十七章第二节七、寻常痤疮的提示 9"。

7. 甲硝唑乳剂治疗毛囊虫皮炎、疥疮、痤疮。其他如滴虫性阴道炎、外阴炎等可作为局部辅助治疗。对甲硝唑有过敏者、儿童及酗酒患者禁用。

8. 妥布霉素地塞米松眼膏用于对肾上腺皮质激素敏感的眼部疾患及外眼部细菌感染；眼用激素用于眼睑、球结膜、角膜、眼球前膜及确诊的传染性结膜炎等炎症性疾病，可以减轻水肿和炎症。同时也适用于慢性前葡萄膜炎，化学性、放射性、灼伤性及异物穿透性角膜损伤及白内障等眼科手术后的炎症；眼用抗生素用于治疗、预防可能的外眼部细菌感染。禁忌：树枝状角膜炎、眼部分枝杆菌及真菌感染；牛痘、水痘及其他因疱疹性病毒引起的角膜炎、结膜炎；对本品任何成分过敏者和角膜上异物未完全去除者禁用。

9. 爱丽玻璃酸钠滴眼液用于伴随下述疾患的角结膜上皮损伤：干燥综合征、Stevens-Johnson 综合征、干眼综合征等内因性疾患；手术后、药物性、外伤、配戴隐形眼镜等外因性疾患。

10. 红霉素眼膏见"第七章第二节一、睑腺炎的提示 5"。

11. 所有药品的药物相互作用、不良反应、禁忌和注意事项见其"说明书"。

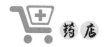
药店

皮肤科常见疾病联合用药方案（供参考）

1. 脓疱疮毛囊炎

（1）聚维酮碘溶液＋夫西地酸软膏＋阿莫西林舒巴坦匹酯片＋清热解毒胶囊＋消毒棉签＋多种维生素

（2）聚维酮碘溶液＋环丙沙星软膏＋琥乙红霉素＋银翘解毒软胶囊＋消毒棉签＋β-胡萝卜素

（3）聚维酮碘溶液＋氧氟沙星软膏＋青霉素 V 钾＋银翘解毒软胶囊＋消毒棉签＋马齿苋（煎水湿敷）＋葡萄糖酸锌

2. 毛囊炎

（1）2%莫匹罗星软膏＋青霉素

（2）三黄片＋炉甘石洗剂

3. 手足癣

（1）硝酸咪康唑乳膏＋盐酸特比萘芬片＋黄苦洗液＋消毒棉签

（2）百癣夏塔热片＋盐酸特比萘芬凝胶＋复方黄藤洗液＋维 A 酸软膏＋葡萄糖酸锌

（3）百癣夏塔热片＋酮康唑乳膏＋湿痒洗液＋β-胡萝卜素

4. 带状疱疹

（1）阿昔洛韦＋布洛芬＋泼尼松

（2）阿昔洛韦＋干扰素＋维生素 B_1＋维生素 B_{12}＋双氯芬酸＋炉甘石洗剂

5. 湿疹

（1）炉甘石洗剂＋氢化可的松软膏＋氯雷他定＋防风通圣丸＋维生素 C

（2）高锰酸钾＋维 A 酸乳膏＋肝素钠乳膏＋防风通圣丸＋盐酸左西替利嗪片＋维生素 C

（3）复方鱼肝油氧化锌软膏＋氯雷他定片＋糠酸莫米松乳膏＋维生素 C

6. 荨麻疹

（1）荨麻疹丸＋氯雷他定（西替利嗪、咪唑司汀）

（2）西替利嗪＋赛庚啶＋雷尼替丁

（3）扑尔敏（氯雷他定，西替利嗪，咪唑司汀）＋泼尼松＋葡萄糖酸钙＋维生素 C＋炉甘石洗剂

7. 皮肤瘙痒

（1）炉甘石洗剂/皮肤康洗液/三味清热止痒洗剂＋丹皮酚软膏/曲咪新乳膏＋西替利嗪片/马来酸氯苯那敏片

（2）马来酸氯苯那敏片/氯雷他定胶囊＋消风止痒颗粒/肤痒颗粒/荨麻疹丸＋钙制剂＋葡萄籽/复合维生素 E、C 片

8. 银屑病

（1）克霉唑片＋皮康王

（2）治疗银屑病口服药如免疫抑制剂＋清热解毒凉血中药＋转移因子＋外用软膏＋维生素 C＋钙制剂＋维生素 B 族

9. 寻常痤疮

（1）米诺环素（多西环素）＋芦荟胶囊＋维 A 酸乳膏

（2）好脸面祛痘套装＋芦荟胶囊＋多种维生素

10. 白癜风

（1）8-甲氧补骨脂素＋泼尼松口服

（2）白癜风丸＋免疫调节外用制剂＋高强光光疗

（3）自体表皮移植＋8-甲氧补骨脂素外涂＋UVB 照射

（4）复方卡力孜然酊＋NB-UVB＋斯奇康联合治疗

11. 玫瑰痤疮（酒渣鼻）

（1）甲硝唑片＋复方硫磺乳膏

（2）短波治疗＋多西环素＋羟氯喹＋舒敏保湿特护霜

（3）复方珍珠暗疮片＋甲硝唑片＋玫芦消痤膏

（4）栀子金花丸＋阿奇霉素＋维生素 B_6 软膏

（5）小柴胡颗粒＋当归苦参丸＋过氧苯甲酰凝胶（5%）

（6）参苓白术丸＋甲硝唑凝胶＋维生素 B_2 片＋维生素 B_6 片

（7）当归苦参丸＋多西环素（小剂量）＋维 A 酸乳膏

12. 单纯疱疹

（1）3%硼酸溶液＋3%阿昔洛韦软膏＋维生素 C

（2）1%～2%龙胆紫药液＋0.5%新霉素软膏＋阿昔洛韦

（3）丙种球蛋白＋复合维生素 B＋板蓝根冲剂＋2%冰片

13. 神经性皮炎

（1）扑尔敏＋维生素 B_1＋复方醋酸地塞米松乳膏（皮炎平）

（2）赛庚啶＋胎盘组织液＋曲米新乳膏（皮康霜）

（3）当归片＋炉甘石洗剂

（4）扑尔敏＋维生素 B_1＋皮炎平霜＋5%葡萄糖溶液＋普鲁卡因＋维生素 C

14. 水痘

（1）板蓝根颗粒＋2%龙胆紫溶液＋扑尔敏

（2）阿昔洛韦＋炉甘石洗剂＋银翘解毒片

（3）阿昔洛韦＋炉甘石洗剂（儿童方）

15. 丹毒

（1）青霉素＋50%硫酸镁溶液

（2）六神丸＋玉露散

（3）红霉素＋50%硫酸镁溶液

参考文献

［1］ 国家基本药物临床应用指南和处方集委员会. 2018 年版国家基本药物临床应用指南（化学药品和生物制品）［M］. 北京：人民卫生出版社，2019.

［2］ 刘新民，王涤非，凌敏. 全科医生诊疗手册［M］. 第 3 版. 北京：化学工业出版社，2016.

［3］ 郑小景. 蒲地蓝消炎口服液联合莫匹罗星乳膏治疗细菌性毛囊炎 70 例疗效观察［J］. 北方药学，2013，10（6）：50-51.

［4］ 国家基本药物临床应用指南和处方集编委会主编. 国家基本药物临床应用指南：2012 年版［M］. 北京：人民卫生出版社，2013.

［5］ 中华中医药学会皮肤科分会. 脓疱疮中医治疗专家共识［J］. 中国中西医结合皮肤性病学杂志，2019，18（2）：175-176.

［6］ 中国医师协会皮肤科医师分会带状疱疹专家共识工作组. 带状疱疹中国专家共识［J］. 中华皮肤科杂志，2018，51（6）：403-408.

［7］ 张丽敏，郭玉姝. 西米替丁联合病毒唑治疗带状疱疹 75 例疗效观察［J］. 中国医药指南，2012，10（30）：460-461.

［8］ 李杰. 联合用药治疗慢性湿疹的疗效分析［J］. 求医问药（下半月），2012，10（5）：269.

［9］ 中华医学会皮肤性病学分会免疫学组. 中国湿疹诊疗指南（2011）［J］. 中华皮肤科杂志，2011，44（1）：5-6.

［10］ 中华医学会皮肤性病学分会荨麻疹研究中心. 中国荨麻疹诊疗指南（2018版）［J］. 中国皮肤科杂志，2019，52（1）：1-5.

［11］ 中华中医药学会皮肤科分会. 瘾疹（荨麻疹）中医治疗专家共识［J］. 中国中西医结合皮肤性病学杂志，2017，16（3）：274-275.

［12］ 王永春，王晓霞，刘金凤. 息斯敏与雷尼替丁联合用药治疗急性荨麻疹临床疗效观察［J］. 黑龙江医学，2000（4）：105.

［13］ 中华医学会皮肤性病学分会银屑病专业委员会. 中国银屑病诊疗指南（2018完整版）［J］. 中华皮肤科杂志，2019，52（10）：667-710.

［14］ 中华医学会皮肤性病学分会银屑病专业委员会. 中国银屑病诊疗指南（2018简版）［J］. 中华皮肤科杂志，2019，52（4）：223-230.

［15］ 中国医师协会皮肤科医师分会中国中西医结合学会，皮肤性病专业委员会. 中国银屑病生物治疗专家共识（2019）［J］. 中华皮肤科杂志，2019，52（12）：863-871.

［16］ 中国痤疮治疗指南专家组．中国痤疮治疗指南（2019 修订版）［J］．临床皮肤科杂志，2019，48（9）：583-588．

［17］ 中国痤疮治疗指南专家组．中国痤疮治疗指南（2014 修订版）［J］．临床皮肤科杂志，2015，44（1）：52-57．

［18］ 中国医师协会皮肤科医师分会．中国玫瑰痤疮诊疗专家共识（2016）［J］．中华皮肤科杂志，2017，50（3）：156-161．

［19］ 中国中西医结合学会皮肤性病专业委员会美容学组．中西医结合治疗酒渣鼻专家共识［J］．中华皮肤科杂志，2016，49（6）：380-383．

［20］ 中国中西医结合学会皮肤性病专业委员会色素病学组．白癜风诊疗共识（2018 版）［J］．中华皮肤科杂志，2018，51（4）：247-250．

［21］ 中华中医药学会皮肤科分会．白癜风中医治疗专家共识［J］．中国中西医结合皮肤性病学杂志，2017，16（2）：191-192．

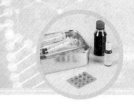

第十八章

肿瘤科常见疾病用药及联合用药

第一节　概　述

一、肿瘤科

肿瘤科可分为肿瘤内科和肿瘤外科及肿瘤放射治疗科，肿瘤内科主要从事各种良、恶性肿瘤的内科治疗；肿瘤外科提供以手术为主的综合治疗；肿瘤放射治疗科主要从事肿瘤的放射线治疗。专门的肿瘤医院的相关科室会根据不同部位再行细分。

肿瘤是一种并非是遗传的基因病，它是指细胞在致癌因素作用下，基因发生了改变，失去对其生长的正常调控，导致单克隆性异常增生而形成的新生物。一般将肿瘤分为良性和恶性两大类。

二、肿瘤科疾病

肿瘤疾病有很多，如乳腺癌、肺癌、肝癌、胃癌、结肠癌、直肠癌、食管癌、胰腺癌、鼻咽癌、膀胱癌、宫颈癌、前列腺癌、卵巢癌、肾癌、甲状腺癌、淋巴瘤、白血病、乳腺癌、子宫内膜癌、黑色素瘤、骨肉瘤等等。这里举例讨论最常肿瘤疾病：肺癌、胃癌、大肠癌、肝癌、乳腺癌、前列腺癌等。

肿瘤内科常见病有肺癌、肝癌、胃癌、乳腺癌、肠癌、淋巴瘤、鼻咽癌、食管癌等。

第二节　常见疾病用药及联合用药

一、肺癌

（一）病因

1. 肺癌发生于支气管黏膜上皮，故又称原发性支气管肺癌。

2. 肺癌的病因至今不完全明确，危险因素主要是吸烟、环境污染、职业暴露、既往慢性肺部疾病（慢性阻塞性肺病、肺结核、肺纤维化）。

3. 家族肿瘤疾病史等均是罹患肺癌的危险因素。

（二）症状

1. 周围型肺癌早期可无明显症状。随着病情的发展，可出现相应的呼吸道症状或转移相关症状。

2. 原发肿瘤表现中央型肺癌可表现出相应的呼吸道症状，周围型肺癌早期常无呼吸道症状。

3. 远处转移表现：颅内转移、骨转移、肝转移、肾上腺转移、淋巴结转移和其他转移及其相应的病症。其他表现也可同时出现，常表现于胸部以外的脏器。

（三）用药方案

用药方案 1（化疗药物-1）：如顺铂（cDDP），80mg/m^2，静脉滴注，第 1 日，用药周期 q21d×（4～6）。——小细胞肺癌化疗（SCLC）EP方案。

用药方案 2（化疗药物-2）：如顺铂，50mg/m^2，静脉滴注，第 1、8、29、36 日用药。——非小细胞肺癌化疗（NSCLC）EP 方案用。

用药方案 3（化疗药物-3）：如顺铂，75mg/m^2，静脉滴注，第 1、29 日用药。——非小细胞肺癌化疗 AP、NP 方案用。

用药方案 4（化疗药物-4）：如依托泊苷即鬼臼乙叉苷亦即 VP-16，100mg/m^2，加入 0.9%氯化钠注射液 250～500ml 静脉滴注，第 1～3 日，用药周期 q21d×（4～6）。——小细胞肺癌化疗（SCLC）EP 方案用。

用药方案 5（化疗药物-5）：如依托泊苷 50mg/m^2，第 1～5 日、第 29～33 日用药。——非小细胞肺癌化疗（NSCLC）EP 方案用。

用药方案 6（化疗药物-6）：如卡铂（CBP），AUC＝5～6，加入 0.9%

氯化钠注射液 250～500ml 静脉滴注，第 1 日用药，用药周期 q21d×（4～6）。——小细胞肺癌化疗（SCLC）CE 方案用或非小细胞肺癌化疗 PC、TC、GP 方案用。

用药方案 7（化疗药物-7）：如培美曲塞，500mg/m²，第 1 日用药；每 3 周重复，共 4 个周期（非鳞状细胞癌）。——非小细胞肺癌化疗（NSCLC）AP 方案用。

用药方案 8（化疗药物-8）：如顺铂，75mg/m²，静脉滴注，第 1 日，用药周期 q2d×（4～6）。——非小细胞肺癌化疗（NSCLC）TP、PC、GP 方案用。

用药方案 9（预防胃肠道反应药）：如托烷司琼注射液，成人推荐剂量为一日 5mg，一日 1 次，疗程为 6 日。第 1 日静脉给药：将盐酸托烷司琼 5mg（1 安瓿）溶于 100ml 常用的滴注液中（如 0.9%氯化钠注射液、林格液或 5%葡萄糖注射液），于化疗前快速静脉滴注或缓慢静脉注射。第 2～6 日可口服给药，可从安瓿中取适量的盐酸托烷司琼溶液，用橘子汁或可乐稀释后，在早晨起床时（至少于早餐前 1 小时）立即服用。

用药方案 10（其他治疗药）：如帕博利珠单抗，2mg/kg，静脉注射，30 分钟以上，每 3 周 1 次；或其他治疗药，如安罗替尼、吉非替尼、克唑替尼、厄洛替尼、雷莫芦单抗、纳武单抗、帕博利珠单抗等。——靶向治疗或三线治疗或抗血管生成。

用药方案 11（中成药）：如金复康口服液，一次 30ml，一日 3 次，30 日为 1 疗程，可连续 2 个疗程，或遵医嘱；或其他中成药，如清肺散结丸、鸦胆子油（软胶囊、注射液）、消癌平（片、糖浆、注射液）等。

（四）联合用药

1. 局限期小细胞肺癌 SCLC 患者：EP 方案（顺铂＋依托泊苷）或 EC 方案（依托泊苷＋卡铂）

用药方案 1（化疗药物-1：顺铂 80mg/m²）＋用药方案 4（化疗药物-4：依托泊苷即 VP-16，100mg/m²）。

2. Ⅲ期非小细胞肺癌 NSCLC 患者：AP 方案（培美曲塞＋顺铂或卡铂）

用药方案 7（化疗药物-7：培美曲塞）＋用药方案 3（化疗药物-3：顺铂，75mg/m²）。

注 1：化疗前可加用药方案 9（预防胃肠道反应药：托烷司琼注射液），预防化疗时胃肠道反应。

注 2：各方案中酌情可加用药方案 10（其他治疗药）或用药方案 11

（中成药）。

注3：在上述联合用药中，凡注射剂联用时、凡中西药联用时以及与必须单独使用的药品联用时（包括联用药物相互有拮抗作用时）等，其联用方案中的药品均应独立、分时或序贯进行使用。

 提示

1. 生活管理：①饮食需要调整，尽量均衡饮食，力求饮食丰富多样、富有营养，以粥类、汤类为主，配合水果蔬菜。②注意生活环境，室内空气要新鲜、干净、氧气充足；避免到空气污染的环境中活动；戒烟、戒酒，避免二手烟。③适当活动，可以有规律的慢走、散步，活动筋骨，不要太过度。④疼痛时保持服用止痛剂，以提高其生活质量。⑤保持肺部清洁，如咳嗽有痰，尽量咳出，排痰困时用吸痰器，休息睡眠时注意头偏向一侧卧位，以防痰涎窒息；避免外感和呼吸道感染。⑥肺癌患者需要做好定期复查，坚持治疗，定时服药。⑦消除对死亡的恐惧，树立与癌共舞的决心和战胜疾病的意志。

2. 用药建议：①目前肺癌治疗提倡以多学科综合性联合治疗用药。其中以化学治疗、放射治疗和外科手术治疗等三种联合用药治疗为主，同时均可辅以免疫用药，化疗期间也可结合中医治疗，加强疗效的同时，减轻化疗副作用。②化疗前用药方案9（预防胃肠道反应药：托烷司琼注射液）预防化疗时胃肠道反应。③SCLC 局限期的治疗方案：EP 方案（依托泊苷＋顺铂）和 EC 方案（依托泊苷＋卡铂）；SCLC 广泛期的治疗方案：EP 方案（依托泊苷＋顺铂）、EC 方案（依托泊苷＋卡铂）、IP 方案（伊立替康＋顺铂）、IC 方案（伊立替康＋卡铂）。④ⅡA/ⅡB 期 NSCLC 患者推荐以铂类为基础的方案进行术后辅助化疗，不建议行术后辅助放疗。⑤Ⅲ期 NSCLC 推荐根治性同步放化疗：同步放疗、以铂类为主的同步化疗方案、序贯放化疗、诱导和巩固化疗。⑥以铂类为主的同步化疗方案：EP 方案（顺铂＋依托泊苷）、NP 方案（顺铂＋长春瑞滨）、AC 方案（卡铂＋培美曲塞）、AP 方案（顺铂＋培美曲塞）、TC 方案（紫杉醇＋卡铂 AUC＝2），同步胸部放疗±序贯 2 个周期，（紫杉醇＋卡铂 AUC＝5～6）。⑦目前研发的肺癌分子靶向药物包括以下几种：以 EGFR 表皮生长因子受体为靶点的靶向药物，如吉非替尼、埃克替尼和厄洛替尼；细胞外的单克隆抗体，如西妥昔单抗；以肿瘤血管生成相关的基因为治疗靶点的药物，如贝伐珠单抗、安罗替尼、阿帕替尼等；以多靶点抗血管生成的药物，如凡他尼布、索拉非尼、舒尼替尼等。

3. 顺铂注射液用于鼻咽癌、卵巢癌、膀胱癌、睾丸癌、淋巴肉瘤、网状细胞肉瘤等各种肉瘤。肾损害患者及孕妇禁用。慎用呋塞米利尿剂。

4. 依托泊苷用于小细胞肺癌，恶性淋巴瘤。不良反应：骨髓抑制较明显（最低值 2 周，3 周时可恢复），消化道反应，脱发，位置性低血压（快速滴注时）。

5. 培美曲塞用于与顺铂联合治疗无法手术的恶性胸膜间皮瘤。禁用于对培美曲塞或药品其他成分有严重过敏史的患者。

6. 卡铂主要用于实体瘤，如小细胞肺癌、卵巢癌、睾丸肿瘤、头颈部癌及恶性淋巴瘤等均有较好的疗效。也可适用其他肿瘤，如子宫颈癌、膀胱癌及非小细胞性肺癌等。禁忌：有明显骨髓抑制及肾功能不全者；对其他铂制剂及甘露醇过敏者；孕妇及有严重并发症者；原应用过顺铂者应慎用；严重肝、肾功能损害者禁用。慎用氨基糖苷抗生素和髓袢利尿剂。

7. 托烷司琼注射液预防癌症化疗引起的恶心和呕吐；治疗手术后的恶心和呕吐。禁忌：对盐酸托烷司琼过敏者禁用。

8. 所有药品的药物相互作用、不良反应、禁忌和注意事项见其"说明书"。

二、胃癌

（一）病因

胃癌是最常见的消化道肿瘤之一，病因起源于胃黏膜上皮的恶性肿瘤，主要有以下几种因素：

1. 环境和饮食因素。

2. 幽门螺杆菌（Hp）感染。

3. 遗传因素。

4. 癌前状态：①癌前疾病：慢性萎缩性胃炎、胃息肉、胃溃疡、残胃炎等；②癌前病变：胃肠上皮化生、异型增生等。

（二）症状

1. 早期胃癌患者多无症状或有轻度非特异性消化不良症状，早诊率低。

2. 进展期胃癌临床表现上腹疼痛或饱胀，常伴纳差、畏食、呕吐、消瘦。

3. 晚期出现并发症及转移症状，可扪及包块，并有腹水、黄疸、淋巴结肿大和伴癌综合征。

（三）用药方案

用药方案 1（化疗药-1）：如紫杉醇（PTX），175mg/（m² · d），静脉注射 3h，第 1 日，q28d。——TCF 方案。

用药方案 2（化疗药-2）：如顺铂（DDP），20mg/（m² · d），静脉注射，第 1～5 日，q28d。——TCF 方案。

用药方案 3（化疗药-3）：如氟尿嘧啶（5-FU），750mg/（m² · d），持续静脉输注 24h，第 1～5 日，q28d。——TCF 方案。

用药方案 4（化疗药-4）：如顺铂（DDP），100mg/（m² · d），静脉滴注 2h，第一日，q28d。——CF 方案。

用药方案 5（化疗药-5）：如氟尿嘧啶（5-FU），800～1000mg/（m² · d），持续静脉输注 24h，第 1～5 日，q28d。——CF 方案。

用药方案 6（化疗药-6）：如奥沙利铂（OXA），85mg/（m² · d），静脉滴注 2h，第一日，ql4d。——FLO 方案。

用药方案 7（化疗药-7）：如氟尿嘧啶（5-FU），2600mg/（m² · d），持续静脉输注 24h，第 1～5 日，q14d。——FLO 方案。

用药方案 8（化疗药-8）：如替吉奥胶囊（S-1 单药），40～60mg/（m² · d），一日 2 次，持续 14 日，每 3 周重复 1 次。

用药方案 9（化疗药-9）：如奥沙利铂 130mg/m² + 5% 葡萄糖注射液 500ml，静脉滴注，第 1 日。——XELOX 等方案。

用药方案 10（化疗药-10）：如氟尿嘧啶（5-FU），800mg/（m² · d），持续静脉输注 24h，第 1～5 日，q14d。——CF 方案。

用药方案 11（化疗药-11）：如卡培他滨（希罗达），1000mg/m²，一日 2 次，口服，第 1～14 日，21 天重复。——CF、XELOX 等方案。

用药方案 12（化疗药-12）：如顺铂（DDP），80mg/（m² · d），静脉注射大于 2h，第 1 日。——CF、XP 等方案。

用药方案 13（靶向药）：如曲妥珠单抗，首次 8mg/kg，随后 6mg/kg，静脉滴注，首次负荷剂量静脉滴注时间超过 90 分钟，第一日，每三周给药一次，即每 21 日重复一次；或 CF 其他方案。

（四）联合用药

1. 晚期胃癌

用药方案 1（化疗药-1：紫杉醇）＋用药方案 2（化疗药-2：顺铂）＋用药方案 3（化疗药-3：氟尿嘧啶）。

2. HER2 阳性胃癌

用药方案 13（靶向药：曲妥珠单抗）＋用药方案 12（化疗药-12：顺铂）＋用药方案 11（化疗药-11：卡培他滨）或用药方案 10（化疗药-10：氟尿嘧啶）。

注 1：HER2 是人类表皮生长因子受体家族的成员之一，HER2 提示胃癌的恶性程度。

注 2：上述化疗用药前或者用药中，必要时应用托烷司琼注射液预防胃肠道反应。

注 3：在上述联合用药中，凡注射剂联用时、凡中西药联用时以及与必须单独使用的药品联用时（包括联用药物相互有拮抗作用时）等，其联用方案中的药品均应独立、分时或序贯进行使用。

提示

1. 生活管理：①改变饮食结构，改变不良饮食习惯，饮食要清淡，少饮烈性酒，不吸烟，不食发霉食物，不吃直接用火烤制和过辣食物，不饮含防腐剂饮料，多吃新鲜果蔬，经常吃海藻类食物。②生活有规律，注意劳逸结合，适当体育锻炼。③积极预防和治疗胃溃疡、慢性胃炎，治疗胃内幽门螺杆菌感染；勤检查，早发现，及时治疗，防止病变。④消除恐惧心理，树立战胜癌症的信心和意志，乐观豁达，与癌共舞。⑤肺癌患者需要做好定期复查，坚持治疗，定时服药。

2. 用药建议：①化学药物治疗分为姑息化疗、辅助化疗和新辅助化疗和转化治疗。②姑息化疗方案包括二药联合或三药联合方案。二药方案包括：5-FU/LV＋顺铂（FP）、卡培他滨＋顺铂（XP）、替吉奥＋顺铂（SP）、5-FU＋奥沙利铂（FOLFOX）、卡培他滨＋奥沙利铂（XELOX）、替吉奥＋奥沙利铂（SOX）、卡培他滨＋紫杉醇、卡培他滨＋多西他赛、5-FU＋伊立替康（FOLFIRI）等。③对 HER2 表达呈阳性的晚期胃癌患者，可考虑在化疗的基础上，联合使用分子靶向治疗药物曲妥珠单抗。既往 2 个化疗方案失败的晚期胃癌患者，身体状况良好情况下，可考虑单药阿帕替尼治疗。④辅助化疗方案推荐氟尿嘧啶类药物联合铂类的两药联合方案。对体力状况差、高龄、不耐受两药联合方案者，考虑采用口服氟尿嘧啶类药物的单药化疗。⑤新辅助化疗对无远处转移的局部进展期胃癌(T3/4、N+)，推荐新辅助化疗，应当采用铂类与氟尿嘧啶类联合的两药方案，或在两药方案基础上联合紫杉类组成三药联合的化疗方案，不宜单药应用。⑥奥沙利伯、卡培他滨、伊立替康、S-1（替吉奥）为主的新一代联合化疗可以提高晚期胃癌的客观缓解率，生存期也有所延长，氟尿嘧啶类联合铂类是胃癌化疗的基础药物。如替吉奥胶囊即氟特嗪（替加氟＋吉莫斯特＋氧嗪酸钾）与奥沙利铂（三代铂）联合化疗。⑦胃癌的分子靶向药物治疗基于靶向药物与基本化药物的联合应用。针对肿瘤血管内皮的小分子靶向药，如阿帕替尼等。

3. 紫杉醇用于以下情况：①进展期卵巢癌的一线和后继治疗。②淋巴结阳性的乳腺癌患者在含阿霉素标准方案联合化疗后的辅助治疗。③转移性乳腺癌联合化疗失败或者辅助化疗 6 个月内复发的乳腺癌患者。④非小细胞肺癌患者的一线治疗。⑤艾滋病（AIDS）相关性卡波西肉瘤（Kaposi's sarcoma）的二线治疗。禁忌：紫杉醇禁用于对紫杉醇或其他的以 Cremophor EL（聚氧乙基代蓖麻油）配制的药物有过敏反应病史者，怀孕和哺乳期妇女禁用，对于那些基线中性粒细胞计数小于 $1500/mm^3$ 的实体瘤患者，或者基线中性粒细胞计数小于 $1000/mm^3$ 的 AIDS 相关性卡波西肉瘤患者，不能使用紫杉醇。

4. 顺铂见"第十八章第二节一、肺癌的提示 3"。

5. 氟尿嘧啶用于治疗消化道肿瘤，或较大剂量氟尿嘧啶治疗绒毛膜上皮癌，亦常用于治疗乳腺癌、卵巢癌、肺癌、宫颈癌、膀胱癌及皮肤癌等。禁忌：妇女妊娠初期三个月内禁用本药、用本品期间不允许哺乳、当伴发水痘或带状疱疹时禁用本品、氟尿嘧啶禁忌用于衰弱患者。

6. 曲妥珠单抗：注射用曲妥珠单抗（赫赛汀）适用于治疗 HER2 过度表达的转移性乳腺癌。对曲妥珠单抗或其他成分过敏的患者禁止使用。

7. 卡培他滨用于结肠癌辅助化疗、乳腺癌单药化疗、不能手术的晚期或者转移性胃癌的一线治疗。禁忌：已知对卡培他滨或其任何成分过敏者禁用、禁用于已知二氢嘧啶脱氢酶（DPD）缺陷的患者。卡培他滨不应与索立夫定或其类似物（如溴夫定）同时给药（见药物相互作用），禁用于严重肾功能损伤患者（肌酐清除率低于 30ml/min）。联合化疗时，如存在任一联合药物相关的禁忌证，则应避免使用该药物，对顺铂的禁忌证同样适用于卡培他滨和顺铂联合治疗。

8. 所有药品的药物相互作用、不良反应、禁忌和注意事项见其"说明书"。

三、结直肠癌

（一）病因

结直肠癌是胃肠道中常见的恶性肿瘤。病因目前尚未明确，可能有如下因素：1. 患有腺瘤性息肉、炎症性肠病、结肠腺瘤、溃疡性结肠炎以及结肠血吸虫病肉芽肿等疾病与本病密切相关。2. 家族史，有结肠癌家族史，更易患病。3. 饮食习惯相关，如过多的摄入脂肪蛋白质、膳食纤维摄入不足等与本病有关。4. 其他因素：年龄、肥胖、人种、生活习惯如吸烟、低体力活动等与本病有关。

（二）症状

早期结直肠癌患者可无明显症状，病情发展到一定程度可出现下列症状：1. 排便习惯改变。2. 大便性状改变（变细、血便、便频、黏液便、慢性腹泻或便秘等）。3. 腹痛或腹部不适。4. 腹部肿块。5. 肠梗阻相关症状。6. 全身症状：如贫血、消瘦、乏力、低热等。

（三）用药方案

用药方案 1（化疗药-1）：如奥沙利铂，85mg/m^2，静脉滴注 2 小时，第 1 日。——mFOLFOX6 方案

用药方案 2（化疗药-2）：如亚叶酸钙（CF），400mg/m^2，静脉滴注 2 小时，第 1 日。——mFOLFOX6 方案

用药方案 3（化疗药-3）：如 5-氟尿嘧啶（5-FU），400mg/m^2，静脉滴注，第 1 日。——mFOLFOX6 方案

用药方案 4（化疗药-4）：如 5-氟尿嘧啶，2400～3000mg/m^2，46 小时持续泵入。每 2 周重复（此方案需深静脉置管）。——mFOLFOX6 方案

用药方案 5（化疗药-5）：如奥沙利铂，130mg/m^2，静脉滴注 2 小时，第 1 日。——CapeOX 方案

用药方案 6（疗药-6）：如卡培他滨（CAP），1000mg/m^2，一日 2 次，口服，第 1～14 日，每 3 周重复一次。——CapeOX 方案

用药方案 7（化疗药-7）：如伊立替康（CPT-11），180mg/m²，静脉滴注，90 分钟，第 1 日。——FOLFIRI 方案

用药方案 8（化疗药-8）：如亚叶酸钙（LV/CF），200mg/m²，静脉滴注，120 分钟，第 1、2 日。——FOLFIRI 方案

用药方案 9（化疗药-9）：如氟尿嘧啶，400mg/m²，静脉滴注，第 1 日。——FOLFIRI 方案

用药方案 10（化疗药-10）：如氟尿嘧啶，2400～3000mg/m²，静脉滴注，46 小时持续泵入，每 2 周重复（此方案需深静脉置管）。——FOLFIRI 方案

用药方案 11（预防恶心、呕吐药）：如昂丹司琼，对于预防手术后的恶心呕吐，在麻醉前 1 小时口服片剂 8mg，随后每隔 8 小时口服片剂 8mg 两次；或甲氧氯普胺，化疗药前半小时静脉注射 10mg。

用药方案 12（靶向药-1）：如西妥昔单抗，400mg/m²，静脉滴注，初次使用大于 2 小时（用前须予抗组胺药），在化疗前应用，第 1 周，随后 250mg/m²，静脉滴注，60 分钟，每周 1 次；提前给予 H_1 受体阻滞剂，对预防输液反应有一定作用；或其他靶向药，如瑞戈非尼和呋喹替尼等。——西妥昔单抗是 EGFR（表皮生长因子受体）拮抗剂，仅用于 K-RAS、N-RAS、B-RAF 基因野生型的患者，与化疗联合应用，可以增加化疗疗效，并可逆转肿瘤细胞耐药。

用药方案 13（靶向药-2）：如贝伐珠单抗，5mg/kg，静脉滴注，第 1 周大于 90 分钟；第 2 周大于 60 分钟；第 3 周大于 30 分钟。第 3 周后可与其他方案联用。

注：①贝伐珠单抗是阻断 VEGF（血管内皮生长因子）的人源单克隆抗体，术前停此药至少 28 日，术后至少 28 日及伤口恢复之前不能用此药。②初次使用大于 2 小时（用前须予抗组胺药），在化疗前应用，第 1 周，随后 250mg/m²，静脉滴注，60 分钟，每周 1 次。

用药方案 14（免疫治疗药，免疫检查点阻断剂）：如 PD-1 抗体 Keytruda 等，剂量和给药方法见具体说明书。

用药方案 15（中成药）：如复方斑蝥胶囊，口服，一次 3 粒，一日 2 次；或复方苦参注射液，肌内注射，一次 2～4ml，一日 2 次；或静脉滴注，一次 20ml，用氯化钠注射液 200ml 稀释后应用，一日 1 次，儿童酌减，全身用药总量 200ml 为一个疗程，一般可连续使用 2～3 个疗程；或

遵医嘱。

（四）联合用药

1. 晚期结直肠癌 mFOLFOX6 方案

用药方案 11（预防恶心、呕吐药：昂丹司琼）1 小时后→＋第 1 日用药方案 1（化疗药-1：奥沙利铂，85mg/m²，静脉滴注 2 小时）→＋第 1 日用药方案 2（化疗药-2：亚叶酸钙，400mg/m²，静脉滴注 2 小时）→＋第 1 日用药方案 3（化疗药-3：5-氟尿嘧啶，400mg/m²）→＋用药方案 4（化疗药-4：5-氟尿嘧啶，2400～3000mg/m²，46 小时持续泵入）。

注：每 2 周重复（此方案需深静脉置管），用药 8～10 个周期评定疗效及毒副作用；化疗前常规查血常规，肝、肾功能，胸部 X 线，腹部 B 超，CT，心电图。每周复查血常规 1 次。

2. 晚期结直肠癌 FOLFIRI 方案

用药方案 11（预防恶心、呕吐药：昂丹司琼）1 小时后→＋第 1 日用药方案 7［化疗药-7：伊立替康（CPT-11）180mg/m²，90 分钟］→＋第 1 日用药方案 8（化疗药-8：亚叶酸钙 200mg/m²，120 分钟）→＋第 1 日用药方案 9（化疗药-9：氟尿嘧啶 400mg/m²）→＋用药方案 10（化疗药-10：氟尿嘧啶 2400～3000mg/m²，静脉滴注，46 小时持续泵入）。

注：每 2 周重复（此方案需深静脉置管），用药 8～10 个周期评定疗效及毒副作用；化疗前常规查血常规，肝、肾功能，胸部 X 线，腹部 B 超，CT，心电图。每周复查血常规 1 次。

3. 复发/转移性结直肠癌全身系统治疗

FOLFIRI 方案＋用药方案 12（靶向药-1：西妥昔单抗，400mg/m²）。

注 1：此方案两周为 1 周期，至少 1 周期以上。

注 2：此方案用于发生突变的 K-RAS、N-RAS、B-RAF 基因野生型转移性结直肠癌。

注 3：在上述联合用药中，凡注射剂联用时、凡中西药联用时以及与必须单独使用的药品联用时（包括联用药物相互有拮抗作用时）等，其联用方案中的药品均应独立、分时或序贯进行使用。

 提示

1. 生活管理：①加强生活方式管理，防止体重超重、改变低体力活动、禁止吸烟、少饮酒和注意饮食结构。②饮食管理，提倡地中海饮食，以蔬菜水果、鱼类、五谷杂粮、豆类和橄榄油为主的饮食，少喝软饮料，达到清淡以及富含营养的饮食结构。③运动减肥管理，加强和坚持体育锻炼，适当有氧运动，控制体重，控制饮食量，防止肥胖。④适当膳食补充剂，能提高身体的免疫能力，如 ω-3 钙剂；尝试服用低剂量阿司匹林等。⑤调理心理，保持乐观豁达的心态等。

2. 用药建议：①FOLFORI 化疗方案是目前普遍应用的化疗方案之一，要注意伊立替康的胆碱能综合征副作用（严重时予阿托品 0.25mg 皮下注射）和迟发性腹泻副作用（一旦发生时予以大剂量洛哌丁治疗）。②奥沙利伯的神经毒性反应主要表现为肢体末端感觉障碍和（或）感觉异常。伴或不伴有痛性痉挛，通常此症状遇冷会激发，患者用药期间应禁用冷水及禁止食用凉冷食物。③PD-1 抗体 Keytruda 为免疫检查点阻断剂，PD-1 联化疗一线用于肠癌，控制率 90%以上，用于其他癌症效果也很好。④目前，治疗晚期或转移性结直肠癌使用的化疗药物：5-FU/LV、伊立替康、奥沙利铂、卡培他滨、曲氟尿苷替匹嘧啶和雷替曲塞。靶向药物包括西妥昔单抗（推荐用于 K-RAS、N-RAS、B-RAF 基因野生型患者）、贝伐珠单抗、瑞戈非尼和呋喹替尼。⑤新型口服细胞毒药，曲氟尿苷替匹嘧啶 TAS-102，扩充了 mCRC 三线治疗选择。

3. 昂丹司琼止吐药，用于：①细胞毒性药物化疗和放射治疗引起的恶心呕吐。②预防和治疗手术后的恶性呕吐。禁忌：对本品过敏者禁用。胃肠梗阻者忌用。

4. 奥沙利铂与氟尿嘧啶和亚叶酸（甲酰四氢叶酸）联合应用：一线应用治疗转移性结直肠癌；辅助治疗原发肿瘤完全切除后的Ⅲ期（Duke's C 期）结肠癌，用于该适应证是基于国外临床研究结果。禁忌：已知对奥沙利铂过敏者；哺乳期妇女；在第 1 疗程开始前已有骨髓抑制者，如中性粒细胞计数＜2×10/L 和（或）血小板计数＜100×10/L；在第 1 疗程开始前有周围感觉神经病变伴功能障碍者；有严重肾功能不全者（肌酐清除率小于 30ml/min）。

5. 亚叶酸钙注射液用于：①与尿嘧啶合用，可提高氟尿嘧啶的疗效，临床上常用于结直肠癌与胃癌的治疗。②作叶酸拮抗剂（如甲氨蝶呤、乙胺嘧啶或甲氧苄啶等）的解毒剂。本品临床常用于预防甲氨蝶呤过量等大剂量治疗后所引起的严重毒性作用。③用于口炎性腹泻、营养不良、妊娠期或婴儿期引起的巨幼细胞性贫血，当口服叶酸疗效不佳时。对维生素 B_{12} 缺乏性贫血并不适用。禁忌：恶性贫血或维生素 B_{12} 缺乏所引起的巨幼红细胞性贫血。

6. 氟尿嘧啶见"第十八章第二节二、胃癌的提示 5"。

7. 伊立替康用于晚期大肠癌患者的治疗：与氟尿嘧啶和亚叶酸联合治疗既往未接受化疗的晚期大肠癌患者；作为单一用药，治疗经含氟尿嘧啶化疗方案治疗失败的患者。禁用：①有慢性肠炎和（或）肠梗阻的患者。②对盐酸伊立替康三水合物或其辅料有严重过敏反应史的患者。③孕期和哺乳期妇女。④禁用于胆红素超过正常值上限 1.5 倍的患者。⑤严重骨髓功能衰竭的患者。⑥WHO 行为状态评分 2 的患者。

8. 西妥昔单抗单用或与伊立替康（irinotecan）联用于表皮生长因子（EGF）受体过度表达的，对以伊立替康为基础的化疗方案耐药的转移性直肠癌的治疗。禁忌：已知对西妥昔单抗有严重超敏反应（2 级或 4 级）的患者禁用本品；伊立替康的有关禁忌，请参阅其使用说明书。

9. 所有药品的药物相互作用、不良反应、禁忌和注意事项见其"说明书"。

四、肝癌

（一）病因

肝癌发病是多因素。原发性肝癌发病因素常常与环境、饮食、病毒性肝炎、肝硬化及其病变、肥胖因素、人体长期接触物资（如黄曲霉素、酒精、性激素、亚硝胺类物质等）、家族史及遗传等因素有关；继发性肝癌往往因其他部位的癌细胞通过淋巴液转移或直接浸润肝脏而形成。

（二）症状

肝癌早期常无明显的症状。常见症状有肝区疼痛（右上腹）、腹胀、纳差、乏力、消瘦、食欲明显减退、上腹部包块进行性肝、脾肿大等；部分患者有低热、黄疸、腹泻、出血（上消化道、鼻腔、皮下等），当肝癌破裂后出现急腹症表现等；中、晚期主要有肝脾肿大、肝痛、黄疸、腹水等。

（三）用药方案

用药方案 1（化疗药-1）：如奥沙利铂（OXA/L-OHP）$85mg/m^2$，静脉滴注 2 小时，第 1 日。

注：奥沙利铂为 OXA 即草酸铂。

用药方案 2（化疗药-2）：如甲酰四氢叶酸（CF），200mg/m²，静脉滴注 2 小时，第 1、2 日，氟尿嘧啶前；或亚叶酸钙（LV），200mg/m²，静脉滴注 2 小时，第 1、2 日，氟尿嘧啶前。

用药方案 3（化疗药-3）：如氟尿嘧啶，400mg/m²，静脉泵入，2 小时；然后氟尿嘧啶 600mg/m² 持续静脉泵入 22 小时，第 1、2 日；每 2 周重复。

用药方案 4（靶向药-1）：如索拉菲尼，200～400mg，一日 2 次；或其他一线靶向药，如贝伐珠单抗、乐伐替尼、多纳非尼。

用药方案 5（靶向药-2）：如阿帕替尼，250mg，一日 1 次，口服，餐后半小时服用（每日服药的时间应尽可能相同），以温开水送服；或其他二线靶向药，如瑞戈非尼、卡博替尼。

用药方案 6（免疫剂）：如卡瑞利珠单抗，一次 200mg，静脉注射，每 2 周 1 次，直至疾病进展或出现不可耐受的毒性；或其他一线免疫剂，如阿替利珠单抗联合贝伐珠单抗、仑伐替尼联合帕博利珠单抗、卡瑞利珠单抗联合化疗或靶向药物一线治疗、纳武利尤单抗联合伊匹木单抗等。

用药方案 7（经导管肝动脉化疗栓塞 TACE 药-1）：如多柔比星（ADM），50mg/m²，动脉注射（IA）。

用药方案 8（经导管肝动脉化疗栓塞 TACE 药-2）：如超液化碘油，10～15ml，动脉注射（IA）。

用药方案 9（病毒治疗的药物）：如恩替卡韦或替诺福韦酯与聚乙二醇干扰素（PEG-INFa）。

用药方案 10（中成药）：如槐耳颗粒，口服，一次 20g，一日 3 次，肝癌的辅助治疗一个月为一个疗程，或遵医嘱，肺癌、胃肠癌和乳腺癌的辅助治疗 6 周为一个疗程；或华蟾素注射液，肌内注射，一次 2～4ml，一日 2 次；静脉滴注，一次 10～20ml，一日 1 次，用 5% 的葡萄糖注射液 500ml 稀释后缓慢滴注，用药 7 日，休息 1～2 日，4 周为一个疗程，或遵医嘱；或其他中成药，如肝复乐、金龙胶囊、艾迪、鸦胆子油、复方斑蝥胶囊等。

注：用药方案 1、2、3 为 FOLFOX4 方案。

（四）联合用药

1. 不适合手术或局部治疗的晚期肝癌患者治疗（FOLFOX4 方案）

用药方案 1（化疗药-1：奥沙利铂）＋用药方案 2（化疗药-2：亚叶

酸钙或甲酰四氢叶酸）＋用药方案 3（化疗药-3：氟尿嘧啶）。

注：化疗前常规静脉应用格拉司琼及甲氧氯普胺等止吐，定期复查血常规、肝、肾功能、心电图。每 3 个周期评估疗效。

2. 国产 PD-1 单抗药物-卡瑞利珠单抗联合用药治疗晚期肝癌

用药方案 5（靶向药-2：阿帕替尼）＋用药方案 6（免疫剂：卡瑞利珠单抗）。

3. 无法手术的中、晚期肝癌

用药方案 4（靶向药-1：索拉菲尼）1～2 日后→进行 TACE-HAIC。

注：在上述联合用药中，凡注射剂联用时、凡中西药联用时以及与必须单独使用的药品联用时（包括联用药物相互有拮抗作用时）等，其联用方案中的药品均应独立、分时或序贯进行使用。

 提示

1. 生活管理：①有良好的情绪，注意心理卫生，避免情绪的过分波动，保持情绪稳定，保持乐观积极的心态，防止怒伤肝。②注意饮食卫生，不吃发霉、腐烂的食物，避免辛辣刺激、粗硬的食物；饮食要丰富，粗细搭配，多吃蔬菜水果，少吃精米精面、动物性脂肪和低纤维素食物。③适当体育活动，如散步、打太极拳、练气功等，避免重体力劳动及剧烈的体育活动；提高免疫力，防止病毒感染。④禁忌公鸡、洋鸡、猪头肉、虾、蟹、螺、蚌、蚕蛹、羊肉、狗肉、辣椒、油炸品、烟、酒等。⑤合并腹水、少尿者，应限制或无盐饮食，钠限制在一日 500mg（氯化钠 1.2～2.0g），进水量一日不超过 1000ml。⑥定期看医生复查，遵医嘱，按时按量用药，不能擅自更换药物种类或者用量。

2. 用药建议：①有研究指出，一线靶向治疗药：索拉非尼（是一种新型多靶向性的治疗肿瘤的口服药物）、乐伐替尼、多纳非尼；免疫治疗药：阿替利珠单抗联合贝伐珠单抗、仑伐替尼联合帕博利珠单抗、卡瑞利珠单抗（PD-1 单抗）联合化疗或靶向药物一线治疗；卡瑞利珠单抗联合靶向或化疗治疗也在肝癌二线治疗的Ⅱ级专家推荐中占据一席之地。Ⅲ级专家推荐：首款获批的双免疫联合治疗为纳武利尤单抗联合伊匹木单抗。②卡瑞利珠单抗联合阿帕替尼的Ⅰ期临床试验中，阿帕替尼 250mg/d 联合卡瑞利珠单抗 200mg q2w 的治疗方案组，治疗晚期肝癌 ORR

达 50%。联合治疗将为晚期肝癌患者带来新的希望。③FOLFOX4 方案在我国被批准用于治疗不适合手术切除或局部治疗的局部晚期和转移性肝癌。④索拉非尼及 TACE-HAIC 的联合治疗是中、晚期肝癌安全有效的治疗手段。TACE 技术：注射碘油（总体积<20ml），与 20～40mg 表柔比星乳化混合，注射以栓塞肿瘤动脉；HAIC 技术：将微型导管外部连接到病房的动脉输液泵和奥沙利铂［60～75mg/m^2（Child-Pugh A，75mg/m^{2}和 Child-Pugh B，60mg/m^2）］动脉内给药 6 小时；静脉注射亚叶酸200mg/m^{2}达 2 小时（在 5-FU 输注开始时外周静脉注射 2 小时）和 5-FU［1.0～1.5g/m^2（Child-Pugh A，1.5g/m^2 和 Child-Pugh B，1g/m^2）］动脉内给药 18 小时。手术结束时，我们拔出动脉导管，并在穿刺点上加压 24 小时。每 4～6周执行一次 TACE-HAIC。

3. 注射用奥沙利铂（OXA/L-OHP）见"第十八章第二节三、结直肠癌的提示 4"。

4. 甲酰四氢叶酸（CF）用于以下情况：①主要用作叶酸拮抗剂的解毒剂。②用于叶酸治疗的疾病。③作为结肠癌、直肠癌的辅助治疗。④与氟尿嘧啶联合应用，增加氟尿嘧啶疗效。⑤用于大剂量 MTX 治疗时的解救。禁忌：维生素 B$_{12}$ 缺乏引起的巨幼红细胞贫血。

5. 亚叶酸钙见"第十八章第二节三、结直肠癌的提示 5"。

6. 氟尿嘧啶见"第十八章第二节二、胃癌的提示 5"。

7. 阿帕替尼单药适用于既往至少接受过 2 种系统化疗后进展或复发的晚期胃腺癌或胃-食管结合部腺癌患者。患者接受治疗时应一般状况良好。禁忌：对本品任何成分过敏者应禁用；对于有活动性出血、溃疡、肠穿孔、肠梗阻、大手术后 30 日内、药物不可控制的高血压、3～4 级心功能不全（NYHA 标准）、重度肝、肾功能不全（4 级）患者应禁用。

8. 卡瑞利珠单抗用于至少经过二线系统化疗的复发或难治性经典型霍奇金淋巴瘤患者的治疗。本品适应证是基于一项单臂临床试验的客观缓解率和缓解持续时间结果给予的有条件批准。本品适应证的完全批准将取决于正在计划开展中的确证性随机对照临床试验能否证实卡瑞利珠单抗治疗相对于标准治疗的显著临床获益。对活性成分或（成分）所列的任何辅料存在超敏反应的患者禁用。

9. 索拉非尼用于治疗不能手术或远处转移的肝细胞癌。禁忌：对索拉非尼或药物的非活性成分有严重过敏症状的患者禁用。

10. 所有药品的药物相互作用、不良反应、禁忌和注意事项见其"说明书"。

五、乳腺癌

（一）病因

1. 乳腺癌是指乳腺导管上皮细胞在多种致癌因素的作用下，细胞失去正常特性而异常增生后发生癌变的疾病，为女性最常见的恶性肿瘤之一。

2. 病因未明，可能与激素作用、遗传因素、辐射、月经初潮早绝经晚、婚育史、不良生活方式及乳腺良性疾病病变等有关。

（二）症状

1. 早期乳腺癌无典型的症状。

2. 常见典型症状主要有：无痛性肿块、乳头和乳晕改变、乳房皮肤改变、乳头溢液等局部症状。晚期癌细胞可转移到身体其他器官，伴随出现一系列相应症状。

3. 其他症状还可有消瘦、疲倦、乏力、有低热、食欲差等表现。

（三）用药方案

用药方案 1（化疗药-1）：如多柔比星即阿霉素（ADM），$60mg/m^2$，静脉滴注，第 1 日（1/21d）。——AC、AC-T 和 AC-D 及 AC-TH 方案

用药方案 2（化疗药-2）：如环磷酰胺，$600mg/m^2$，静脉滴注，第 1 日（1/21d）。——AC-T 和 AC-D 方案

用药方案 3（化疗药-3）：如紫杉醇，$175mg/m^2$，用 0.9%氯化钠注射液 250ml 稀释，静脉滴注 1 小时，1/21d，序贯。——AC-T 和 AC-D 方案

用药方案 4（化疗药-4）：如多西他赛，80～$100mg/m^2$，用 0.9%氯化钠注射液 250ml 稀释，静脉滴注 1 小时，第 1 日（1/21d），序贯。——AC-T 和 AC-D 方案

用药方案 5（化疗药-5）：如卡铂，AUC＝6，第 1 日（1/21d）。——TCbH

用药方案 6（化疗药-6）：如紫杉醇，$80mg/m^2$，用 0.9%氯化钠注射液，250ml 稀释静脉滴注 1 小时，第 1 日。——TCbH 方案

用药方案 7（靶向药-7）：如曲妥珠单抗即赫赛汀，初剂 4mg/kg，90 分钟内静脉输注。应观察患者是否出现发热、寒战或其他输注相关症状。

停止输注可控制这些症状，待症状消失后可继续输注，维持剂量为每周用量 2mg/kg。如初次负荷量可耐受，则此剂量可于 30 分钟内输完。请勿静脉注射或静脉冲入，第 1 日（1/7d）；或曲妥珠单抗首剂 8mg/kg，之后 6mg/kg，第 1 日（1/21d）。——TCbH 和 DCbH 方案

用药方案 8（化疗药-8）：如卡铂，AUC=6，第 1 日（1/21d×6）。——DCbH、TCbH 方案

用药方案 9（化疗药-9）：如多西他赛，75mg/m^2，用 0.9%氯化钠注射液 250ml 稀释静脉滴注 1 小时，第 1 日。——DCbH、DC 方案

用药方案 10（化疗药-10）：如环磷酰胺，600mg/m^2，静脉滴注，第 1 日（1/21d×4）。——AC-TH 和 AC 方案

用药方案 11（化疗药-11）：如紫杉醇，175mg/m^2，用 0.9%氯化钠注射液 250ml 稀释，静脉滴注 1 小时，第 1 日（1/21d×4）；或紫杉醇 80mg/m^2，第 1 日（1/7d×12）。——AC-TH 方案

用药方案 12（靶向药-12）：如曲妥珠单抗即赫赛汀，初剂 4mg/kg，90 分钟内静脉输注。应观察患者是否出现发热、寒战或其他输注相关症状。停止输注可控制这些症状，待症状消失后可继续输注，维持剂量为每周用量 2mg/kg。如初次负荷量可耐受，则此剂量可于 30 分钟内输完。请勿静推或静脉冲入，第 1 日（1/7d），完成 1 年；或曲妥珠单抗首剂 8mg/kg，之后 6mg/kg，第 1 日（1/21d），完成 1 年。——AC-TH 方案

用药方案 13（靶向药-13）：如帕妥珠单抗，首次剂量 840mg，之后 420mg，第 1 日（1/21d）。——PDH、TCbHP 和 AC-THP 方案

用药方案 14（中成药-14）：如参芪扶正注射液，静脉滴注，用于晚期癌症，250ml，一日 1 次，疗程 21 日，与化疗合用，在化疗前 3 日开始使用，250ml，一日 1 次，疗程 21 日；或安康欣胶囊，口服，一次 4～6 粒，一日 3 次，饭后温开水送服，疗程 30 日；或其他中成药，如槐耳颗粒、参丹散结胶囊、复方蟾酥膏、复方斑蝥胶囊等。

（四）联合用药

1. 乳腺癌术前优选用药化疗方案（AC-D）

用药方案 1（化疗药-1：多柔比星）＋用药方案 2（化疗药-2：环磷酰胺）→序贯＋用药方案 4（化疗药-4：多西他赛）。

注：根据情况还可选其他方案如 AC-T 等。

2. 乳腺癌 HER-2 阳性术前优选用药化疗方案（TCbH 或 TCbHP）

（1）TCbH 方案：用药方案 6（化疗药-6：紫杉醇）+ 用药方案 5（化疗药-5：卡铂）+ 用药方案 7（靶向药-7：曲妥珠单抗）。

（2）TCbHP 方案：TCbH 方案：用药方案 6（化疗药-6：紫杉醇）+ 用药方案 5（化疗药-5：卡铂）+ 用药方案 7（靶向药-7：曲妥珠单抗）+ 用药方案 13（靶向药-13：帕妥珠单抗）。

3. 乳腺癌 HER-2 阳性术后优选用药辅助治疗化疗方案（AC-TH 或 AC-THP）

（1）AC-TH 方案：用药方案 1（化疗药-1：多柔比星）+ 用药方案 10［化疗药-10：环磷酰胺（1/21d×4）］→序贯 + 用药方案 11［化疗药-11：紫杉醇（1/21d×4）］+ 用药方案 12（靶向药-1：曲妥珠单抗）。

（2）AC-THP 方案：用药方案 1（化疗药-1：多柔比星）+ 用药方案 10［化疗药-10：环磷酰胺（1/21d×4）］→序贯 + 用药方案 11［化疗药-11：紫杉醇（1/21d×4）］+ 用药方案 12（靶向药-1：曲妥珠单抗）+ 用药方案 13（靶向药-13：帕妥珠单抗）。

注：据悉乳腺癌靶向药帕妥珠单抗（帕捷特）获批新的适应证，帕妥珠单抗 + 曲妥珠单抗 + 化疗这个三药联合方案成为国内 HER2 阳性早期乳腺癌患者标准的新辅助治疗方案。

4. 乳腺癌 HER-2 阴性术后高复发风险者优选用药辅助治疗化疗方案（AC-T）

用药方案 1（化疗药-1：多柔比星）+ 用药方案 2（化疗药-2：环磷酰胺）→序贯 + 用药方案 3（化疗药-3：紫杉醇）。

注：根据情况还可选其他方案如 DAC、ddAC-ddT 等。

5. 乳腺癌 HER-2 阴性术后复发风险低者优选用药辅助治疗化疗方案（AC）

用药方案 1（化疗药-1：多柔比星）+ 用药方案 10（化疗药-10：环磷酰胺）。

注 1：根据情况还可选其他方案如 DC、AC-T、CMF 等。

注 2：在上述联合用药中，凡注射剂联用时、凡中西药联用时以及与必须单独使用的药品联用时（包括联用药物相互有拮抗作用时）等，其联用方案中的药品均应独立、分时或序贯进行使用。

提示

1. 生活管理：①积极配合医生做好"两全管理"（全面治疗和全程医疗服务）。②做好生活方式管理：注重营养，多选抗癌食品，不要过量饮酒，不要吸烟，调整好生活节奏，保持心情舒畅，适当体育锻炼，提高自身免疫力。③乳腺癌患者在治疗结束后，应尽量使体重达到正常范围（体重指数为 18.5～23.9kg/m²）。④定期复查，主动配合治疗。

2. 用药建议：（1）2020 版 CSCO 乳腺癌诊疗指南几个更新要点：①术前新辅助治疗 HER-2 阳性乳腺癌新辅助治疗的 Ⅰ 级推荐更改为曲妥珠单抗（H）联合帕妥珠单抗（P）的双靶向治疗方案：紫杉类＋卡铂＋HP（TCbHP）（1A 类证据，以下省略"类证据"），或 THP（1A）方案；Ⅱ级推荐包括抗 HER-2 单抗联合紫杉类的其他方案，包括新增的蒽环＋环磷酰胺（AC）-THP（2B），而 2019 年指南推荐的 TCbH 方案证据级别由 1A 更改为 2A，并新增参加临床研究。②术后辅助治疗 HER-2 阳性辅助治疗优选双靶方案，包括 AC-THP 和 TCbHP（1A，Ⅰ级推荐）。而 AC-TH 和 TCbH（1A）由之前的 Ⅰ级推荐改为Ⅱ级推荐。增加Ⅲ级推荐，H 后序贯来那替尼（2A）。③术后辅助治疗 HER-2 阴性对于高复发风险的患者，Ⅰ级推荐新增 ddAC-ddT 方案（1A）。④复发转移性乳腺癌 HER-2 阳性将 THP 调整为Ⅰ级推荐（1A），而之前Ⅰ级推荐的 TXH 保留。Ⅱ级推荐仍为 H 联合化疗（2A）。Ⅲ级推荐增加吡咯替尼＋X（2B）和 HP＋其他化疗（2B）。（2）建议化疗前处理：①化疗前用盐酸格拉司琼 3mg 静脉注射以防呕吐。②复用多西紫杉醇前口服地塞米松苯海拉明、西咪替丁减少多西紫杉醇所致副作用。③化疗前 3 日开单要或与化疗合用参芪扶正注射液，在患者进行 2 个周期的化疗后，加以参芪扶正注射液进行静脉滴注，一日 250ml，维持 2 周。

3. 多柔比星是抗有丝分裂的细胞毒性药物，能成功地诱导多种恶性肿瘤的缓解，包括急性白血病、淋巴瘤、软组织和骨肉瘤、儿童恶性肿瘤及成人实体瘤，尤其用于乳腺癌和肺癌。禁忌：①严重器质性心脏病和心功能异常及对本品及蒽环类过敏者禁用。②静脉给药治疗的禁忌证：由于既往细胞毒药物治疗，而导致持续的骨髓抑制或严重的口腔溃疡，全身性感染，明显的肝功能损害，严重心律失常，心肌功能不足，既往心肌梗死，既往蒽环类治疗已用到药物最大累积剂量禁用。③膀胱内灌注治疗的禁忌证：侵袭性肿瘤已穿透膀胱壁，泌尿道感染，膀胱炎症，导管插入困难（如由于巨大的膀胱内肿瘤）禁用。

4. 环磷酰胺见"第七章第二节四、巩膜炎的提示 7"。

5. 多西他赛用于乳腺癌和非小细胞癌。肺癌、卵巢癌有效，对胰腺癌、胃癌、头颈癌等也有效。禁忌：白细胞数目小于 $1500/m^3$ 的患者禁用。孕期、哺乳期妇女及儿童禁用。

6. 紫杉醇见"第十八章第二节二、胃癌的提示 3"。

7. 卡铂见"第十八章第二节一、肺癌的提示 6"。

8. 曲妥珠单抗见"第十八章第二节二、胃癌的提示 6"。

9. 帕妥珠单抗用于与曲妥珠单抗和化疗联合作为具有高复发风险 HER2 阳性早期乳腺癌患者的辅助治疗。禁忌：已知对帕妥珠单抗或其任何赋形剂有超敏反应的患者禁用。

10. 所有药品的药物相互作用、不良反应、禁忌和注意事项见其"说明书"。

六、前列腺癌

（一）病因

1. 前列腺癌是男性泌尿生殖系统较常见的肿瘤之一，根据危险因素分低危前列腺癌（WT2a，PSA＜10，GSW6）、中危前列腺癌（T2b，PSA＝10～20，GS＝7）、高危前列腺癌（NT2c，PSA＞20，GS≥8）。

2. 前列腺癌的病因迄今不明确，据有关资料分析，前列腺淋病、病毒及衣原体感染、性生活强度及激素的影响可能与发病有关。

3. 另外高脂肪饮食及职业因素（过多的接触镉）与发病也有一定关系。

（二）症状

1. 早期前列腺癌通常没有症状。

2. 但中、后期肿瘤侵犯或阻塞尿道、膀胱颈时，则会发生类似下尿路梗阻或刺激症状，严重者可能出现急性尿潴留、血尿、尿失禁。

3. 中、后期有转移症状，骨转移时会引起骨骼疼痛、病理性骨折、贫血、脊髓压迫导致下肢瘫痪等。

（三）用药方案

用药方案 1（内分泌治疗药-1）：如阿比特龙，1000mg，整片口服，一日 1 次，空腹，服用前两小时和服用后 1 小时不应该吃食物。

用药方案 2（内分泌治疗药-2）：如泼尼松，5mg，口服，一日 2 次，第 1～21 日，3 周为 1 周期。

用药方案 3（内分泌治疗药-3）：如戈舍瑞林，3.6mg，缓释植入皮下注射，每 28 天 1 次；或其他内分泌药（去势药），如亮丙瑞林、曲普瑞林等。——为 LHRH 激动剂。

用药方案 4（内分泌治疗药-4）：如比卡鲁胺，50mg，口服，一日 1 次；或其他雄激素药，如阿帕鲁胺、氟他胺、尼鲁米特等。——抗雄激素治疗，与 LHRH 激动剂或趋势手术联用。

用药方案 5（化学药）：如多西他赛，50～75mg/m²，静脉滴注，第 1 日；或其他化学药，如米托蒽醌等。

用药方案 6（他汀类药）：如阿托伐他汀或辛伐他汀，10mg，晚间顿服，一日 1 次。

（四）联合用药

1. 增加晚期转移性前列腺癌生存期用

ADT→＋用药方案 1（内分泌治疗药-1：阿比特龙）＋用药方案 2（内分泌治疗药-2：泼尼松）。治疗时间视病情而定。

注：ADT 为雄激素剥夺治疗。

2. 晚期前列腺癌（联合他汀类药物）

用药方案 3（内分泌治疗药-3：戈舍瑞林）＋用药方案 4（内分泌治疗药-4：比卡鲁胺）＋用药方案 6（他汀类药：阿托伐他汀）。治疗时间 1 年。

3. 对功能良好的去势抵抗性前列腺癌（包括晚期转移性）用药（DP 方案）

雄激素阻断疗法 ADT→＋用药方案 5（化学药：多西他赛）＋用药方案 2（内分泌治疗药-2：泼尼松）。3 周为 1 周期。

注：在上述联合用药中，凡注射剂联用时、凡中西药联用时以及与必须单独使用的药品联用时（包括联用药物相互有拮抗作用时）等，其联用方案中的药品均应独立、分时或序贯进行使用。

 提示

1. 生活管理：①经常检查 PSA 并控制 PSA 指标。②注意饮食，多吃番茄和其他含番茄红素的食物，适当吃点番瓜子油，避免接触和吸入有害致癌物。③规范生活方式，避免久坐、节制房事、禁烟戒酒、净化环境。④适当锻炼，多做深蹲动作，增强体质。

2. 用药建议：①有研究指出：转移性前列腺癌多种治疗方式联合。如区域淋巴结转移前列腺癌的治疗：前列腺根治术＋盆腔淋巴结清扫；转移性激素敏感性前列腺癌的治疗：ADT＋比卡鲁胺或 ADT＋醋酸阿比特龙＋泼尼松等。ADT＋多西他赛±泼尼松、原发灶手术切除或者近距离放疗等作为Ⅱ级推荐。高瘤负荷 ADT＋醋酸阿比特龙＋泼尼松、ADT＋多西他赛±泼尼松等作为Ⅰ级推荐；ADT＋比卡鲁胺、原发灶手术切除或者近距离放疗作为Ⅱ级推荐。②在醋酸戈舍瑞林缓释植入剂和比卡鲁胺治疗的基础上，口服辛伐他汀或阿托伐他汀的临床试验中证明：他汀类药物可以进一步提高全雄激素阻断治疗晚期前列腺癌的疗效，延长 PFS，且不良反应较小，耐受性较好。③前列腺癌内分泌治疗失败后，可采用化学治疗，即采用合多西他赛、米托蒽醌的联合化学治疗。

3. 阿比特龙与泼尼松合用，治疗转移性去势抵抗性前列腺癌。当给予妊娠妇女 ZYTIGA 可能致胎儿危害。妊娠或可能成为妊娠妇女 ZYTIGA 是禁忌。如妊娠时使用药物或如服药时患者成为妊娠，应忠告患者对胎儿潜在危害。

4. 泼尼松见"第四章第二节九、慢性肺源性心脏病的提示 6"。

5. 戈舍瑞林注射液（诺雷德）可用于激素治疗的前列腺癌及绝经前及围绝经期的乳腺癌，也可用于子宫内膜异位症的治疗，如缓解疼痛并减少子宫内膜损伤。对本品任何成分过敏者禁用。

6. 比卡鲁胺片（康士得）：①一日 50mg 与促黄体生成素释放激素（LHRH）类似物或外科睾丸切除术联合应用于晚期前列腺癌的治疗。②一日 150mg 用于治疗局部晚期、无远处转移的前列腺癌患者，这些患者不适宜或不愿接受外科去势术或其他内科治疗。禁忌：①本品禁用于妇女和儿童。②本品不能用于对本品过敏的患者。③本品不可与特非那定、阿司咪唑或西沙必利联合使用。

7. 阿托伐他汀见"第十一章第二节四、高脂血症的提示 3"。

8. 多西他赛注射液：用于先期化疗失败的晚期或转移性乳腺癌的治疗。除非属于临床禁忌，限期治疗应包括蒽环类抗癌药；用于使用以顺铂为主的化疗失败的晚期或转移性非小细胞肺癌的治疗。禁用：对多西他赛或吐温-80 有严重过敏史的患者，白细胞数目小于 1500/mm³ 的患者，肝功能有严重损害的患者禁用。

9. 所有药品的药物相互作用、不良反应、禁忌和注意事项见其"说明书"。

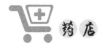

肿瘤科常见疾病联合用药方案（供参考）

1. 肺癌

（1）小细胞肺癌：依托泊苷＋顺铂（或洛铂）＋胸部放疗（EP 方案＋同步放疗）。一般化疗 4～6 周期

（2）非小细胞肺癌：顺铂（第 1 日）＋长春瑞滨（第 1、8 日）＋抗血管生成药。一般化疗 4～6 周期

2. 胃癌

（1）消化系癌专用药（珍香胶囊、抗癌平丸）＋广谱抗癌药（安康欣胶囊、参丹散结胶囊、消癌平片）＋增强骨髓药（参芪十一味颗粒、健脾益肾颗粒）

（2）注射用硫酸长春新碱＋博来霉素

（3）紫杉酚＋氟尿嘧啶或紫杉酚＋顺铂

3. 大肠癌

（1）小分子靶向药物康爱新生 R 素＋氟尿嘧啶/亚叶酸钙＋奥沙利铂术前化疗（使肝转移灶缩小，故原来不能切除的转移灶变为能够切除）

（2）开普拓＋氟尿嘧啶/亚叶酸钙（用于转移性大肠癌一线化疗的Ⅲ期临床）

（3）三氟尿苷＋盐酸替吡拉西（治疗转移结肠直肠癌）

4. 肝癌

（1）仑伐替尼＋来那度胺/沙利度胺/泊马度胺

（2）仑伐替尼＋来那度胺（减少 10mg）＋PD-1

（3）派姆单抗＋索拉非尼

（4）顺铂＋氟尿嘧啶＋阿霉素

5. 乳腺癌

（1）奈达铂＋吉西他滨（治疗乳腺癌术后肺转移）

（2）帕妥珠单抗＋曲妥珠单抗（HER-2 阳性的晚期乳腺癌治疗）

（3）曲妥珠单抗＋卡培他滨（HER-2 阳性复发转移乳腺癌治疗）

6. 前列腺癌

（1）HHFT 方案：羟基脲＋氟尿嘧啶＋噻替哌＋澳乙酰己烷雌酚

（2）CFG 方案：环磷酸胶＋氟尿嘧啶＋呱唑

（3）HH 方案：羟基脲＋溴乙酰己烷雌酚

（4）DGT 方案：己烯雌酚＋呱唑＋噻替哌

7. PD-1 加靶向药

（1）PD-1 抗体联合化疗：用于肠癌和胃癌。

（2）PD-1 抗体联合 IDO 抑制剂：用于非小细胞肺癌、头颈鳞癌、膀胱癌和肾癌。

（3）PD-1 抗体联合靶向治疗：用于肝癌、甲状腺癌和肾癌、尿路上皮癌、膀胱癌、生殖细胞癌、前列腺癌。

（4）PD-1 抗体联合阿西替尼肿瘤疾病控制率为 88%。

参考文献

［1］中华医学会肿瘤学分会，中华医学会杂志社．中华医学会肺癌临床诊疗指南（2019 版）［J］．中华肿瘤杂志，2020，42（4）：257-287．

［2］国家基本药物临床应用指南和处方集委员会．2018 年版国家基本药物临床应用指南（化学药品和生物制品）［M］．北京：人民卫生出版社，2019．

［3］刘新民，王涤非，凌敏．全科医生诊疗手册［M］．第 3 版．北京：化学工业出版社，2016．

［4］中华人民共和国国家卫生健康委员会．胃癌诊疗规范（2018 年版）．肿瘤综合治疗电子杂志，2019，5（1）：55-82．

［5］中华人民共和国国家卫生健康委员会医政医管局．中国结直肠癌诊疗规范（2020 年版）［J］．中国实用外科杂志，2020，40（6）：601-625．

［6］中国临床肿瘤学会指南工作委员会．2020 年 CSCO 原发性肝癌诊疗指南［M］．北京：人民卫生出版社，2020．

［7］中国临床肿瘤学会指南工作委员会．2020 版 CSCO 乳腺癌诊疗指南［M］．北京：人民卫生出版社，2020．

［8］ 中国临床肿瘤学会指南工作委员会. 2020 版 CSCO 前列腺癌诊疗指南［M］. 北京：人民卫生出版社，2020.

［9］ 中国抗癌协会泌尿男生殖系肿瘤专业委员会. 2018 版转移性前列腺癌诊治中国专家共识［J］. 中华外科杂志，2018，56（9）：646-652.

［10］ 董涵之，彭志强，王美鑑. 他汀类药物联合全雄激素阻断一线治疗晚期前列腺癌：一项随机对照试验［J］. 肿瘤，2015，35（11）：1239-1244.